Operationen an Hund und Katze

Horst Schebitz · Wilhelm Brass

Operationen an Hund und Katze

Horst Schebitz · Wilhelm Brass

Unter Mitarbeit von Leo Brunnberg, München · Erich Eisenmenger, Wien · Rudolf Fritsch, Gießen · Christian F. B. Hofmeyr, Pretoria · R. Bruce Hohn, Columbus · Roberto Köstlin, München · Ulrike Matis, München · Günther Punzet, Wien · Meinhard Rüsse, München · Bernd Vollmerhaus, München · Helmut Waibl, München · Ingo Walde, Wien · Helmut Wilkens, Hannover

1985 · Mit 606 Abbildungen, davon 1 farbig, und 2 Tabellen

Verlag Paul Parey · Berlin und Hamburg

Autorenverzeichnis

Prof. Dr. Dr. h. c. Wilhelm Brass
Vorsteher der Klinik für kleine Haustiere, Tierärztliche Hochschule Hannover, Bischofsholer Damm 15, D-3000 Hannover 1

Dr. Leo Brunnberg
Chirurgische Tierklinik, Ludwig-Maximilians-Universität München, Veterinärstraße 13, D-8000 München 22

Prof. Dr. Erich Eisenmenger
Vorstand der Chirurgischen Klinik und Augenklinik, Veterinärmedizinische Universität Wien, Linke Bahngasse 11, A-1030 Wien

Prof. Dr. Rudolf Fritsch
Direktor der Chirurgischen Veterinärklinik, Justus-Liebig-Universität, Frankfurter Straße 18, D-6300 Gießen

Prof. em. Dr. Dr. h. c. Christian F. B. Hofmeyr
355 Elizabeth Grove, ZA-Lynnwood Pretoria 0084

Prof. Dr. R. Bruce Hohn
Head Section of Small Animal Surgery, College of Veterinary Medicine, The Ohio State University, USA-Columbus, OH 43210

Dr. Roberto Köstlin
Chirurgische Tierklinik, Ludwig-Maximilians-Universität München, Veterinärstraße 13, D-8000 München 22

Prof. Dr. Dr. med. vet. habil. Ulrike Matis
Chirurgische Tierklinik, Ludwig-Maximilians-Universität München, Veterinärstraße 13, D-8000 München 22

Doz. Dr. Günther Punzet
Molnargasse 12, A-1180 Wien

Prof. Dr. Meinhard Rüsse
Vorstand der Gynäkologischen und Ambulatorischen Tierklinik, Ludwig-Maximilians-Universität München, Königinstraße 12, D-8000 München 22

Prof. Dr. Dr. h. c. Horst Schebitz
Vorstand der Chirurgischen Tierklinik, Ludwig-Maximilians-Universität München, Veterinärstraße 13, D-8000 München 22

Prof. Dr. Bernd Vollmerhaus
Vorstand des Instituts für Tieranatomie, Ludwig-Maximilians-Universität München, Veterinärstraße 13, D-8000 München 22

Priv.-Doz. Dr. Dr. med. vet. habil. Helmut Waibl
Institut für Tieranatomie, Ludwig-Maximilians-Universität München, Veterinärstraße 13, D-8000 München 22

Univ.-Doz. Dr. Ingo Walde
Chirurgische Klinik und Augenklinik, Veterinärmedizinische Universität Wien, Linke Bahngasse 11, A-1030 Wien

Prof. Dr. Helmut Wilkens
Vorsitzender des Vorstandes des Anatomischen Instituts, Tierärztliche Hochschule Hannover, Bischofsholer Damm 15, D-3000 Hannover 1

CIP-Kurztitelaufnahme der Deutschen Bibliothek

Schebitz, Horst:
Operationen an Hund und Katze / Horst Schebitz ; Wilhelm Brass. Unter Mitarb. von Leo Brunnberg ... – Berlin ; Hamburg : Parey, 1985.
ISBN 3-489-67516-9

NE: Brass, Wilhelm:

Einband: Christian Honig BDG/BDB, D-5450 Neuwied 1

Anschriften: Lindenstr. 44–47, D-1000 Berlin 61; Spitalerstraße 12, D-2000 Hamburg 1

Gesetzt aus der Borgis Times-Roman
(Lichtsatzsystem Linotron 202/System 3)
Satz und Druck: Saladruck, Steinkopf & Sohn, D-1000 Berlin 36
Lithographie: Excelsior-Cliché Erich Paul Söhne OHG, D-1000 Berlin 61
Bindung: Lüderitz und Bauer Buchgewerbe GmbH, D-1000 Berlin 61

ISBN 3-489-67516-9 · Printed in Germany

Vorwort

Die für chirurgische Eingriffe an Hund und Katze konzipierte Operationslehre basiert auf der persönlichen Erfahrung der Autoren. Der erste Teil ist allgemeinen Themen, wie Vorbereitung zur Operation, Instrumentarium, Naht- und Knüpftechnik, Anästhesieverfahren, Grundsätzen der Osteosynthese u. a. gewidmet. In einem zweiten Teil werden die Operationen – nach Körperregionen geordnet – beschrieben und durch zeichnerische Darstellungen illustriert.

Es werden Eingriffe beschrieben, die sich in der Klinik bewährt haben. In der Regel wird für jede Indikation ein Verfahren in Form einer praxisnahen Arbeitsanleitung dargestellt. Auf die Beschreibung möglicher Modifikationen sowie auf Operationen experimentellen Charakters wird verzichtet. Vollständigkeit ist daher weder im Hinblick auf die Vielfalt publizierter chirurgischer Maßnahmen noch auf seltene Indikationen zu erwarten.

Der Fortschritt in der Chirurgie beruht neben der Operationstechnik auf einem breiten Spektrum wissenschaftlicher Grundlagen. Die Kenntnis dieses theoretisch-wissenschaftlichen Fundamentalwissens, der »Allgemeinen Chirurgie«, ist Voraussetzung für den Erfolg der in diesem Buch aufgeführten Verfahren.

Bei den einzelnen Operationen werden spezielle Narkose- bzw. Anästhesieverfahren nur dann aufgeführt, wenn besondere Erfordernisse dafür vorliegen. Dies gilt auch für die Erwähnung von Instrumenten, die über das Grundinstrumentarium hinaus notwendig sind. Bei den Hinweisen auf die Vorbereitung des Patienten wird die übliche Präparation des Operationsfeldes zum Eingriff vorausgesetzt.

Wiederholungen in der Beschreibung bei teilweise gleichartigem Vorgehen werden in Kauf genommen, um Hinweise auf Eingriffe an anderer Stelle des Buches und damit ein Nachschlagen zu vermeiden.

Unser Dank gilt allen, die uns durch Anregungen, Kritik und engagierte Zusammenarbeit geholfen, die Manuskripte geschrieben und uns beim Korrekturlesen unterstützt haben. Dankenswerte Erwähnung verdienen die Zeichner der zahlreichen Abbildungen, die Herren R. Meyer-Ohlenhof, E. Theel und H. Tschörner. Dem Verlag Paul Parey, insbesondere Herrn Dres. h. c. Friedrich Georgi und seinen Mitarbeitern, den Herren P. A. Emmerich und U. Krassowsky, danken wir für die hervorragende verlegerische Gestaltung und für das unseren Wünschen stets entgegen gebrachte Verständnis.

München und Hannover, im Herbst 1984

Horst Schebitz · Wilhelm Brass

Inhalt

Allgemeiner Teil 11

Chirurgische Ausrüstung 13
Instrumente W. Brass 13

Vorbereitung zur Operation 17
Vorbereitung der Instrumente 17
Vorbereitung des Patienten 17
Vorbereitung des Chirurgen 18

Punktion 21
Venenpunktion 21
Venenpunktion beim Hund H. Schebitz 21
Venenpunktion bei der Katze 22
Punktion der Pleurahöhle W. Brass · H. Wilkens 23
Punktion des Herzbeutels 23
Punktion der Peritonealhöhle 23
Subokzipitalpunktion 24
Gelenkpunktion 24
Punktion des Schultergelenks
B. Vollmerhaus · H. Schebitz 25
Punktion des Ellbogengelenks 26
Punktion des Vorderfußwurzelgelenks 26
Punktion des Hüftgelenks 26
Punktion des Kniegelenks 27
Punktion des Sprunggelenks 28

Verband 29
Verbandmaterial E. Eisenmenger 29
Verband — Allgemeines 30
Verband am Kopf 30
Verband am Hals 31
Verband am Rumpf 31
Verband an der Gliedmaße 31

Wundverschluß 35
Nahtmaterial W. Brass 35
Knoten H. Schebitz 36
Nahttechnik 40
Allgemeines 40
Hautnaht 42
Schleimhautnaht 44
Darmnaht 44
Muskelnaht 44
Fasziennaht 46
Sehnennaht 46
Gefäßnaht W. Brass · H. Wilkens 47
Nervennaht 48

Spezielle Verfahren zum Wundverschluß 49
Entlastungsschnitt H. Schebitz 49
Nahlappenplastik 50
Fernplastik 51
Freie Hautverpflanzung 52

Osteosynthese 54
Osteosynthese mit Schraube 54
Osteosynthese mit Platte 56
Zuggurtung mit Draht 58
Osteosynthese mit intramedullärem Kraftträger 59
Osteosynthese mit externer Fixation 60

Schmerzausschaltung 63
Sedation und Narkoseprämedikation R. Fritsch 63
Sedation des Hundes 63
Sedation der Katze 64
Narkose 65
Allgemeines 65
Narkose des Hundes 65
Injektionsnarkose 65
Inhalationsnarkose 67
Narkose der Katze 68
Injektionsnarkose 69
Inhalationsnarkose 70
Muskelrelaxation 70
Lokalanästhesie 71
Lokalanästhetika 71
Leitungsanästhesie am Kopf 71
Epiduralanästhesie 72
Leitungsanästhesie der Nn. digitales 74

Spezieller Teil 75

Operationen am Kopf 77
Äußeres Ohr 77
Wundversorgung W. Brass 77
Kupieren der Ohrmuschel
E. Eisenmenger · W. Brass 77
Aufrichten der Ohrmuschel 78
Kippen der Ohrmuschel 80
Korrektur der nach medial geneigten Ohrmuschel
W. Brass 80
Operation des Othämatoms W. Brass · H. Wilkens 81
Operation bei Otitis externa E. Eisenmenger ·
H. Schebitz 81

Operation bei Abriß des knorpeligen äußeren Gehörgangs W. BRASS · H. WILKENS 82
Mittleres Ohr 83
Osteotomie der Bulla tympanica E. EISENMENGER 83
Auge 84
Allgemeines 84
Subkonjunktivale Injektion H. SCHEBITZ 84
Subpalpebrale Applikation 84
Ductus nasolacrimalis 85
Spülung des Ductus nasolacrimalis und Beseitigung der Atresie des Punctum lacrimale W. BRASS · H. WILKENS 85
Sondierung des Ductus nasolacrimalis W. BRASS 86
Augenlid 86
Operation des Entropiums H. SCHEBITZ 86
Blepharorrhaphie 87
Tarsorrhaphie A 88
Tarsorrhaphie B 88
Verlängerung der Lidspalte 89
Kanthotomie 90
Ankyloblepharon (partielles, temporäres) 90
Inzision der Lidplatte 91
Exzision der Glandulae tarsales 91
Nickhaut 92
Partielle Resektion des Blinzknorpels 92
Teilresektion der Nickhautdrüse 93
Exstirpation der Nickhautdrüse W. BRASS · H. WILKENS 93
Exstirpation der Palpebra tertia H. SCHEBITZ ... 94
Anlegen einer Nickhautschürze 94
Bindehaut 94
Anlegen einer Bindehautschürze 94
Hornhaut 95
Naht der Cornea 95
Operation bei Ulcus corneae 95
Oberflächliche Keratektomie 96
Verlegung des Ductus parotideus in den Konjunktivalsack W. BRASS · H. WILKENS 98
Linse 99
Allgemeines I. WALDE 99
Extrakapsuläre Linsenextraktion 99
Intrakapsuläre Linsenextraktion 100
Linsendiszission 100
Augapfel 100
Glaukomoperationen – Allgemeines 100
Cyclodialyse 100
Limbale Sklerektomie mit Iridektomie 101
Iridenkleisis 102
Cyclocryotherapie 102
Enucleatio bulbi H. SCHEBITZ 103
Exenteratio orbitae 103
Nase 104
Resektion der Nasenfalte W. BRASS 104
Erweiterung des Nasenlochs W. BRASS · H. WILKENS 104
Lippe 104
Cheiloplastik W. BRASS · H. WILKENS 104
Stirn-, Nasen-, Schädelhöhle 104
Trepanation der Stirnhöhle W. BRASS · E. EISENMENGER 104
Öffnung der Nasen- und Stirnhöhle W. BRASS · H. WILKENS 105
Hypophysektomie 106
Mundhöhle 106
Verschluß der Gaumenspalte 106
Verschluß der oronasalen Fistel 107
Gingivektomie, Lappenplastik bei Zahnfleisch- und Knochentasche H. SCHEBITZ · R. KÖSTLIN 108
Zahn 109
Konservierende Zahnbehandlung R. KÖSTLIN · H. SCHEBITZ 109
Wurzelspitzenresektion 111
Zahnextraktion H. SCHEBITZ · R. KÖSTLIN 111
Ausmeißeln eines Zahnes 112
Rachenhöhle 112
Teilresektion des Gaumensegels W. BRASS · H. WILKENS 112
Tonsillektomie E. EISENMENGER 113
Unterkiefer- und Unterzungendrüse 114
Sialadenektomie W. BRASS · H. WILKENS 114
Unterkiefer und Oberkiefer 115
Osteosynthese bei Fraktur im Bereich der Pars incisiva der Mandibula und des Proc. alveolaris des Os incisivum H. SCHEBITZ · R. KÖSTLIN 115
Osteosynthese bei Fraktur im Bereich des Corpus mandibulae 116
Osteosynthese bei Fraktur im Bereich des Proc. palatinus und des Proc. alveolaris der Maxilla 118
Verriegelung der Mundspalte R. KÖSTLIN · H. SCHEBITZ 119
Partielle Knochenresektion bei Arretierung des Proc. coronoideus mandibulae 120

Hals 122
Schilddrüse 122
Thyreoidektomie W. BRASS · H. WILKENS 122
Kehlkopf 122
Resektion der Stimmtasche W. BRASS · E. EISENMENGER 122
Luftröhre 123
Tracheotomie 123
Operation von Verletzung und Stenose W. BRASS · H. WILKENS 123
Anlegen einer Trachealfistel W. BRASS 125
Operation des Trachealkollaps W. BRASS · H. WILKENS 125
Speiseröhre 126
Myotomie des M. cricopharyngeus 126
Oesophagotomie und Teilresektion des Oesophagus 127

Brustkorb 128
Thorakotomie W. BRASS · H. WILKENS 128
Rippenresektion W. BRASS 131
Speiseröhre 132
Oesophagotomie W. BRASS · H. WILKENS 132
Teilresektion des Oesophagus 132
Myotomie des Oesophagus 133
Herz und Gefäße 134
Perikardiotomie- Perikardektomie W. BRASS 134
Durchtrennung des Lig. arteriosum bzw. des Ductus arteriosus persistens bei Rechtsaorta W. BRASS · H. WILKENS 135
Unterbindung des Ductus arteriosus persistens 135
Lunge 136
Bronchotomie W. BRASS 136
Exzision eines Lungenanteils W. BRASS · H. WILKENS 137
Lobektomie 137
Ductus thoracicus 138
Unterbindung W. BRASS 138
Zwerchfell 138
Naht des Zwerchfells W. BRASS · H. WILKENS 138

Bauchhöhle 141
Laparotomie H. SCHEBITZ · B. VOLLMERHAUS 141
Hernie 144

Operation der Hernia umbilicalis W. Brass 144
Operation der Hernia inguinalis der Hündin
W. Brass · H. Wilkens 144
Operation der Hernia inguinalis sive scrotalis 145
Operation der Hernia perinealis 145
Naht des Zwerchfells H. Schebitz 146
Magen 147
Gastrotomie, partielle Resektion der Magenwand
W. Brass 147
Pylorusmyotomie W. Brass · H. Wilkens 147
Operation bei Torsio ventriculi
H. Schebitz · R. Köstlin 148
Gastropexie W. Brass · H. Wilkens 149
Darm 149
Enterotomie H. Schebitz 149
Enteroanastomose 150
Rektopexie — Kolopexie W. Brass · H. Wilkens . 153
Rektumschleimhautresektion
H. Schebitz · B. Vollmerhaus 153
Verschluß des Anus — Rektumamputation
W. Brass · H. Wilkens 154
Anus 155
Exstirpation des Analbeutels 155
Revision bei Fisteln im Perianalbereich W. Brass . . 156
Leber 156
Teilresektion W. Brass · H. Wilkens 156
Cholezystoduodenostomie C. F. B. Hofmeyr 157
Anastomose des Gallengangs W. Brass 159
Pankreas 159
Partielle Pankreatektomie W. Brass 159
Milz 159
Splenektomie W. Brass · H. Wilkens 159
Nebenniere 160
Exstirpation der Nebenniere 160
Niere 160
Nephrotomie 160
Nephrektomie W. Brass 161
Harnblase 162
Naht bei Dilazeration 162
Zystotomie W. Brass · H. Wilkens 162
Anlegen einer Harnblasenfistel W. Brass 162
Harnröhre 163
Naht der Urethra bei Verletzung 163
Urethrotomia — Urethrostomia distalis (Hund)
W. Brass · H. Wilkens 163
Urethrostomia scrotalis 164
Urethrotomia — Urethrostomia perinealis 164
Urethrostomia perinealis (Katze)
H. Schebitz · R. Köstlin · U. Matis 164
Penis 166
Amputation (Hund) W. Brass · H. Wilkens 166
Präputium 167
Erweiterung des Ostium praeputiale 167
Prostata 167
Prostatektomie 167
Hoden 169
Kastration des Rüden H. Schebitz 169
Kastration des Katers 170
Kastration des Kryptorchiden (Rüde, Kater) 171
Ovar und Uterus 171
Ovariektomie der Hündin W. Brass · H. Wilkens . 171
Overiektomie der Katze M. Rüsse 172
Ovariohysterektomie 172
Sectio caesarea conservativa 173
Sectio caesarea radicalis 174
Ovariohysterektomie bei Prolapsus uteri post
partum 174
Vagina 175
Episiotomie bei der Hündin 175
Episioplastik W. Brass 175
Milchdrüse 175
Mastektomie H. Schebitz 175

Wirbelsäule 177

Halswirbelsäule 177
Stabilisierung des atlantoaxialen Gelenks
W. Brass · H. Wilkens 177
Zervikale Diskusfenestration 178
Spondylodese 178
Partielle zervikale Spondyl- und Diskektomie 179
Brust- und Lendenwirbelsäule 180
Transthorakale und transabdominale Fenestration
der Disci intervertebrales G. Punzet 180
Dorsolaterale Diskusfenestration
W. Brass · H. Wilkens 181
Dorsolaterale Hemilaminektomie 182
Dorsale Laminektomie 182
Immobilisierung von Brust- und Lendenwirbeln
W. Brass 184
Schwanzwirbel 184
Kupieren der Rute W. Brass · H. Wilkens 184
Korrektur der Rutenhaltung 185

Schultergliedmaße 186

Amputation der Schultergliedmaße
H. Schebitz · L. Brunnberg · H. Waibl 186
Amputation der Schultergliedmaße im Schultergelenk 187
Schulterblatt und Schultergelenk 189
Zugang zum Schulterblatt und Schultergelenk von
lateral L. Brunnberg · H. Schebitz · H. Waibl . . . 189
Zugang zum Schultergelenk von kraniomedial 195
Oberarm 197
Zugang zum proximalen und mittleren Drittel des
Humerus von kraniolateral
H. Schebitz · L. Brunnberg · H. Waibl 197
Zugang zum Humerus von medial 202
Ellbogengelenk 205
Zugang zum Ellbogengelenk von lateral
H. Schebitz · L. Brunnberg · U. Matis 205
Zugang zum Ellbogengelenk von medial
U. Matis · H. Schebitz · L. Brunnberg 209
Zugang zum Ellbogengelenk von kaudal mit
Osteotomie der Ulna
L. Brunnberg · H. Schebitz · U. Matis 213
Unterarm 215
Operation eines Tyloms und Hygroms am Ellbogen
W. Brass · H. Wilkens 215
Zugang zum Radius von kranial
H. Schebitz · L. Brunnberg · H. Waibl 215
Zugang zur Ulna im proximalen Drittel
von kaudolateral 218
Zugang zur Ulna von kaudolateral (proximale
Schafthälfte) 220
Zugang zur Ulna im distalen Drittel 221
Vorderfußwurzelgelenk 222
Arthrodese des Vorderfußwurzelgelenks
H. Schebitz, R. Köstlin · H. Waibl 222
Arthrodese der Vorderfußwurzel-Mittelfußgelenke
und des Vorderfußwurzel-Mittelgelenks 225
Ossa metacarpalia und Zehengelenke 225
Zugang zu den Ossa metacarpalia
H. Schebitz · L. Brunnberg · H. Waibl 225
Zugang zu den Ossa sesamoidea proximalia 227
Arthrodese des 2. Zehengelenks W. Brass 228
Zehenamputation 228
Amputation der »Wolfskralle« (1. Zehe) 229
Krallenbeinamputation bei der Katze
W. Brass · H. Wilkens 229

Beckengliedmaße 230
Amputation der Beckengliedmaße
U. Matis · H. Schebitz · H. Waibl 230
Becken 231
Zugang zum Darmbeinflügel von kraniodorsal
H. Schebitz · U. Matis · H. Waibl 231
Zugang zum Darmbein von lateral
H. Schebitz · U. Matis · L. Brunnberg 232
Zugang zum Hüftgelenk von kraniolateral
U. Matis · H. Schebitz · H. Waibl 234
Zugang zum Hüftgelenk von kraniolateral mit partieller Tenotomie der Sehne des M. glutaeus profundus R. B. Hohn 237
Zugang zum Hüftgelenk von dorsolateral mit Osteotomie des Trochanter major
U. Matis · H. Schebitz · H. Waibl 241
Zugang zum Sitzbein von lateral 244
Zugang zum Tuber ischiadicum
H. Schebitz · L. Brunnberg · H. Waibl 246
Zugang zum Hüftgelenk von ventral 247
Zugang zum Becken von ventral 248
Oberschenkel 250
Zugang zum Femurschaft U. Matis · H. Schebitz . . 250
Zugang zum Os femoris im distalen Drittel 252
Kniegelenk 254
Zugang zum Kniegelenk bei Ruptur des Ligamentum cruciatum craniale
L. Brunnberg · H. Schebitz · H. Waibl 254
Zugang zum Kniegelenk bei Luxatio patellae
U. Matis · H. Schebitz 258
Zugang zum Kniegelenk von medial
H. Schebitz · L. Brunnberg · H. Waibl 261
Zugang zum Kniegelenk von lateral
H. Schebitz · L. Brunnberg · U. Matis 263
Kniegelenkarthrodese R. Köstlin · H. Schebitz . . 264
Unterschenkel 266
Zugang zur Tuberositas tibiae und zur Patella von kranial H. Schebitz · U. Matis · L. Brunnberg . . . 266
Zugang zur Tibia zur gedeckten Markraumfixation
R. Köstlin · H. Schebitz · L. Brunnberg 268
Zugang zur Tibia von medial
H. Schebitz · L. Brunnberg · H. Waibl 269
Sprunggelenk 270
Zugang zum Sprunggelenk von lateral
U. Matis · H. Schebitz · R. Köstlin 270
Zugang zum Calcaneus und zur distalen Gelenkreihe U. Matis · H. Schebitz · R. Köstlin . . 273
Zugang zum Sprunggelenk von medial
R. Köstlin · H. Schebitz · U. Matis 276
Zugang zum Sprunggelenk von kraniomedial
R. Köstlin, H. Schebitz · U. Matis 278
Zugang zum Sprunggelenk mit Osteotomie des Malleolus medialis
U. Matis · H. Schebitz · R. Köstlin 280
Ossa metatarsalia 282
Zugang zu den Ossa metatarsalia 2–5
H. Schebitz · L. Brunnberg · H. Waibl 282

Abbildungsverzeichnis 285

Literaturverzeichnis 286

Sachverzeichnis 289

Allgemeiner Teil

Chirurgische Ausrüstung

Instrumente

Das Angebot an chirurgischen Instrumenten ist äußerst vielfältig. Für die meisten Operationen genügt jedoch eine relativ beschränkte Grundausrüstung. Diese wird in besonderen Fällen durch Spezialinstrumente ergänzt. Bei den einzelnen in diesem Buch aufgeführten Operationen finden daher lediglich die erforderlichen Spezialinstrumente ausdrückliche Erwähnung.

Skalpell: Das für Inzisionen heute weithin gebräuchliche chirurgische Messer besteht aus einem Griff mit auswechselbarer Klinge unterschiedlicher Größe und Form. Der Griff ist gerieft und erlaubt eine sichere Schnittführung, die zusätzlich durch Aufsetzen des Zeigefingers auf den Rücken des Messers unterstützt wird.

Nach Inzision der äußeren Haut ist wegen der möglichen Kontamination ein Wechsel der Klinge oder des gesamten Skalpells angezeigt.

Schere: Scheren dienen sowohl zur scharfen als auch zur stumpfen Durchtrennung von Gewebe. Ihre Stärke, Form und Länge sollten jeweils der Festigkeit und Zugänglichkeit des Gewebes angepaßt sein. Für lockeres Gewebe und sorgfältige Präparation hat sich die Schere nach METZENBAUM bewährt, die kurze Schneiden bei relativ langen Schenkeln aufweist und insgesamt schmal ist.

Zum Schneiden der Fäden wird üblicherweise eine Fadenschere mit kurzen starken Schneiden verwendet.

Pinzette: Pinzetten dienen zum Halten und zur Manipulation von Weichteilgewebe. Im Regelfall werden chirurgische Pinzetten benutzt, die sich durch einen oder mehrere scharfe ineinandergreifende Zähne an den Spitzen der Schenkel auszeichnen. Leicht verletzbare Gewebe werden vorzugsweise mit anatomischer Pinzette gefaßt, die an den Schenkelspitzen Querriefen besitzt.

Die Pinzette wird gewöhnlich mit Daumen und Zeigefinger gehalten und liegt dabei dem Mittelfinger schräg auf. Ihre Länge richtet sich nach der Erreichbarkeit des zu erfassenden Gewebes.

Gefäßklemme: Gefäßklemmen dienen zum vorübergehenden Verschluß von Arterien und Venen durch Kompression. Ihre Verwendung zum Fassen größerer derber Gewebsteile oder harter Substanzen kann sie bereits durch geringgradige Verbiegung für die Blutstillung unbrauchbar machen. In der Kleintierchirurgie werden in der Regel Klemmen mit Querriefung, nur ausnahmsweise solche mit scharfen Zähnen an den Branchen eingesetzt. Neben der geraden Arterienklemme nach PÉAN mittlerer Länge wird häufig die Moskitoklemme nach HALSTEAD benutzt. Sie ist relativ klein und ermöglicht mit ihren schmalen Branchen das Fassen kleinster Gefäße und Gewebsabschnitte. Gefäßklemmen mit gebogenen Branchen finden heute seltener Verwendung.

Faßzange nach ALLIS: Mit der Allis-Zange kann selbst empfindliches Gewebe schonend gefaßt und gehalten werden. Dies wird durch die langen elastisch federnden Branchen und die mit relativ stumpfen Zähnen versehenen querstehenden schmalen Backen ermöglicht.

Nadelhalter: Zur präzisen Führung der verschiedenen Nadelarten durch das Gewebe wird gewöhnlich ein Nadelhalter benutzt. Sein Einsatz gestattet eine bessere Übersicht und eine optimale Kraftübertragung von der Hand auf die Nadel. Gewöhnlich wird die Nadel etwa in ihrer Mitte erfaßt, bei sehr derbem Gewebe jedoch etwas mehr zu ihrer Spitze hin.

Zur Verwendung beim Kleintier werden meistens Nadelhalter mit Sperrvorrichtung bevorzugt, deren Haltebacken eine sehr feine Quer- oder Schrägriefung aufweisen, um den Nadeln einen guten Halt zu bieten. Der Nadelhalter mittlerer Größe nach MATHIEU entspricht den Anforderungen in bezug auf Gewebsqualität sowie übliche Nadelgrößen und -formen beim Kleintier. Für die Naht in tiefen Wunden können der Nadelhalter nach HAGEDORN, der nach HEGAR-MAYO, in besonderen Fällen auch ein langer schlanker nach LANGENBECK ohne Sperrvorrichtung Vorteile bieten. Besonders feine Nähte am Auge bedürfen eines speziellen Nadelhalters, wie den nach KALT, BARRAQUER oder CASTROVIEJO (Abb. 1).

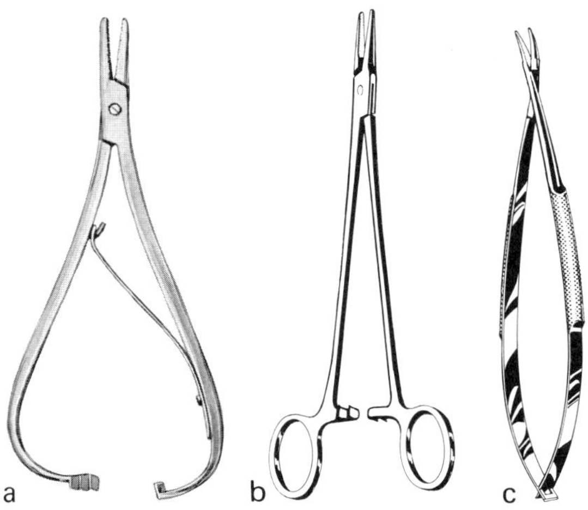

Abb. 1: Nadelhalter
a MATHIEU; b HEGAR-MAYO; c BARRAQUER

Nadel: Die zur Umstechung von Blutgefäßen oder zur Vereinigung von Gewebe benutzten Nadeln haben unterschiedliche Form, Größe und Querschnitt.

Neben geraden Nadeln, die z. B. zur Naht von Sehnen, und kufenförmigen, die z. B. zur Vereinigung der Darmwand verwendet werden, gibt es gleichmäßig gebogene von unterschiedlicher Länge und Radius in großer Vielfalt. Die Dicke der Nadel sollte dem Durchmesser des Fadens adäquat sein. Ihr Querschnitt wird nach der Qualität des Gewebes ausgewählt. Runde Nadeln drängen das Gewebe eher schonend auseinander, während dreikantig angeschliffene das Gewebe mehr verletzend durchschneiden, derbes Gewebe dafür leichter durchdringen. Das Gewebe um den runden Stichkanal bleibt deshalb belastungsfähiger.

Nadeln mit federndem, gespaltenem Öhr gestatten ein leichtes Einlegen des Fadens. Sie werden gegenüber Nadeln mit geschlossenem Öhr, die allerdings den Faden mehr schonen, bevorzugt.

Der durch das Nadelöhr geführte und zurückgeschlagene Faden übt einen gewissen reißenden Effekt auf das Gewebe aus. Für besonders empfindliches Gewebe wird sogenanntes atraumatisches Material benutzt. Dabei ist das Fadenende im Nadelschaft fixiert, so daß bei fehlendem rückläufigen Faden der Durchmesser der Nadel keinesfalls den des Fadens unterschreitet.

Wundhaken und Wundspreizer: Die vielfältigen Formen von Wundhaken und Wundspreizern dienen zum Auseinanderhalten von durchtrennten Geweben und gestatten auf diese Weise den Zugang zu tiefer gelegenen Abschnitten. Während die Wundhaken vom Operateur oder seiner Assistenz unter kontinuierlichem Zug mit der Hand gehalten werden, bedürfen die Wundspreizer durch ihre unterschiedlich wirkenden Sperrvorrichtungen keiner manuellen Halterung. Die Größe der einzusetzenden Instrumente richtet sich nach den Erfordernissen. So wird z. B. bei der Thorakotomie das zum Spreizen der der Inzision benachbarten Rippen erforderliche Instrument bei großen Hunden recht kräftig sein und die Wundränder breitflächig fassen müssen.

Hakenzange: Faßzangen mit scharfen Zähnen oder auch perforierend fassenden Spitzen werden zur Fixierung zu exzidierender Gewebsteile benutzt. Sie sind gewöhnlich mit einer Sperre versehen, die eine Arretierung ermöglicht. Ihre Verwendung gestattet eine bessere Übersicht und vermeidet direkten Handkontakt mit dem Operationsgebiet.

Tuchklemme: Zur Befestigung von Abdecktüchern untereinander, an der Haut und am Wundrand werden Klemmen benutzt, die durch ihre scharfen Spitzen einen festen Sitz garantieren. Sie sind entweder mit einer arretierenden Sperre versehen oder werden durch einen federnden Effekt des Stahls in ihrer Position gehalten. Die weit verbreiteten Tuchklemmen nach BACKHAUS können darüber hinaus zur vorübergehenden Adaptation von Wundrändern und zur Fixierung von Gewebsteilen, wie Tumoren oder Knochenfragmenten, benutzt werden.

Einfacher Instrumentensatz: Das für die Mehrzahl chirurgischer Eingriffe ausreichende Grundinstrumentarium kann sich aus den vorstehend erwähnten Instrumenten zusammensetzen. Dabei wird jeder Operateur nach Erfahrung und Gewohnheit die durchschnittlich erforderliche Anzahl sowie Größe und Form bestimmen. Die folgende Aufstellung mag einen Anhalt bieten:

2 Skalpellgriffe und entsprechende Klingen
2 Scheren, davon eine nach METZENBAUM
1 Fadenschere
2 chirurgische Pinzetten
1 anatomische Pinzette

8 Gefäßklemmen, davon 4 Moskitoklemmen nach Halstead
2 Faßzangen nach Allis
2 Nadelhalter
1 Wundspreizer
1 Tumorfaßzange
8 Tuchklemmen
Nadeln unterschiedlicher Größe, Form und Stärke.

Dabei ist berücksichtigt, daß das eine oder andere der Instrumente durch Kontamination für den Eingriff unbrauchbar wird.

Abdecktücher: Tücher werden benutzt, um den Patienten und die nächste Umgebung mit Ausnahme des Operationsfeldes abzudecken. Dazu werden 4 Tücher, die um die Inzisionsstelle drapiert werden, oder ein ausreichend großes Schlitztuch benötigt.

Das engere Operationsfeld kann auch mit einer selbstklebenden Abdeckfolie oder einem Sprühkleber zusätzlich abgeschirmt werden.

Nach Vornahme des Hautschnitts wird vielfach der Wundrand in die Ränder einer zweiten Tuchlage eingeschlagen, die durch Naht oder Tuchklemmen zu fixieren ist.

Spezialinstrumente: Für eine Reihe von Eingriffen sind zusätzlich besondere Instrumente erforderlich. Sie sind dort aufgeführt.

Die Elektrochirurgie bedient sich des durch Röhren (Transistoren) oder Funkenstreckengeneratoren erzeugten Hochfrequenzstroms. Dieser Strom kann mit unterschiedlichen Elektroden zur Elektrotomie und Elektrokoagulation eingesetzt werden. Bei der monopolaren Anwendung entsteht an der Berührungsstelle zwischen Elektrode und Gewebe bei verhältnismäßig kleinem Querschnitt eine hohe Stromdichte. Bei der bipolaren Applikation ist dies der Fall zwischen den beiden Polen, z. B. den Schenkelspitzen der Koagulationspinzette. Der hochfrequente Strom führt durch Erhitzung des Gewebes zum Bersten der Zellen und zum Verdampfen von Zell- und Gewebsflüssigkeit. Das Ausmaß der Gewebsschädigung ist vor allem bei Verwendung der bipolaren Koagulationspinzette sehr gering. Sie wird daher zur Koagulation eng begrenzter Bezirke in der Nachbarschaft lebenswichtiger und empfindlicher Gewebe, wie z. B. des Rückenmarks, bevorzugt. Stärkere Gewebsreaktionen werden vor allem nach längerer Einwirkung monopolarer Elektroden an ein und derselben Stelle beobachtet.

Vorbereitung zur Operation

Vorbereitung der Instrumente

Das für den Eingriff erforderliche Material wird nach sorgfältiger mechanischer Säuberung sterilisiert. Die Sterilisation geschieht im Autoklaven oder Heißluftsterilisator. Bei Vorhandensein eines Autoklaven können auch Abdecktücher, Kompressen und Operationskleidung keimfrei gemacht werden.

Bei höherer Operationsfrequenz hat sich die Sterilisation von Instrumentensätzen und häufiger gebrauchter Spezialinstrumente im Autoklaven bewährt. Die Instrumentensätze werden in Tücher, Folien oder Kassetten verpackt und mit einem Indikatorstreifen verschlossen, der sich unter der Sterilisation verfärbt. Für einzelne Instrumente werden durchsichtige Plastikfolien bevorzugt, die eine leichte Identifizierung zulassen.

Die Sterilisation von Instrumenten in kochendem, möglichst destilliertem Wasser wird immer seltener vorgenommen. Bei Verwendung einer 2%igen Sodalösung können die Korrosionswirkung vermindert und die Kochzeit auf 20 Min. herabgesetzt werden. Durch dieses Verfahren können allerdings Sporen nicht sicher abgetötet werden.

Äthylenoxid wird zur schonenden Entkeimung thermolabiler Gerätschaften aus Gummi, Kunststoffen u. ä. sowie empfindlicher Geräte, wie Endoskope, verwendet.

Die Instrumente werden zur Operation auf einem besonderen Tisch oder in einer ausreichend großen Schale ausgelegt. Zuvor wird der Tisch mit einem an allen Seiten überhängenden sterilen Tuch abgedeckt. Die Instrumente des Standardsatzes sollten zusammen mit den Tupfern in stets gleicher Anordnung plaziert werden, damit sie leicht aufgefunden werden können. Zusätzlich werden ggf. erforderliche Spezialinstrumente ausgelegt. Falls kein besonderer Nahttisch benutzt wird, empfiehlt es sich, das voraussichtlich benötigte Nahtmaterial bereitzulegen.

Die derartig zur Chirurgie vorbereiteten Instrumente werden mit einem sterilen Tuch bis zum Beginn des operativen Eingriffs abgedeckt, wenn sich dieser nicht sofort an die Plazierung anschließt.

Nach Gebrauch werden die Instrumente in detergentienhaltige Lösung eingelegt und mechanisch gesäubert, evtl. unter Einsatz einer Instrumentenwaschmaschine. Blut- und Gewebsreste sind sorgfältig zu entfernen. Die gereinigten Instrumente werden nach Trocknung sofort wieder sterilisiert oder in staubdichten Schränken aufbewahrt. Eine längere Aufbewahrung in desinfizierenden Lösungen ist selbst bei rostträgem Material nicht empfehlenswert. Schneidende Instrumente sollten während der Sterilisation vor dem Anstoß an Metallteile, evtl. durch Umwickeln mit Watte oder Gaze, geschützt werden.

Vorbereitung des Patienten

Die überwiegende Zahl aller chirurgischer Eingriffe wird unter Narkose vorgenommen. Jeder Narkose sollte eine Allgemeinuntersuchung unter besonderer Berücksichtigung der Kreislauf- und Respirationsorgane vorausgehen. Zur Verminderung des Risikos quoad vitam kann es je nach Befund erforderlich sein, eine präoperative Behandlung vorzunehmen und ein besonderes Anästhesieverfahren zu wählen.

Für evtl. während der Narkose auftretende Notfallsituationen hat sich die Einlage einer Verweilkanüle in eine periphere Vene bewährt. Eine konstante Elektrolytzufuhr in Form eines intravenösen Dauertropfs kann zusätzlich den Weg für eine rasche Injektion im Notfall freihalten.

Bei Operationen, die einen stärkeren Blutverlust erwarten lassen, ist die Bereitstellung einer Blutkonserve angezeigt.

Zur Infektionsprophylaxe muß der Vorbereitung des Operationsfeldes besondere Beachtung geschenkt werden. Es ist vorteilhaft, einen wesentlichen Teil der Maßnahmen, wie Schur und Reinigung, außerhalb des Operationssaales vorzunehmen. Vielfach wird bereits dazu eine Sedierung oder Narkose angebracht sein. Die Schur der Haare erfolgt mit sehr kurzschneidender Schermaschine in ausreichender Breite um die beabsichtigte Inzisionsstelle, so daß auch für evtl. notwendige Verlängerungen des Schnittes genügend Freiraum bleibt. Während der Schur werden die abgeschnittenen Haare vorteilhafterweise mit einem Staubsauger entfernt. Im Anschluß an die Schur wird die Haut im Operationsbereich intensiv, aber schonend, mit Seife gewaschen und evtl. noch, unter Vermeidung von Verletzungen, rasiert. Vor der Lagerung auf dem Operationstisch wird die Haut einschließlich der Haare in der Umgebung des Operationsfeldes getrocknet.

Auf dem Operationstisch wird der Patient in der gewünschten Lage, evtl. unter Abstützung mit Polstern oder einem Vakuumkissen, ausgebunden. Die geschorene und gewaschene Haut wird von der vorgesehenen Inzisionsstelle aus zur Peripherie des Operationsfeldes hin so lange mit alkoholgetränkten Kompressen oder Tupfern abgerieben, bis diese sauber bleiben. Dabei ist darauf zu achten, daß niemals dieselbe Stelle mit demselben Tupfer zweimal behandelt wird. Als Alkohol kommt 70%iger Äthyl- oder Isopropylalkohol in Betracht.

Der auf diese Weise gesäuberte und entfettete Bereich wird mit einer Desinfektionslösung besprüht oder, wie beschrieben, bestrichen.

Das auf die beschriebene Weise keimarm gemachte Hautgebiet wird mit Abdecktüchern bis auf die vorgesehene Schnittlinie abgedeckt. Dabei sollten die einmal mit der Haut in Kontakt gekommenen Tücher nicht mehr verschoben werden. Bei Eingriffen an den Gliedmaßen kann es vorteilhaft sein, die Pfoten in eine sterile Schlauchbinde zu wickeln.

Die Berührung der Haut mit den Operationshandschuhen ist zu vermeiden. Die bei der Inzision mit der Hautoberfläche in Berührung gekommenen Instrumente werden für das weitere Vorgehen nicht mehr benutzt.

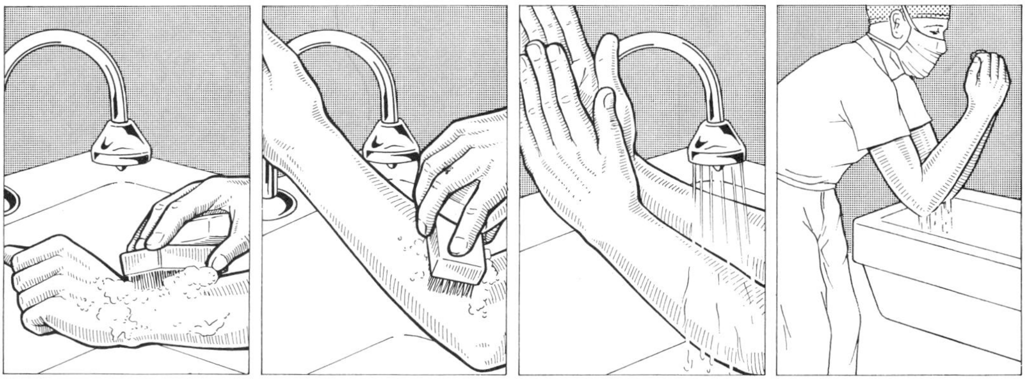

Abb. 2: Chirurgische Händedesinfektion; Waschprozedur

Vorbereitung des Chirurgen

Straßenkleidung, einschließlich der Schuhe, sollte vor einer Operation gegen saubere Operationskleidung ausgetauscht werden. Nach Anlegen des kappen- oder kopftuchartigen Haarschutzes wird die Maske vor Mund und Nase gebunden. Durch Kopf- und Mundschutz soll einmal die Gefahr einer Infektion der Wunde durch den Chirurgen verhindert, andererseits aber auch dieser vor Blut-, Sekret- und Gewebsspritzern geschützt werden. Vorzugsweise werden heute Kappen und Masken zum Einmalgebrauch benutzt.

Anschließend erfolgt das Waschen der Hände und ihre Desinfektion.

In einer ersten Waschphase werden Hände und Unterarme bis einschließlich der Ellbogengelenke mit Wasser, Seife und Bürste gewaschen. Dazu sollte nach Möglichkeit eine sterilisierte Handbürste benutzt werden. Während des Waschvorgangs dürfen Bürste und Seife nicht aus der Hand gelegt werden. Zunächst werden die Finger einzeln von allen Seiten gründlich abgebürstet. Dann folgt die Waschung der Hände und schließlich die des Unterarms. Dabei werden die Hände leicht nach oben gehalten, damit die Waschflüssigkeit über die Ellbogen abtropft (Abb. 2). Die Waschdauer beträgt

5 Minuten und sollte tunlichst unter Verwendung eines Laborweckers eingehalten werden.

Nach dem Abspülen der Seife erfolgt die Desinfektion der Hände und Unterarme durch Abreiben mit 70%igem Äthyl- oder Isopropylalkohol für einen Zeitraum von 3 bis 5 Minuten. Anschließend werden zunächst Finger und Hände, dann die Unterarme und Ellbogen mit einem sterilen Handtuch abgetrocknet. Dabei sollte vermieden werden, daß dieselbe Stelle des Tuches zweimal die Haut berührt (Abb. 3).

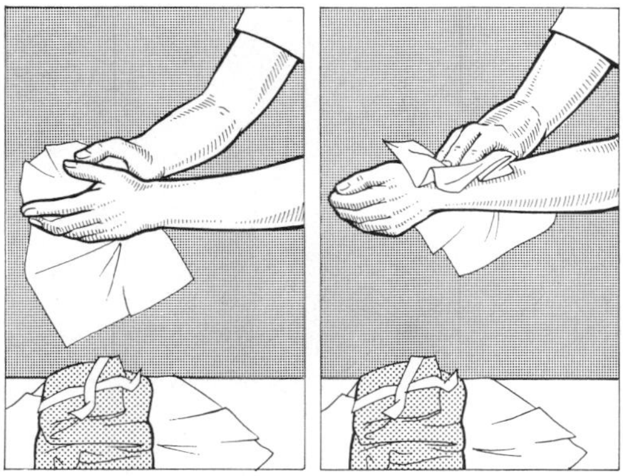

Abb. 3: Chirurgische Händedesinfektion; Abtrocknen der Haut

Der nicht ausschließlich chirurgisch Tätige sollte jedoch auf die Vorreinigung mit Wasser und Seife nicht verzichten, da der Effekt der mechanischen Reinigung, besonders auch bei zwischenzeitlicher Kontamination, nicht zu unterschätzen ist.

Nach dem Abtrocknen wird der sterilisierte langärmelige Operationskittel angelegt. Dies muß mit einigem Geschick auf eine Weise geschehen, die garantiert, daß die Außenfläche des Kittels weder mit der Kleidung noch mit Gegenständen in der Umgebung in Berührung kommt.

Falls keine Sterilisationsmöglichkeit für die Operationswäsche (Kittel, Handtuch, Abdecktücher) zur Verfügung steht, muß diese zumindest durch heißes Bügeln keimarm gemacht werden. In solchen Fällen ist die Benutzung eines kurzärmeligen Kittels vorzuziehen, der dann vor dem Waschen und der Desinfektion von Händen und Unterarmen angelegt wird.

Die Benutzung sterilisierter Operationshandschuhe vermindert das Infektionsrisiko um ein Weiteres. Die Handschuhe sollten ohne Faltenbildung, aber nicht zu straff der Haut anliegen. Die Innenflächen der Handschuhe werden vor der Sterilisation mit einer feinen Stärkepuderschicht ver-

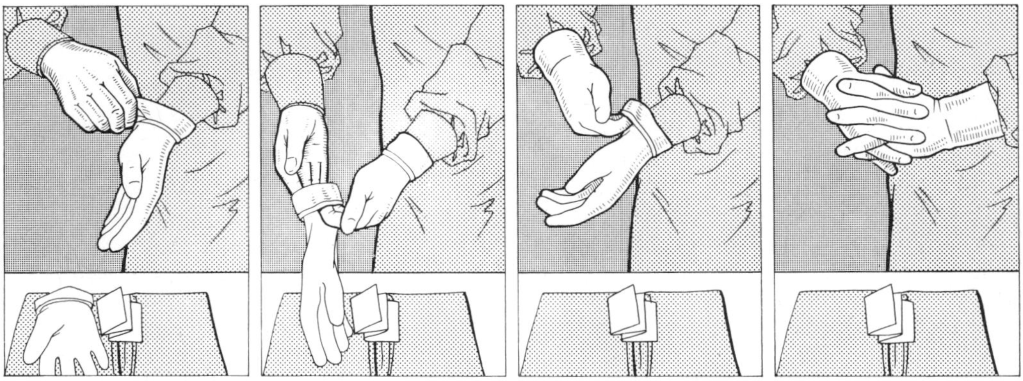

Abb. 4: Anlegen der Gummihandschuhe ohne Assistenz

In neuerer Zeit wird eine Vielfalt geprüfter Präparate zur chirurgischen Händedesinfektion empfohlen, die die klassische Desinfektion mit Alkohol und teilweise auch das Waschen mit Seife ersetzen. Es handelt sich dabei um organische Verbindungen, die teilweise in Kombination mit alkoholischen Lösungen wirken und vielfach Phenolderivate, quarternäre Ammoniumverbindungen und Amphotenside enthalten.

Sie werden je nach Gebrauchsanweisung mit und ohne Wasserverwendung eingesetzt und reduzieren im allgemeinen die gesamte Desinfektionszeit auf 5 Minuten.

sehen, die das Überstreifen auf die Hände erleichtert. Zusätzlich werden die Hände zur Verbesserung der Gleitfähigkeit nach dem Abtrocknen leicht gepudert oder mit einer Pudercreme behandelt. Beim Anziehen der Handschuhe wird darauf geachtet, daß lediglich die Innenseiten mit der Hand in Kontakt kommen. Dies wird dadurch ermöglicht, daß die Manschetten vor der Verpakkung nach außen umgeschlagen werden (Abb. 4).

Eine Perforation des Handschuhs im Verlaufe der Operation zwingt zum sofortigen Austausch. Der sich im Handschuh während des Arbeitens ansammelnde Schweiß enthält trotz intensiver

Wasch- und Desinfektionsvorbereitung der Hände Erreger, die aus der Tiefe der Haarbälge und Ausführungsgänge von Schweiß- und Talgdrüsen vordringen.

Ein Handschuhwechsel sollte auch zwischen zwei Operationen erfolgen. Dabei ist es ratsam, durch eine zwischengeschaltete Händedesinfektion wieder eine ausreichende Keimverminderung an der Hautoberfläche zu erreichen.

Punktion

Venenpunktion

Venenpunktion beim Hund

V. cephalica: Die Punktion kann am sitzenden, am stehenden sowie am in Seiten- oder Brustlage befindlichen Hund ausgeführt werden. Die Vene kann von dem die Gliedmaße haltenden Helfer mit dem Daumen (Abb. 5) oder mit einem proximal des Ellbogengelenks straff angelegten Gummischlauch gestaut werden. Der Operateur faßt die Gliedmaße von kaudal her so, daß die Vene in Höhe der Punktionsstelle zwischen Daumen und Zeigefinger zu liegen kommt und die Haut über der Punktionsstelle etwas gespannt ist. Nach dem Einstich ist die Kanüle 1 bis 3 cm ins Venenlumen vorzuschieben.

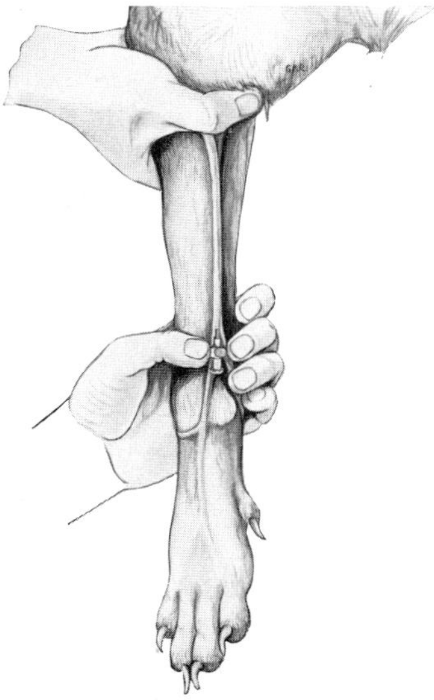

Abb. 5: Punktion der Vena cephalica

V. saphena lateralis: Zur Punktion liegt der Hund in Seitenlage. Die Vene kann mit einem proximal des Kniegelenks straff angelegten Gummischlauch oder von dem am Rücken des Tieres stehenden Helfer gestaut werden. Dazu faßt der Helfer die Gliedmaße mit beiden Händen in Höhe des Kniegelenks, streckt das Gelenk maximal und drückt die Weichteile in der Kniekehle zusammen (Abb. 6). Bei einem kleinen Tier kann die Hand, die der Gliedmaße kaudal anliegt, allein das Gelenk strecken und dabei den für den Venenstau notwendigen Druck auf die Weichteile in der Kniekehle ausüben. Der Operateur faßt die Gliedmaße von medial her so, daß die Vene in Höhe der Punktionsstelle im distalen Drittel des Unterschenkels zwischen Daumen und Zeigefinger zu liegen kommt und die Haut über der Punktionsstelle

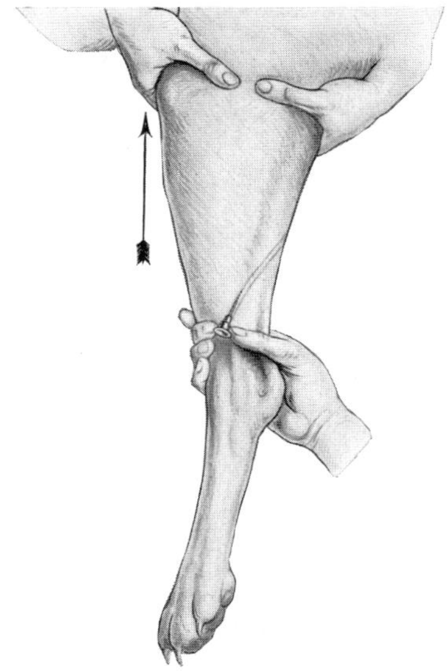

Abb. 6: Punktion der Vena saphena lateralis

etwas gespannt ist. Nach dem Einstich ist die Kanüle 1 bis 3 cm ins Venenlumen vorzuschieben.

Kann die Vene für die Punktion nicht ausreichend dargestellt werden, kann die Haut an der Injektionsstelle mit einem Scherenschlag in etwa 1 cm Länge durchtrennt und die Vene durch Spreizen des lockeren subkutanen Gewebes freigelegt werden. Die Hautwunde ist zu versorgen (Naht, Verband).

V. sublingualis: Am narkotisierten Tier kann die V. sublingualis zur Injektion punktiert werden. Die an der seitlichen Unterfläche der Zunge verlaufende Vene wird sichtbar, wenn man schonend die Zunge seitlich aus der Mundhöhle vorzieht.

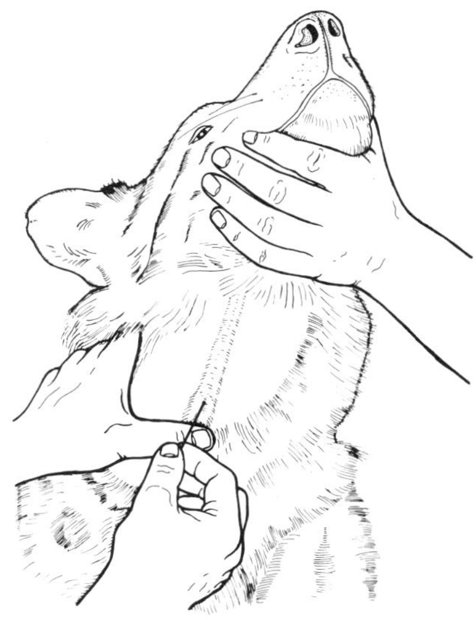

Abb. 8: Punktion der Vena jugularis

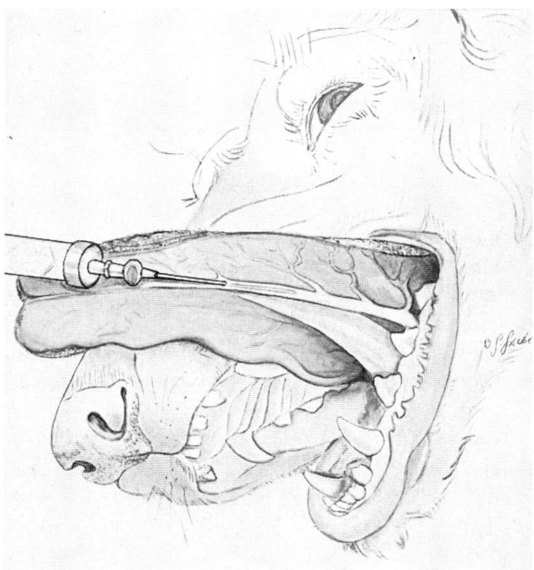

Abb. 7: Punktion der Vena sublingualis

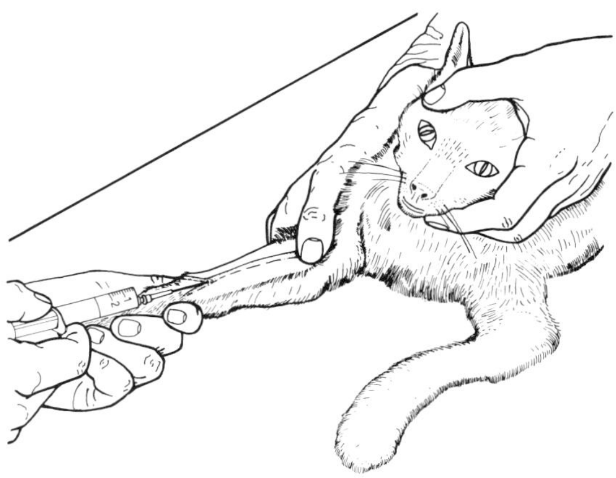

Abb. 9: Punktion der Vena cephalica

Die Vene ist mit einer feinen, der Spritze aufgesetzten Kanüle zu punktieren (Abb. 7).

V. jugularis: Die Punktion kann sowohl am sitzenden als auch am in Seiten- oder in Rückenlage befindlichen Hund ausgeführt werden. Ein Helfer streckt Kopf und Hals nach dorsal. Die Vene kann mit einem um den Hals gelegten Strick oder mit dem Daumen (Abb. 8) gestaut werden. Die Kanüle sollte dicht über dem Staustrick bzw. dem Daumen senkrecht durch die Haut und dann nach kranial gerichtet in die Vene eingestochen werden. Die Kanüle ist in der Vene wenigstens um zwei Drittel ihrer Länge vorzuschieben.

Venenpunktion bei der Katze

V. cephalica: Die Katze ist von einem Gehilfen am Kopf und einer Schultergliedmaße in Brustlage zu fixieren. Die Vene kann von dem Helfer mit dem Daumen (Abb. 9) oder mit einem proximal des Ellbogengelenks straff angelegten Gummischlauch gestaut werden. Der Operateur faßt die Gliedmaße von kaudal her und spannt dabei die Haut über der Punktionsstelle am Unterarm. Die Vene ist am besten mit einer feinen, der Spritze aufgesetzten Kanüle zu punktieren. Nach dem Einstich ist die Kanüle 1 bis 3 cm ins Venenlumen vorzuschieben.

V. jugularis: Die Punktion kann an der in Brust-, Seiten- und Rückenlage befindlichen Katze ausgeführt werden. Ein Helfer streckt Kopf und Hals nach dorsal. Die Vene wird mit dem Daumen gestaut. Die Kanüle sollte dicht über dem Daumen senkrecht durch die Haut gestochen und dann nach kranial gerichtet in die Vene vorgeschoben werden. Nach dem Einstich ist die Kanüle wenigstens um zwei Drittel ihrer Länge ins Venenlumen vorzuschieben (Abb. 10).

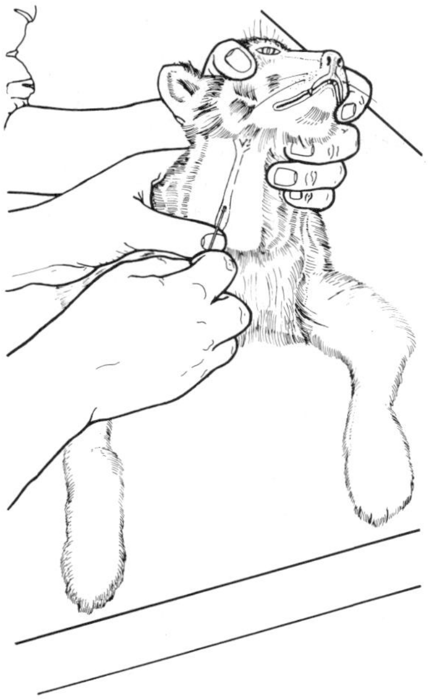

Abb. 10: Punktion der Vena jugularis

Punktion der Pleurahöhle (Thorakozentese)

Indikation: Absaugen von Luft oder Flüssigkeit.

Instrumente: Thorax-Trokar-Katheter und Sauggerät oder kurz angeschliffene Kanüle mit aufgesetzter Spritze, Dreiwegehahn oder abgeklemmtem Schlauch.

Anästhesie: Lokalanästhesie. Vielfach entbehrlich.

Vorbereitung: Der Eingriff wird vorzugsweise am stehenden Hund vorgenommen, der vorn und hinten durch je eine Person fixiert wird.

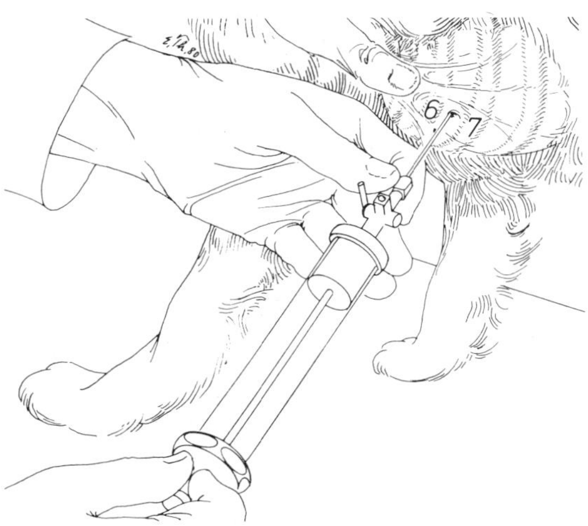

Abb. 11: Thorakozentese im 6. Interkostalraum

Vorgehen: Die Punktion erfolgt auf der rechten bzw. der linken Seite im 6. oder 7. Interkostalraum. Zum Absaugen von Flüssigkeit dicht unterhalb der Rippen-Rippenknorpelgrenze, zum Absaugen von Luft möglichst weit dorsal. Vor dem Einstich wird die Haut etwas zur Seite verschoben, damit sie nach Entfernen der Kanüle die Punktionsöffnung in der Muskulatur verschließt (Abb. 11).

Nach Perforation der Brustwand muß darauf geachtet werden, daß keine Luft angesaugt werden kann.

Nachbehandlung: Chemotherapie bei keimhaltigem Punktat.

Punktion des Herzbeutels (Perikardiozentese)

Indikation: Herzbeutelerguß, zum Absaugen der Flüssigkeit.

Instrumente: Weitlumige, kurz angeschliffene Kanüle mit aufgesetzter Spritze, Dreiwegehahn oder abgeklemmtem Schlauch.

Anästhesie: Infiltration eines Lokalanästhetikums. Vielfach entbehrlich.

Vorbereitung: Der Eingriff wird am stehenden Hund vorgenommen, der vorn und hinten durch je eine Person fixiert wird.

Vorgehen: Die Punktion erfolgt auf der linken Thoraxseite im 4. Interkostalraum unterhalb der Rippen-Rippenknorpelgrenze in Höhe des palpierbaren Herzstoßes. Vor der Perforation wird die Haut etwas zur Seite verschoben, damit sie nach Entfernen der Kanüle die Punktionsöffnung in der Muskulatur verschließt. Der Einstich erfolgt mit aufgesetzter Spritze unter gleichzeitigem leichten Anziehen des Spritzenkolbens. Aspiration von Flüssigkeit zeigt an, daß die Kanülenspitze ausreichend tief eingeführt wurde. Bei Kontakt der Kanüle mit dem Herzen wird die Pulsation fühlbar.

Nachbehandlung: Chemotherapie bei keimhaltigem Punktat.

Punktion der Peritonealhöhle

Indikation: Gewinnung von Flüssigkeit; Peritonealdialyse.

Instrumente: Trokar oder kurz angeschliffene Kanüle.

Anästhesie: Infiltration eines Lokalanästhetikums. Vielfach entbehrlich.

Vorbereitung: Die Entleerung der Harnblase ist empfehlenswert. Der Eingriff kann am stehenden, sitzenden oder in Seitenlage befindlichen Tier vorgenommen werden.

Vorgehen: Die Punktion erfolgt in der Medianlinie je nach Größe des Tieres 1 bis 3 cm kaudal des Nabels. Vor dem Einstich wird die Haut etwas zur Seite verschoben, damit sie nach Entfernen des Instruments die Punktionsöffnung in der Linea alba verschließt (Abb. 12).

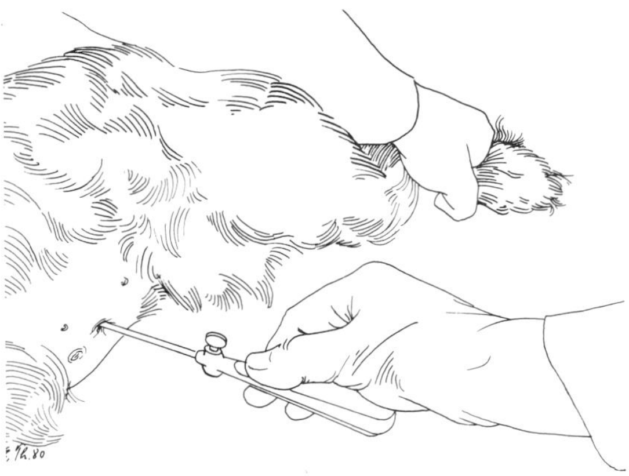

Abb. 12: Punktion der Peritonealhöhle

Beim Einstich liegt der gestreckte Zeigefinger dem Schaft des Trokars bzw. dem der Kanüle so an, daß der Abstand zur Spitze etwa der Dicke der Bauchwand entspricht. Dadurch wird ein unbeabsichtigtes zu tiefes Einführen verhindert. Nach Perforation der Bauchdecke wird der Trokar aus der Hülse herausgezogen. Die ablaufende Flüssigkeit sollte zur Volumenbestimmung aufgefangen werden.

Bei Verlegung der Öffnung durch Netz, Darm oder Fibrin kann durch Insufflation von wenig Luft die Abflußbehinderung beseitigt werden. Nach Entfernen der Trokarhülse bzw. der Kanüle wird die Punktionsstelle vorübergehend mit zwei Fingern seitlich komprimiert. Bei stärkerem Nachsickern von Flüssigkeit kann sie mit einem Knopfheft verschlossen werden.

Nachbehandlung: Chemotherapie bei keimhaltigem Punktat.

Subokzipitalpunktion

Indikation: Entnahme von Liquor cerebrospinalis; Liquordruckmessung; Myelographie; Pneumenzephalographie.

Instrumente: Spinale Punktionskanüle mit Mandrin, evtl. kurz angeschliffene Kanüle, Spritze.

Anästhesie: Für Myelographie und Pneumenzephalographie Narkose unter Beteiligung von Diazepam zur Unterdrückung von evtl. Krampfreaktionen.

Vorbereitung: Sternallage oder Seitenlage. Der Kopf wird rechtwinklig zur Achse der Halswirbelsäule abgebogen.

Vorgehen: In der Eindellung, die in der Mitte zwischen dem palpierbaren Hinterhauptshöcker (Protuberantia occipitalis externa) und den gleichfalls tastbaren Atlasflügeln bzw. dem kranialen Axiskamm liegt, wird exakt in der dorsalen Medianen die Punktionskanüle eingestochen. Die Kanüle sollte dabei etwa rechtwinklig zur Haut gestellt und so geführt werden, daß sie in der Medianen bleibt. Ein etwas stärkerer Widerstand wird beim Erreichen der Membrana atlantooccipitalis, die über der Dura mater liegt, verspürt. Bei Perforation der Dura mater kommt es gewöhnlich zu einem Zucken der Haut oder auch des Kopfes, der aus diesem Grunde bei der Punktion gut fixiert werden sollte (Abb. 13).

Gelegentlich trifft die Kanülenspitze beim Einführen durch stärkere Neigung der Nadel auf den Knochen der Hinterhauptsschuppe. Nach geringem Zurückziehen der Kanüle wird sie etwas steiler gestellt und erneut vorgeführt. Auf diese Weise kann unter vorsichtigem Herabtasten die Membrana atlantooccipitalis erreicht werden.

Der nach Herausziehen des Mandrins abfließende Liquor cerebrospinalis kann zur Untersuchung aufgefangen werden. Es ist auch möglich, ihn mit einer Spritze langsam abzusaugen. Zur Myelographie wird etwa so viel Liquor entnommen, wie an Röntgenkontrastmittel injiziert werden soll (Metrizamide: kleiner Hund 0,3 ml/kg KM, mittelgroßer Hund 0,2 ml/kg KM, großer Hund 0,1 ml/kg KM).

Nachbehandlung: Nicht erforderlich.

Gelenkpunktion (Arthrozentese)

Indikation: Gewinnung von Synovia; Applikation eines Anästhetikums (diagnostische Injektion), eines Kontrastmittels (Arthrographie) oder eines Medikaments.

Allgemeines: Die Punktionsstelle ist wie zu einem operativen Eingriff vorzubereiten, der Hund entsprechend zu lagern und ausreichend zu fixieren.

Es ist zweckmäßig, die laterale Kante der die Kanüle führenden Hand der Gliedmaße fest anzulegen.

Vor der Injektion sollte Synovia abtropfen, ggf. mit der Spritze aspiriert werden. Injiziert sollte nur so viel werden, daß das Gelenk nicht prall gefüllt wird. Bei zu praller Füllung des Gelenks gelangt ein Teil der Injektionslösung nach Entfernen der Kanüle durch die Punktionsstelle in das benachbarte Gewebe. Dadurch wird zumindest der Wert einer diagnostischen Injektion reduziert.

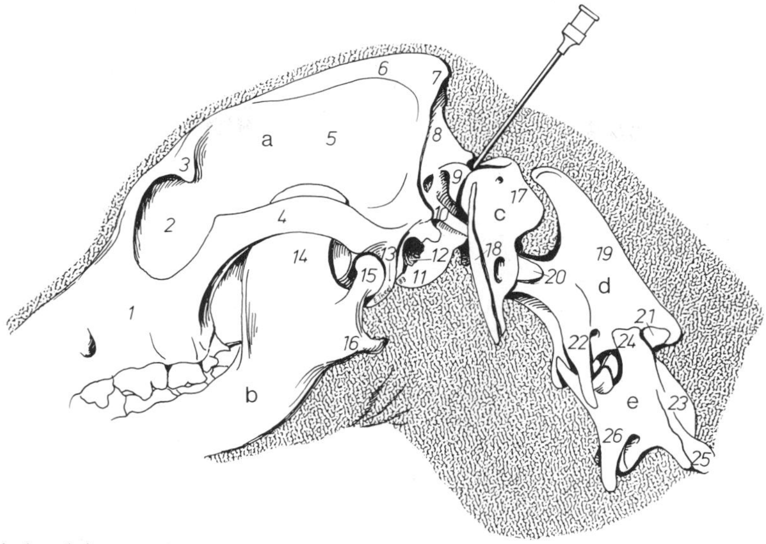

Abb. 13: Subokzipitalpunktion

a Cranium; b Mandibula; c Atlas; d Axis; e Vertebra cervicalis III
1 Maxilla; 2 Orbita; 3 Proc. zygomaticus; 4 Arcus zygomaticus; 5 Fossa temporalis; 6 Crista sagittalis externa; 7 Crista nuchae; 8 Squama occipitalis; 9 Condylus occipitalis; 10 Proc. paracondylaris; 11 Bulla tympanica; 12 Porus acusticus externus; 13 Proc. retroarticularis; 14 Proc. coronoideus; 15 Proc. condylaris; 16 Proc. angularis; 17, 18 am Atlas: 17 Arcus dorsalis, 18 Ala atlantis; 19–22 am Axis: 19 Proc. spinosus, 20 Proc. articularis cranialis, 21 Proc. articularis caudalis, 22 Proc. transversus; 23–26 an der Vertebra cervicalis III: 23 Proc. spinosus, 24 Proc. articularis cranialis, 25 Proc. articularis caudalis, 26 Proc. transversus
Die Kanüle durchsticht die Membrana atlantooccipitalis dorsalis, die das Spatium interarcuale atlantooccipitale überbrückt.

Punktion des Schultergelenks

(Articulatio humeri — Abb. 14)

Der Hund ist auf der Seite, das zu punktierende Gelenk oben liegend, zu lagern. Das Schultergelenk ist etwas abzubeugen und die Gliedmaße nach distal zu ziehen. Die Haut an der Einstichstelle kann mit dem Zeigefinger der linken Hand fixiert werden. Der Einstich erfolgt einige Millimeter kranial und distal des Akromions direkt kaudal und proximal des Tuberculum majus humeri. Die senkrecht durch die Haut gestochene Kanüle ist in mediokaudaler Richtung langsam vorzuschieben, bis Synovia abtropft bzw. die Kanülenspitze den Gelenkknorpel des Caput humeri berührt.

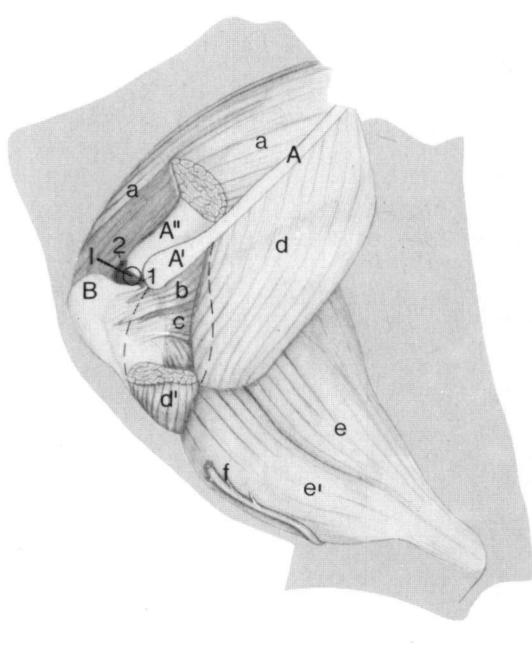

Abb. 14: Linkes Schultergelenk vom Hund, laterale Ansicht; Haut und Faszien sowie Schultergürtelmuskulatur entfernt

I Injektionsstelle für das Schultergelenk
A Spina scapulae, A′ Acromion, A′′ Tuberculum supraglenoidale; B Tuberculum majus humeri
1 Gelenkkapsel des Schultergelenks; 2 Kapselsehnenscheide (Aussackung der Gelenkkapsel) für die Ursprungssehne des M. biceps brachii
a M. supraspinatus, sein lateraler Ansatz am Tuberculum majus entfernt; b M. infraspinatus; c M. teres minor; d, d′ M. deltoideus, d seine Pars scapularis, d′ seine Pars acromialis, sein einstrichlierter Ursprung und Muskelbauch entfernt; e, e′ M. triceps brachii, e Caput longum, e′ Caput laterale; f V. cephalica

Punktion des Ellbogengelenks

(Articulatio cubiti — Abb. 15)

Der Hund ist auf der Seite, das zu punktierende Gelenk oben liegend, zu lagern. Das Gelenk kann von kraniolateral oder von kaudolateral her punktiert werden.

● Punktion von kraniolateral: Die Gliedmaße ist im Ellbogengelenk abgebeugt so zu halten, daß Humerus und Radius einen Winkel von etwa 135° bilden. Die Haut an der Einstichstelle kann mit der Kuppe des linken Daumens fixiert werden. Der Einstich erfolgt wenige Millimeter distal des Capitulum humeri am lateralen Rand des M. extensor carpi radialis. Die senkrecht durch die Haut gestochene Kanüle ist in mediokaudaler Richtung langsam vorzuschieben, bis Synovia abtropft bzw. die Kanülenspitze den Gelenkknorpel der Trochlea humeri berührt.

● Punktion von kaudolateral: Die Gliedmaße ist abgebeugt so zu halten, daß Humerus und Radius etwa einen rechten Winkel bilden. Die Haut an der Einstichstelle kann mit der Kuppe des linken Daumens fixiert werden. Der Einstich erfolgt in Höhe des kaudalen Randes des Capitulum humeri. Die senkrecht durch die Haut gestochene Kanüle ist in kraniomedialer Richtung über den kaudalen Rand des Capitulum humeri hinweg langsam vorzuschieben, bis Synovia abtropft bzw. die Kanülenspitze den Gelenkknorpel in der Fossa olecrani berührt.

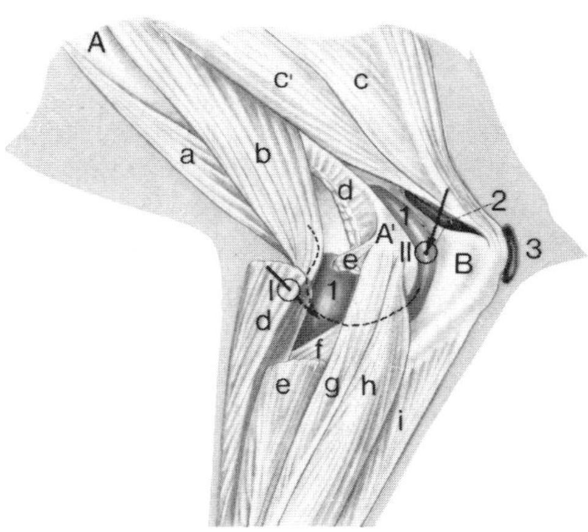

Abb. 15: Linkes Ellbogengelenk vom Hund, laterale Ansicht, Haut und Faszien abpräpariert, Caput longum des M. triceps brachii und M. anconaeus entfernt

I Punktion von kraniolateral; II Punktion von kaudolateral
A Humerus, seine Tuberositas deltoidea, A' Epicondylus lateralis humeri (Capitulum humeri einstrichliert); B Ulna, ihr Processus olecrani
a. M. biceps brachii; b M. brachialis; c, c' M. triceps brachii, c Caput longum, c' nach Entfernung des Caput laterale sichtbares Caput mediale; d M. extensor carpi radialis, ein Teilstück entfernt; e M. extensor digitalis communis, zum Teil entfernt; f M. supinator; g M. extensor digitalis lateralis; h M. extensor carpi ulnaris; i M. flexor carpi ulnaris, Caput ulnare
1 Gelenkkapsel des Ellbogengelenks; 2 Schleimbeutel unter der Endsehne des M. triceps brachii; 3 Bursa subcutanea olecrani

Punktion des Vorderfußwurzelgelenks

(Articulatio carpi — Abb. 16)

Der Hund ist in Seitenlage, das zu punktierende Gelenk oben liegend, oder in Brust-Bauchlage zu fixieren. Das Gelenk ist abgebeugt so zu halten, daß Radius und Metakarpalia etwa einen rechten Winkel bilden. In der Beugehaltung klaffen die proximale und die mittlere Gelenkspalte dorsal ausreichend weit. Der Gelenksack der mittleren Gelenkspalte kommuniziert mit dem der distalen Gelenkspalte.

Die Haut im Bereich der Einstichstelle kann mit der Kuppe des linken Daumens fixiert werden.

● Articulatio antebrachiocarpea: Der Einstich in den Gelenksack der proximalen Gelenkspalte erfolgt 3 bis 5 mm distal des Gelenkrands vom Radius an der lateralen Kante der Sehne des M. extensor carpi radialis und medial der V. cephalica accessoria. Die senkrecht durch die Haut gestochene Kanüle ist schräg in mediopalmarer Richtung langsam vorzuschieben, bis Synovia abtropft bzw. die Kanülenspitze den Gelenkknorpel berührt.

● Articulatio mediocarpea: Der Einstich in den Gelenksack der mittleren Gelenkspalte erfolgt 2 bis 4 mm distal der Gelenkkante des Os carpi intermedioradiale, an der lateralen Kante der Sehne des M. extensor carpi radialis und medial von der V. cephalica accessoria. Die senkrecht durch die Haut gestochene Kanüle ist schräg in mediopalmarer Richtung langsam vorzuschieben, bis Synovia abtropft bzw. die Kanülenspitze den Gelenkknorpel berührt.

Punktion des Hüftgelenks

(Articulatio coxae — Abb. 17)

Der Hund ist auf der Seite, das zu punktierende Gelenk oben liegend, zu lagern. Die oben liegende Beckengliedmaße ist parallel zur Tischplatte so zu halten, daß die Wirbelsäule und das Os femoris etwa einen rechten Winkel bilden. Die Haut im Bereich der Einstichstelle kann mit der Kuppe des linken Zeigefingers fixiert werden. Der Einstich erfolgt am kraniodorsalen Rand des Trochanter major. Die senkrecht durch die Haut gestochene Kanüle ist etwas nach kaudal gerichtet und parallel zum Femurhals (oder mit der Kanülenspitze auf dem Femurhals »tastend«) langsam vorzuschieben, bis Synovia abtropft bzw. die Kanülenspitze den Gelenkknorpel berührt.

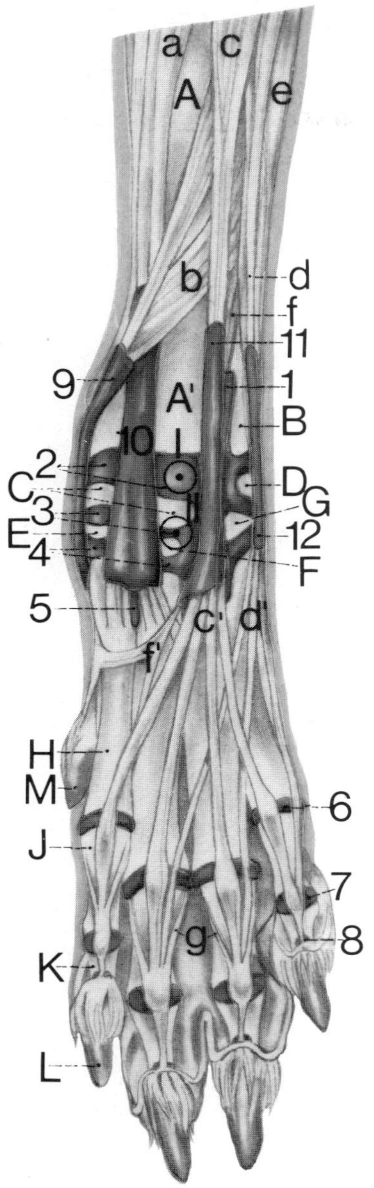

Punktion des Kniegelenks

(Articulatio genus — Abb. 18)

Der Hund ist auf der Seite, das zu punktierende Gelenk unten liegend, zu lagern.

Das halb abgebeugte Gelenk wird von kraniomedial her punktiert. Die Haut im Bereich der Einstichstelle kann mit dem Zeigefinger der linken Hand fixiert werden. Der Einstich erfolgt an der medialen Kante des Lig. patellae, etwa in halber Höhe zwischen Kniescheibe und Insertion an der Tuberositas tibiae. Die senkrecht durch die Haut gestochene Kanüle ist in proximokaudaler Richtung langsam vorzuschieben, bis Synovia abtropft bzw. bis die Kanülenspitze den Gelenkknorpel des Kondylus oder des Rollkamms der Trochlea ossis femoris berührt.

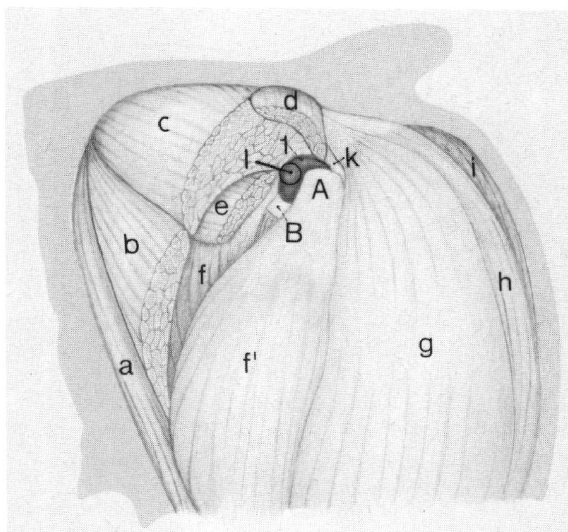

Abb. 17: Linkes Hüftgelenk vom Hund, laterale Ansicht; Haut und Faszien entfernt

I Injektionsstelle für das Hüftgelenk
A Trochanter major ossis femoris; B Corpus ossis ilii
1 Gelenkkapsel des Hüftgelenks
a M. sartorius, kranialer Bauch; b M. tensor fasciae latae; c M. glutaeus medius; d M. glutaeus superficialis; e M. glutaeus profundus (b–e jeweils quergeschnitten und Ansatz entfernt); f, f′ M. quadriceps femoris, f M. rectus femoris, f′ M. vastus lateralis; g M. biceps femoris; h M. semitendinosus; i M. semimembranosus; k N. ischiadicus

Abb. 16: Linker Vorderfuß vom Hund, dorsale Ansicht, Haut und Faszien bis zum Krallengelenk abpräpariert

Injektionsstelle für das Karpalgelenk: I in die proximale Gelenkspalte, II in die mittlere Gelenkspalte
A Radius, Körper, A′ Radius, distales Ende; B Ulna, distales Ende; C Os carpi intermedioradiale; D Os carpi ulnare; E Os carpale secundum; F Os carpale tertium; G Os carpale quartum; H Os metacarpale secundum; J Phalanx proximalis; K Phalanx media; L Phalanx distalis der 2. Zehe; M Kralle der 1. Zehe
a M. extensor carpi radialis; b M. abductor pollicis longus; c M. extensor digitalis communis, c′ seine Endsehnen für die 2. bis 5. Zehe; d M. extensor digitalis lateralis, d′ seine Endsehnen für die 3. bis 5. Zehe; e M. extensor carpi ulnaris; f M. extensor pollicis longus et indicis proprius, f′ seine Endsehnen zur 1. und 2. Zehe; g Unterstützungsäste der Mm. interossei zu den entsprechenden Schenkeln der gemeinsamen Strecksehne
1 Gelenksack des distalen Radioulnargelenks, mit 2 in Verbindung stehend; 2 Gelenksack der proximalen, 3 der mittleren, 4 der distalen Gelenkspalte des Karpalgelenks; 5 Gelenksack eines Metakarpalgelenks, mit 4 in Verbindung stehend; 6 Gelenkkapsel des Zehengrundgelenks; 7 Gelenkkapsel des Zehenmittelgelenks; 8 Gelenkkapsel des Zehenendgelenks (Krallengelenk) der 5. Zehe; 9 Sehnenscheide des M. abductor pollicis longus; 10 Sehnenscheide des M. extensor carpi radialis; 11 gemeinsame Sehnenscheide der Sehnenäste des M. extensor digitalis communis und des M. extensor pollicis longus et indicis proprius; 12 Sehnenscheide des M. extensor digitalis lateralis

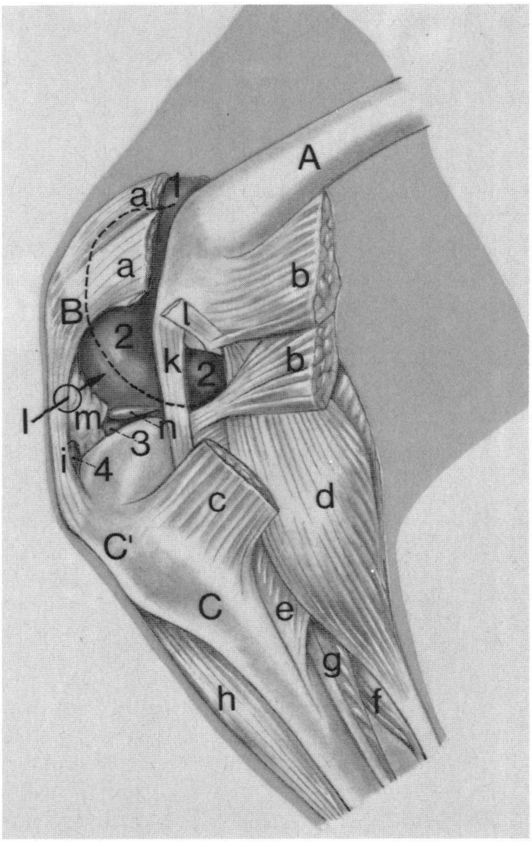

Abb. 18: Linkes Kniegelenk vom Hund, mediale Ansicht, äußere Haut und Faszien abpräpariert

I Injektionsstelle für das Kniegelenk (in die proximale Bucht des medialen Kniekehlgelenksacks)
A Os femoris (Umrisse des medialen Condylus einstrichliert); B Patella; C Tibia mit C′ Margo cranialis und Tuberositas tibiae
a Endsehne des M. quadriceps femoris; b proximaler und distaler Endast des M. semimembranosus; c M. semitendinosus; d M. gastrocnemius; e M. popliteus; f M. flexor digitalis superficialis; g M. flexor digitalis profundus; h M. tibialis cranialis; i Lig. patellae; k Lig. collaterale mediale des Kniekehlgelenks; l Lig. femoropatellare mediale (durchtrennt); m Fettkörper; n medialer Meniskus des Kniegelenks
1 Gelenkkapsel des Kniescheibengelenks; 2 proximale Bucht, 3 distale Bucht des medialen Kniekehlgelenksacks; 4 Bursa infrapatellaris

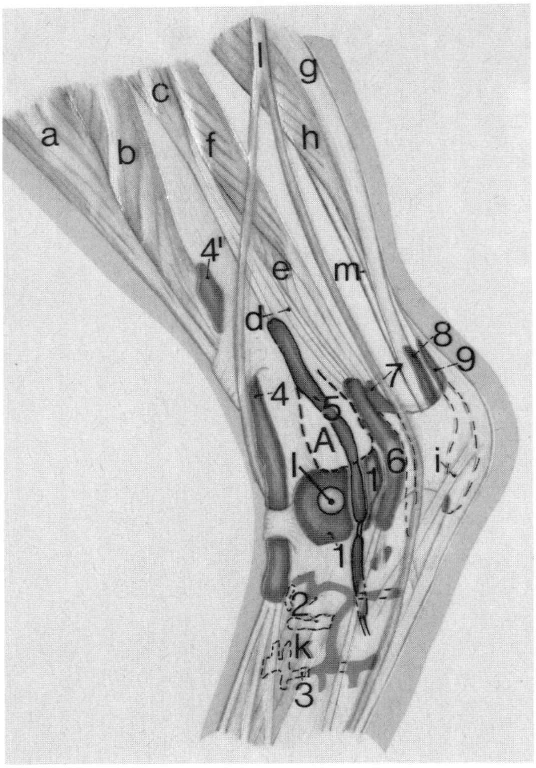

Abb. 19: Linkes Sprunggelenk vom Hund, laterale Ansicht; Haut und Faszien abpräpariert

I Injektionsstelle in das Tarsokruralgelenk
A Malleolus fibulae, Umrisse strichliert
1 Gelenkkapsel des Unterschenkel-Hinterfußwurzelgelenks; 2 Gelenkkapseln des oberen und des unteren Hinterfußwurzel-Mittelgelenks; 3 Gelenkkapseln der Hinterfußwurzel-Mittelfußgelenke; 4 Sehnenscheide und 4′ Schleimbeutel des M. extensor digitalis longus; 5 Sehnenscheide des M. fibularis longus; 6 gemeinsame Sehnenscheide des M. extensor digitalis lateralis und des M. fibularis brevis; 7 Sehnenscheide des M. flexor hallucis longus; 8 Schleimbeutel unter der Sehne des M. gastrocnemius; 9 Schleimbeutel bzw. Sehnenscheide der oberflächlichen Beugesehne und seiner Fersenbeinkappe (Bursa calcanea subtendinea)
a M. tibialis cranialis; b M. extensor digitalis longus; c M. fibularis longus; d M. extensor digitalis lateralis; e M. fibularis brevis; f M. flexor hallucis longus; g M. gastrocnemius; h M. flexor digitalis superficialis; i M. abductor digiti V; k M. extensor digitalis brevis; l V. saphena; m N. tibialis

Punktion des Sprunggelenks

(Articulatio tarsi — Abb. 19)

Der Hund wird in Seitenlage gebracht, wobei das zu punktierende Gelenk oben liegt. Das Tarsalgelenk ist zu strecken.

Der Einstich erfolgt distal des Malleolus fibulae (A) und dorsal der tastbaren Sehne (5) des M. fibularis longus (c), bei einer Stichrichtung, die von proximodorsal nach distoplantar auf die laterale Fläche des lateralen Rollkamms des Talus führt. Durch diese Injektion in das Tarsokruralgelenk werden gleichzeitig die mit ihr kommunizierende Sehnenscheide des M. flexor hallucis longus, der Gelenksack des distalen Tibiofibulargelenks und eine der drei Gelenkfacetten zwischen Talus und Calcaneus erfaßt.

Verband

Indikation: Blutstillung; Wundschutz; Ruhigstellung; Medikamententräger; Förderung der arteriellen Zirkulation durch Ödembekämpfung oder -verhütung; Schutz vor Kratz- und Scheuerschäden.

Verbandmaterial

Wundabdeckung: Verbandmull, Gaze, Vliesstoffe sind sekretdurchlässige, atmungsaktive, nichtfasernde Gewebe. Als Kompresse und Tupfer sind sie mehrschichtig gelegt und oft mit stark saugenden Zwischenlagen aus Watte, Zellstoff und Vliesstoff versehen.

Präparierte Wundauflagen sind wundfreundlich. Sie verkleben nicht mit der Wunde durch Beschichtung mit Aluminium oder durch Bewegungseffekte bei Sekretaufnahme aufgrund besonderer Webart. Auch sekretdurchlässige, wasserabweisende Kunststoffschleier bzw. perforierte Kunststoffolien verkleben nicht mit der Wunde. Das Wundsekret wird vom dahinter liegenden Verbandmaterial aufgesaugt.

Gefettete Gaze und Tüll werden durch verschiedene Fette mit Zusatz von Vitaminen, Sulfonamiden, Antibiotika und Perubalsam präpariert. Sie sind nicht geeignet für stark sezernierende Wunden.

Wundspray ist geeignet für trockene, genähte Wunden und hält im Gegensatz zu Pflastern auch auf behaarter Haut. Er bildet einen wasserfesten, jedoch atmungsaktiven elastischen Film, der sich nach einigen Tagen ablöst. Der Wundspray enthält als Klebstoff Methacrylat, bisweilen als Zusatz ein Breitbandantiseptikum. Der Spray verstärkt die Haftung von Klebepflastern und kann mit Azeton oder Nagellackentferner gelöst werden.

Gelees sind kolloidale Zelluloseester, die nach dem Antrocknen Sekrete gut aufnehmen und daher auch für nässende (Schürf-)Wunden geeignet sind. Sie können mit warmem Wasser abgewaschen werden.

Polsterstoffe: Sie sollen dauerelastisch, atmungsaktiv und saugfähig sein. Ihre Aufgabe besteht im Schutz von Weichteilen über Knochenprominenzen sowie einer gleichmäßigen Druckverteilung einzelner Bindentouren auf eine größere Oberfläche.

Verbandwatte aus Zellstoff und/oder Baumwolle besitzt eine gute Saugfähigkeit, klumpt in nassem Zustand jedoch stark und wird dann luftundurchlässig. Ihre Zugfestigkeit ist gering. Polsterwatte ist nicht entfettet, daher weniger saugfähig, jedoch elastischer. Sie beinhaltet oft Zellstoffzusätze. Tafelwatte ist ein- oder beidseitig geleimt und läßt sich daher wie eine Binde anlegen. Zellstoffwatte ist billig, besitzt sehr gute Saugeigenschaften und ist luftdurchlässig. Sie sollte gekreppt, daher etwas dehnbar sein. Sie gilt als gutes Polstermaterial, welches sich durch seine quersteife Konsistenz gut wickeln läßt und weniger zusammenrutscht als Watte.

Vliese sind ungewebte Stoffe aus Baumwoll-, Zellwoll- oder Kunstfasern, die filzähnlich mechanisch oder chemisch gefestigt werden. Sie sind sehr saugfähig, fasern nicht und besitzen große Naßfestigkeit. Sie finden Verwendung als Verbandstoff, vor allem aber als Einmaltextilien, wie Operationstuch, Operationswäsche, Handtuch, Tupfer.

Verbandfixierung: Krepp-Papierbinden haben geringe Zugfestigkeit, sind jedoch elastisch und versteifend.

Mullbinden mit Webkante fasern nicht an den Rändern. Sie sind relativ unelastisch und besitzen geringe Zugfestigkeit.

Kaliko-, Cambric-Binden sind dicht gewebt, unelastisch und sehr zugfest. Sie sind geeignet für Kompressionsverbände.

Elastische Binden sind dauerelastisch aufgrund stark gedrehter Zwirne, besonderer Webart oder eingewebter Gummifäden. Durch ihre rauhe Oberfläche erweisen sie sich als besonders rutschfest und sind für Stütz- und leichte Kompressionsverbände, vor allem über Gelenken, geeignet.

Schlauchmullverbände bestehen aus weitmaschig gestricktem Baumwollschlauch. Sie sind dehnbar in der Breite, luftdurchlässig, saugfähig, nicht rutschend und schmiegen sich jeder Kontur an. Sie werden mit röhrenförmigen Drahtapplikatoren angelegt. Durch Zug, Drehung oder Verknüpfung der aufgeschlitzten Endzipfel erzielt man sehr gute Haftung.

Trikotschlauchbinden sind dicht gewebt und nur querelastisch. In der Kleintierchirurgie finden sie als steriler Überzug der distalen Extremität Verwendung.

Klebepflaster kleben schlecht auf behaarter Haut. Die Haftung ist erheblich verbessert, wenn die Haut vorher mit einem Wundspray benetzt wurde. Medizinische Pflaster bestehen herkömmlich aus Zinkoxyd-Kautschuk. Als Lösungsmittel dient Wundbenzin. Durch direkten Hautkontakt entstehen besonders bei Katzen oft Hautreizungen. Neuerdings werden Klebstoffe auf Acrylharzbasis verwendet, die mit Azeton oder Alkohol abzulösen sind.

Leinen als Trägerstoff ist unelastisch, Spezialgewebe sind in allen Richtungen dehnbar. Zirkuläre Touren ohne Polsterung können zu Abschnürungen führen (Abb. 20). Plastikfolien als Klebstoffträger sind glatt und abwaschbar, sollen aber zur Belüftung der Haut perforiert sein. Sie sind in der Körperwärme dehnbar und anschmiegsam. Vliesstoffe als Klebstoffträger sind wenig zugfest, jedoch atmungsaktiv.

Gewerbliche Pflaster sind wesentlich billiger. Sie dienen der Verbandfixierung, dem Verbandschutz und besitzen eine Stützfunktion (Tesaband®, Isolierband, Tesakrepp®). Direkter Hautkontakt kann zu Dermatitis führen.

Mit Verbandstoffklebern wird die Wundauflage direkt an die Haut geklebt. Sie enthalten das Naturharz Mastix oder unterschiedliche Syntheseprodukte.

Versteifungs- und Stützmaterial: Zur Immobilisierung von Gelenken und Frakturen, auch zur Verhinderung des Zusammenrutschens von Verbänden, sind neben Holz- und Metalleinlagen Gips- und Kunstharzverbände gebräuchlich.

An Gipsmaterial sind heute fast nur noch gestrichene Schnellgips-Binden in Gebrauch. Durch Zusatz von Kunstharz wird der ausgehärtete Gips wasserfest, haltbarer und zugleich leichter.

Kunstharzverbände sind leicht und außerordentlich hart, häufig auch luftdurchlässig. Beim Abbinden entwickeln sie zum Teil in erheblichem Maße Wärme.

Verband — Allgemeines

Zur Vermeidung von Einschnürungen soll die Polsterung 1 bis 2 cm unter den Bindentouren herrvorragen (Abb. 21).

An Extremitäten sollen die Zehen, wenn möglich, in den Verband eingeschlossen werden, andernfalls sind venöse Stauung und Nekrose zu befürchten. Versteifte Verbände und Kompressionsverbände sollen, besonders an Knochenvorsprüngen, gepolstert werden. Gebrochene Versteifungen oder einzelne, strangförmige Bindentouren sind zur Verhütung von Weichteilschäden sofort zu entfernen. Naßgewordene Bindenverbände werden nach dem Trocknen enger und können zu Abschnürungen führen.

Temperaturanstieg, Inappetenz, Mattigkeit, verstärkte Lahmheit, gewaltsame Verbandbeschädigung und übler Geruch geben Hinweise auf unerwünschte Prozesse unter dem Verband. Tierbesitzer sind dahingehend aufzuklären. Eine Revision des Verbandes ist vorzunehmen.

Verband am Kopf

Nach Polsterung mit Zellstoffwatte werden zirkuläre Bindentouren knapp kaudal der Ohrbasis abwechselnd mit kreuzweise diagonal zwischen den Ohren über die Wange nach unten und auf der Gegenseite gleichermaßen nach oben geführten Touren gelegt.

Zwischen den Ohren seitlich in Augenhöhe wird je ein Pflasterlängsstreifen angebracht, der am vorderen Rand des Verbandes ca. 1 cm nach innen geschlagen wird, um ein Abrutschen der Bindentouren nach vorn zu verhindern. Zusätzlich erfolgt die Sicherung mit zwei zirkulären Pflasterstreifen kranial und kaudal der Ohrbasis. Im Kehlkopfbereich muß zwischen Haut und Verband ein 2 bis 3 Finger breiter Raum bleiben, da sonst Atemstörungen möglich sind. In den Kopfverband können die stets nach dorsal zu legenden Ohrmuscheln eingeschlossen werden. Zur Abnahme ist der Verband daher immer ventral in der Medianlinie aufzuschneiden (Abb. 22).

Ohrenverband: Die Fixierung am Kopf kann mit luftdurchlässigem, elastischem Schlauchverband oder röhrenförmigen Stücken von Strümpfen erfolgen.

Beim Verband mit Klebepflaster wird Wundspray auf Innen- und Außenseite des Ohres gesprüht. Nach dem Trocknen wird ein über der Ohrspitze gefalteter, kurzer Pflasterstreifen aufgeklebt. Zirkuläre, im Kehlkopfbereich in lockeren Falten gelegte Pflastertouren, die rostral und kaudal an der Ohrbasis vorbeiführen, fixieren die vorbereitete, nach oben umgeschlagene Ohrmuschel

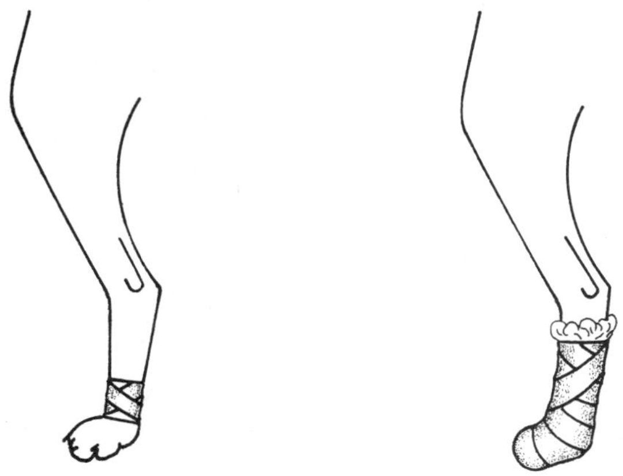

Abb. 20 (links): Ungepolsterter, zirkulärer Klebepflasterverband, in lockeren Falten angelegt. Vorsicht: Gefahr von Abschnürung und Zehennekrose!

Abb. 21 (rechts): Gepolsterter Verband mit Einschluß der Zehen

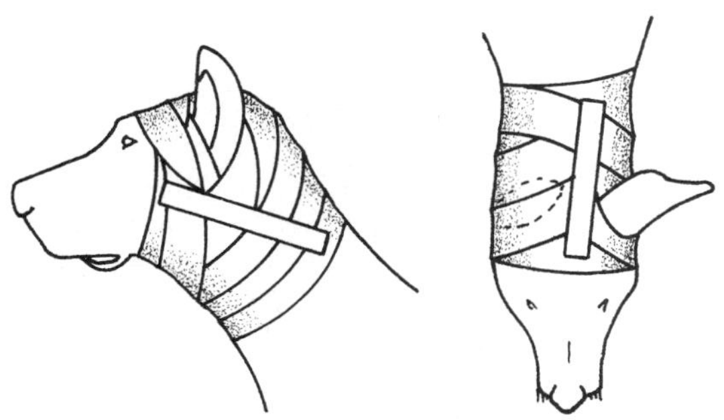

Abb. 22: Gepolsterter Kopfverband mit Klebepflasterlängsstreifen zur Fixierung der Bindentouren

am Kopf. Polsterung zwischen Ohrmuschel und Kopf mit Tupfer oder Zellstoffwatte ist zweckmäßig.

Zum Hochkleben beider aufrecht stehender Ohren (nach dem Kupieren) wird nach dem Antrocknen des Wundsprays ein kurzer Pflasterstreifen an beiden Ohrmuscheln, wie beschrieben, angeklebt. Sie werden durch Klebestreifen oder durch Naht der überstehenden Pflasterecken vereinigt. In die Ohrmuschel können Röllchen aus Zellstoff, Mullbinde, Lockenwickler etc. zum Versteifen eingeklebt werden. Der Gehörgang muß stets offen gehalten werden. Es besteht ferner die Möglichkeit, beide Ohren an ein zwischen den Ohren dem Kopf aufliegendes doppeltes U-förmiges Drahtgestell zu fixieren.

Augenverband: Monokulus — Die diagonalen Bindentouren des Kopfverbands werden auf einer Seite weiter gegen die Nase und über das vorher zu polsternde Auge geführt. Klebepflaster sichern den Verband von der Augenabdeckung schräg nach vorn und zwischen anderem Auge und Nase nach unten in Richtung Kehlgang. Trotzdem verrutscht ein Monokulus leicht nach oben und kaudal.

Binokulus — Beide mit Watte gepolsterten Augen werden mit kreuzweise diagonalen Bindentouren überdeckt. Die Ohren bleiben frei und geben dem Verband Halt.

Verband am Hals

Er wird häufig als Basis eines Kopfverbands benötigt, um dessen Zurückrutschen zu verhindern. Polsterung und zirkuläre Touren müssen sich am Schultergürtel abstützen.

Verband am Rumpf

Verbände im Thorax- und Abdominalbereich müssen durch diagonal über die Schultern, vor den Schultergelenken und zwischen den Vorderbeinen durchgezogene Touren vor dem Abgleiten nach kaudal gesichert werden. Zusätzlich können die Bindentouren durch einen horizontal wie ein Brustgeschirr um die Vorderbrust laufenden Pflasterstreifen fixiert werden.

Sehr geeignet sind auch Schlauchgazeröhren, in welche für die Vorder- bzw. Hinterbeine genügend große Löcher geschnitten werden. Der Verband wird gestrafft durch Abnähen einer dorsalen Gazefalte. Diese kann auch mit Pflasterstreifen festgeklebt werden. Bei Rüden ist im fertigen Verband in der Präputialgegend eine weitere Öffnung auszuschneiden. Ähnlich kann ein Körperverband auch aus einem rechteckigen Stück Molino-Stoff, Handtuch, Leinentuch etc. durch Ausschneiden der Extremitätenöffnungen und Naht der über dem Rücken zusammengelegten Ränder angefertigt werden.

Verband an der Gliedmaße

Zwischen den Zehen und unter der Daumenkralle wird ein flaches, dünnes Wattepolster eingelegt. An den Vorderbeinen ist eine innige Verbindung zwischen Haut (Haaren) und Polsterstoff nötig, um ein Abstreifen der Verbandhülle zu verhindern (Katzen). (An den Hinterbeinen geschieht dies durch die Winkelung im Sprunggelenkbereich.) Hierzu wird ein breiter Pflasterstreifen mit der Klebeseite nach außen in der Längsrichtung gefaltet und eine Hälfte vom Metakarpus bis zum Ellbogengelenk an die Haare geklebt (Abb. 23). Es können auch zwei solcher Längsstreifen angebracht werden. Die anschließend aufgebrachte Polsterwatte haftet an der außen liegenden Klebeseite des Pflasterstreifens und fixiert solcherart die übrigen Verbandschichten.

Die Polsterung wird mit dachziegelartig überlappenden, zirkulären Verbandtouren fest umwickelt und abschließend an der Sohlenfläche und knapp unterhalb des Verbandrandes mit Pflasterstreifen gesichert.

»Robert Jones«-Verband: Die extrem dicke Polsterung bewirkt besonders gute Durchblutungsverhältnisse, Sekretaufsaugung und Heilungstendenz von Weichteilläsionen.

Nach Abdecken evtl. vorhandener Wunden mit sterilen Mullkompressen und Polsterung der Zwischenzehenräume mit Watte werden lateral und medial über die gesamte Länge der Gliedmaße hinweg Pflasterstreifen aufgeklebt. Sie stehen über die Zehen hervor und dienen zum Strecken der Gliedmaße beim Anlegen und zum besseren Haften des Verbands. Anschließend wird die Gliedmaße mit einer Polsterbinde umwickelt. Es folgen mehrere zirkuläre, dicke Lagen saugfähiger Verbandwatte. Diese werden abschließend durch Umwicklung mit Gazebinden komprimiert.

Eine Versteifung kann auf die mit einigen Zirkulärtouren bereits verfestigte Polsterung aufgelegt und mit weiteren Touren fixiert werden. Noch besser hält die Versteifung, wenn sie mit einigen Pflasterstreifen auf der Polsterung festgeklebt und erst dann mit Mullbinden umwickelt wird. Schließlich wird der gesamte Verband mit einer elastischen Klebebinde versehen.

Versteifter Verband: Nur im Ausnahmefall, verläßliche Kontrolle hinsichtlich Abschnürung und Durchblutungsstörung vorausgesetzt, wird ein »ungepolsterter« Gips- oder Kunstharzverband angelegt. Ein Trikot- oder Schlauchverband verhindert das Verkleben mit den Haaren und besitzt eine gewisse Polsterfunktion.

Im allgemeinen wird eine relativ dünne, an Knochenvorsprüngen etwas dickere Polsterschicht gut anmodelliert und mit Binden fest umwickelt (Abb. 24). Auf der Polsterung werden die passenden Holz- oder Metallschienen mit Klebepflaster befestigt (Abb. 25). Bei Holzspänen wird die Gelenkwinkelung durch schräges Abschneiden und Verkleben mit Pflaster hergestellt (Abb. 26), Metallschienen können direkt angebogen werden. Dünne Holzschienen werden durch Einlegen in heißes Wasser anschmiegsam und plastisch. Zur Gelenkfixierung müssen je eine Schiene medial und lateral gelegt werden. Zur Frakturfixierung dienen drei, besser jedoch vier Versteifungen an allen vier Seiten der Extremität. Hierdurch sind das der Fraktur nächstliegende proximale und distale Gelenk ruhigzustellen. Die Versteifungen werden mit Mullbinden fixiert oder in eine noch weiche Lage von Gipsbinden eingeschlossen.

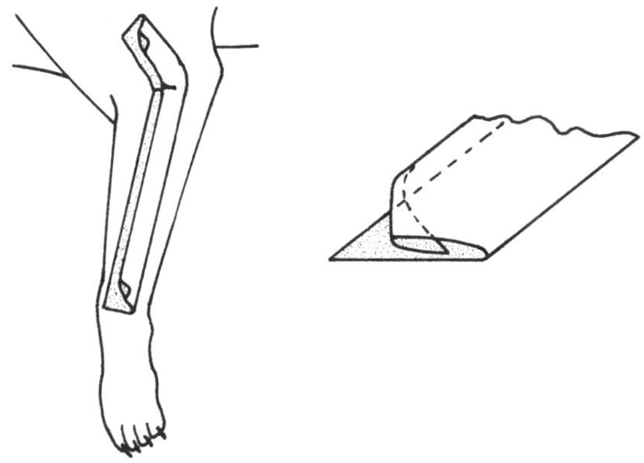

Abb. 23: Ein gefalteter Pflasterstreifen, mit außen liegender Klebeseite direkt auf die Haare geklebt, verhindert ein Abrutschen der anschließend aufgebrachten Polsterung

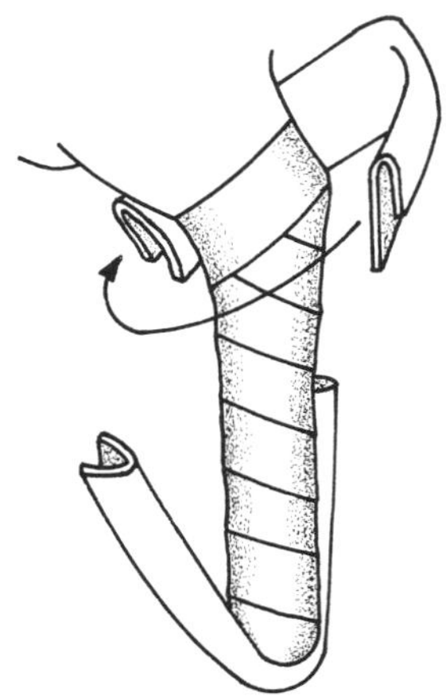

Abb. 24: Abschluß der Polsterung durch sagittale Schleife im Zehenbereich und proximale Manschette

Gipslonguette: An Stelle von Schienen können auch aus Gipsbinden längsverlaufende Wülste gebildet werden. Die Binde wird trocken abgerollt und in der entsprechenden Länge in mehreren Schichten gelegt. Erst die fertige Longuette wird in Wasser getaucht und auf eine Lage noch feuchten Gipsverbands gelegt. Darüber werden zirkulär weitere Gipsbinden gewickelt.

Bewährt hat sich auch die Verwendung anmodellierter (etwa halbrohrförmiger) Gipsschienen, die kranial und kaudal oder beiderseitig der Gliedmaße ohne Polsterung angepaßt werden. Nach Trocknung werden sie abgenommen, Knochenvorsprünge und Zwischenzehenspalten werden gepolstert und nach erneutem Auflegen durch Binden oder Klebepflaster fixiert.

Sie haben den Vorteil, daß sie leicht abgenommen, nach Kontrolle der Haut wieder angelegt und auch nach Abschwellen der Gliedmaße angespannt werden können.

Bei Kunstharzverbänden erübrigt sich wegen der extremen Härte zumeist eine gesonderte Versteifung. Auch sie können in Form halbrohrförmiger Doppelschienen anmodelliert werden.

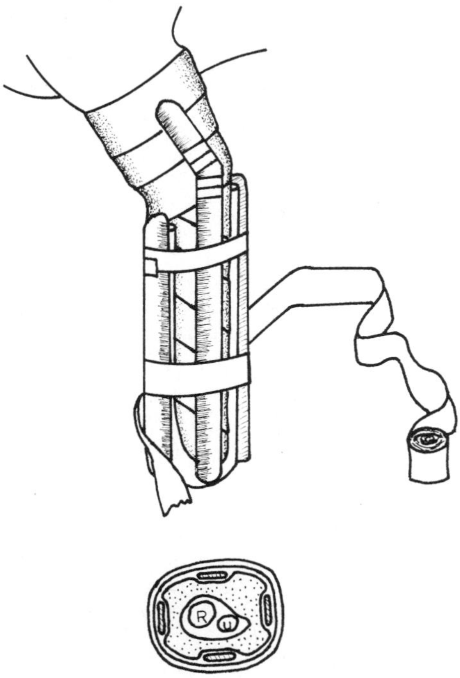

Abb. 25: Fixierung der Versteifung (z. B. Holzspäne) mit Pflaster und Umwicklung mit Mullbinden
Darunter: Querschnitt eines gepolsterten Verbands am Unterarm

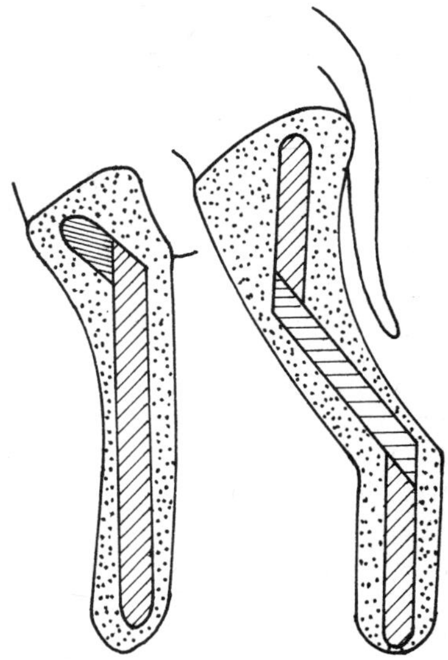

Abb. 26: Anpassung der Holzversteifungen an die Gelenkwinkel durch schräges Abschneiden und Umwicklung mit Pflaster

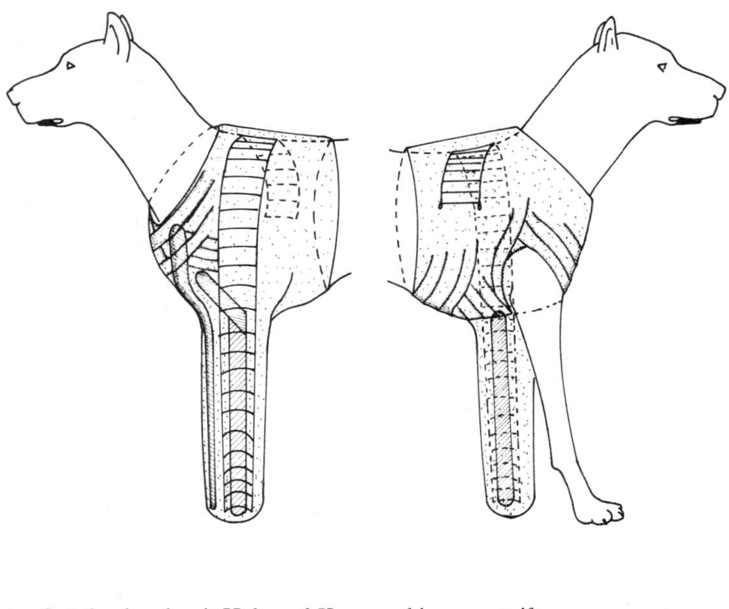

Abb. 27: Gepolsterter Sattelverband, mit Holz und Kramerschiene versteift

Sattelverband: Zur Fixierung des Humerus-Skapula-Bereichs wird der oben beschriebene Extremitätenverband über die Schulter verlängert und wie ein Thoraxverband um den Brustkorb und zwischen den Vorderbeinen um die Vorderbrust gewickelt. Die Versteifung erfolgt mit Kramer-Schiene, Aluminiumstäben oder in heißem Wasser biegsam gemachten dünnen Holzplatten (Furnierholz). Die Versteifungen werden mit Pflasterstreifen und Mullbinden an der Polsterung befestigt (Abb. 27). Kunstharzmaterial ergibt besonders dauerhafte und leichte Versteifungen, auch Gipslonguetten sind geeignet.

Eine weitgehende Immobilisierung der gesamten Schultergliedmaße und ein Schutz vor stützender Belastung werden durch eine lange Sperrholzschiene erreicht. Die Schiene wird entsprechend den Größen- und Gewichtsverhältnissen aus einer ausreichend starken Sperrholzplatte ausgesägt. Sie reicht von der dorsalen Schulterblattkante bis zu den Zehenballen und entspricht in ihrer Winkelung der des Schulter- und Ellbogengelenks in Standposition. An ihrer oberen Kante wird ein Bügel aus starkem Draht oder einer Kramer-Schiene befestigt, der über den Widerrist gebogen bis etwa zur Hälfte der gegenseitigen Skapula reicht. Die Schiene wird mit Watte gepolstert, die durch Gaze- oder Klebebinden befestigt wird. Nach Polsterung der Gliedmaße, der Widerrist- und gegenseitigen Schultergegend wird die Schiene mit Mull- oder Pflasterbinden von peripher her zunächst bis zum Ellbogen an der Schultergliedmaße fixiert. Die weitere Befestigung erfolgt in Form des Sattelverbands.

Eine gute Ruhigstellung der Schultergliedmaße vom Ellbogengelenk und der Beckengliedmaße vom Kniegelenk ab nach distal kann mit der modifizierten Thomas-Schiene erzielt werden. Die Schiene, die aus einem Aluminiumstab oder einem starken Draht gefertigt wird, besteht aus dem ringförmigen Tragbügel und dem nach der Gliedmaße zu formenden Stützbügel (Abb. 28). Der Durchmesser des Tragbügels entspricht für die Beckengliedmaße etwa der Länge Tuber coxae — Tuber ischiadium, für die Schultergliedmaße der Länge Caput humeri — Tuber olecrani. Der Stützbügel hat die Länge des Abstands vom Hüft- bzw. Schultergelenk bis zu den Zehen in Standposition. Die Befestigung erfolgt oberhalb der Pfoten durch Pflasterbinden. Die Zehen sollten zur Kontrolle auf ein Stauungsödem zugängig bleiben (Abb. 29). Die Thomas-Schiene eignet sich nicht zur Extension.

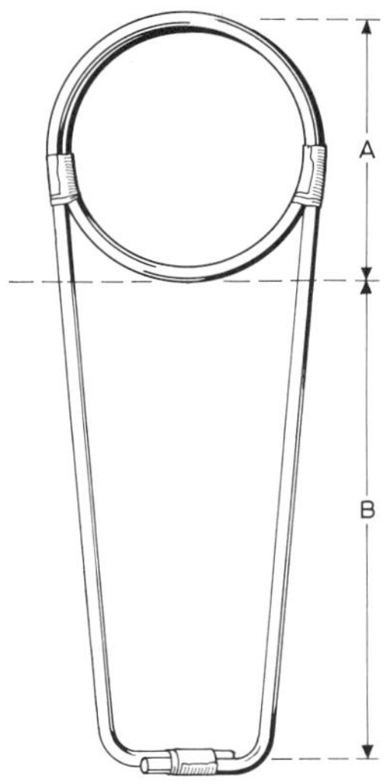

Abb. 28: Thomas-Schiene: A Trag-, B Stützbügel; Schema

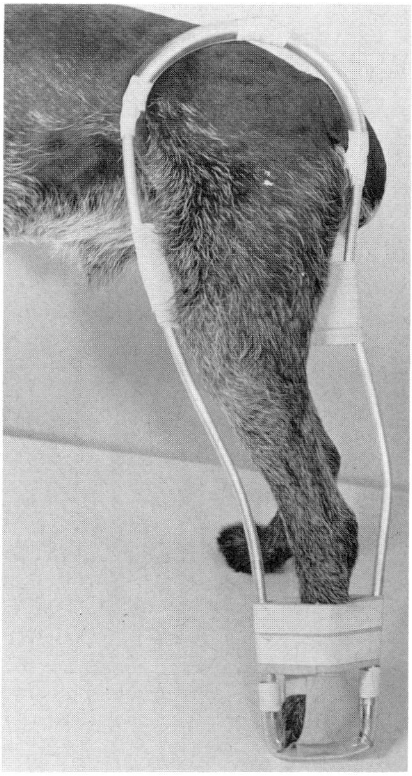

Abb. 29: Thomas-Schiene, Beckengliedmaße

Wundverschluß

Nahtmaterial

Die zur Wundnaht und Gefäßunterbindung verwendeten Fäden bestehen aus körpergewebsfremdem Material. Sie verursachen graduell unterschiedliche entzündliche Reaktionen, von denen Einheilung, Resorption oder Demarkation abhängen. Wesentliche Voraussetzung für einen reaktionsarmen Heilungsverlauf ist die Keimfreiheit des Materials. Darüber hinaus spielt die Gewebsverträglichkeit eine bedeutsame Rolle. Sie ist abhängig von vielerlei physikalischen und chemischen Eigenschaften und variiert sogar in bezug auf die verschiedenen Gewebe desselben Organismus. Es sollte ferner beachtet werden, nur die unbedingt notwendige Fadenstärke zu verwenden und somit ein Minimum an Fremdmaterial zu implantieren.

Die Sortierung nach der Europäischen Pharmakopöe »metric« ist eine Dezimal-Sortierung. Die Fadenstärke gibt den Fadendurchmeser in 0,1 mm an. Die Fadenstärke 1 gilt demnach für einen Faden von 0,1 mm Durchmesser.

Resorbierbares Nahtmaterial hat die Eigenschaft, daß es unter günstigen Voraussetzungen vom Gewebe in Abhängigkeit seiner Zusammensetzung in mehr oder weniger langer Zeit abgebaut wird.

Katgut wird aus der Submukosa des Dünndarms von Schaf und Ziege bzw. der Darmserosa des Rindes gewonnen. Die Submukosa- bzw. Serosabänder werden mechanisch behandelt, bis alle nicht kollagenen Anteile entfernt sind. Das primär stark infizierte Material wird durch γ-Strahlung, thermische oder chemische Verfahren keimfrei gemacht. Daraus resultiert Katgut unterschiedlicher Gewebsirritations- und Resorptionsdauer. Das einfache Plain-Katgut provoziert eine stärkere Gewebsreaktion und damit einen raschen proteolytischen Abbau innerhalb weniger Tage. Bei Jod-Katgut ist die Reizwirkung geringer, die Haltbarkeit beträgt etwa 8 Tage und die Zeit bis zum vollständigen Abbau 2 bis 3 Wochen. Chrom-Katgut hält bei schwacher Gewebsreaktion etwa 10 bis 15 Tage. Die Resorptionszeit währt bis zu Monaten.

Die Katgutfäden quellen im Gewebe. Es ist daher ratsam, beim Knoten eine dritte Schlinge zu setzen und die Fäden nicht zu dicht am Knoten abzuschneiden.

In neuerer Zeit wird häufig langsam resorbierbares synthetisches Material verwendet. Derartige Fäden werden durch Hydrolyse über Glykolsäure zu CO_2 und H_2O abgebaut. Die Festigkeit des Fadens ist beträchtlich, so daß geringere Fadenstärken als bei Katgut, Seide oder Zwirn Verwendung finden. Die Festigkeit des Fadens im Gewebe nimmt je nach Material erst zwischen 14 Tagen und 5 Wochen um die Hälfte ab. Die vollständige Auflösung des Fadens erfolgt in Abhängigkeit von Gewebe und Fadenstärke in etwa 50 bis 90 Tagen.

Manche dieser Fäden haben die Eigenschaft, wegen ihrer rauhen Oberfläche beim Anziehen eine Schneide- bzw. Sägewirkung zu entwickeln. Bei anderen Produkten mit relativ glatter Oberfläche sollte der Knoten durch eine dreifache Schlinge gesichert werden.

Nicht resorbierbares Material wird durch Bindegewebe eingekapselt. Es kann gelegentlich noch nach Monaten und Jahren über Serom- und Fistelbildung zur Abstoßung führen.

Chirurgische Nähseide wird aus dem Kokonfaden der Seidenraupe hergestellt. Der Seidenfaden hat eine geringere Zugfestigkeit als der aus Hanffasern bestehende Zwirn, ist aber schmiegsamer und in gleicher Weise gut und sicher knüpfbar. Beim Gebrauch begünstigt die stärker saugfähige, rauhe Oberfläche des Seidenfadens allerdings das Haften von Keimen. Durch besondere Behandlung kann die Kapillarität reduziert werden. Die

Behandlung mit Silikon vermindert den Reiz zur Bindegewebsproliferation. Dies macht man sich bei der Nervennaht zunutze.

Synthetische Fasern aus Polyamiden, Polyestern und Polypropylen finden in Form monofiler, gezwirnter, geflochtener oder geklöppelter Fäden Verwendung. Ihre Zugfähigkeit ist der von Seide und Zwirn überlegen. Die Fäden sind relativ gewebsfreundlich und finden besonders bei der Hautnaht Verwendung. Teflonbeschichteter Kunststoffaden wird zur Gefäßchirurgie benutzt. Er soll die Koagulationsgefahr des Blutes verringern.

Die Knotenfestigkeit ist abhängig von dem Material und der Art des Fadens. Gegebenenfalls ist eine dreifache Schlinge beim Knoten angebracht.

Nahtmaterial aus korrosionsträgem Stahl ist in mono- und polyfiler Form verfügbar. Die Fäden müssen sorgfältig verdrillt oder geknotet werden, da sie leicht brechen. Sie besitzen keine Dehnfähigkeit, sind aber sehr gewebsfreundlich.

Metallklammern nach Michel werden gelegentlich zur Adaptation von Hautwundrändern, die nicht unter Spannung stehen, benutzt. Eine Spezialpinzette dient zum Anbringen und Entfernen der Klammern.

Knoten

Ein Knoten besteht aus zwei übereinandergesetzten Schlingen. Die erste Schlinge soll das Gewebe in dem gewünschten Ausmaß adaptieren. Die zweite, ggf. auch dritte Schlinge hat bzw. haben die erste in der gewünschten Lage und Spannung zu fixieren. Drei Schlingen sind erforderlich, wenn beim Knüpfen Gewebe zwischen die erste und zweite Schlinge gerät oder starres bzw. glattes Nahtmaterial verwendet wird.

Wird die erste Schlinge doppelt geschlungen (Abb. 30c), so hat man die Grundlage für den chirurgischen Knoten. Die doppelt gesetzte erste Schlinge hat den Vorteil, daß sie wegen der größeren Reibung fester sitzt. Der chirurgische Knoten wird da zu bevorzugen sein, wo die Naht beim Knüpfen unter Spannung steht. Sonst genügen zwei einfache, aufeinandergeschürzte Schlingen.

Damit beim Anspannen der ersten Schlinge der Faden gleichmäßig belastet wird, ist die Schlinge einfach (Abb. 30a) und nicht überschlungen zu schürzen (Abb. 30b).

Abhängig davon, wie die zweite Schlinge auf die erste geschürzt wird, erhält man entweder einen Weiber- oder einen Schifferknoten.

Beim Weiberknoten (Abb. 31) wird ein Fadenende zweimal zur Schlingenbildung gebraucht. Beim fertigen Knoten liegt zwischen den beiden Fadenabschnitten der einen Seite die Schlinge der anderen Seite. Der Knoten sitzt nicht fest. Beim

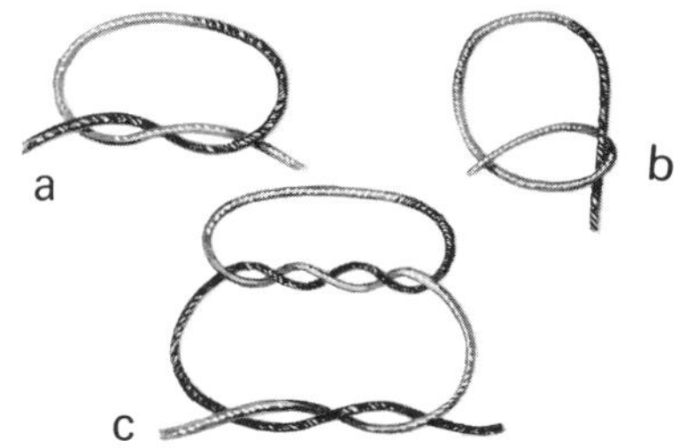

Abb. 30: Chirurgischer Knoten

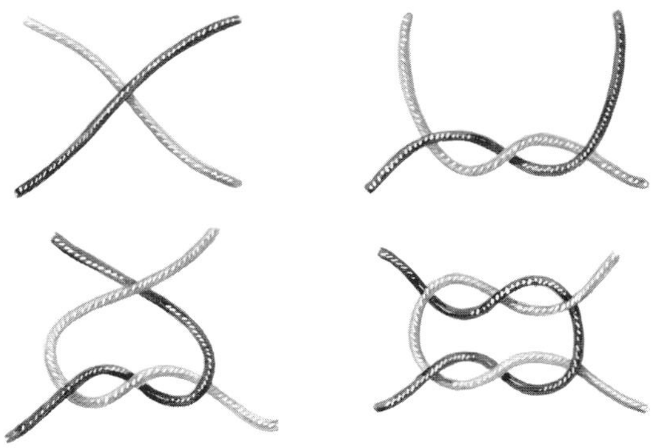

Abb. 31: Weiberknoten

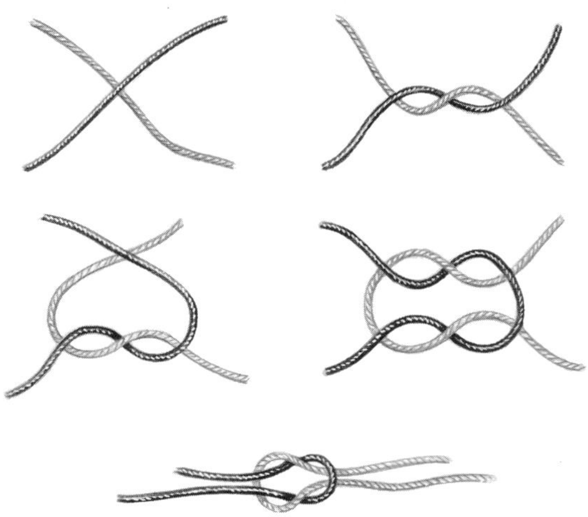

Abb. 32: Schiffer- oder Fischerknoten

Anziehen der zweiten Schlinge kann die erste nachgezogen werden, bzw. die unter Spannung stehende erste Schlinge kann die zweite und damit den ganzen Knoten lockern. Deswegen dürfen die Fadenenden beim Weiberknoten nicht zu kurz abgeschnitten werden. Er eignet sich nur da, wo das Heft nicht oder nur wenig beansprucht wird oder wo ein geringes Nachgeben des Knotens erwünscht ist.

Unverrückbar fest sitzt der Schiffer- oder Fischerknoten, da beide Fadenenden gleichmäßig an der Knotenbildung beteiligt sind (Abb. 32). Beim

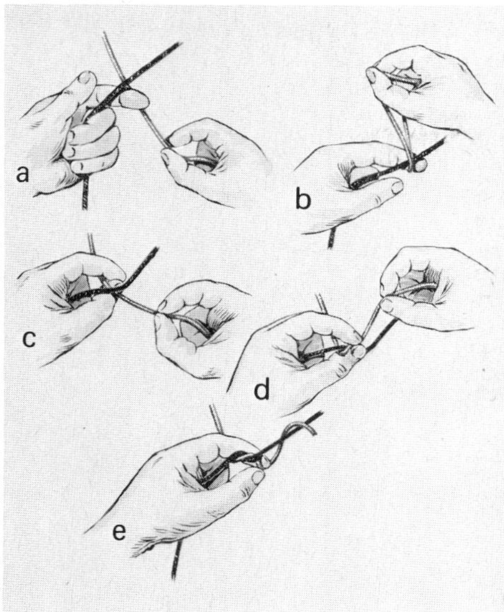

Abb. 33: Chirurgischer Knoten, Knüpftechnik zur ersten Schlinge

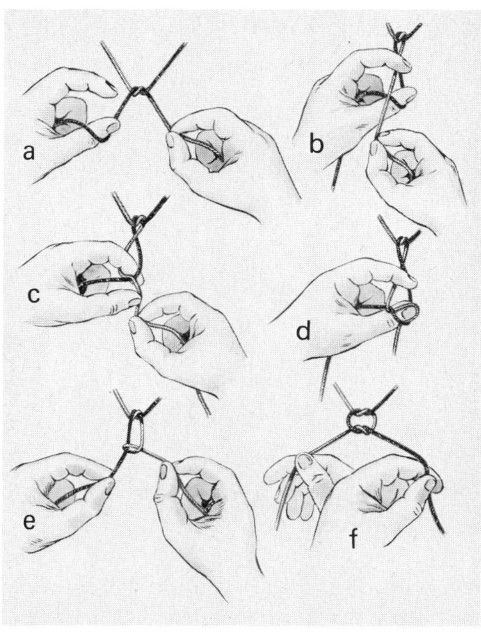

Abb. 34: Chirurgischer Knoten, Knüpftechnik zur zweiten Schlinge

fertigen Knoten liegen die Fadenabschnitte jeder Seite nebeneinander in der Schlinge der gegenüberliegenden Seite.

Einfach, schnell und zuverlässig ist folgende Knüpftechnik: Die Fadenenden werden überkreuzt gefaßt. Die linke Hand hält das rechte, die rechte Hand das linke Fadenende, und zwar so, daß der Faden der linken Hand vor dem anderen liegt. Der Faden der linken Hand liegt dabei über dem linken Zeigefinger und wird vom Mittel-, Ring- und kleinen Finger gehalten (Abb. 33 a). Nun führt die rechte Hand ihren Faden von unten her über den Zeigefinger (Abb. 33 b). Ohne das Fadenkreuz zu berühren, werden die Kuppen des linken Daumens und Zeigefingers aneinandergelegt (Abb. 33 c) und die Hand so weit nach innen gedreht, daß die rechte Hand ihren Faden zwischen die Kuppe von Daumen und Zeigefinger einklemmen kann (Abb. 33 d). Sobald die rechte Hand den Faden losgelassen hat, dreht die linke Hand wieder in ihre Ausgangsstellung zurück. Dabei bringt sie den Faden der rechten Hand unter der Schlinge hindurch (Abb. 33 e), den nun die rechte Hand wieder faßt. Ziehen jetzt beide Hände ihre Fäden an, ist die erste Schlinge des Knotens geschürzt. Greifen die Hände wieder um, d. h. erfaßt die linke Hand wieder das jetzt rechts liegende, die rechte Hand wieder das linke Fadenende und wiederholt man die beschriebene Knüpftechnik, erhält man einen Weiberknoten. Greift man zur zweiten Schlinge nicht um und wiederholt die zweite Schlinge mit linkem Faden in linker Hand und dem rechten Faden in rechter Hand, entsteht ebenfalls ein Weiberknoten. Damit die zweite Schlinge nicht überschlungen geschürzt wird, müssen die Hände beim Zuziehen der Schlinge gekreuzt werden (rechte vor linke Hand).

Um einen Schifferknoten zu erhalten, bleiben die Hände nach dem Schürzen der ersten Schlinge in ihrer Haltung. Die zweite Schlinge wird über dem Daumen geschürzt. Mit einer leichten Drehbewegung der linken Hand wird der Daumen unter dem Faden vorgeführt, so daß der Faden auf den Daumenrücken zu liegen kommt (Abb. 34 a). Nachdem die rechte Hand ihren Faden zwischen Daumen und Zeigefinger — also über den Daumen — gebracht hat, werden die Kuppen von Daumen und Zeigefinger aneinandergelegt (Abb. 34 b). Nun wird der Daumen unter Nachrücken des Zeigefingers so weit aus der Schlinge gezogen, bis der Fadenabschnitt der rechten Hand zwischen Daumen und Zeigefinger eingeklemmt (Abb. 34 c) und, nach Vorschieben des Daumens in die Ausgangslage (Abb. 34 d), wieder von der rechten Hand gefaßt werden kann. Damit die zweite Schlinge nicht überschlungen geschürzt wird (Abb. 34 e), müssen die Hände beim Zuziehen der Schlinge gekreuzt werden (linke über rechter Hand — Ab. 34 f).

Können die Fadenenden zur ersten Phase nicht über Kreuz gefaßt werden, entsteht ein Schifferknoten, wenn die beschriebenen Phasen in umgekehrter Reihenfolge ausgeführt werden (beim Zuziehen der ersten Schlinge linke vor rechte Hand kreuzen!).

Folgender Knoten ist als Anfangsknoten einer fortlaufenden Naht geeignet, weil die Schlingen fast nur von der linken Hand gelegt werden, also der Nadelhalter in der rechten Hand nicht hinderlich ist (Abb. 35): Die Fadenenden werden über

Kreuz (der linke Faden vor dem rechten!) ergriffen. Das rechte Fadenende wird in der aufgestellten linken Hand (Hohlhand zum Gesicht) von Daumen und Zeigefinger so fixiert, daß das Ende in der Hohlhand herabhängt.

Die rechte Hand legt nun das linke Fadenende über den kleinen Finger (Abb. 35 a) durch die Hohlhand zwischen Zeige- und Mittelfinger (Abb. 35 b). Jetzt werden Mittel- und Ringfinger so weit gebeugt, daß sie das in der Hohlhand liegende freie Ende des rechten Fadenendes bei einer geringen Dreh-Kippbewegung der Hand erreichen und einklemmen können (Abb. 35 c). Lassen jetzt Daumen und Zeigefinger der linken Hand den Faden los, kann die linke Hand den zwischen Mittel- und Ringfinger gefaßten Faden zur ersten (einfachen) Schlinge anziehen (Abb. 35 d). Beim Anziehen der Schlinge bringt die linke Hand mit einer leichten Drehbewegung den Zeigefinger unter und den Daumen auf den Faden, die dabei die Fixation des Fadens übernehmen.

Wird die linke Hand wieder aufgerichtet, liegt der Faden zur zweiten Schlinge über dem kleinen Finger in der Hohlhand (Abb. 35 e). Die rechte Hand legt ihren Fadenanteil zwischen Zeige- und Mittelfinger in die Hohlhand (Abb. 35 f). Nun wird der Ringfinger so weit gebeugt, daß er den von Daumen und Zeigefinger der linken Hand gehaltenen Faden fassen kann (Abb. 35 g). Geben Daumen und Zeigefinger jetzt den Faden frei, kann die linke Hand den mit dem Mittel- und Ringfinger gefaßten Faden durch die sich bildende zweite Schlinge ziehen. Werden die Fäden in dieser Position gezogen, wird die zweite Schlinge überschlungen (Abb. 35 h) gesetzt; werden die Hände beim Zuziehen gekreuzt (linke Hand vor rechter), wird die zweite Schlinge einfach (korrekt) gesetzt.

Zur Fixation des Anfangheftes einer fortlaufenden Naht ist auch der Paketknoten geeignet: Am Fadenende wird ein Achterknoten (Abb. 36) gesetzt, der das Abgleiten des Fadens aus der einfachen Schlinge verhindert. Mit dem geknoteten Fadenende wird nun um den Faden der anderen Seite eine einfache Schlinge gesetzt. Wird jetzt der Faden angezogen, ziehen sich beide Schlingen — die um den Faden gelegte und die das erste Heft bildende — zu. Es ist darauf zu achten, daß der Knoten am Fadenende dicht neben der Schlinge liegt, aber beim Zuziehen der Schlinge nicht aus ihr herausgleitet.

Instrumenten-Schifferknoten. Zur ersten Schlinge wird das Instrument von der Wunde her an das linke Fadenende (Abb. 37 a) gebracht, der Faden um das Instrument gelegt und dann das rechte Fadenende gefaßt (Abb. 37 b). Beim Anziehen der Schlinge sind die Hände zu kreuzen (linke über rechter Hand) (Abb. 37 c). Zur zweiten Schlinge wird das Instrument von der Wunde her an das jetzt rechts der Wunde befindliche Fadenende angelegt (Abb. 38 a), der Faden um das Instrument gelegt, dann das links der Wunde liegende Fadenende gefaßt (Abb. 38 b) und die Schlinge festgezogen (Abb. 38 c).

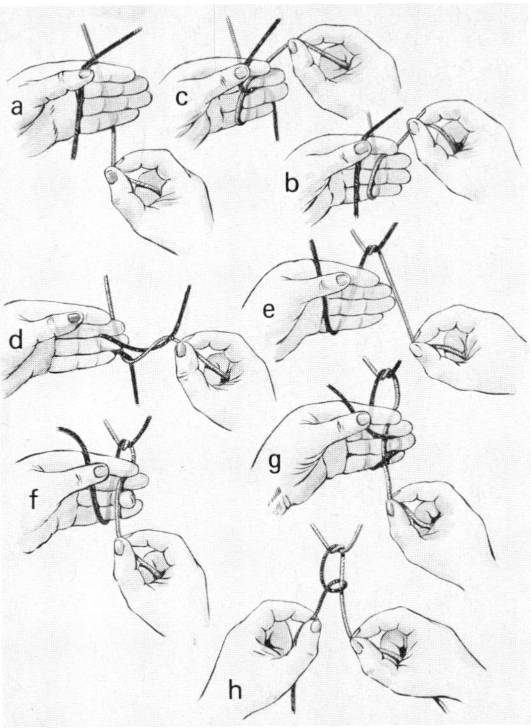

Abb. 35: Einhandknoten, Knüpftechnik

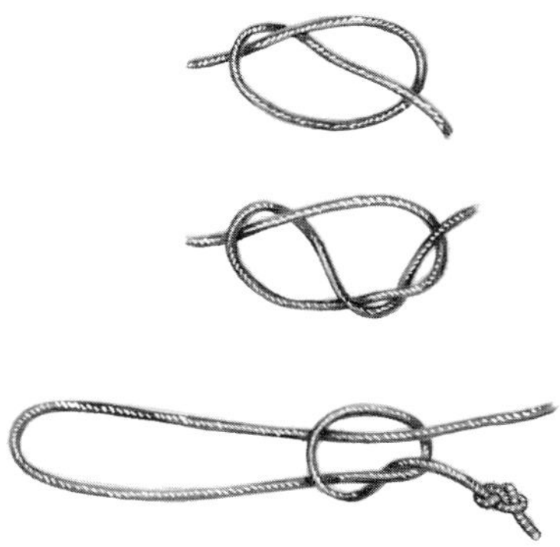

Abb. 36: Paketknoten

Der Knoten am Ende einer fortlaufenden Naht wird mit dem Fadenabschnitt vor dem letzten Einstich und dem Fadenende geschürzt. Mit dem Fadenabschnitt vor dem letzten Einstich wird eine Schleife gebildet. Beide Fadenabschnitte, die die Schleife bilden, sind gleichmäßig anzuspannen (Abb. 39). Beim Zurückbleiben eines Fadens kann sich der Knoten lockern, evtl. auch aufziehen.

Schlingenknoten. Er ist zur Unterbindung an schwer zugänglicher Stelle geeignet.

Es ist eine Schlaufe zu bilden. Der Faden in der rechten Hand liegt vor dem in der linken Hand.

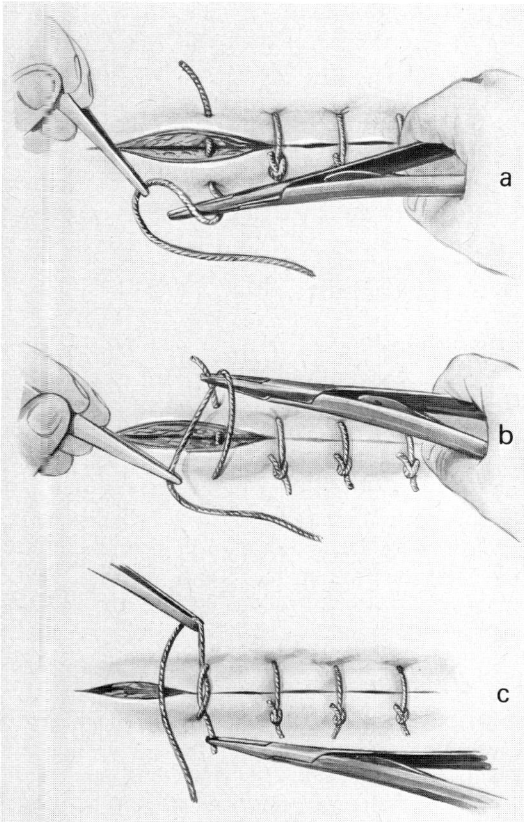

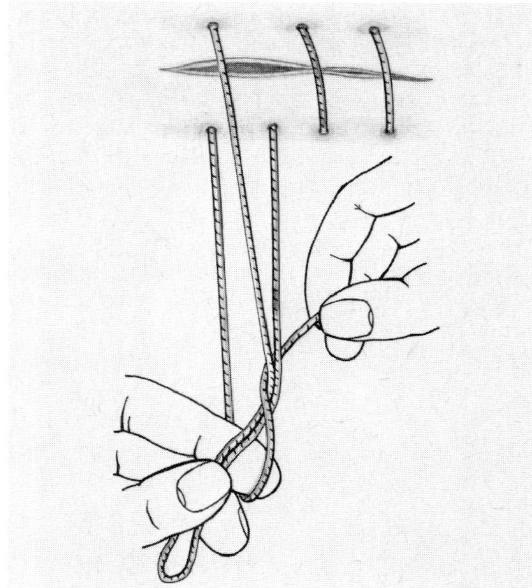

Abb. 37 (links oben): Instrumentenknoten, Knüpftechnik zur ersten Schlinge (a–c)

Abb. 38 (links unten): Instrumentenknoten, Knüpftechnik zur zweiten Schlinge (a–c)

Abb. 39 (rechts oben): Knoten am Ende einer fortlaufenden Naht

Abb. 40 (rechts unten): Schlingenknoten

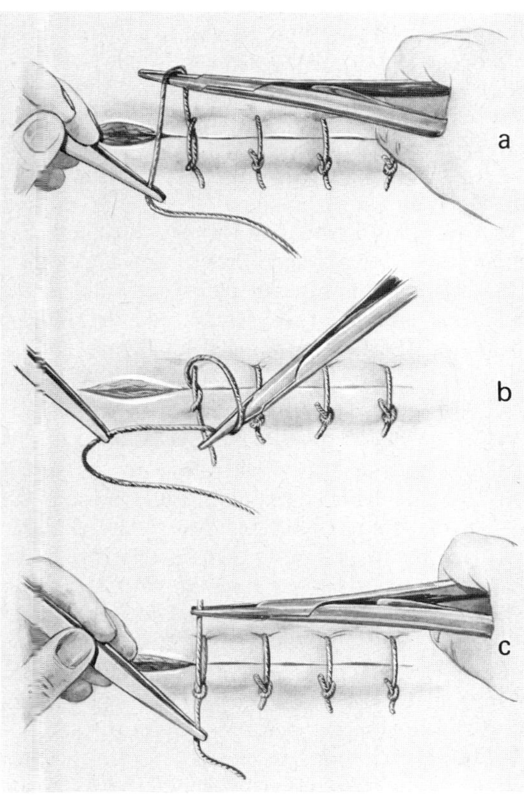

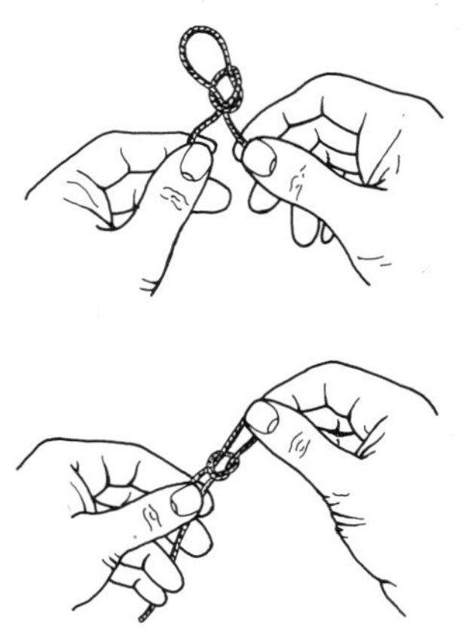

Dann ist der in der rechten Hand liegende Faden als Schlaufe durch die erste Schlaufe zu führen. Beim Anziehen der Fadenenden wird die erste Schlaufe zur Schlinge zusammengezogen (Abb. 40). Nun ist die stehende Schlaufe am zu unterbindenden Gewebe anzulegen und die Schlinge durch Zug am rechten Faden zuzuziehen. Die zugezogene Schlinge ist mit einem Schifferknoten in der Endstellung zu fixieren.

Reffknoten (Abb. 41). Er ist zum Aneinanderknoten z. B. von zwei Binden oder zwei Stricken geeignet. Er ist einfach zu knüpfen, sitzt unverrückbar fest und läßt sich mit einem Zug lösen.

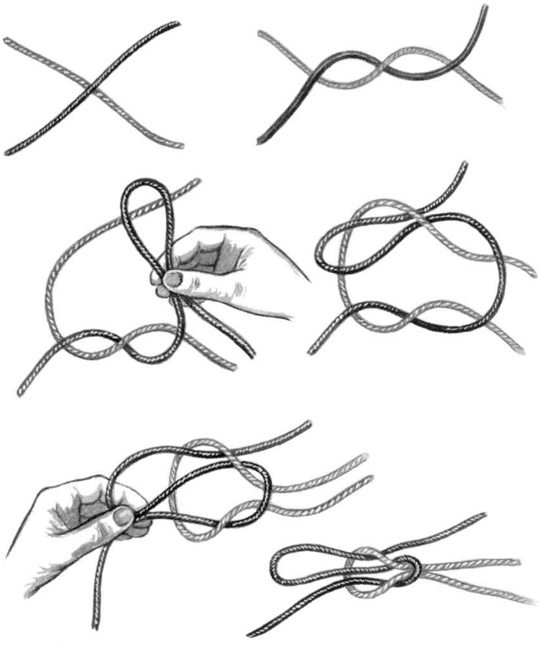

Abb. 41: Reffknoten

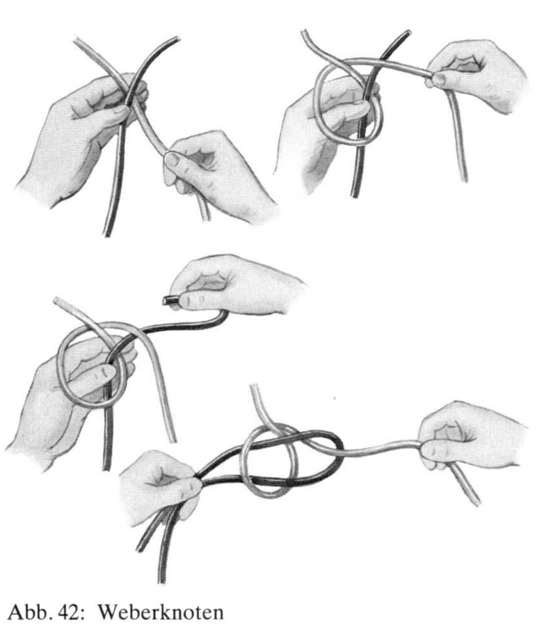

Abb. 42: Weberknoten

Weberknoten (Abb. 42). Er läßt sich schnell knüpfen und sitzt unverrückbar fest. Er läßt sich, auch nach sehr straffem Anziehen, gut wieder aufschlaufen. Er ist zum Zusammenknoten zweier Fäden, zweier Binden oder zweier Stricke geeignet.

Nahttechnik

Allgemeines

Wegen des geringen Widerstands wird die Nadel auf dem kürzesten Wege, also senkrecht, durch das Gewebe gestochen, auf der Wundseite gefaßt, ihrer Form entsprechend durchgezogen und auf der anderen Seite von innen nach außen geführt. Die Fixierung des Wundrands mit einer Pinzette erleichtert die Führung und Kontrolle ihres Weges durch das Gewebe. Bei kleinen Wunden und geringem Widerstand kann die Nadel, ohne den Nadelhalter umzusetzen, durch beide Wundseiten geführt werden. Die Wundränder werden dazu entweder gesondert oder zusammen mit der Pinzette fixiert.

Um eine gleichmäßige Belastung und gute Adaptation beider Wundseiten zu gewährleisten, sollen Ein- und Ausstich im gleichen Abstand vom Wundrand liegen. Der Abstand vom Wundrand richtet sich nach dem Gewebe und beträgt etwa 3 bis 10 mm, bei Entlastungsnähten je nach Situation 20 mm und mehr. Wichtig ist, daß die Nadel auf beiden Seiten den gleichen Lauf nimmt und so viel Gewebe gefaßt wird, daß die Wundflächen auch in der Tiefe gut aneinanderliegen (Abb. 43 a). Wird die Nadel auf beiden Seiten zu flach geführt, kann ein Hohlraum zurückbleiben (Abb. 43 b), in dem sich Blut oder Exsudat ansammelt, wodurch zumindest die Heilung verzögert wird. Faßt die Nadel auf beiden Seiten zu flach und zu weit, rollen sich die Wundränder nach innen oder außen um. Wird die Nadel bei einer gleichmäßigen Wunde auf einer Seite flach, auf der anderen tief gefaßt, hebt sich der tief- über den flachgefaßten Wundrand, der sich außerdem meist noch etwas einrollt (Abb. 43 c). Der Abstand zwischen den einzelnen Heften sollte etwa 10 mm betragen. Man setzt sie in einem größeren Abstand, wenn die Wundflächen gut aneinanderliegen. Wo es auf eine besonders sorgfältige Adaptation ankommt (Lid, Lippe, Vulva), wird man ggf. einen kleineren Abstand wählen.

Beim Knüpfen ist zu beachten, daß immer eine, wenn auch oft nur unbedeutende Wundschwellung einige Stunden post operationem eintritt. Die Fäden dürfen daher nur so weit angezogen werden, daß die Wundflächen gut aneinanderliegen. Wer-

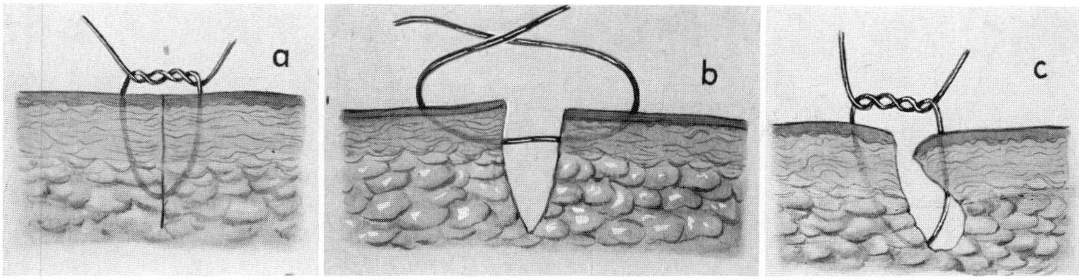

Abb. 43: Nadelführung a richtig; b zu flach; c ungleichmäßig

den sie zu straff geknüpft, schnüren sie und verursachen Zirkulationsstörungen, die für eine Infektion entlang des Fadens günstige Bedingungen schaffen sowie häufig eine Wundrandnekrose und damit eine Dehiszenz zur Folge haben. Der erste Knoten soll stets ein nicht überschlagener sein, weil er den Wundrand weniger als ein überschlagener drückt und der Faden am Knoten nicht so stark beansprucht wird.

Erleichtert wird das Nähen, vor allem bei größeren Wunden, wenn man die Wunde leicht anspannt, weil sich die Wundränder oft schon dadurch richtig aneinanderlegen. Bei einer geraden Wunde setzt man an den beiden Wundwinkeln entweder je einen einzinkigen Wundhaken ein oder je eine Hakenzange an. Bei einem gebogenen oder gewinkelten Wundverlauf wird man einzelne Abschnitte durch Hakenzangen oder Haltefäden entsprechend fixieren.

Knopfnaht: Die Hefte werden senkrecht zum Wundspalt gelegt und einzeln geknüpft (Abb. 44). Je nach Situation können einzelne Hefte zur Entspannung mit größerem Abstand zwischen Ein- und Ausstich und dem Wundrand gesetzt werden.

Rückläufige, Vierstich- oder U-Naht: Sie ermöglicht eine flächenmäßig gute und sichere Adaptation der Wundränder. Die Nadel wird senkrecht zum Wundspalt von der einen zur anderen Seite und wieder zurückgeführt (Abb. 45). Beim Knüpfen rollen sich die Wundränder nach außen auf und bilden einen Kamm.

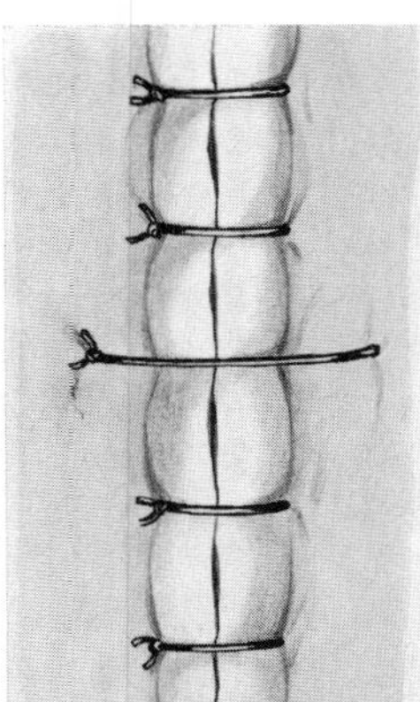

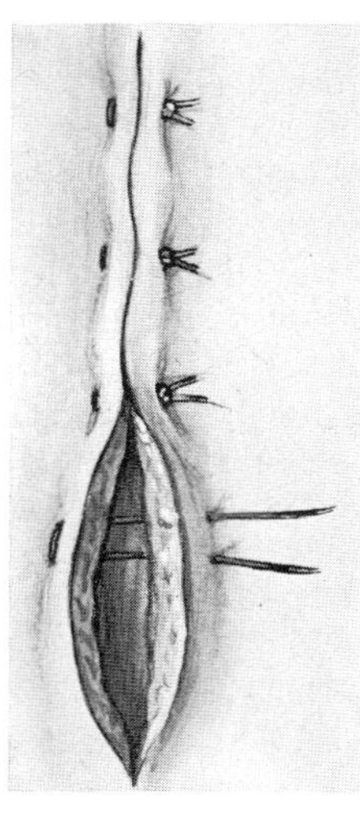

Abb. 44 (links): Knopfnaht
Abb. 45 (rechts): Rückläufige Naht

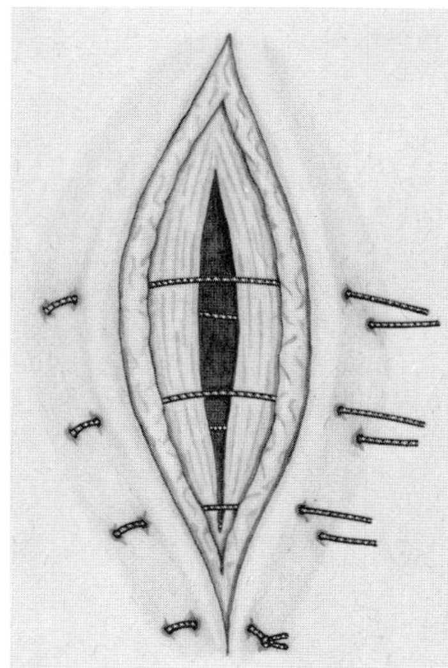

Abb. 46: Vertikale rückläufige Naht

Vertikale rückläufige Naht: Sie ermöglicht eine gute Adaptation der Wundränder. Die Nadel wird senkrecht zum Wundspalt von der einen zur anderen Seite und wieder zurückgeführt (Abb. 46). Ein- und Ausstich liegen beiderseits auf gleicher Höhe, aber in unterschiedlichem Abstand zum Wundrand. Beim ersten Stich sollten Ein- und Ausstich weit (10–20 mm), beim rückläufigen Stich nahe (5–10 mm) am Wundrand liegen.

Diagonalnaht: Sie ermöglicht eine breitflächige Adaptation der Wundränder und eine geringe Verkürzung der Wunde. Die Nadel wird senkrecht zum Wundspalt von der einen zur anderen Seite und daneben nochmals in der gleichen Weise geführt (Abb. 47).

Fortlaufende Naht oder Kürschnernaht: Sie eignet sich zum schnellen Verschluß nicht unter Span-

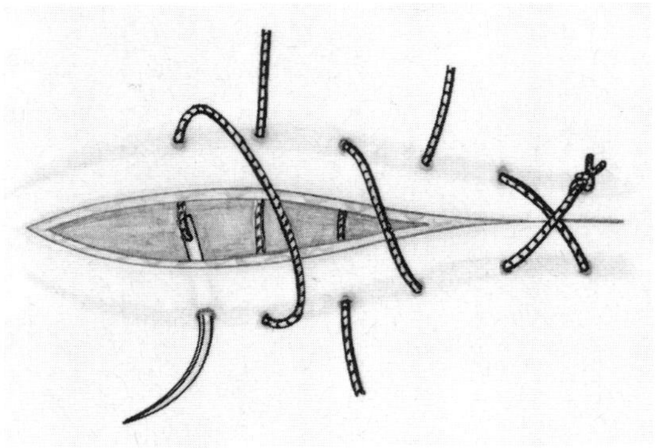

Abb. 47: Diagonalnaht

nung stehender Wundränder (Abb. 48). Der Faden wird wie eine Serie von Knopfheften geführt, aber nur am Anfang und Ende geknüpft. Die sichtbaren Fadenabschnitte liegen schräg über dem Wundspalt, die im Gewebe liegenden senkrecht zu ihm. Wird ohne Assistenz genäht, setzt man das erste Heft im nächstgelegenen Wundwinkel und näht von sich fort. Die linke Hand hält die Pinzette und den aus der Naht kommenden Faden. Mit der rechten Hand wird die Nadel geführt und der Faden so weit durchgezogen, daß die linke nur umzugreifen braucht. Bei der fortlaufenden Naht mit Assistenz näht man vom Assistenten fort, also auf sich zu.

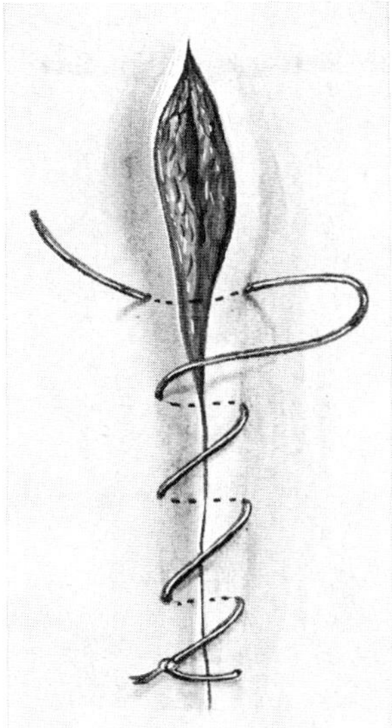

Abb. 48: Fortlaufende oder Kürschnernaht

Matratzennaht: Sie ist eine Folge von rückläufigen Heften (Abb. 49). Gegenüber der Kürschnernaht ist die Vereinigung der Wundränder durch die Kammbildung besser und auch sicherer. Das erste Heft wird wie ein Knopfheft gesetzt und geknüpft. Die Nadel wird nun in einem Abstand von einigen Millimetern neben dem Ausstich senkrecht zum Wundrand wieder eingestochen und zur anderen Wundseite geführt. Ein- und Ausstich liegen also auf beiden Wundseiten im gleichen Abstand zum Wundspalt und die sichtbaren Fadenabschnitte parallel zu ihm.

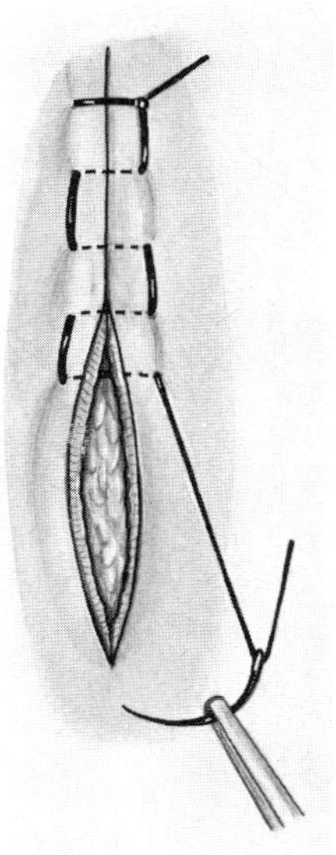

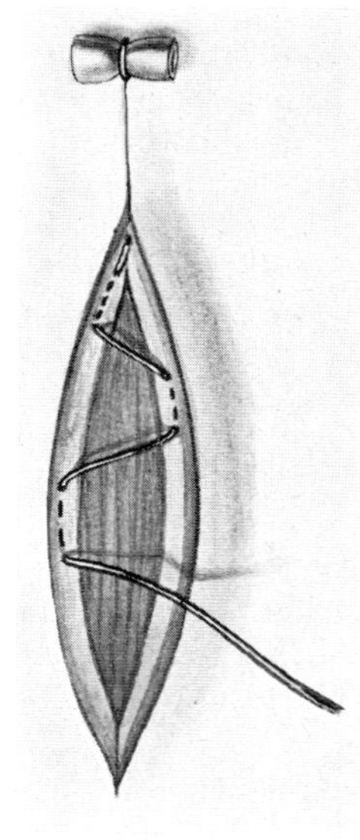

Abb. 49 (links): Matratzennaht
Abb. 50 (rechts): Intrakutannaht

Hautnaht

Zur Hautnaht verwendet man in der Regel nicht resorbierbares Nahtmaterial. Nur dann, wenn die genähte Wunde unter einem Dauerverband gehalten werden soll oder die Entfernung der Fäden nicht ohne größere Maßnahmen (Narkose) möglich ist, werden resorbierbare Fäden verwendet.

Nicht resorbierbare Fäden der Hautnaht werden zwischen dem 8. und 12. Tag entfernt. Werden sie länger belassen, können vor allem stärkere Fäden entzündliche Reaktionen verursachen. Beim Fadenziehen ist zu beachten, daß der über der Haut liegende Fadenabschnitt nicht durch den Stichkanal gezogen wird. Man hebt deshalb das Heft mit der Pinzette an und durchtrennt den Faden dicht über dem Ein- oder Ausstich mit einem Scherenschlag.

Intrakutannaht: Sie ermöglicht eine fast narbenlose Wundheilung. Beim ersten Heft wird die Nadel ohne Perforation der Haut auf der einen Wundseite von innen nach außen und auf der anderen Seite von außen nach innen durch das Gewebe geführt und geknotet, so daß der Knoten subkutan liegt. Die Lage der Wundränder hängt von der weiteren Nadelführung ab. Wird die Nadel auf beiden Wundseiten parallel (Abb. 50) zum Wundrand geführt, legen sich die Wundränder flach aneinander; wird sie dagegen senkrecht zum Wundrand eingestochen, bildet sich ein kleiner Kamm. Als Abschlußknoten setzt man den der fortlaufenden Naht. Um ihn, wie den Anfangsknoten, subkutan lagern zu können, wird die Nadel zum Schluß auf einer Wundseite von innen nach außen und auf derselben Seite von außen nach innen durch das Gewebe geführt. Der vor dem Einstich von innen nach außen liegende Fadenteil und das Fadenende, also beide subkutan liegenden Fadenabschnitte, werden zum Schürzen des Knotens genommen. Da bei dieser Naht der Faden nicht entfernt werden kann, wird man einen dünnen Faden aus Katgut oder langsam resorbierbarem Material verwenden, der allerdings nicht immer reaktionslos einheilt. Diese Nachteile haften der knotenlosen Naht mit feinstem Draht nicht an (Abb. 50). Am Fadenende befestigt man eine Glasperle oder ein Stückchen Gummischlauch, setzt die einzelnen Hefte, zieht die Naht an, bis die Wundränder aneinanderliegen, und befestigt nun am anderen Fadenende ebenfalls eine Glasperle oder ein Stückchen Gummischlauch. Die in beiden Wundwinkeln auf der Haut liegenden Glasperlen ersetzen die Knoten. Nach 8 bis 10 Tagen wird der Draht nach Abschneiden einer Perle durch Zug an der anderen entfernt.

Wundverschluß mit Klammern: Er eignet sich nur dort, wo die Wundränder nicht unter Spannung stehen bzw. durch Entlastungshefte gesichert sind und die Wunde zum Schutz unter Verband gehalten werden kann. Die Klammern nach Michel werden instrumentell gesetzt und entfernt. Um einen guten Sitz der Klammern zu erreichen, faßt zunächst die linke Hand mit einer Pinzette beide Wundränder und bildet einen Kamm. Die rechte Hand setzt dann die Klammer mit der Klammerpinzette an und hält sie so lange, bis die linke Hand mit der Pinzette im Abstand von 10 bis 20 mm wieder beide Wundränder gefaßt hat. Nach unseren Beobachtungen ist der Wundverschluß mit Klammern sehr einfach und schnell ausführbar, die Adaptation der Wundränder aber nicht so zuverlässig wie bei einer Naht.

Hautfaltendecknaht: Die Fäden werden etwa 3 cm beiderseits der Hautnaht in größerem Abstand durch die Haut ein- und ausgestochen und über einem auf die Hautnaht gelegten Gazestreifen geknüpft (Abb. 51).

Achternaht: Es werden die tieferen Wundabschnitte — Faszie, Muskulatur — zusammen mit der Haut vereinigt (Abb. 52). Die Nadel wird auf einer Wundseite durch die Haut, dann von der anderen Wundseite aus in umgekehrter Richtung durch Faszie und Muskulatur, eventuell auch Peritoneum, beider Wundseiten und schließlich durch die Haut des gegenüberliegenden Wundrands geführt.

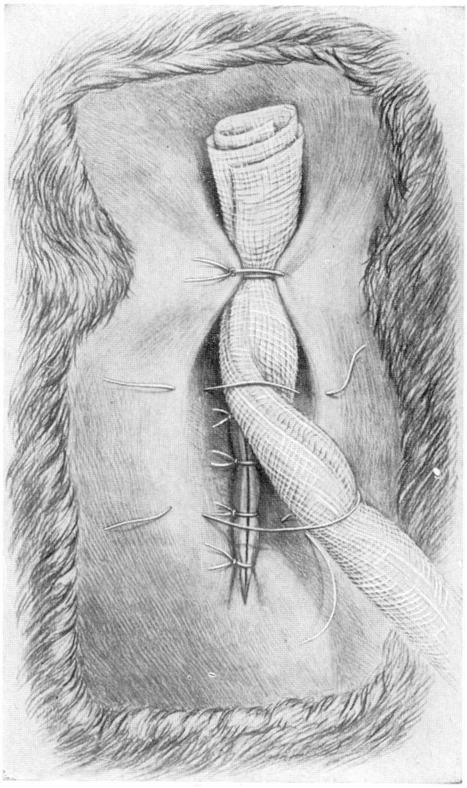

Abb. 51: Hautfaltendecknaht

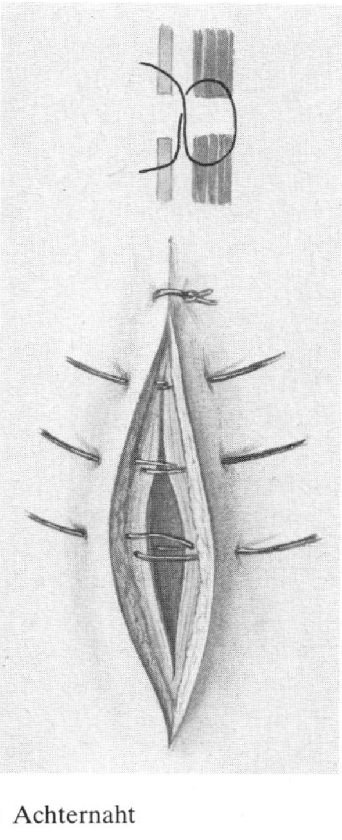

Abb. 52: Achternaht

Wird die Nadel neben dem Ausstich wieder durch die Haut geführt und auf der anderen Wundseite neben dem Einstich wieder herausgeführt, hat man eine Achternaht mit rückläufigem Heft. Es liegt kein Faden auf der Wunde. Beim Knüpfen bildet die Haut einen Kamm.

Man erspart sich bei dieser Naht eine versenkte Nahtreihe. Außerdem wird die Hautnaht durch die gleichzeitige Adaptation der tiefen Wundabschnitte etwas entlastet. Sie hat allerdings den Nachteil, daß bei einer Infektion entlang des Fadens die tieferen Wundabschnitte gefährdet sind.

Schleimhautnaht

Die Hefte werden flach gesetzt und nur locker angezogen. Eine kosmetisch sorgfältige und eine der Beanspruchung in den einzelnen Wundabschnitten entsprechende Adaptation der Wundflächen wird man am besten mit Knopf- oder rückläufigen Heften erreichen.

Darmnaht

Um einen gleichmäßigen Wundverschluß zu erreichen, sollte man zunächst an beiden Wundwinkeln je ein Knopfheft setzen und sich die Wunde durch Zug an den langgelassenen Fadenenden (Haltefäden) entsprechend spannen lassen. Bei einer alle Schichten greifenden Naht ist ein resorbierbarer und möglichst dünner Faden zu verwenden. Zur einstülpenden Naht kann resorbierbares oder nicht resorbierbares Nahtmaterial verwendet werden.

Von Fall zu Fall ist zu entscheiden, ob die Wundränder mit Einzelheften oder einer fortlaufenden Naht zu adaptieren sind.

Nach Albert bezeichnet man die Naht, bei der alle Schichten gefaßt werden (Abb. 53 a).

Nach Lembert werden die Nahtverfahren benannt, bei denen auf beiden Wundseiten nur Tunica serosa und Tunica muscularis gefaßt werden (Abb. 53 b). Das Prinzip der zweireihigen Nahtvereinigung führte Czerny (Abb. 53 c) ein. Eine Darmnaht nach Czerny kann demnach aus einer Albert- und einer Lembert-Naht oder aus zwei Lembert-Nahtreihen bestehen.

Die erste Nahtreihe der Czerny-Naht wird im allgemeinen als dreischichtige Knopf- oder fortlaufende Naht gesetzt. Die Nadel wird etwa 3 mm vom Wundrand entfernt ein- und ausgestochen. Der Abstand zwischen den einzelnen Heften beträgt etwa 5 bis 7 mm. Bei der fortlaufenden Naht ist darauf zu achten, daß nach jedem Nadelgang durch beide Wundseiten der Faden entsprechend angespannt wird.

Kürschner-Naht (Abb. 54). Vor dem Anspannen des Fadens ist die Schleimhaut ggf. mit der Pinzette zurückzuschieben.

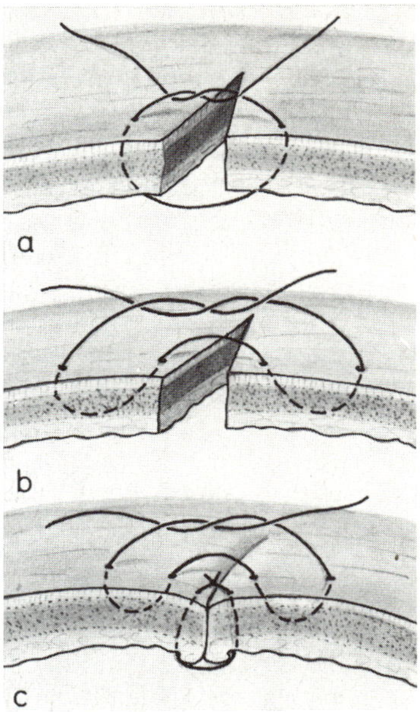

Abb. 53: Prinzip der Darmnähte

a Dreischichtnaht (nach Albert); b Zweischichtnaht (nach Lembert); c einstülpende zweireihige Naht (nach Czerny)

Naht nach Schmieden (Abb. 55). Das Anfangsheft wird als Knopfheft gesetzt. Die weitere Nadelführung ist dann Schleimhaut → Serosa der einen, Schleimhaut → Serosa der anderen Wundseite. Die Wundränder rollen sich gut ein, obwohl im Bereich des Fadens jeweils Schleimhaut an Serosa liegt. Trotz dieses zumindest theoretisch vorhandenen Mangels dichtet diese Naht die Wunde ausgezeichnet ab.

Naht nach Pribam (Abb. 56). Sie ist für besonders lange Wunden geeignet, weil sie die Wundlänge etwas verkürzt.

Das Anfangsheft wird als Knopfheft gesetzt, geknotet, und die Nadel auf einer Seite Schleimhaut → Serosa geführt. Die weitere Nadelführung ist dann Serosa → Schleimhaut, Schleimhaut → Serosa, jeweils auf der einen und dann auf der anderen Wundseite.

Muskelnaht

Der Erfolg einer Muskelnaht wird davon abhängen, ob die Wundflächen ohne nennenswerte Druck- und Zugbeanspruchung adaptiert werden können. Günstig dafür sind die Bedingungen, wenn die Zusammenhangstrennung parallel zum Faserverlauf besteht, weil die Wundflächen ohnehin aneinanderliegen. Von der Situation wird es abhängen, ob man die Wundflächen mit Einzelnähten oder einer fortlaufenden Naht, auf jeden

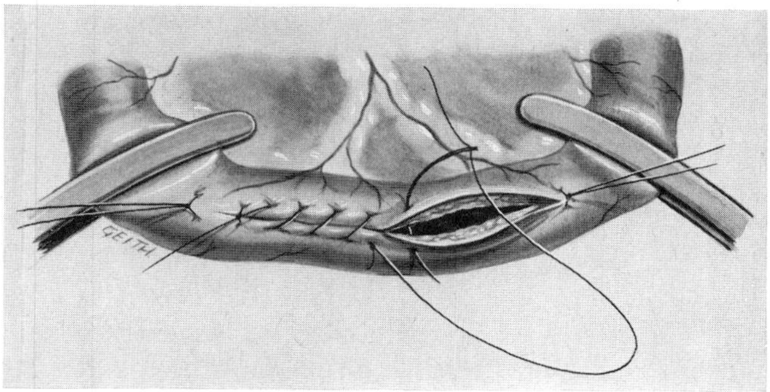

Abb. 54: Dreischichtige fortlaufende Darmnaht (nach KÜRSCHNER)

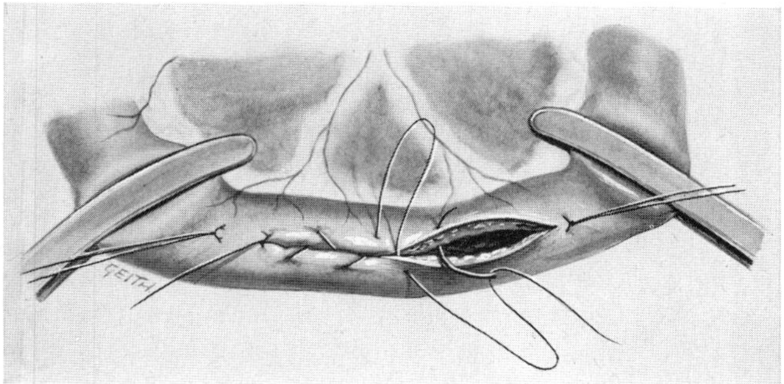

Abb. 55: Dreischichtige fortlaufende Darmnaht (nach SCHMIEDEN)

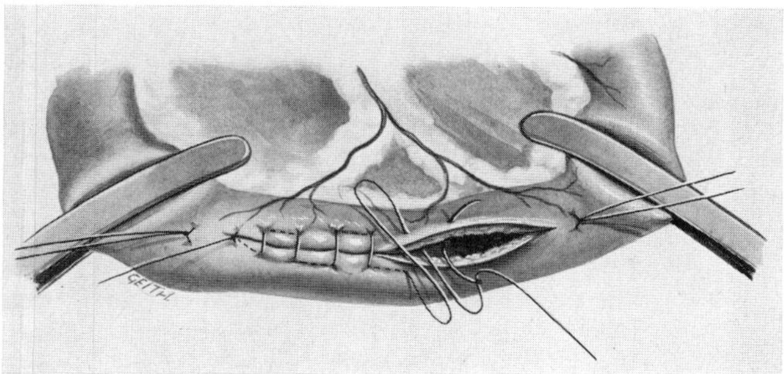

Abb. 56: Dreischichtige fortlaufende Darmnaht (nach PRIBAM)

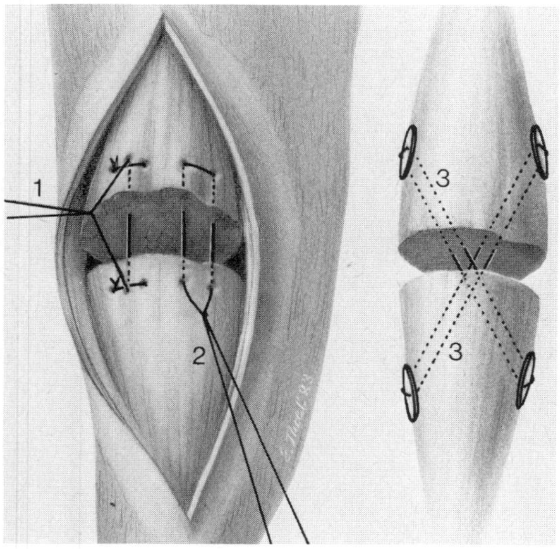

Abb. 57: Muskelnähte

1 Knopfheft mit horizontaler Fixierung; 2 Rückläufiges Heft; 3 Knopfspannungsnaht

Fall aber mit einem nicht zu starken resorbierbaren Faden vereinigt. Bei quer durchtrennter Muskulatur sind die Bedingungen nur dann günstig, wenn die Naht nicht durch besondere Spannung beansprucht und durch eine korrekte Faszien- und Hautnaht entlastet wird. Gelingt die Naht der quer durchtrennten Muskulatur nicht, weil die Fäden das lockere Gewebe wegen zu großer Spannung durchschneiden, kann man an beiden Stümpfen einige Knopfhefte senkrecht zur Faserrichtung und in diese die Nähte zur Adaptation der Wundflächen legen (Abb. 57). Zu beachten ist, daß die Stützhefte nur locker geknüpft werden, damit die doppelt beanspruchten Abschnitte nicht nekrotisch werden.

Beim Vorhandensein einer stärkeren Faszienscheide wird diese zusammen mit oberflächlichen Muskelanteilen zirkulär durch rückläufige Nähte aus dünnem, langsam resorbierbarem Material adaptiert. Die Funktion einer Faszienscheide kann zur Vermeidung des Ausreißens der Fäden auch durch aufgenähte Streifen einer noch stärkeren Faszienplatte, wie der Fascia lata, übernommen werden.

Guter Schutz vor dem Ausreißen der Fäden wird durch Knöpfe geboten, durch deren Löcher ein rückläufiger Faden geführt wird (Abb. 57).

Fasziennaht

Faszien werden mit runder Nadel und möglichst feinem Faden genäht. Durch die Fasziendoppelung (Abb. 58) kann eine größere Festigkeit des Wundbereichs in besonders beanspruchten Abschnitten (Bauchdecke) erzielt werden. Als Nahtmaterial wird Katgut verwendet.

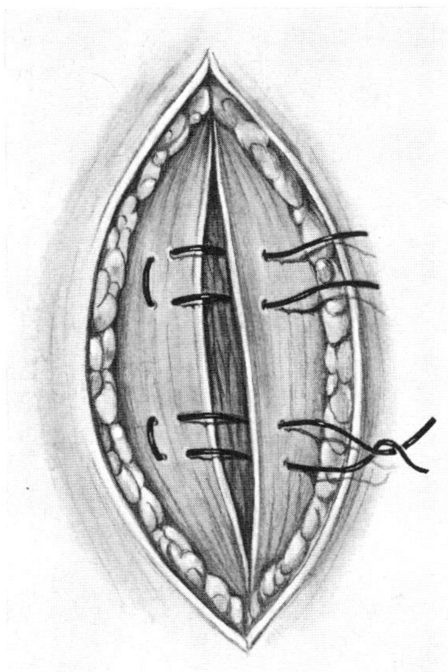

Abb. 58: Fasziendoppelung nach Hans

Besonders beanspruchte Abschnitte können bei ausreichender Festigkeit des Gewebes auch mit nicht resorbierbarem Material (Supramid, Draht) genäht werden.

Sehnennaht

Es sollte mit möglichst dünner atraumatischer Nadel und angeschweißtem (nicht resorbierbarem) Faden genäht werden.

Naht nach Friedrich (Abb. 59 a). Sie besteht aus zwei senkrecht zueinander liegenden Heften. Die Naht ist nur dann geeignet, wenn die Sehnenstümpfe post operationem verläßlich spannungslos fixiert bleiben!

Naht nach Bunnell (Abb. 59 b). Ein an beiden Enden mit einer Nadel armierter Faden wird zunächst quer und dann mit beiden Fadenenden zwei- oder dreimal diagonal durch den proximalen Sehnenstumpf geführt. Bei der folgenden Diagonalen kreuzen die Fäden auf dem Sehnenquerschnitt aus dem proximalen in den distalen Sehnenstumpf. Die weiteren zwei bis drei Diagonalführungen liegen im distalen Sehnenstumpf. Der abschließende Querstich mit einem Fadenende bringt die Fäden in eine für das Knüpfen geeignete Position. Die Fäden sind vor dem Einstich in den distalen Stumpf und vor dem Knüpfen anzuspannen.

Naht nach Lange (Abb. 59 c). Der an beiden Enden mit einer Nadel armierte Faden faßt zweimal im proximalen Stumpf Sehnengewebe, kreuzt beim dritten Stich auf dem Sehnenquerschnitt in den distalen Stumpf und greift bei zwei weiteren

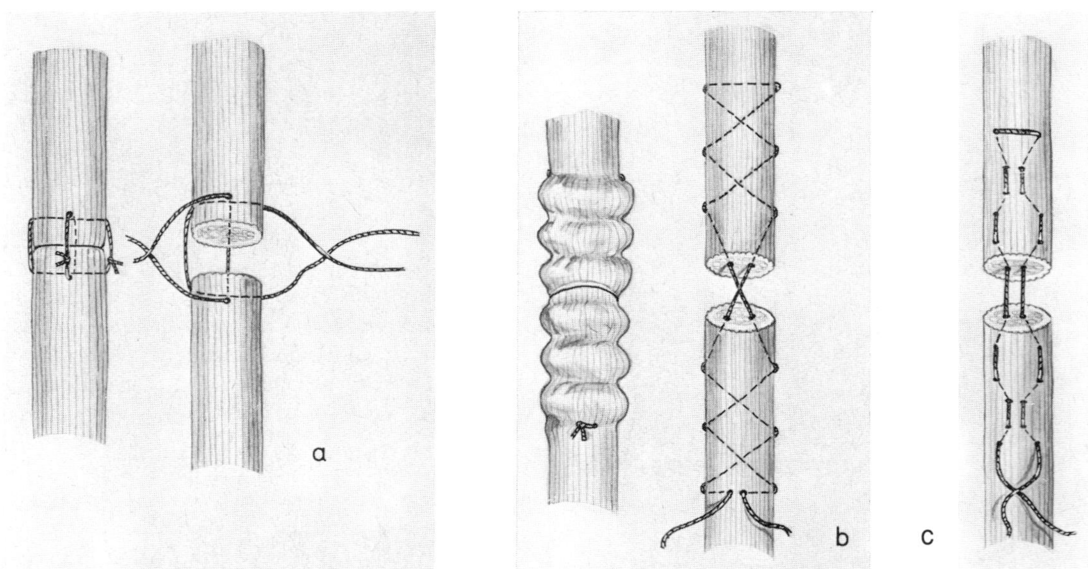

Abb. 59: Methoden zur End-zu-End-Naht zweier Sehnenstümpfe: a nach Friedrich, b nach Bunnell, c nach Lange

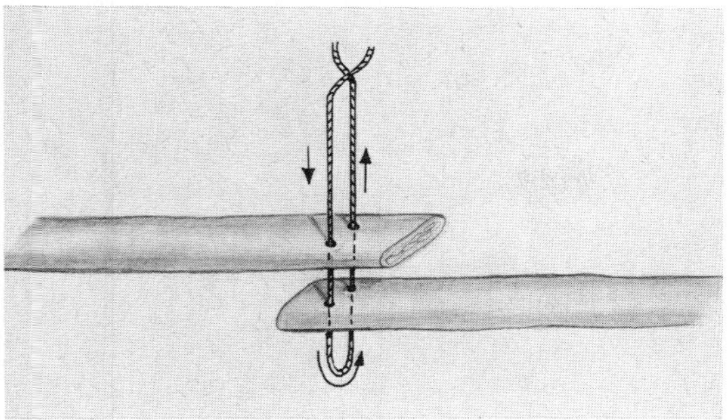

Abb. 60: Vereinigung zweier Sehnenstümpfe durch Doppelung

Stichen ausreichend Sehnengewebe schräg zum Faserverlauf im distalen Stumpf. Die Fäden sind vor dem Einstich in den distalen Stumpf und vor dem Knüpfen anzuspannen.

Sehnendoppelung (Abb. 60). Wenn eine sorgfältige End-zu-End-Vereinigung unmöglich oder nicht nötig ist, können dünne und schmale Sehnenstümpfe übereinandergelegt und durch ein rückläufiges Heft fixiert werden.

Gefäßnaht

Die gute kollaterale Blutversorgung macht in der Regel eine Gefäßnaht überflüssig. Bei Verletzung oder Durchtrennung eines größeren Gefäßes kann sie jedoch angezeigt sein.

Je eine weichfassende Gefäßklemme wird beiderseits der Verletzung auf das Gefäß gesetzt. Um ein Verziehen der Wundränder und Schädigungen der Intima durch Fassen mit der Pinzette zu vermeiden, werden Haltefäden (atraumatisches Nahtmaterial) gelegt und mit Klemmen gesichert. Die Haltefäden liegen bei einem Einriß etwas peripher der Wundwinkel, bei Durchtrennung nach Fassen der Ränder beider Gefäßstümpfe einander gegenüber. Koagula werden entfernt und das zwischen den Klemmen befindliche Gefäßlumen mit heparinisierter Elektrolytlösung gespült.

Die Wundränder werden mit rückläufigen, alle Schichten der Gefäßwand fassenden Heften (0,5–1 metric, langsam resorbierbares, atraumatisches Nahtmaterial) adaptiert (Abb. 61).

Anschließend wird zunächst die der Stromrichtung des Blutes abgewandte, dann die proximal gelegene Gefäßklemme gelöst. Eine geringe Sikkerblutung wird durch Fingerkompression gestillt. Falls dies nicht ausreicht, werden nach erneutem Aufsetzen der Klemmen ergänzende Hefte gelegt.

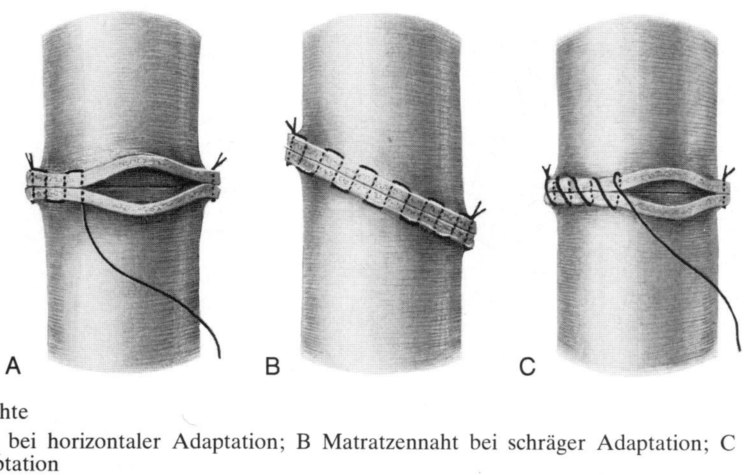

Abb. 61: Gefäßnähte

A Matratzennaht bei horizontaler Adaptation; B Matratzennaht bei schräger Adaptation; C Kürschnernaht bei horizontaler Adaptation

Nervennaht

Die Stümpfe werden glatt geschnitten und mit nur das Epineurium fassenden Knopfheften (feinstes, nicht resorbierbares, atraumatisches Nahtmaterial) adaptiert. Zu beachten ist, daß die Stümpfe nicht gedreht, nicht gequetscht und spannungslos fixiert werden (Abb. 62).

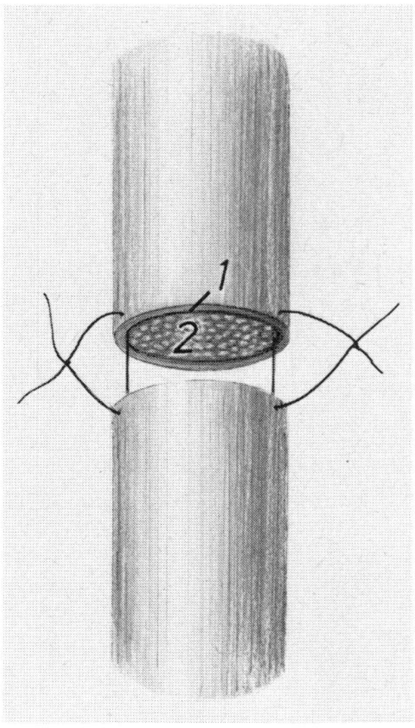

Abb. 62: Nervennaht
1 Epineurium; 2 Nervenfaserbündel

Spezielle Verfahren zum Wundverschluß

Entlastungsschnitt

Wie die zur Naht hergerichteten Hautränder am besten genäht werden, hängt von der Gewebsspannung, von der Nachgiebigkeit der Haut und von der Größe der Wunde ab. Bei ausreichender Beweglichkeit der Wundränder ist die Naht einer ovalen, rechteckigen oder dreieckigen Wunde nicht schwierig (Abb. 63–65). Ggf. kann die Haut durch Ablösen von der Unterlage, evtl. noch zusätzlich durch Entlastungsschnitte, beweglicher gemacht und dadurch die Spannung im Bereich der Naht verringert werden. Wichtig ist, daß das Mobilisieren der Hautränder stumpf zu erfolgen hat, da beim Präparieren mit dem Messer die die Haut versorgenden Gefäße und Nerven durchtrennt würden. Am schonendsten erreicht man das, indem man eine COOPER-Schere mit geschlossenen Branchen unter die Haut schiebt und sie dann öffnet. Die größeren Gefäße und Nerven der Haut werden dabei zwar gedehnt, sie bleiben aber erhalten.

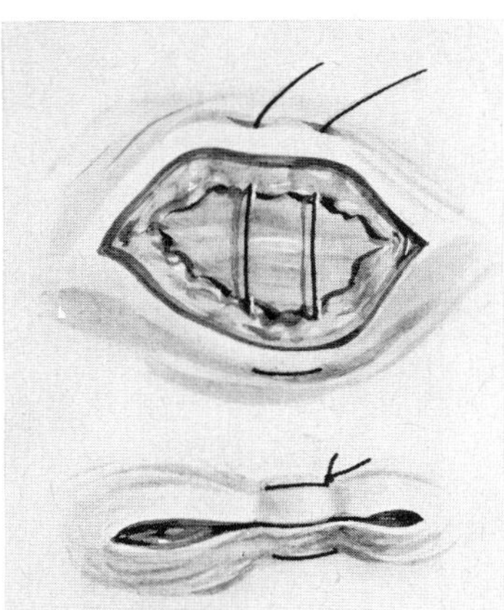

Abb. 63: Naht einer ovalen Wunde

Durch Entlastungsschnitte wird die Beweglichkeit der Wundränder vergrößert, so daß auch größere Substanzverluste abgedeckt werden können (Abb. 66–69). Der Erfolg einer Plastik hängt davon ab, daß der mobilisierte Hautabschnitt ausreichend durchblutet bleibt und der Unterlage aufliegt. Deshalb ist zu beachten, daß

- die mobilisierten Wundränder spannungslos durch die Naht adaptiert werden,
- bei Entlastungsschnitten parallel zur Wunde die Breite der Hautbrücke mindestens die Hälfte der Schnittlänge und bei Bogenschnitten die Hälfte der Sehnenlänge beträgt und

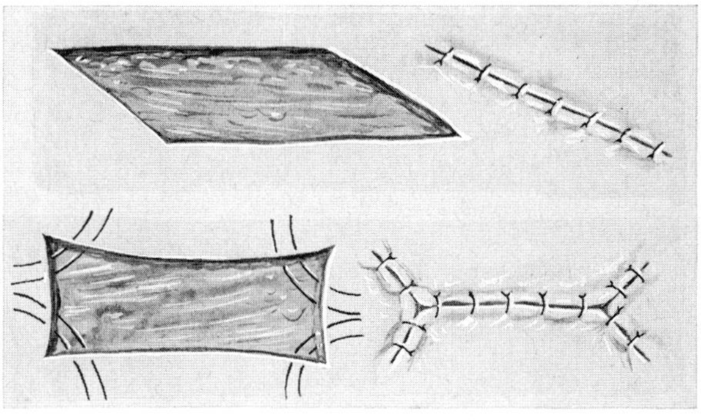

Abb. 64: Naht einer rechteckigen Wunde

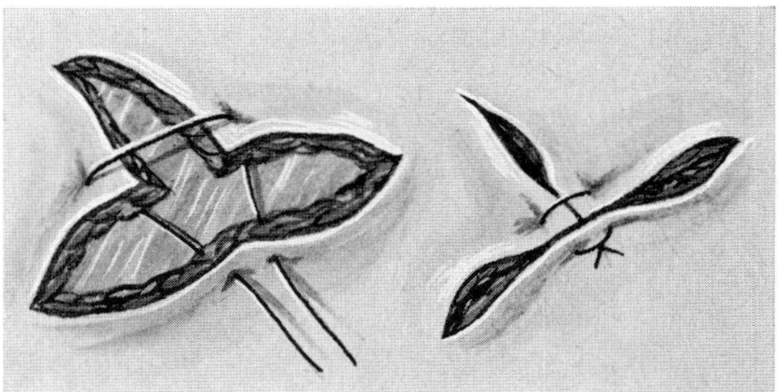

Abb. 65: Naht einer dreieckigen Wunde

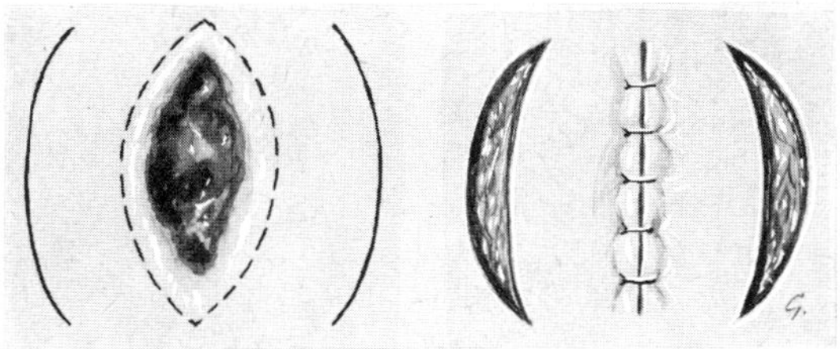

Abb. 66: Schnittführung zur Mobilisation der Wundränder bei ovaler Wunde

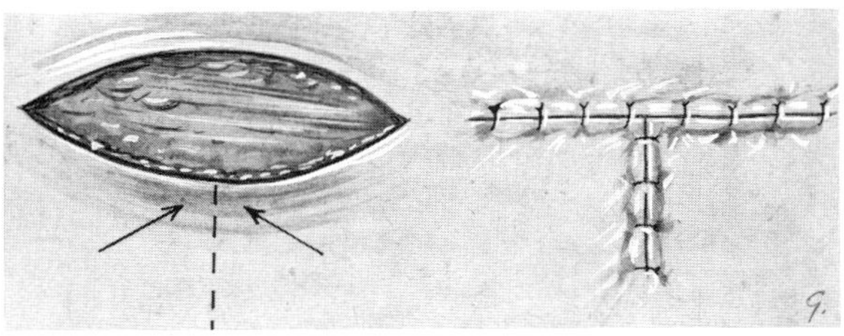

Abb. 67: Schnittführung zur Mobilisation der Wundränder bei ovaler Wunde

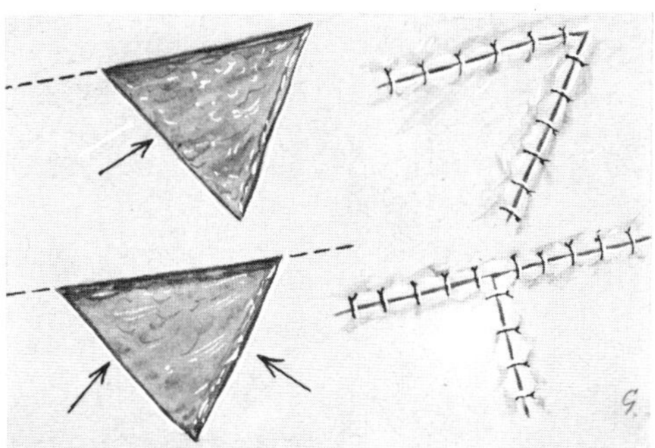

Abb. 68: Schnittführung zur Mobilisation der Wundränder bei dreieckiger Wunde

- das Wundgebiet durch einen Verband oder anderweitig geschützt wird. Der Verband soll das Wundgebiet ruhigstellen, die Naht entlasten und die verlagerten Hautbezirke gelinde gegen die Unterlage drücken.

Nahlappenplastik

Zur Nahlappenplastik wird ein an die Wunde grenzender Hautbezirk verwendet (Abb. 70). Die Einheilung und ein funktionell gutes Ergebnis kann nur erwartet werden, wenn der mobilisierte Hautlappen die Wunde spannungslos deckt. Die geplante Schnittführung sollte auf der vorbereiteten Haut markiert werden. Zu beachten ist, daß die Länge des Lappens nicht mehr als das Dreifache der Basis und die Basis nicht weniger als die Hälfte der Lappenbreite betragen. Um die Versorgung des mobilisierten Hautlappens nicht zu gefährden, darf er an seiner Basis nicht zu stark gedreht, nicht übermäßig gedehnt und nicht gedrückt (Verband)

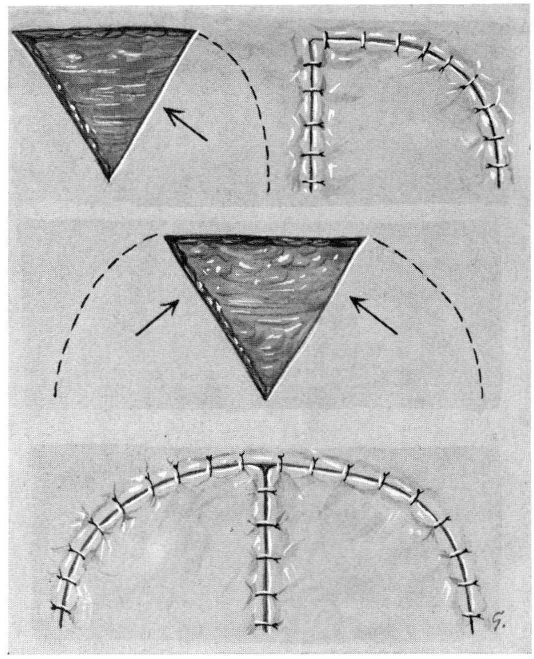

Abb. 69: Schnittführung zur Mobilisation der Wundränder bei dreieckiger Wunde

werden. Auf jeden Fall ist das Wundgebiet durch geeignete Maßnahmen (Verband, Halskragen, usw.) zu schützen und ggf. ruhigzustellen.

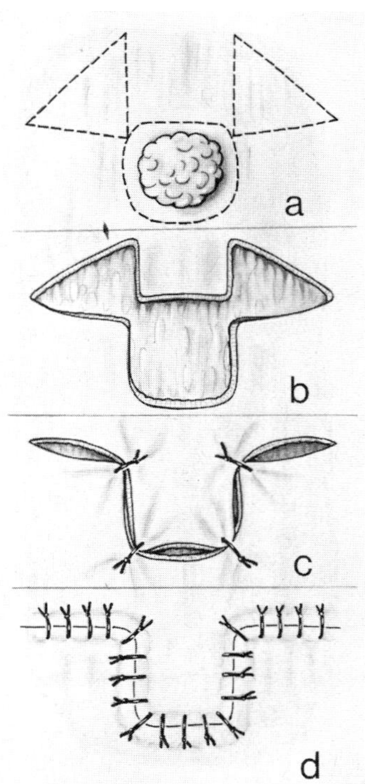

Abb. 70: Nahlappenplastik

a Schnittführung; b Situation nach Exzision der umschnittenen Bezirke; c nach Anlegen von Situationsnähten; d Nahtverlauf

Fernplastik

Zur Fernplastik wird Haut von einer entfernten Körperstelle verwendet und der Defekt mit einem Rollappen oder einem Rundstiellappen gedeckt (Abb. 71).

Die Rollappen- und Rundstiellappenplastik erfolgen in drei Phasen:

1. Bildung des Rollappens (*Rundstiels,* Abb. 71 a–c)

Durch zwei parallel zueinander verlaufende Schnitte durch Haut und Unterhaut wird ein Hautstreifen geschaffen, der an seinen beiden Enden mit der übrigen Haut in Verbindung bleibt. Nach Abheben des Hautstreifens von der Unterlage werden seine Wundränder durch Knopfhefte vereinigt und so der Rollappen (Stiel) geschaffen. Die durch die Bildung des Rollappens entstandene Wunde ist, ggf. nach Mobilisierung der Wundränder, durch Knopfnaht zu schließen. Abschließend sollten Rollappen und Entnahmestelle sorgfältig mit Gaze gepolstert und durch einen Verband geschützt werden.

Die Breite des Hautstreifens für den Rollappen muß ein Drittel seiner Länge betragen. Die Fäden sind zwischen dem 8. und 10. Tag zu entfernen.

2. Implantation des Hautlappens in die Wunde (Abb. 71 d–e)

Der Rollappen kann, wenn seine Länge nicht ausreichend ist, zwei Wochen nach seiner Bildung bis um die Hälfte verlängert oder ein Ende von der Hautbasis getrennt und in die Wunde implantiert (Rollappenplastik) werden. Ist eine Rundstiellappenplastik vorgesehen, sollte die zweite Operation besser drei Wochen nach der Bildung des Rollappens erfolgen.

Vor der Implantation ist die zu deckende Wunde herzurichten. Der Rundstiellappen sollte nach einer Schablone der Wunde umschnitten und freigelegt werden. Er muß etwas größer als die zu deckende Wunde sein, da er nach der Entnahme geringfügig schrumpft.

In der Wunde wird der transplantierte Hautlappen mit Knopfnaht (dünne Kunststoffäden, feine Nadel!) spannungslos adaptiert und durch einen weichen Polsterverband geschützt. Der Verband sollte, um eine Komplikation rechtzeitig erkennen zu können, anfangs im Abstand von zwei bis drei Tagen gewechselt und die Fäden nach zehn bis zwölf Tagen entfernt werden. Die Spenderstelle ist durch eine Naht zu verschließen und in geeigneter Weise (Verband, Klebeverband usw.) zu schützen.

3. Durchtrennung des Rundstiels

Die Trennung des Rundstiels und die Naht der Wunden sollten abhängig vom Zustand des Transplantats nach einigen Wochen erfolgen.

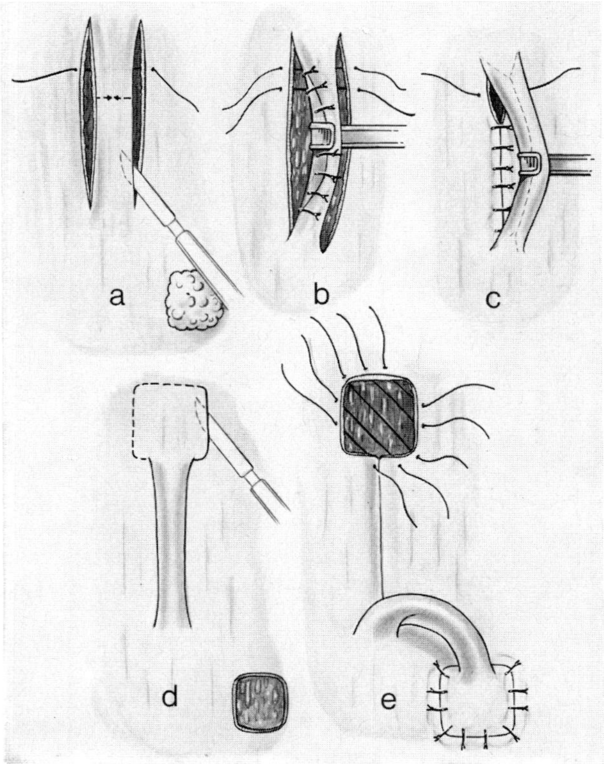

Abb. 71: Rundstiellappenplastik

a Gewinnung des Hautstreifens für den Rundstiel; b Naht des Hautstreifens zum Rundstiel; c Naht der Entnahmestelle; d Exzision der Wunde und Umschneiden eines entsprechend großen Hautbezirks an der Basis des Rundstiels; e Naht des Rundstiellappens in der revidierten Wunde und Naht der Entnahmestelle

Freie Hautverpflanzung

Für die freie Transplantation der Haut kommt nur autogenes Gewebe in Frage. Als Transplantate werden dünne oder dicke Spalthautlappen sowie Vollhautlappen verwendet (Abb. 72).

Vor der Entnahme des Transplantats wird die zu versorgende Wunde für die Aufnahme vorbereitet. Überschüssiges und weiches ungesundes Granulationsgewebe wird abgetragen. Dabei auftretende Blutungen werden sorgfältig gestillt, vorzugsweise durch Aufdrücken von Kompressen, die mit heißer physiologischer Kochsalzlösung oder 3 %igem Wasserstoffsuperoxid getränkt sind. Stärker blutende Gefäße werden schonend koaguliert.

Eine gesunde, weitgehend ebene und niveaugleiche Granulationsfläche wird mit warmer physiologischer Kochsalzlösung und mit Tupfern oder weicher Bürste gereinigt.

Zur Gewinnung des Transplantats wird die Entnahmestelle nach Rasur mit Wasser und Seife gereinigt und mit Alkohol-Äther abgetupft.

Ein Verband soll das Transplantat gelinde gegen die Unterlage drücken, Exsudat aufsaugen und das Gebiet weitgehend ruhigstellen. Um Verklebungen mit dem Verband zu vermeiden, sollte auf das Transplantat zunächst eine weitmaschige und salbenhaltige Gaze (Branolind®) oder eine Metallfolie gelegt werden.

Nachbehandlung: Beim Verbandswechsel im Abstand von zwei bis drei Tagen wird unter dem Lappen befindliches Exsudat vorsichtig weggestrichen, werden aufgetretene Blasen gespalten und nekrotisches Gewebe abgetragen.

Pfropfung nach Braun: Zur Entnahme des Transplantats wird mit einer feinen anatomischen Pinzette eine kleine Hautfalte gebildet. Direkt unter der Pinzette wird die erfaßte Hautkuppe so ausgeschnitten, daß ein etwa 3 bis 5 mm langes reiskornähnliches Hautstück aus Epidermis und Corium papillare entsteht. An der Entnahmestelle ist bei flacher Schnittführung das feinfaserige Korium, bei zu tiefer das grobfaserige lockere Unterhautbindegewebe sichtbar. Die für die Versorgung der

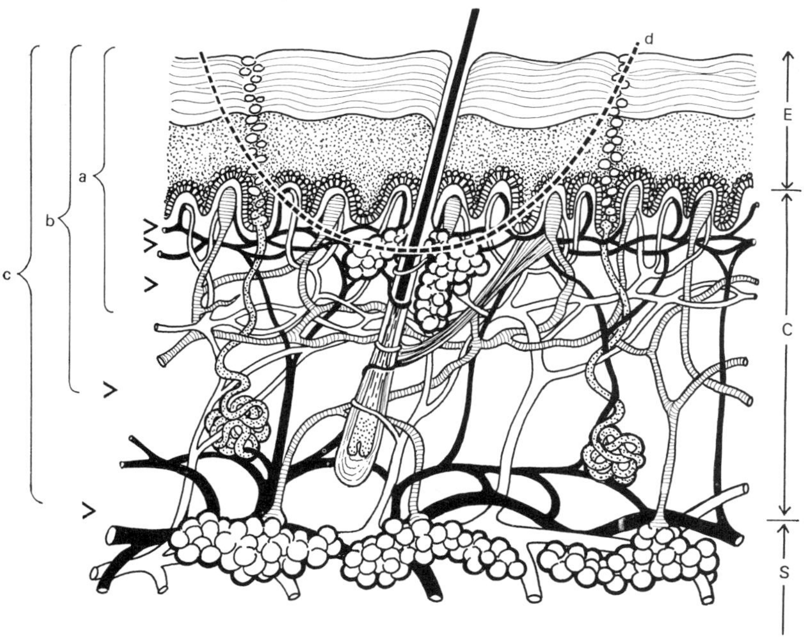

Abb. 72: Schematische Darstellung der für die Entnahme des Transplantats wichtigen Hautschichten

E Epidermis; C Korium; S Subkutis
a dünner Spalthautlappen; b dicker Spalthautlappen; c Vollhautlappen; d dünner Spalthautlappen nach Braun

Spalthautlappen-Vollhautlappen: Der Spalthautlappen wird mit einem Dermatom oder einem flachen Transplantationsmesser entnommen. Dazu wird die Haut gespannt und das Messer in sägenden Zügen in der fixierten Haut geführt. Der Vollhautlappen wird, der Größe der Wunde entsprechend, schonend exzidiert. Unmittelbar nach der Entnahme wird das Transplantat auf der vorbereiteten Wundfläche ausgebreitet, mit einer Kompresse angedrückt und mit Knopfheften (dünner, nicht resorbierbarer Faden) am Rand fixiert. Blut, das sich unter dem Lappen ansammelt, wird vorsichtig weggestrichen.

granulierenden Wundfläche notwendigen Hautstückchen werden in einer Petrischale mit physiologischer Kochsalzlösung gesammelt. Zur Pfropfung wird mit einem schmalen Skalpell oder einem Gräfe-Messer ein etwa 5 bis 8 mm tiefer Stichkanal schräg in das Granulationsgewebe gesetzt. Das Skalpell wird etwas zurückgezogen und der Einschnitt durch leichtes Abwinkeln gespreizt. Das mit einer feinen anatomischen Pinzette gefaßte Transplantat wird an der Klinge entlang vorgeschoben und schließlich mit der Skalpellspitze in die Tiefe gedrückt. Die Transplantate werden im Abstand von etwa 1 cm in die Wunde gepfropft und ggf. durch Druck auf die Granulationsfläche mittels Kompressen in ihrer Lage gehalten, bis die Blutungen sistieren.

Der versorgte Bezirk wird anschließend mit einer weitmaschigen und salbenhaltigen Gaze (Branolind®) oder einer Metallfolie abgedeckt und durch einen Polsterverband geschützt.

Nachbehandlung: Der erste Verbandswechsel erfolgt nach 3 bis 4 Tagen, die weiteren je nach Situation im Abstand von 1 bis 5 Tagen.

Osteosynthese

Osteosynthese mit Schraube

Schrauben werden zur Adaptation der Fragmente mit interfragmentärer Kompression und zur Befestigung einer Platte am rekonstruierten Knochen verwendet. Folgende Schrauben stehen zur Verfügung:

Kortikalisschraube (Gewinde ∅ 4,5 mm; 3,5 mm; 2,7 mm; 2,0 mm; 1,5 mm): Sie hat ein niedriges Gewinde vom Schraubenkopf bis zur Spitze. Sie wirkt als Zugschraube, wenn die schraubenkopfnahe Kortikalis (1. Kortikalis) als Gleitloch und die schraubenkopfferne Kortikalis (2. Kortikalis) als Gewindeloch angelegt werden (Abb. 73).

Spongiosaschraube (Gewinde ∅ 6,5 mm; 4,0 mm): Sie hat in der schraubenkopffernen Hälfte ein hohes Gewinde. Dadurch erreicht sie in der weniger festen Spongiosa der Epi- und Metaphyse festen Halt. Sie wirkt als Zugschraube, wenn ihr gewindetragender Teil vollständig jenseits der Frakturlinie liegt.

Malleolarschraube (Gewinde ∅ 4,5 mm): Sie hat ein niedriges Gewinde in der schraubenkopffernen Hälfte und eine dreikantige Spitze. In spongiösem Knochen schneidet sie sich das Gewinde selbst. Sie wirkt als Zugschraube, wenn das Gewinde vollständig jenseits der Frakturlinie liegt.

Webbsche *Schraube:* Sie besteht aus einer Stange mit einem niedrigen Gewinde, die an einem Ende eine Scheibe oder Schraube trägt. Mit einer vom anderen Ende her aufgedrehten Schraubenmutter werden die Fragmente gegen die Scheibe bzw. Schraube gedrückt. Danach wird der beiderseits überstehende Stangenteil mit einem Seitenschneider abgesetzt.

Für die Kompression der Bruchflächen aufeinander und für die Belastbarkeit der Fragmente ist die Zugrichtung der Schrauben wichtig:

Liegt die Schraube senkrecht zur Knochenachse, ist die Kompression gut und die axiale Belastbarkeit optimal.

Liegt die Schraube senkrecht zur Fraktur, ist die Kompression optimal, aber die axiale Belastbarkeit oft nicht ausreichend.

Liegt die Schraube in Richtung der Winkelhalbierenden zwischen der Senkrechten zur Knochenachse und der Senkrechten zum Frakturspalt, sind Kompression und axiale Belastbarkeit gut, aber nicht optimal.

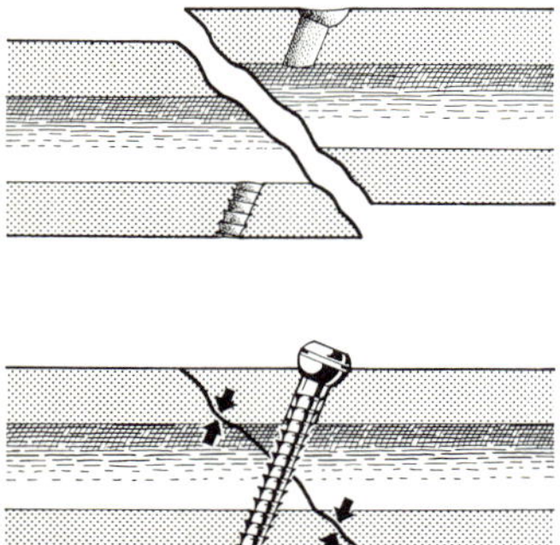

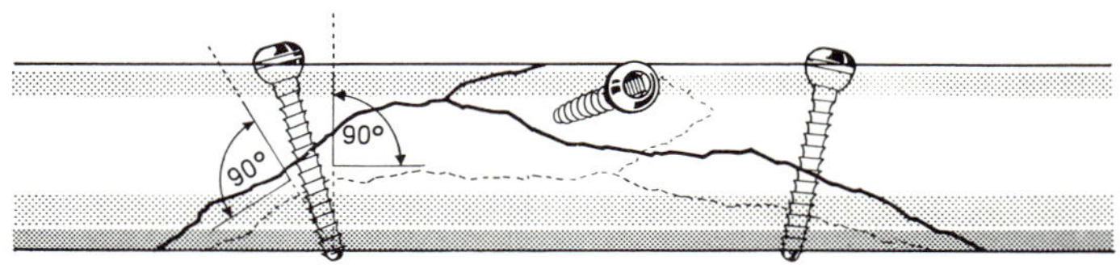

Abb. 73 (links): Interfragmentäre Kompression mit Kortikalisschraube; Schema
Abb. 74 (rechts): Interfragmentäre Kompression bei einer Spiralfraktur mit Drehkeil; Schema

Jede Schraube muß das Fragment in der Mitte fassen, damit die interfragmentäre Kompression gleichmäßig erfolgt.

Deshalb sollten

- bei einem Schräg- oder Spiralbruch die Zugschrauben ggf. versetzt, jedoch möglichst senkrecht zur Knochenachse und stets in der Mitte des Gegenfragments plaziert werden;
- bei einem Drehkeil die Verbindung der beiden Hauptfragmente, falls möglich, durch eine senkrecht zur Knochenachse liegende Schraube hergestellt und der Drehkeil mit je einer Schraube, die in Richtung der Winkelhalbierenden zwischen der Senkrechten zur Knochenachse und der Senkrechten zum Frakturspalt liegen, an die beiden Hauptfragmente fixiert werden (Abb. 74).

Vorgehen:
Kortikalis-Zugschraube (Gewinde nur in 2. Kortikalis fassend): Mit einem in der Gewebeschutzhülse gesicherten Spiralbohrer wird das Gleitloch bis zur Fraktur gebohrt (Abb. 75 a), dann die Bohrbüchse eingesetzt (b) und das Gewindeloch im Fragment jenseits der Fraktur (c) gebohrt. Nun wird die Auflage für den Schraubenkopf mit der Kopfraumfräse (d) hergerichtet und die Schraubenlänge mit dem Schraubenmeßgerät bestimmt (e). Danach wird mit dem in der Gewebeschutzhülse gesicherten Gewindeschneider das Gewindeloch präpariert (f) und die Kortikalisschraube eingedreht (g).

Bei Verwendung von 2,7 mm, 2,0 mm und 1,5 mm starken Kortikalisschrauben wird zunächst das Gewindeloch gebohrt (2,0–1,5–1,0 mm Bohrer), das dann im schraubenkopfnahen Fragment zum Gleitloch aufgebohrt wird (2,7–2,0–1,5 mm Bohrer). Danach wird die Auflage für den Schraubenkopf ausgefräst, die Schraubenlänge bestimmt, das Gewinde mit dem Gewindeschneider hergerichtet und die Schraube eingedreht.

Spongiosa-Zugschraube (Gewindeteil nur jenseits des Frakturspalts liegend): Mit einem in der Gewebeschutzhülse gesicherten Spiralbohrer (∅ 3,2 mm bzw. 2,0 mm) wird der Bohrkanal gelegt. Danach wird die Auflage für den Schraubenkopf ausgefräst, die Schraubenlänge gemessen, mit dem Gewindeschneider (∅ 6,5 mm bzw. 3,5 mm) das Gewinde geschnitten und die Schraube eingedreht.

Malleolar-Zugschraube (Gewindeteil liegt jenseits des Frakturspalts): Mit einem in der Gewebe-

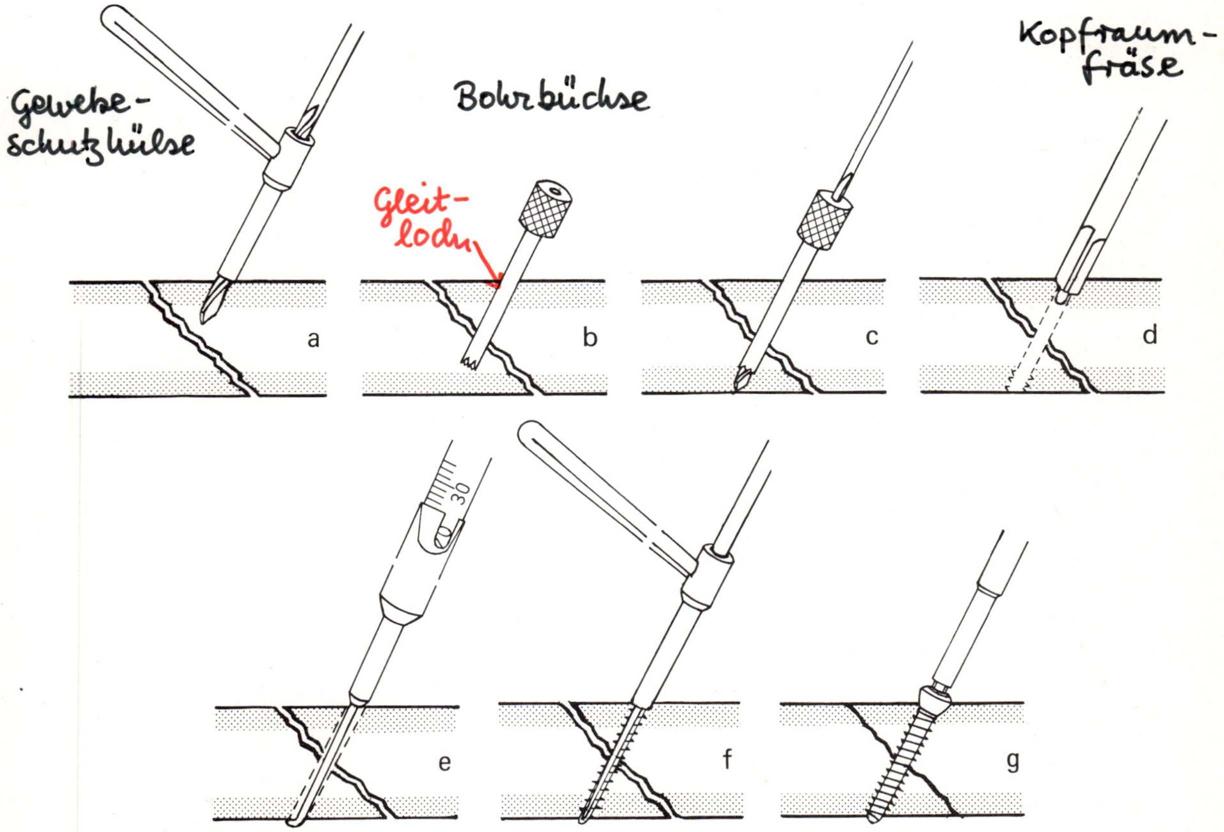

Abb. 75: Schrägfraktur
a Bohrung des Gleitlochs; b Bohrbüchse eingesetzt; c Bohrung des Gewindelochs; d Ausfräsen mit der Kopfraumfräse; e Schraubenmeßgerät eingeführt; f Schneiden des Gewindes mit dem Gewindeschneider; g Eindrehen der Schraube

schutzhülse gesicherten Spiralbohrer (∅ 3,2 mm) wird der Bohrkanal gelegt und die Auflage für den Schraubenkopf ausgefräst. Anschließend wird mit dem Schraubenmeßgerät die Schraubenlänge bestimmt und die Schraube eingedreht.

WEBBsche *Schraube:* Mit einem in der Gewebeschutzhülse gesicherten Spiralbohrer wird der Bohrkanal gelegt und die Gewindestange bis zum Anschlag der feststehenden Scheibe eingelegt.

Dann wird die Schraubenmutter vom freien Ende her aufgedreht und fest angezogen. Schließlich wird der beiderseits überstehende Stangenteil mit dem Seitenschneider abgesetzt.

Osteosynthese mit Platte

Die am rekonstruierten Knochen anmodellierte Platte hat Kompression, Neutralisation und/oder Abstützung zu gewährleisten. Sie wird an beiden Hauptfragmenten mit je 3 Schrauben fixiert, die in der Kompakta fünf-, besser sechsmal Halt finden.

Kompression: Die Platte komprimiert die Fragmente axial. Sie wird auf der Zugseite des Knochens als Zuggurtungsplatte (dynamische Kompression) angelegt. Durch Überbiegen der Platte in der Mitte wird eine bessere Auflage und stärkere Kompression der Kompakta der Gegenseite (statische Kompression) erreicht (Abb. 76). Das Überbiegen wird bei Quer- und kurzer Schrägfraktur angewendet. Bei Schrägfraktur kann die Stabilität der axialen Kompression durch eine den Frakturspalt überbrückende Kortikalisschraube verbessert werden.

Die axiale Kompression wird mit Platte und Plattenspanner oder mit der Spann-Gleitloch-Platte erreicht.

Kompression mit Hilfe des Plattenspanners (Abb. 77): Ein Bohrloch wird 5 bis 10 mm von der Fraktur entfernt in einem Fragment (B) gelegt, die erforderliche Schraubenlänge bestimmt und das Gewinde geschnitten. Nach Reposition der Fragmente wird die Platte mit der Schraube locker befestigt und die Reposition am anderen (A) mit einer Fragmenthaltezange gesichert. Nun wird im Fragment A mit der Bohrlehre für den Plattenspanner das Bohrloch zur Befestigung des Spanngeräts gesetzt und mit dem Gewindeschneider hergerichtet. Dann wird das Spanngerät, nachdem sein Haken in der Nute des äußeren Plattenlochs verankert ist, am Knochen festgeschraubt und die Schraube des Plattenspanners leicht angezogen. Nach Überprüfen der Reposition werden für die übrigen Schrauben am Fragment B die Löcher mit Hilfe der Bohrbüchse im Zentrum der Plattenlöcher gebohrt, die Schraubenlängen bestimmt, die

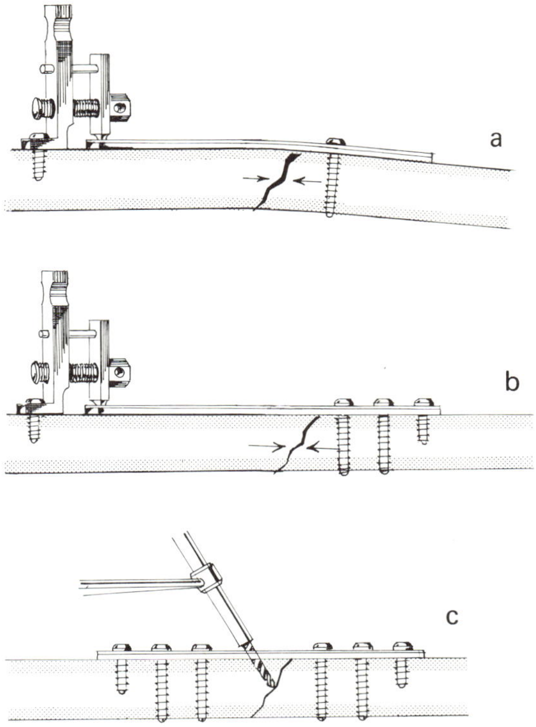

Abb. 76: Schrägfraktur; Osteosynthese mit überbogener Kompressionsplatte und Zugschraube

a vor und b nach Andrehen der Spannschraube; c nach Fixation der Platte Setzen und Herrichten des Bohrkanals für die Zugschraube; Schema

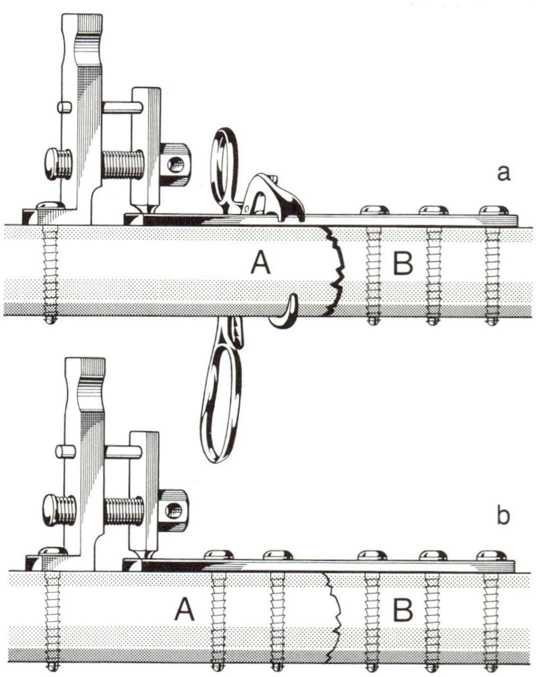

Abb. 77: Interfragmentäre Kompression in axialer Richtung mit Hilfe des Plattenspanners

a vor und b nach Andrehen der Schraube des Plattenspanners zur Kompression der Fragmente; Schema

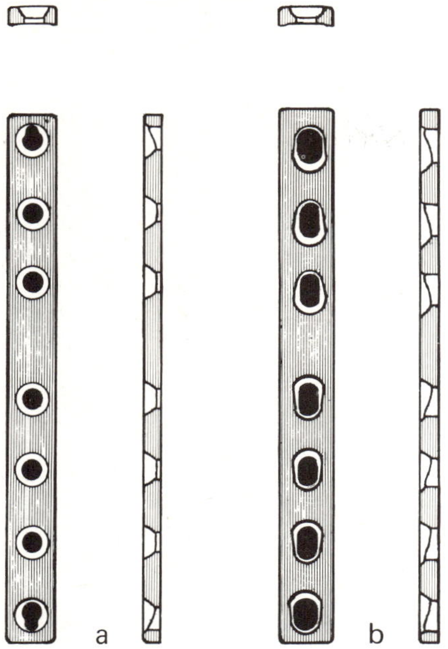

Abb. 78: a Rundlochplatte mit Nute für Spanngerät; b Spann-Gleitloch-Platte (dynamische Kompressionsplatte, DCP)

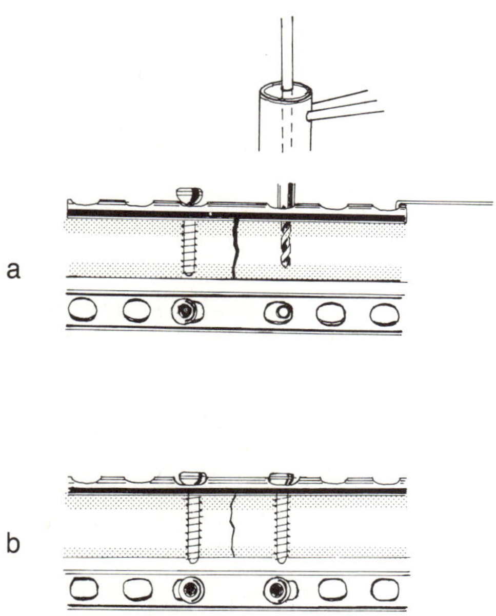

Abb. 79: Interfragmentäre Kompression in axialer Richtung mit Spann-Gleitloch-Platte

a Platte mit einer Schraube locker fixiert, Bohrung mit exzentrischer Bohrbüchse; b Schrauben in Endstellung; Schema

Bohrkanäle mit dem Gewindeschneider hergerichtet und die Schrauben eingedreht. Erst jetzt werden die Fragmente durch Andrehen der Schraube des Plattenspanners so gut wie möglich aneinandergedrückt und dann, wie beschrieben, im Fragment A die entsprechenden Schrauben eingedreht.

Abschließend wird die Spannschraube aufgedreht, das Spanngerät abgenommen und im letzten Plattenloch eine Schraube gesetzt.

Kompression mit Hilfe der Spann-Gleitloch-Platte (dynamische Kompressionsplatte) (Abb. 78 b): Das Schraubenloch der Spann-Gleitloch-Platte ermöglicht, abhängig von der Art der Bohrung, ein Gleiten des Schraubenkopfes. Es erlaubt, die Schraube in jeder Richtung schräg einzuführen und sie damit der Situation besser angepaßt setzen zu können.

Bohrt man das Loch mit der exzentrischen Bohrbüchse, so wird die Schraube extrem außen an der Lochkante gesetzt. Beim Eindrehen der Schraube wird die Platte bzw. der Knochen um 1 mm verschoben. Es ist üblich, nur eine Schraube mit der exzentrischen Bohrbüchse zu setzen. Wenn eine zweite Schraube mit der exzentrischen Bohrbüchse im selben Fragment plaziert werden soll, muß die zuerst eingesetzte Schraube während des Spannens gelockert werden.

Wird das Bohrloch mit der neutralen Bohrbüchse gelegt, wird die Schraube nahe der Schlußposition gesetzt. Beim Eindrehen der Schraube entsteht dadurch eine geringe Kompressionswirkung (0,1 mm).

Vorgehen: Nach Repositon und provisorischer Fixation der Fragmente wird die Lage der Platte bestimmt und das erste Bohrloch etwa 5 bis 10 mm von der Fraktur entfernt gebohrt. Nach Schneiden des Gewindes wird die Platte mit der ersten Schraube locker fixiert und nach einwandfreier Reposition der Fragmente mit einem Haken zur Fraktur hin gezogen, so daß sich die Schraube extrem am Rand des Plattenlochs befindet (Abb. 79 a). Das zweite Bohrloch wird im anderen Fragment mit Hilfe der exzentrischen Spannbohrbüchse gebohrt und hergerichtet. Beim Eindrehen beider Schrauben werden die Fragmente unter Kompression adaptiert (Abb. 79 b). Die Bohrungen für die anderen Schrauben werden mit der neutralen Bohrbüchse gesetzt. Schließlich wird in jedem Bohrloch nach Bestimmen der Schraubenlänge das Gewinde geschnitten und die Schraube eingedreht.

Die Spann-Gleitloch-Platte (DCP) kann auch mit dem Plattenspanner angebracht oder als Neutralisationsplatte gesetzt werden. Als Abstützplatte wirkt sie, wenn die Bohrlöcher mit Hilfe der geraden Steck-Bohrbüchse gelegt werden. Die in der Endposition gesetzten Schrauben bewirken keine Kompression im Frakturbereich.

Neutralisation: Die Platte hat zur Entlastung der mit interfragmentärer Kompression fixierten Bruchstücke störende Torsions-, Scher- und Biegekräfte abzufangen. Die Platte wird möglichst auf der Zugseite des wieder aufgebauten Knochens befestigt. Die Zugschraube(n) kann (können) neben der Platte oder im Plattenloch gesetzt werden.

Die Stabilität der Osteosynthese wird erhöht, wenn neben der interfragmentären Kompression mit Zugschraube(n) eine geringe axiale Kompression erreicht wird. Deshalb wird die Platte am Knochen so angepaßt, daß sie über der Fraktur 1 bis 2 mm vom Knochen absteht (Abb. 80).

Vorgehen: Die Platte wird zunächst an beiden Enden und dann von peripher nach zentral angeschraubt. Zu beachten ist, daß das nächste Loch erst dann gebohrt wird, wenn die vorangegangene Schraube angezogen worden ist.

Abstützung: Eine nur zur Sicherung einer anatomisch (ausreichend) guten Rekonstruktion angebrachte Platte ohne Kompression zwischen den Hauptfragmenten wird als Abstützplatte bezeichnet. Sie ist möglichst auf der Zugseite des Knochens anzubringen. Bei unzureichender oder fehlender Abstützung auf der Gegenkortikalis wird die Platte auch auf Biegung beansprucht. In diesem Fall ist der Defekt mit autologer Spongiosa auszufüllen. Zur Überbrückung bzw. zur Verringerung der kritischen Situation ist bei Humerus- oder Femurfraktur strikte Bewegungseinschränkung (Käfigruhe, Leinenzwang), bei Tibia- oder Radius- und Ulnafraktur eventuell auch ein ruhigstellender Verband angezeigt.
(nur b. Tibiakopffrakturen zur Erhaltung des Niveaus im Kniegelenk!)

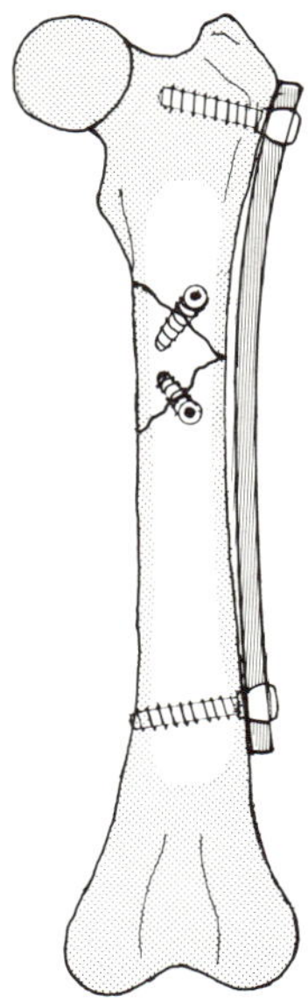

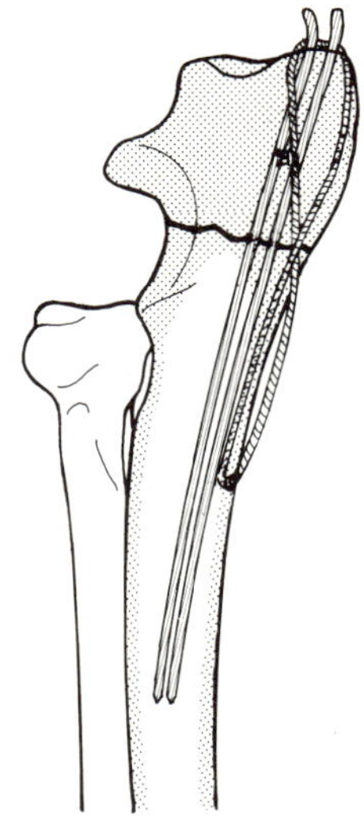

Abb. 80 (links): Schrägfraktur mit Fissur; interfragmentäre Kompression mit zwei Zugschrauben; im Frakturbereich schwebende Neutralisationsplatte, zunächst peripher fixiert; Schema

Abb. 81 (rechts): Olecranonfraktur; Osteosynthese mit Zuggurtungsdraht und Bohrdrähten; Schema

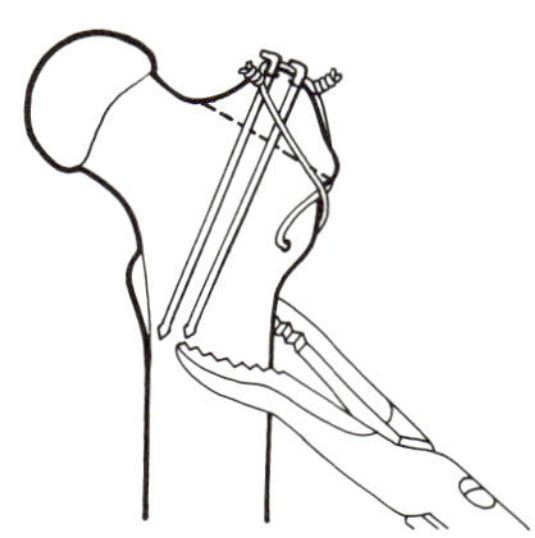

Abb. 82: Adaptation des Trochanter major nach Osteotomie mit Zuggurtungsdraht und Bohrdrähten; Schema

Zuggurtung mit Draht

Eine dynamische Kompression wird erreicht, wenn der Draht die Zugbeanspruchung aufnimmt und in Druck, der vom Knochen abgestützt wird, umwandelt. Durch die Spannung des Drahtes und die Muskelkontraktion wird axiale interfragmentäre Kompression erzeugt (Abb. 81, 82).

Mit Spickdrähten werden die Adaptation des Fragments erhalten, die Rotationsstabilität erreicht und Biegungs- sowie Scherkräfte ausgeschaltet. Der bzw. die Bohrdrähte sollten im Hauptbruchstück wenigstens doppelt so lang sein wie im Abrißfragment.

Mit bilateraler Verdrillung zweier Drähte kann eine der Situation besser angepaßte Spannung erreicht werden (Abb. 82).

Vorgehen: Das Fortsatzfragment wird reponiert und mit zwei Bohrdrähten adaptiert. Zur Verankerung des Zuggurtungsdrahtes wird ein Bohrkanal horizontal durch die Kompakta gelegt. Der Zuggurtungsdraht wird durch den Bohrkanal geführt und auf der Zugseite der Fraktur gekreuzt. Danach wird ein Drahtende um die aus dem Knochen ragenden Bohrdrähte gelegt und mit dem anderen Drahtende verdrillt. Die überstehenden Bohrdrahtenden werden etwas aufgebogen, mit dem Seitenschneider gekürzt und dem Knochen durch Drehen angelegt.

Die Indikation zur Drahtzuggurtung ist bei Fraktur oder Osteotomie eines Knochenfortsatzes, wie Acromion, Olecranon, Trochanter major, Malleolus und bei Fraktur des Calcaneus sowie der Patella gegeben.

Osteosynthese mit intramedullärem Kraftträger

Marknagelung nach KÜNTSCHER: Das Prinzip der Marknagelung ist eine Schienung der Fraktur von der Markhöhle her. Die Schienung wird durch eine elastische Verklemmung des im Profil kleeblatt-, V- oder U-förmigen Nagels in der Markhöhle beider Fragmente erreicht. Durch Muskelkontraktion und Belastung der Gliedmaße entsteht sekundär eine (stabilisierende) axiale interfragmentäre Kompression.

Bei der gedeckten Marknagelung wird die Fraktur nicht dargestellt. Der Nagel wird entfernt von der Fraktur in das proximale Fragment eingeführt und, nach Reposition der Fragmente, unter Röntgenkontrolle am Führungsspieß entlang in das distale Fragment vorgetrieben.

Die Aufweitung der Markhöhle ist nicht erforderlich, wenn der Durchmesser des Nagels dem der Markhöhle im Bereich der Fraktur entspricht und der Nagel im distalen und proximalen Fragment festen Halt findet.

Die Fixation der reponierten Fragmente zur Nagelung ist gedeckt oft schwierig und die Strahlenbelastung für Operateur und Helfer wegen der häufig notwendigen Durchleuchtungskontrollen nicht selten erheblich.

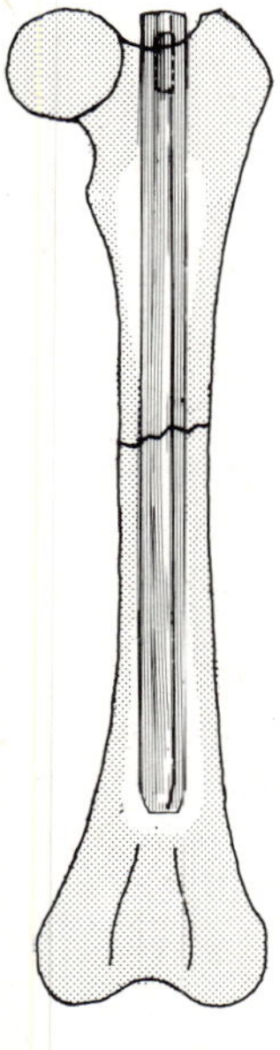

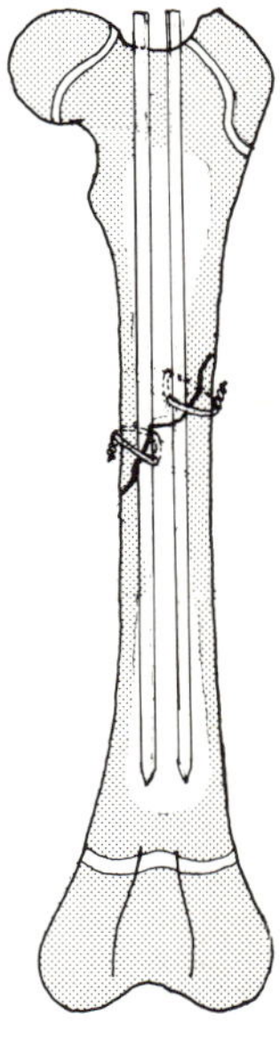

Abb. 83 (links): Querfraktur; Osteosynthese mit Marknagel nach KÜNTSCHER; Schema

Abb. 84 (rechts): Schrägfraktur; Minimalosteosynthese mit STEINMANN-Nägeln und Hemicerclagen; Schema

Bei der offenen Marknagelung wird die Fraktur dargestellt. Die Reposition der Fragmente und das Einführen des Nagels in das distale Fragment erfolgen unter Sicht.

Die Indikation zur Marknagelung ist bei einer Quer- oder kurzen Schrägfraktur der Femurdiaphyse (Abb. 83), im Bereich der sanduhrförmigen Verengung der Tibiamarkhöhle und am Übergang vom mittleren zum distalen Drittel des Humerus gegeben, sofern keine Fissur vorliegt.

Nagelung nach RUSH: Der Nagel nach RUSH (RUSH-Pin) ist ein runder, elastisch-federnder Nagel, der vor dem Einschlagen der Situation entsprechend gebogen werden muß.

Er hat eine einseitig angeschrägte Spitze und ein hakenförmig aufgebogenes Ende. Der gebogene Nagel wird im Bereich der Epi- bzw. Metaphyse im Winkel von etwa 30° zur Längsachse des Knochens eingeführt. Die schräge Nagelspitze gleitet zunächst an der Gegenkortikalis entlang und kommt wegen der Nagelkrümmung wieder an die diesseitige Kortikalis zu liegen. Durch die Auflage des gebogenen Nagels an drei Stellen entsteht eine elastisch dynamische Verspannung, die sekundär in axialer Richtung durch den Muskeltonus und die Belastung ergänzt wird. Mit einem RUSH-Pin ist eine ausreichend korrekte und sichere Fixation nur zu erzielen, wenn die Nagelkrümmung den Fragmenten exakt im Frakturbereich und unter Spannung anliegt. Gewöhnlich werden zwei RUSH-Pins appliziert, wobei der 2. Nagel von der gegenüberliegenden Seite aus eingeführt wird. Durch die zusätzliche und sich entgegengesetzt auswirkende Verspannung kann eine feste und rotationsstabile Adaptation eines kleineren Fragments an ein großes Bruchstück erreicht werden.

Die Fraktur wird, von seltenen Ausnahmen abgesehen, dargestellt. Nach Bohren der Einschlaglöcher werden beide Nägel zunächst bis zur Fraktur und in das andere (große) Fragment eingeführt und dann im Wechsel vorgetrieben. Beim Einschlagen der gebogenen Nägel, die sich jenseits der Fraktur im großen Fragment kreuzen müssen, ist die Reposition sorgfältig zu erhalten.

Die Fraktur eines sehr kleinen Knochens kann mit KIRSCHNER-Bohrdrähten nach dem gleichen Prinzip versorgt werden. Die Indikation zur Nagelung nach RUSH ist bei gelenknaher Fraktur und ausgewählten Schaftfrakturen gegeben.

Nagelung nach STEINMANN: Der starre, runde Nagel (STEINMANN-Pin) ist in zwei Ausführungen — mit langer mehrkantig angeschliffener Spitze sowie mit kurzem Anschliff und kurzem, niedrigen Schraubengewinde — in Gebrauch. Der Nagel wird vom Knochenende her in die Markhöhle des einen und, nach Reposition, weiter in die des anderen Fragments eingedrillt. Der Nagel muß am

Bohrloch und mit der Nagelspitze festen Halt haben. Im Bereich der Fraktur sollte der Durchmesser des Nagels dem der Markhöhle entsprechen. Ist das nicht der Fall, können zur Verbesserung von Adaptation und Stabilität, vor allem Rotationsstabilität, entweder zwei oder mehr Nägel in die Markhöhle eingeführt oder die Nagelung mit Cerclage(n), Hemicerclage(n) und ggf. eingedrillten Bohrdrähten kombiniert werden.

Durch die Muskelkontraktion und die Belastung entsteht sekundär eine stabilisierende axiale interfragmentäre Kompression. Gewöhnlich wird nach minimaler Darstellung der Fraktur, d. h. offen genagelt. Bei der offenen Nagelung kann der Nagel retrograd, d. h. von der Bruchstelle her, in bzw. durch das eine Fragment und nach Reposition zurück in das andere gedrillt werden.

Die geschlossene Nagelung ist möglich, wenn die Fraktur gut palpierbar ist, die reponierten Fragmente mit den Fingern sicher fixiert werden können und zusätzliche Maßnahmen nicht die Darstellung des Frakturbereichs erfordern.

Die Indikation zur Marknagelung mit dem Nagel nach STEINMANN ist bei einer Quer- oder kurzen Schrägfraktur der Femurdiaphyse, im Bereich der sanduhrförmigen Verengung der Tibiamarkhöhle und am Übergang vom mittleren zum distalen Drittel des Humerus gegeben. Eine Erweiterung der Indikation ergibt sich, wenn Wirkungsprinzip und Technik ergänzender Stabilisierungsmaßnahmen beachtet und beherrscht werden.

Bündelnagelung: Durch Ausfüllen der Markhöhle mit dünnen, von einem seitlichen Bohrloch in der Metaphyse aus eingeschlagenen Nägeln wird eine intramedulläre Schienung der Fraktur erreicht (Abb. 85). Durch Belastung und Muskeltonus entsteht axiale interfragmentäre Kompression. Die Schnürung im Einschlag, die Schienung der Markraumtaille und die Spreizung der Nägel in der Metaphyse des anderen Fragments bewirken Fixation und Rotationsstabilität. Im Vergleich zum die Markhöhle ausfüllenden Nagel ist beim Nagelbündel wegen der Elastizität der Nägel ein geringes Federn bei der Belastung möglich. Bei Belastung nicht ausreichend stabil fixierter Fragmente wird durch die Instabilität das Gewebe im Bereich der Schnürung an der Einschlagstelle abgebaut. Die Folge in Form einer Kettenreaktion ist die Lockerung der Nägel.

Vorgehen: Die Fraktur wird, von Ausnahmen abgesehen, dargestellt. Die Nägel werden von einem seitlichen Bohrloch in der Metaphyse bis zur Fraktur eingeführt und, nach Reposition, unter Sicht in das andere Fragment vorgetrieben.

Die Indikation zur Bündelnagelung kann bei einer Quer- oder kurzen Schrägfraktur in der Femur- und Tibiadiaphyse sowie am Übergang vom mittleren zum distalen Drittel des Humerus gegeben sein.

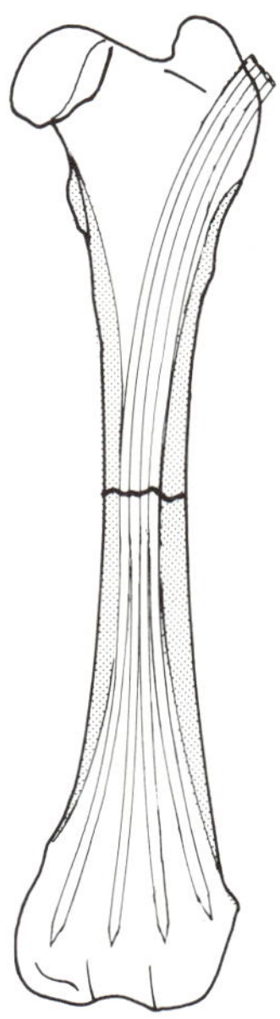

Abb. 85: Querfraktur; Osteosynthese durch Bündelnagelung; Schema

Osteosynthese mit externer Fixation

Zur äußeren Schienung werden in das proximale und in das distale Hauptfragment je zwei oder mehr Bohrdrähte bzw. STEINMANN-Nägel gedrillt und nach Reposition der Fragmente die Enden der Implantate außerhalb der Haut durch Stahlschiene(n) oder Kunststoff fest miteinander verbunden.

Bilaterale Transfixation: Nach minimaler Hautinzision werden je zwei Bohrdrähte in das proximale und das distale Hauptfragment so weit gebohrt, bis sie nach Perforation der Haut auf der Gegenseite 3 bis 4 cm hervorragen. Die der Größe und dem Gewicht des Patienten entsprechend starken Bohrdrähte werden in den Hauptfragmenten divergierend gesetzt. Die Bohrrichtung ist so zu wählen, daß die Implantate bei ovalem Knochen etwa von Scheitel zu Scheitel des Querschnitts liegen. Um einer hitzebedingten Gewebsschädigung vorzubeugen, sind die Bohrdrähte mit niedriger Tourenzahl einzudrillen und dabei sorgfältig zu kühlen. Der Abstand der frakturnah gelegten Bohrdrähte vom Frakturspalt sollte mindestens der Knochenbreite entsprechen.

Die beiderseits über die Haut hervorstehenden Enden der Bohrdrähte werden etwa 2 bis 3 cm über der Haut umgebogen, abgesetzt und, nach gedeckter oder offener Reposition der Fragmente, zunächst auf der einen und dann auf der anderen Seite durch eine Brücke aus polymerisierendem Kunststoff (Technovit®) fixiert. Eine geringe axiale Kompression kann dadurch erreicht werden, daß bei der Härtung die der Fraktur benachbarten Implantate gegeneinander gedrückt werden. Da bei der Polymerisation Wärme entsteht, ist der Kunststoff zu kühlen. Die Kunststoffschiene sollte von der Haut einen Abstand von etwa 1 bis 2 cm haben, damit Haut und Wunde zu übersehen und zugänglich sind. Die Hautwunden an den Bohrdrähten sind ggf. mit Knopfheften zu verkleinern und durch Auflage von Gaze zu schützen.

Zum Entfernen der Implantate werden die Bohrdrähte mit dem Seitenschneider unter der Kunststoffbrücke durchgeschnitten.

Die Indikation zur bilateralen Transfixation kann bei Fraktur, Pseudarthrose oder Korrekturosteotomie an Radius, Ulna und Tibia sowie zur vorübergehenden Immobilisation des Vorderfußwurzel- oder Sprunggelenks gegeben sein.

Bilateraler Fixateur externe: Durch beide Hauptfragmente werden zwei Steinmann-Nägel gedrillt und an die überstehenden Enden medial und lateral ein Rohr mit Haltebacken geschraubt. Mit je einem auf beide Schienen geschraubten Druckspanner können die Backen mit dem Implantat verschoben werden. Dadurch können die Fragmente komprimiert, also eine axiale interfragmentäre Kompression, oder mit entgegengesetzt aufgeschraubtem Druckspanner auseinander gezogen, eine Distraktion ausgeübt werden.

Nach offener oder gedeckter Reposition wird der erste Nagel im distalen und der zweite im proximalen Fragment gesetzt. Dazu wird zunächst eine Bohrbüchse mit Bolzen senkrecht zum Knochen eingeführt. Nach Entfernen des Bolzens wird der Knochen durchbohrt und der Nagel eingedreht. Nach Aufschrauben des Rohres auf beiden Seiten mit Standardbacken (distal) und schwenkbaren Doppelbacken (proximal) wird Kompression bzw. Distraktion ausgeübt. Danach werden in beiden Fragmenten die 2. Bohrung mit der Bohrbüchse durch die Haltebacken gelegt, die Nägel eingeführt und am Rohr festgeschraubt.

Die Indikation für den bilateralen Fixateur externe kann bei Mehrfragmentbruch, offener Fraktur 2. oder 3. Grades und bei der Verlängerungsosteotomie von Radius, Ulna oder Tibia sowie zur Distraktion der Ulna (ohne Osteotomie) gegeben sein.

Unilaterale Transfixation: In beide Hauptfragmente werden zwei oder mehr Bohrdrähte so eingedrillt, daß die Bohrdrahtspitze in der Gegenkortikalis festen Halt hat. Die der Beanspruchung entsprechend starken Bohrdrähte werden am jeweiligen Fragment konvergierend im Winkel von 40 bis 60° zur Knochenlängsachse, am Kiefer zur Knochenoberfläche gesetzt. Die Enden der Bohrdrähte werden, abhängig vom Durchmesser der geplanten Kunststoffschiene, 2 bis 5 cm über der Haut umgebogen, abgesetzt und nach offener oder gedeckter Reposition der Fragmente mit der Kunststoffschiene fest verbunden.

Die Bohrdrähte sind zur Vermeidung von Gewebsschäden durch Hitze mit geringer Tourenzahl einzudrillen und dabei zu kühlen.

Ggf. kann die Adaptation der Fragmente mit Hemicerclagen verbessert werden. Das Gewebe ist gegen die bei der Polymerisation entstehende Wärme durch Kühlen des Kunststoffs zu schützen. Die Schiene sollte von der Haut so weit abstehen, daß Haut und Wunde zu übersehen und einfach zu versorgen sind. Zum Entfernen werden die Bohrdrähte mit dem Seitenschneider unter der Kunststoffschiene durchgeschnitten und herausgedreht.

Die Indikation zur unilateralen Transfixation kann bei Mehrfragmentfraktur von Unterkiefer, Humerus oder Femur, bei offener Fraktur 2. und 3. Grades sowie bei Korrekturosteotomie gegeben sein.

Unilateraler Fixateur externe: In beide Hauptfragmente werden zwei Gewindedrähte bzw. Steinmann-Nägel (mit Gewinde) so eingedrillt, daß die Implantatspitze in der zweiten Kortikalis festen Halt hat. Die Enden der gekürzten Gewindedrähte bzw. die der Nägel werden mit schwenkbaren Haltebacken am Rohr fixiert. Mit einem auf das Rohr geschraubten Druckspanner kann die Haltebacke mit dem Implantat verschoben und, abhängig von der Applikation des Spanners, unter Druck oder Zug gesetzt werden.

Nach offener oder gedeckter Reposition der Fragmente wird der erste Gewindedraht nach Stichinzision der Haut mit der Gewebeschutzhülse im proximalen Fragment und der zweite Gewindedraht im distalen Fragment im Winkel von 45° zur Knochenlängsachse konvergierend gesetzt. Bei Verwendung von Steinmann-Nägeln werden mit der Bohrbüchse die Bohrkanäle gelegt und dann die Nägel eingedreht. Nach Setzen des ersten und zweiten Implantats werden deren Enden mit schwenkbaren Haltebacken an der Schiene angeschraubt und mit dem Spanner in die erforderliche Position gebracht. Danach werden das dritte und vierte Implantat durch die aufgeschobenen Haltebacken im Winkel von 45 bis 60° konvergierend zu den zuerst eingebrachten Implantaten in beide Fragmente eingedrillt bzw. die Bohrkanäle gelegt, die Nägel eingedreht sowie deren Ende mit den Haltebacken am Rohr angeschraubt. Zu beachten ist, daß sich die Spitzen der Gewindedrähte in einem kurzen Fragment nicht berühren dürfen.

Die Indikation für den unilateralen Fixateur externe kann bei Mehrfragmentbruch, bei offener Fraktur 2. und 3. Grades sowie bei Korrekturosteotomie gegeben sein.

Schmerzausschaltung

Sedation und Narkoseprämedikation

Zur Beruhigung aufgeregter, unleidlicher oder widerspenstiger Tiere dienen Mittel, die eine zentrale Dämpfung der motorischen und psychischen Funktionen bewirken (Sedativa, Neuroleptika), sowie Mittel, die auch eine Herabsetzung der Schmerzempfindung hervorrufen (Analgetika). Mit diesen Medikamenten werden Teilnahmslosigkeit gegenüber der Umgebung und Abschwächung der Angst- und Schreckreaktionen erreicht.

Die Sedation ermöglicht Untersuchungen, gegen die sich das Tier sträubt, wie Endoskopie, Röntgen sowie Operationen in Lokalanästhesie am fixierten Tier. Die Narkoseprämedikation erleichtert die Narkoseeinleitung, verringert die unerwünschten Nebenwirkungen sowie die Dosis des Narkosemittels und bewirkt eine ruhigere Anflutungs- und Aufwachphase.

Zur Sedation dienen in erster Linie Psychosedativa (verschiedene Neuroleptika, Tranquilizer, Xylazin). Sie wirken tierartlich und dosisabhängig unterschiedlich stark beruhigend. Zum Teil legen sich die Tiere nieder. Ihre Wirkung ist um so ausgeprägter, je weniger das Tier vor der Applikation und während der Anflutung erregt und beunruhigt wird. Die Zugabe starker Analgetika (Morphin und ähnlich wirkende Präparate) verstärkt die sedative Wirkung und dämpft die Schmerzempfindung, was besonders zur Narkoseprämedikation erwünscht ist. Bei Kurznarkosen ohne sedative Prämedikation und bei Eingriffen im Bereich des vorderen Abdomens, des Thorax oder des Halses ist die Applikation eines parasympathikolytisch wirkenden Mittels (Atropinum sulfuricum) angezeigt.

Die Beruhigungsmittel können intravenös appliziert werden. Für die Praxis ist es jedoch vorteilhaft, daß die einzelnen Mittel auch intramuskulär oder per os verabfolgt werden können, weil bei widersetzlichen Tieren die intravenöse Injektion mit Schwierigkeiten oder Gefahren verbunden sein kann. Wegen der großen Dosierungsbreite der Neuroleptika und Analgetika ist in der Regel eine Dosierung nach Gewichtsschätzung ausreichend.

Die angegebenen Dosierungen sind als Richtwerte anzusehen, die jedoch individuell und nach Zustand des Patienten zu variieren sind.

Allgemein gilt, daß junge, gesunde, aufgeregte Tiere und solche kleinwüchsiger Rassen eine höhere Dosis benötigen. Alte, organisch kranke, ruhige Tiere und Vertreter großwüchsiger Rassen sollten eine niedrigere Dosis pro kg Körpermasse (KM) erhalten.

Sedation des Hundes

Neuroleptika

Sie bewirken eine nach Rasse und Mittel unterschiedlich starke psychische Indifferenz, motorische Beruhigung und Dämpfung des vegetativen Nervensystems. Die Sedation ist für bestimmte Untersuchungen, nicht aber für schmerzhafte Maßnahmen ausreichend. Gelegentlich treten in der Anflutungsphase extrapyramidale Reizerscheinungen wie Hyperkinesie, Beißen in Gegenstände und Scharren auf. Stärker wirkende trizyklische Neuroleptika sind bei Schock, Herzinsuffizienz, Leber- und Nierenkrankheiten zu vermeiden.

Propionylpromazin 0,2–0,5 mg/kg KM (= 0,02–0,05 ml Combelen® 1 %/kg KM) intramuskulär.

Die Sedation ist nach 10 bis 15 Minuten ausgeprägt und hält 1 bis 3 Stunden an.

Prothipendyl 1–5 mg/kg KM (= 0,02–0,1 ml Dominal®/kg KM) intramuskulär.

Die Beruhigung tritt nach 15 bis 30 Minuten ein und hält bis zu 10 Stunden an.

Triflupromazin 0,5–2 mg/kg KM (= 0,05–0,2 ml Psyquil® 1 % oder 0,025–0,1 ml Psyquil® 2 %/kg KM) intramuskulär. Die Wirkung ist der von Combelen® ähnlich.

Acepromazin 0,1–0,2 mg/kg KM (= 0,01–0,02 ml Vetranquil®/kg KM) intramuskulär, 1–2 mg/kg KM (= ½–1 Teelöffel Acepromazingranulat 1 %/10 kg KM) per os.

Die Wirkung des Acepromazins ist wie die von Combelen®. Nach oraler Verabreichung in Trinkwasser oder Futter setzt die Wirkung nach etwa 30 Minuten ein und hält 6 bis 12 Stunden an.

Die orale Applikation ist zur Beruhigung sehr widersetzlicher Tiere insbesondere dann geeignet, wenn eine Behandlung über mehrere Tage notwendig ist.

Droperidol 1–2 mg/kg KM (= 0,4–0,8 ml Dehydrobenzperidol® 0,25 %/kg KM) intramuskulär.

Dehydrobenzperidol beeinträchtigt die Kreislaufregulation kaum und wird rasch abgebaut. Es ist daher zur Sedation schockgefährdeter, kranker und alter Patienten geeignet. Die Wirkung hält 1 bis 2 Stunden an.

Tranquilizer (Psychosedativa)

Diazepam 0,5 mg/kg KM (= 0,1 ml Valium®/kg KM) intramuskulär.

Wegen seiner ausgeprägten zentral relaxierenden und antikonvulsiven Wirkung ist Valium® zur Sedation bei erhöhter Krampfbereitschaft (Status epilepticus, Myelographie, postnarkotische Exzitation) geeignet. Das Präparat hat keinen direkten Einfluß auf das vegetative Nervensystem. Die Wirkung hält etwa 1 Stunde an.

Neuroleptika und Analgetika

Der Zusatz starker Analgetika (Morphin, seine Derivate und ähnlich wirkende) verstärkt die sedative Wirkung der Neuroleptika und dämpft die Schmerzempfindung, so daß mit Schmerzen verbundene Manipulationen unter dieser Kombination eher ausgeführt werden können. Diese Neuroleptanalgesie-Kombination ist zur Narkoseprämedikation und für Operationen in Lokalanästhesie besonders gut geeignet.

Die Wirkung der starken Analgetika kann durch intravenöse Injektion von Morphinantagonisten aufgehoben werden.

Propionylpromazin 0,1–0,2 mg/kg KM und Levomethadon 0,25–0,5 mg/kg KM (= 0,01–0,02 ml Combelen® und 0,1–0,2 ml Polamivet®/kg KM) intramuskulär. Die Sedation tritt nach 10 bis 15 Minuten ein und hält 1 bis 2 Stunden an. Anstelle von Combelen® kann Polamivet® auch mit den genannten anderen Neuroleptika kombiniert werden.

Xylazin 1 mg/kg KM und Levomethadon ~ 0,35 mg/kg KM (= 0,05 ml Rompun® und 0,15 ml Polamivet®/kg KM) intramuskulär.

Die sehr deutliche Sedation tritt nach etwa 10 Minuten ein. In der Anflutungsphase können Patienten, die nicht nüchtern sind, erbrechen. Die Wirkungsdauer beträgt etwa 30 Minuten. Wegen der kurzen, nicht die Narkosezeit überdauernden Wirkung ist diese Kombination zur Narkoseprämedikation weniger gut geeignet.

Droperidol 1 mg/kg KM und Fentanyl 0,02 mg/kg KM (= 0,4 ml Thalamonal®/kg KM) intramuskulär. Thalamonal® ist ein Mischpräparat aus Droperidol und Fentanyl. Wirkungseintritt nach 10 bis 15 Minuten, Wirkungsdauer 45 bis 60 Minuten. Die Medikation ist für alte und Risikopatienten zu empfehlen.

Analgetika

Analgetika allein sind zur Beruhigung bei Schmerzzuständen angezeigt, z. B. postoperativ oder nach Unfällen, wenn wegen der Schockgefährdung von der Applikation eines Neuroleptikums abgesehen werden muß. In dieser Indikation sind sie auch zur Narkoseprämedikation angezeigt.

Levomethadon 0,6–1,25 mg/kg KM (= 0,25 bis 0,5 ml Polamivet®/kg KM) intramuskulär.

Wirkungsdauer ca. 1 Stunde.

Morphinum hydrochloricum 1–4 mg/kg KM und Atropinum sulfuricum 0,05 mg/kg KM intramuskulär.

Die Wirkung tritt nach 20 bis 30 Minuten ein. Viele Hunde sind zunächst unruhig, erbrechen und setzen Kot und Harn ab. Daher ist die Applikation von Morphin bei Obstructio oesophagi oder Torsio ventriculi kontraindiziert. Die Wirkung hält etwa 1 Stunde an. Die dämpfende Wirkung ist bei aufgeregten Tieren nicht selten unzureichend.

Sedation der Katze

Neuroleptika

Propionylpromazin 1 mg/kg KM (= 0,1 ml Combelen®/kg KM) intramuskulär.

Wirkungseintritt nach 10 bis 15 Minuten. Die Wirkung klingt nach etwa 1 Stunde ab.

Dissoziative Anästhetika

Ketamin 10 mg/kg KM (= 0,1 ml Vetalar®/kg KM) subkutan.

Die Wirkung tritt nach etwa 5 Minuten ein und hält etwa eine halbe Stunde an. Bei Dosierungen von 20–30 mg/kg KM und mehr entsteht ein kataleptoider Zustand, in dem die Schmerzempfindung aufgehoben ist. Der Muskeltonus ist dabei erhöht, Spontanbewegungen sind möglich. Wegen Blutdrucksteigerung und Herzbeschleunigung ist Ketamin bei kreislaufgefährdeten Patienten kontraindiziert.

Narkose (Allgemeinanästhesie)

Allgemeines

Jeder Narkose muß eine gründliche Allgemeinuntersuchung vorausgehen, die insbesondere den Zustand des Kreislaufs und des respiratorischen Systems einschließt. Im Verdachtsfall ist auch die Funktion von Leber und Nieren zu prüfen. Die Wahl des Narkoseverfahrens richtet sich nach der Tierart, dem Allgemeinzustand des Patienten und der Art und Dauer der geplanten Operation. Eine Injektionsnarkose mit einem Narkotikum (Mononarkose) und die langdauernde Neuroleptanalgesie sind in der Regel nur für organgesunde Patienten geeignet. Schonender sind Verfahren, bei denen sedative und analgetische Prämedikation mit verschiedenen Narkotika bzw. Narkoseformen (z. B. Injektion und Inhalation) kombiniert werden. Für Risikopatienten (Notfälle, im Schock befindliche oder schockgefährdete, organisch geschädigte und alte Patienten) ist die steuerbare Inhalationsnarkose ungefährlicher als eine Injektionsnarkose. Die kurzdauernde Injektionsnarkose mit kurzzeitiger Verlängerung durch Nachinjektion nach Wirkung ist weniger belastend als die Applikation eines langwirkenden Narkotikums. Die Neuroleptanalgesie hat den Vorteil der einfachen Applikation und einer großen Dosierungsbreite.

Außer in Notfällen sollte das Tier in den 12 Stunden vor der Narkose kein Futter aufgenommen haben.

Der Narkose sollte die erwähnte medikamentöse Narkosevorbereitung (Prämedikation) vorausgehen. Nur bei kurzer Narkose eines gesunden, jungen Tieres kann ggf. auf die sedative Prämedikation (Neuroleptika oder starke Analgetika oder deren Kombination) verzichtet werden. Zur Verringerung des Narkoserisikos und zur Erleichterung von Applikation und Durchführung der Narkose ist sie aber anzuraten.

Die parasympathikolytische Prämedikation mit Atropin (Atropinum sulfuricum 0,05 mg/kg KM) ist bei Operationen im Nasen-Rachen-Raum, im Bereich des Halses, des Thorax und des vorderen Abdomens notwendig. Beim Einsatz parasympathikomimetisch wirkender Narkosemittel (Äther, Halothan, Methoxyfluran, Barbiturate) ist, sofern keine andere, ausreichend vegetativ dämpfende Prämedikation gegeben wird, ebenfalls die Applikation von Atropin erforderlich.

Narkose des Hundes

Injektionsnarkose

Barbiturat-Narkose: Prämedikation z. B.

- Atropin (Atropinum sulfuricum 0,05 mg/kg KM) subkutan oder intramuskulär, oder
- Neuroleptikum: z. B. Propionylpromazin 0,2 bis 0,5 mg/kg KM (= 0,02–0,05 ml Combelen®/kg KM) bzw. ein anderes Neuroleptikum, oder
- Neuroleptikum und Analgetikum: z. B. Propionylpromazin 0,1–0,2 mg/kg KM und Levomethadon 0,25–0,5 mg/kg KM (= 0,01–0,02 ml Combelen® und 0,1–0,2 ml Polamivet®/kg KM) intramuskulär oder
- ein starkes Analgetikum allein bzw. eine andere Kombination.

Die Prämedikation soll etwa 15 Minuten vor der Barbituratinjektion erfolgen.

Applikation: Die Barbiturate sind intravenös nach Wirkung zu verabreichen. Zur raschen Überwindung des Exzitationsstadiums werden — je nach Wirkung der Prämedikation — die Hälfte bis zwei Drittel der errechneten Barbituratdosis zügig injiziert. Nach einer Pause von etwa 30 Sekunden, bei Applikation von Pentobarbital nach einer Pause von 2 Minuten, wird bis zum Erreichen der gewünschten Narkosetiefe langsam weiter injiziert. Während dieser Injektion sind Atmung und Reflexe zu überprüfen.

Bei Erreichen der gewünschten Narkosetiefe (in der Regel bei Verlust von Lid- und Zwischenzehreflex sowie Vorfall des dritten Augenlids) wird die Injektion abgebrochen. Bei sehr tiefer Sedation (Neuroleptika, starke Analgetika, Xylazin) kann sich die rasche Injektion zur Einleitung erübrigen. Die erforderliche Barbituratmenge liegt in diesen Fällen 25 bis 50 % unter der Dosis, die ohne sedative Prämedikation benötigt wird. Bei Kurznarkosen ist zur bedarfsweisen Nachinjektion das Anlegen einer Verweilkanüle (z. B. Braunüle®) zu empfehlen. Wiederholte Nachinjektion verlängert den Nachschlaf und hebt dadurch den Vorteil der »Kurznarkose« auf.

Barbiturat-Langnarkose

Pentobarbital-Natrium 25–30 mg/kg KM (= 0,25–0,3 ml Nembutal® 10 % oder 0,2 ml Narcoren®/kg KM) bewirkt eine Narkose von etwa einstündiger Dauer mit einem Nachschlaf von 2 bis 3 Stunden. Sie sollte nur bei jüngeren, organisch gesunden Patienten eingesetzt werden. Bei kleinen Hunden ist die Gefahr der Unterkühlung zu beachten.

Barbiturat-Kurznarkose

a) N-methylierte Barbiturate

Hexobarbital-Natrium 30–40 mg/kg KM (Evipan®) Die Narkosedauer beträgt 10 bis 20 Minuten.

Enibomal-Natrium 25–35 mg/kg KM (Eunarcon®)
b) Thiobarbiturate
Methitural-Natrium 30–40 mg/kg KM (Thiogenal®)
Thiopental-Natrium 30 mg/kg KM (Pentothal®, Thiopental-»Lentia«®, Trapanal®)
Thiamylal-Natrium 10–20 mg/kg KM (Surital®)
Nachdosierungen zur Narkoseverlängerung müssen besonders sorgfältig nach Wirkung erfolgen.

Bei Nachinjektion von Barbituraten zur Vertiefung einer nicht voll ausreichenden Neuroleptanalgesie oder zur Verlängerung einer Neuroleptanalgesie sind sehr niedrige Dosierungen (⅓–¼ der Durchschnittsdosis) nötig.

Metomidatnarkose: Prämedikation mit Combelen®-Polamivet®; Hypnorm® oder Thalamonal®.

Metomidat 4–5 mg/kg KM (= 0,08–0,1 ml Hypnodil® 5 %) langsam intravenös.

Nach Prämedikation mit Combelen®-Polamivet® oder Hypnorm® wird eine ca. 15 bis 20 Minuten, nach Prämedikation mit Thalamonal® eine ca. 10 bis 15 Minuten anhaltende Narkose erzielt.

Die Narkose kann durch langsame Nachinjektion von etwa der Hälfte der Anfangsdosis verlängert werden. Hypnodil kann auch zur Verlängerung oder Vertiefung einer Neuroleptanalgesie gegeben werden.

Bereits 2 bis 3 mg Metomidat/kg KM sind zur Intubation und Einleitung einer Inhalationsnarkose ausreichend.

Neuroleptanalgesie: Bei nierengeschädigten und über 10 Jahre alten Hunden sind wegen der verzögerten Ausscheidung und damit stärkeren Wirkung der Neuroleptika die unter a) und b) genannten Neuroleptanalgesie-Kombinationen mit einem größeren Risiko behaftet.

a) Propionylpromazin 0,2 mg/kg KM und Levomethadon 0,5–1 mg/kg KM (= Combelen® 0,02 ml/kg KM und Polamivet® 0,2–0,4 ml/kg KM) intramuskulär.

Die Präparate können als »Mischspritze« verabreicht werden. Sie erzeugen eine operationstüchtige Analgesie von etwa einer Stunde. Die Hypnose ist ausgeprägter, wenn Polamivet® 10 bis 15 Minuten nach der Applikation von Combelen® injiziert wird.

Nach intramuskulärer Applikation ist die Wirkung in etwa 10 Minuten eingetreten. Die intravenöse Injektion ist möglich. Ihr Effekt tritt nach 1 bis 2 Minuten ein, hat aber gewöhnlich eine geringere hypnotische Wirkung.

Statt Propionylpromazin können auch die stark wirkenden Neuroleptika Acepromazin (Vetranquil®) oder Triflupromazin (Psyquil®) mit Polamivet® kombiniert werden.

b) Hypnorm® 0,5 ml/kg KM intramuskulär.

Hypnorm® ist ein Mischpräparat. Es enthält das Neuroleptikum Fluanison (10 mg/ml) und das Analgetikum Fentanyl (0,2 mg/ml). Die Wirkung entspricht weitgehend der Kombination Combelen® und Polamivet®.

c) Droperidol 2 mg/kg KM und Fentanyl 0,04 mg/kg KM (= 0,8 ml Thalamonal®/kg KM) intramuskulär. Thalamonal ist ein Mischpräparat aus Dehydrobenzperidol und Fentanyl.

Thalamonal ist zur Neuroleptanalgesie bei einem kürzeren Eingriff und bei älteren und geschwächten Hunden, besonders beim Vorliegen eines Leber- und/oder Nierenschadens geeignet.

Die 20 bis 30 Minuten anhaltende Betäubung setzt etwa 5 bis 10 Minuten nach der Injektion ein.

d) Droperidol 1–2 mg/kg KM und Levomethadon 0,4–1 mg/kg KM (= 0,4–0,8 ml Dehydrobenzperidol® und 0,2–0,4 ml Polamivet®/kg KM) intramuskulär.

In dieser Kombination wird eine Analgesie von 45 bis 60 Minuten erreicht. Sie ist für einen länger dauernden Eingriff an älteren oder organgeschädigten Patienten geeignet.

Die Wirkung der Analgetika Levomethadon (Polamivet®) und Fentanyl (Analgesie und Sedation) kann durch die Morphinantidote Nalorphin (Lethidrone®), Levallorphan (Lorfan®) oder Naloxon (Narcanti®) aufgehoben werden. Die Wirkung tritt nach intravenöser Injektion sofort, nach intramuskulärer Applikation innerhalb von 5 Minuten ein.

Dosierung: 1/20 bis 1/10 der Dosis des Analgetikums. Bei Vergiftungen doppelte Dosis. Bei ungenügender Wirkung ist die Injektion nach 10 bis 15 Minuten zu wiederholen.

e) Ketamin-Xylazin i. v.

Eine je nach Rasse 10 bis 60 Min. anhaltende Neuroleptanalgesie kann durch intravenöse Injektion von Ketamin-Xylazin in der Mischspritze mit Atropin-Zusatz erzielt werden.

Wegen des Fehlens einer Geräuschempfindlichkeit (Hyperakusie) wird diese Betäubung besonders zur Zahnbehandlung empfohlen.

Vorteil: Hustenreflex erhalten, somit geringe Aspirationsgefahr. Nachteil: Gelegentlich epileptische Krämpfe.

Bei alten, nierengeschädigten Patienten ist die Ketamin-Dosis zu reduzieren.

Bis 10 kg KM: 5 mg Ketamin + 2 mg Xylazin (= 0,05 ml Vetalar® + 0,1 ml Rompun®)/kg KM
bei 20 kg KM: 75 mg Ketamin + 30 mg Xylazin (= 0,75 ml Vetalar® + 1,5 ml Rompun®)/Tier
bei 30 kg KM: 100 mg Ketamin + 40 mg Xylazin (= 1 ml Vetalar® + 2 ml Rompun®)/Tier
bei 40 kg KM: 125 mg Ketamin + 50 mg Xylazin (= 1,25 ml Vetalar® + 2,5 ml Rompun®)/Tier
bei 60 kg KM: 150 mg Ketamin + 60 mg Xylazin (= 1,5 ml Vetalar® + 3 ml Rompun®)/Tier

Die Präparate werden in der Mischspritze zusammen mit Atropinum sulfuricum (0,5–2 mg) i. v. injiziert.

Inhalationsnarkose

Eine Inhalationsnarkose kann entweder als offene Tropfnarkose oder mit einem Narkoseapparat ausgeführt werden. Die Tropfnarkose kann bei nicht zu lange dauernden Äthernarkosen Verwendung finden*. Die Narkose mit Narkoseapparaten ist wirtschaftlicher. Sie bietet zudem bei Risikopatienten und bei auftretenden Zwischenfällen die Möglichkeit, höhere Sauerstoffkonzentrationen in der Einatemluft anzubieten und zu beatmen.

Während der Anflutung einer Inhalationsnarkose können heftige Exzitationen auftreten. Um diese zu vermeiden, sollte vor der Inhalationsnarkose eine sedative Prämedikation, am besten eine Neuroleptanalgesie (z. B. Combelen®, Polamivet®, Thalamonal® etc.) gegeben werden. Ist der Patient durch die Prämedikation nicht ausreichend sediert, ist, sofern keine Kontraindikation vorliegt, die Einleitung mit einer intravenösen Kurznarkose (Thiobarbiturat, Metomidat) zweckmäßig.

Äther-Tropfnarkose (offenes System)

Äther ist feuergefährlich. Elektrochirurgie, elektrische Geräte und Glüheisen dürfen nicht eingesetzt werden! Die Narkosemaske, die aus einem mit einigen Lagen Gaze überzogenen becherförmigen Drahtgestell entsprechender Größe besteht, wird dem Tier über den Fang gestülpt. Das Auftropfen von Äther erfolgt bis zum Erreichen des Toleranzstadiums rasch. Dann ist die Tropfgeschwindigkeit nach der gewünschten Narkosetiefe zu variieren. Wird die Narkose zu tief (Verlangsamung der Atmung, Verschwinden des Kornealreflexes), ist die Maske vorübergehend abzunehmen.

Inhalationsnarkose mit Narkoseapparat (Apparatnarkose)

Narkoseapparat: Die Narkoseapparate für Kleintiere entsprechen den in der Humanmedizin gebräuchlichen Geräten. Sie haben einen Rohrdurchmesser von ca. 2 cm. Es sind zwei Typen verwendbar, das Pendelsystem und das Kreisatemsystem. Wegen des geringen Atemwiderstands ist für sehr kleine Patienten (Welpen, kleinwüchsige Hunde) das Pendelsystem oder das halb offene System zu empfehlen. Das Kreisatemsystem bietet mehr Bedienungskomfort.

Die Narkosemittelverdampfer sind entweder als geeichte Verdampfer (Vapor, Fluotec) in den Sauerstoffstrom zwischengeschaltet oder in den Atemkreislauf integriert. Die Inhalation aus dem Narkoseapparat kann entweder über eine Maske oder über den Endotrachealkatheter erfolgen.

* Bei Äthertropfnarkose besteht nur Brandgefahr, bei Äther-Sauerstoff (Narkoseapparat) jedoch Explosionsgefahr.

Maskennarkose: Die Maskennarkose dient zur Narkoseeinleitung bei sedierten Tieren, bei denen eine einleitende Injektionsnarkose kontraindiziert ist (Leber- und Nierenschäden), und für nur kurz dauernde Inhalationsnarkosen. Dem sedierten Hund wird die becherförmige Narkosemaske über den Fang gestülpt und durch ein Nackenband befestigt. Die Maske muß mittels einer Gummidichtung hinter der Mundspalte an Ober- und Unterkiefer luftdicht anliegen.

Endotracheale Intubation: Der Endotrachealkatheter hält die oberen Luftwege frei, vermindert den Atemwiderstand, verhütet Aspiration, erlaubt Operationen in Mund- und Rachenhöhle auch unter Inhalationsnarkose und ermöglicht eine Beatmung.

Das Einführen des Endotrachealkatheters (Intubation) erfolgt am einfachsten in Rückenlage des stark sedierten oder oberflächlich narkotisierten Patienten (kurz wirkende Injektionsnarkose oder Inhalationsnarkose mit Maske). Bei gestreckt gehaltenem Kopf wird die Zunge, ggf. nach Einsetzen eines Mundspreizers, vorgezogen. Mit einem Spatel oder einem Laryngoskop wird der Zungengrund oder die Epiglottis so niedergedrückt, daß die Stimmritze sichtbar wird. Das Besprühen des Kehlkopfes mit einem Oberflächenanästhetikum (z. B. Tetracain-Lösung) ist zur Ausschaltung gefährlicher vegetativer und störender motorischer Reflexe von Vorteil. Die Verwendung eines Laryngoskops kann sich erübrigen, wenn man den Endotrachealkatheter mit einem Mandrin versteift. Der Endotrachealkatheter ist so weit einzuführen, daß die Gummimanschette hinter dem Kehlkopf liegt. Mit einer Spritze oder einem Gummiballon wird die Manschette aufgeblasen, bis der am Zuleitungsschlauch befindliche Prüfballon gut gefüllt ist. Zwischen die Zähne wird ein Keil, ein Beißrohr oder ein Gazeknebel eingelegt und der Endotrachealkatheter mit einem Klebestreifen oder einer Binde am Kiefer fixiert.

Technik der Inhalationsnarkose: Nach dem Aufsetzen der Maske bzw. der Intubation wird der Narkoseapparat angeschlossen. Je nach Größe des Hundes wird ein Sauerstoffzustrom von 0,1–0,5 l/min eingestellt. Abhängig von der bereits bestehenden Narkosetiefe wird der Narkoseverdampfer ganz oder teilweise geöffnet bzw. am geeichten Verdampfer die Einleitungskonzentration des betreffenden Narkosemittels eingestellt. Nach Erreichen einer ausreichenden Narkosetiefe wird der Verdampfer auf die für die Unterhaltung der Narkose übliche Konzentration zurückgedreht. Die von der Narkoseeinleitung her noch im Atembeutel befindliche, nun zu hohe Narkosegaskonzentration ist durch Ausdrücken des Atembeutels zu entfernen.

Die Narkose wird durch Öffnen und Schließen des Verdampfers bzw. durch vermehrten Sauerstoffstrom gesteuert. Die Dosierung richtet sich nach der Atmung und den Reflexen (besonders Lid-, Korneal- und Zwischenzehenreflex).

Während der Narkose ist die Funktion des CO_2-Absorbers zu kontrollieren. Bei verbrauchtem Atemkalk wird der Absorber nicht warm, im Absorberbehälter schlägt sich kein Wasserdampf nieder und beim Patienten zeigen sich Symptome der CO_2-Überladung: ungenügende Narkosetiefe, harter, frequenter Puls, forcierte Atmung, zyanotische Schleimhaut. Der Atemkalk ist häufig mit einem Farbindikator versehen, der den verbrauchten Zustand anzeigt. Die Farbreaktion ist jedoch bei Austrocknung des Atemkalks nicht verläßlich.

Halothan (Bromchlortrifluoräthan, Fluothane®, Halothan®)

Zur Einleitung sind 3 Vol. % Halothan in der Einatemluft nötig. Das Toleranzstadium wird wegen der stark narkotischen Wirkung des Halothans nach ca. 3 Minuten erreicht. Die weitere Narkose kann abhängig von der Prämedikation mit 0,7–1,5 Vol. % Halothan unterhalten werden.

Die Atmung ist in der Halothannarkose etwas abgeflacht und verlangsamt, der Blutdruck deutlich erniedrigt. Die Blutdrucksenkung bewirkt, besonders bei Hochlagerung des Operationsgebiets, eine geringere Blutung. Bei vermindertem, zirkulierendem Blutvolumen (Schock, größere Blutverluste) kann sie jedoch ohne gleichzeitige Kreislaufauffüllung (Blut, Plasmaersatzmittel) zur Minderdurchblutung lebenswichtiger Organe führen.

Die Halothannarkose ist rasch steuerbar. Sie klingt etwa 5 bis 10 Minuten nach Beendigung der Inhalation ab.

Diäthyläther (Äther pro narcosi)

Die Einleitung einer Äthernarkose dauert länger als bei Halothan und kann mit heftigen Exzitationen verbunden sein. Daher ist vor der Ätherinhalation eine kräftig sedierende Prämedikation oder eine Einleitungsnarkose mit kurz wirkendem Barbiturat zu empfehlen. Zur Einleitung sind 10–15 Vol. % Äther, zur Unterhaltung ca. 4–5 Vol. % nötig. Äther stimuliert die Atmung, beeinflußt den Kreislauf kaum und bewirkt im Toleranzstadium eine gute Muskelrelaxation.

In Mischung mit Sauerstoff besteht erhöhte Explosionsgefahr! Daher dürfen bei Operationen in Äthernarkose keine nicht-explosionsgeschützten Elektromotoren verwendet (Bohrer, Sauger etc.) und keine Glüh- oder Elektrokoagulation vorgenommen werden.

Elektrische Schalter sind mindestens 1,20 m über dem Boden anzubringen. Zur Vermeidung statischer Entladungen müssen der Fußboden des Operationssaals elektrisch leitend und Narkoseapparat, Patient und Operationstisch geerdet sein.

Methoxyfluran (Penthrane®)

Methoxyfluran verdampft relativ schlecht. Die Anflutungszeit beträgt daher 10 bis 15 Minuten. Die Narkose ist langsam steuerbar, dafür ist die Gefahr einer Überdosierung gering.

Zur Einleitung sind 3,5–4 Vol. %, zur Unterhaltung 0,5–1 Vol. % in der Inhalationsluft nötig. Wegen der langsamen Anflutung ist die Narkoseeinleitung mit einem kurz wirkenden Injektionsnarkotikum zu empfehlen. Wegen der langsamen Abflutung sollte die Methoxyfluranzufuhr ca. 10 Minuten vor dem voraussichtlichen Operationsende unterbrochen werden.

Stickoxydul (Lachgas, N_2O)

Das nur schwach narkotisch wirkende Lachgas dient zur Vertiefung einer bestehenden Narkose oder Neuroleptanalgesie. Bei zusätzlicher Lachgasinhalation kann die Konzentration eines Inhalationsnarkotikums reduziert werden; das Toleranzstadium wird schneller erreicht. Lachgas kann bei einer Apparatnarkose dem Sauerstoffzustrom im Verhältnis von 2–4 Teilen N_20 zu 1 Teil O_2 zugesetzt werden.

Am Ende einer Narkose mit Lachgaszusatz muß zur Vermeidung einer alveolären Hypoxie durch Rückdiffusion des Lachgases vor der Inhalation atmosphärischer Luft etwa 2 bis 3 Minuten reiner Sauerstoff gegeben werden.

Narkose der Katze

Für Katzen stehen als Injektionsnarkosen die Barbituratnarkose, die Neuroleptanalgesie und die Steroidnarkose zur Verfügung. Wegen ihrer Widersetzlichkeit ist bei Katzen die intravenöse Injektion von Narkosemitteln nur schwer durchführbar. Daher wird die Barbituratnarkose gern auch intraperitoneal appliziert. Für Risikopatienten ist die Inhalationsnarkose das Verfahren der Wahl.

Neuroleptanalgesie und Barbituratnarkose sind bei organisch geschädigten Tieren mit einem größeren Risiko behaftet, da die verwendeten Mittel metabolisch inaktiviert oder ausgeschieden werden müssen. Verstärkte Wirkung der Narkosemittel und verlängerte Wirkungsdauer sind die Folge von Stoffwechselstörungen.

Bei länger dauernden Narkosen, insbesondere bei Operationen am offenen Thorax oder Abdomen, kann die Körpertemperatur erheblich absinken. Kontrolle der inneren Körpertemperatur, Lagerung auf Wärmematten (Heizkissen) und postoperative Erwärmung unter dem Infrarotstrahler sind zu empfehlen.

Injektionsnarkose

Neuroleptanalgesie

Ketamin (Vetalar®) und Xylazin (Rompun®)

Dosierung: Ketamin 10–20 mg und Xylazin 2 mg/kg KM subkutan (= 0,1–0,2 ml Vetalar® und 0,1 ml Rompun®/kg KM).

Die Präparate können als Mischspritze verabreicht werden.

Nach 3 bis 5 Minuten sinken die Tiere in Seitenlage, nach 10 Minuten ist ein Narkosestadium mit guter Muskelerschlaffung erreicht, das etwa eine Dreiviertelstunde andauert. Der Nachschlaf dauert ca. 45 Minuten. Ataxie und Schreckhaftigkeit können noch stundenlang anhalten. Zu Beginn der Einschlafphase kann Brechreiz auftreten.

Die subkutane Injektion ist zu empfehlen, da nach intramuskulärer Injektion bei etwas rascherem Wirkungseintritt gelegentlich stärkere Atemdepressionen beobachtet werden.

Ketamin-Xylazin-Narkose sollte nur bei kreislaufgesunden Patienten angewendet werden, da eine Verringerung des Herzschlagvolumens und eine Erhöhung des peripheren Gefäßwiderstands eintritt.

Fentanyl und Metomidat (Hypnodil®)

Dosierung: 0,025 mg Fentanyl und 25 mg Hypnodil®/kg KM intramuskulär (= 0,5 ml Fentanyl® und 0,5 ml der 5 %-Hypnodil®-Lösung/kg KM).

Nach 3 bis 5 Minuten beginnen die Tiere einzuschlafen, und nach 10 Minuten ist das 45 bis 60 Minuten währende Toleranzstadium erreicht. Der Nachschlaf dauert ca. 1 Stunde; nach etwa 6 Stunden sind die Patienten vollständig wach. Oft treten während des Einschlafens und fast immer während des Aufwachens Exzitationsphasen mit Muskelzittern und klonischen Zuckungen auf.

Die während dieser Narkoseart zu beobachtende Atemdepression läßt von ihrer Anwendung bei pulmonal oder kreislaufgeschädigten Patienten abraten.

Ketamin und Acepromazin

Dosierung: Ketamin 20 mg und 0,5–1 mg/kg KM Acepromazin (= 0,2 ml Vetalar® und 0,05–0,1 ml Vetranquil®/kg KM) intramuskulär.

Zur Vermeidung der häufig auftretenden Erregungszustände sollen die Tiere in der Einleitungs- und Aufwachphase ruhig gehalten werden.

Während des etwa 45 Minuten dauernden Toleranzstadiums sind Narkosetiefe und Muskelrelaxation nicht so ausgeprägt wie bei den vorher erwähnten Kombinationen.

Eine Verlängerung der Anästhesie ist durch Nachinjektion eines Drittels der initialen Ketamindosis möglich. Die Aufwachphase dauert etwa 4 Stunden.

Barbituratnarkose

Prämedikation: Atropinum sulfuricum 0,5–1 mg pro Tier subkutan oder intramuskulär.

Propionylpromazin 1 mg/kg KM (= Combelen® 0,1 ml/kg KM) intramuskulär oder ein ähnliches Neuroleptikum (Acepromazin)
oder:
Ketamin 5–10 mg/kg KM (= 0,05–0,1 ml Vetalar®/kg KM) subkutan.

Die Prämedikation soll etwa 15 Minuten vor der Barbituratinjektion erfolgen.

Intravenöse Barbituratnarkose

Wegen der Gefahren bei Narkosen mit langwirkenden Barbituraten (Kreislauf- und Atemdepression mit Unterkühlung) werden bei der Katze im allgemeinen nur die kurzwirkenden Thiobarbiturate gegeben. Die intravenöse Applikation muß »nach Wirkung« erfolgen. Zur besseren Dosierbarkeit werden niedrigprozentige Lösungen empfohlen.

Richtdosis für die Dosierung: Thiopental-Natrium (Pentothal®) je nach Stärke der Prämedikation 16–30 mg/kg KM; Thiamylal-Natrium (Surital®) 10–20 mg/kg KM in 2,5 %-Lösung.

Die Narkose dauert 10 bis 15 Minuten.

Zur Narkoseverlängerung wird in der Regel ein Viertel der Initialdosis benötigt. Die Injektion ist besonders sorgfältig »nach Wirkung« zu geben.

Intraperitoneale Barbituratnarkose

Nach Sedierung mit einem Neuroleptikum werden zwischen Nabel und Kniefaltengegend Haut und Bauchwand mit einer ca. 3 cm langen Kanüle senkrecht durchstochen. Die Kanüle soll dünn und kurz angeschliffen sein. Die Kanülenspitze ist bei richtigem Sitz in der Peritonealhöhle frei beweglich. Vor der Injektion ist durch Aspiration zu prüfen, ob nicht versehentlich Darm oder Blase angestochen wurden.

Wehrt sich die Katze gegen die intraperitoneale Injektion sehr, kann man sie zur Durchführung der Injektion kurzzeitig im Narkosekasten betäuben.

Dosierung: 0,1 ml Combelen® oder Vetranquil®/kg KM intramuskulär.

Nach Eintritt der Sedation: Methitural-Natrium (Thiogenal®) 80 mg (= 0,8 ml 10%iger Lösung)/kg KM.

Die Narkose beginnt nach etwa 3 bis 5 Minuten und hält etwa eine halbe bis dreiviertel Stunde an. Der Nachschlaf kann mehrere Stunden dauern.

Steroidnarkose

(Saffan®, Althesin®, Aurantex®). Eine Kombination von 2 Steroiden (9 mg Alfaxalon und 3 mg Alfadolon-21-acetat/ml) ist als Kurznarkotikum bei Katzen gut verwendbar.

Die Steroide zeichnen sich durch eine größere Dosierungsbreite gegenüber Barbituraten aus. Der Kreislauf bleibt stabil. Wiederholte Dosierungen wirken nicht kumulativ. Zur sicheren narkotischen Wirkung ist die intravenöse Applikation, vorzugsweise unter Zuhilfenahme einer Verweilkanüle, erforderlich.

Dosierung: 0,75 ml Aurantex®/kg KM intravenös. Zur Verlängerung der Narkose ist in der Regel die halbe Initialdosis erforderlich.

Die Anästhesie tritt nach Beendigung der intravenösen Injektion ein und dauert rund 10 Minuten, wenn sie nicht durch Nachinjektionen verlängert wird. Das Aufwachen erfolgt relativ rasch. Etwa 3 Stunden nach der Anästhesie reagieren die Tiere wieder normal.

Beim Einschlafen, vor allem aber in der Aufwachphase, treten Erregungszustände mit Muskelzuckungen und Ruderbewegungen auf, wenn die Tiere nicht völlig ruhig gehalten werden können.

Der Vorteil der Steroidnarkose liegt in ihrer guten Verträglichkeit auch bei organisch geschädigten Patienten (z. B. Urämie).

Inhalationsnarkose

Die Inhalationsnarkose kann entweder im Narkosekasten oder mit einem Narkoseapparat ausgeführt werden. Die Narkose im Narkosekasten bietet sich als einfaches Verfahren zur Narkoseeinleitung ohne Injektion bei widersetzlichen Tieren und zur Narkose bei nicht zu lange dauernden Eingriffen, die nicht an Kopf oder Hals durchzuführen sind, an. Die Narkose mit Narkoseapparat verbraucht weniger Narkotikum und gewährt vor allem beim Risikopatienten und Narkosezwischenfall die Möglichkeit, hohe Sauerstoffkonzentrationen in der Einatemluft anzubieten und zu beatmen.

Vor der Einleitung einer Inhalationsnarkose sollte auf jeden Fall eine parasympathisch dämpfende Prämedikation (Atropinum sulfuricum 0,5–1 ml/Tier) subkutan oder intramuskulär, bei organisch gesunden Tieren auch eine sedative Prämedikation mit einem Neuroleptikum (0,1 ml Propionylpromazin® oder Acepromazin/kg KM intramuskulär) gegeben werden.

Narkose im Narkosekasten

Die Katze wird in den Narkosekasten verbracht. Durch eine kleine Öffnung werden etwa 30 ml Äther oder 5 ml Halothan in den Narkosekasten gespritzt. Dann wird abgewartet, bis nach etwa 5 bis 10 Minuten das Toleranzstadium erreicht ist. Wurde keine sedative Prämedikation gegeben, ist meist eine deutliche Exzitation zu beobachten.

Besser ist es, mit Hilfe einer Sprudelflasche ein Gemisch von Äther oder Halothan mit Luft bzw. Sauerstoff in den Narkosekasten strömen zu lassen. Bei Verwendung von Äther soll die Sprudelflasche in 40 °C warmes Wasser gestellt werden. Auch das Einleiten von Narkotikum-Sauerstoff-Gemischen aus speziellen Verdampfern (z. B. Vapor, Fluothec) in den Narkosekasten ist möglich.

Nach Eintritt der Narkose wird die Katze aus der Zelle herausgenommen. Der Kopf wird durch den an der Seite befindlichen Schiebeeinlaß in die Zelle verbracht und die Narkose durch bedarfsweise Nachdosierung mit dem Zerstäuber oder durch Einleiten von Narkosegemisch in den Kasten fortgesetzt. Wird die Narkose zu tief, muß der Kopf der Katze aus dem Kasten genommen werden. Die Narkosetiefe muß durch Beobachtung der Atmung und der Reflexe sorgfältig kontrolliert werden.

Bei Verwendung von Äther ist die Explosionsgefahr zu berücksichtigen. Feuer, Glühkauter, Elektrokoagulation, Funkenbildung bei elektrischen Schaltern, Motoren und elektrostatische Aufladung sind zu vermeiden.

Inhalationsnarkose mit Narkoseapparat

Die Narkoseeinleitung erfolgt entweder mittels intravenöser Injektion von Steroiden (Aurantex®), von Thiobarbituraten oder mittels des Narkosekastens.

Nach der Narkoseeinleitung erfolgt in gleicher Weise, wie beim Hund beschrieben, die endotracheale Intubation. Bei der Katze werden Endotrachealkatheter mit einem Durchmesser von 12 bis 20 Charriere (= 3 bis 5 mm) benötigt. Nach der Intubation muß der Tubus gut am Kiefer fixiert werden.

Der Endotrachealkatheter sollte immer so groß wie möglich gewählt werden, um den Atemwiderstand möglichst klein zu halten. Bei kleinen Tieren (junge Katzen) ist der Cole-Tubus zu empfehlen.

Die Durchführung der Narkose erfolgt durch Erhöhung oder Verminderung der Zufuhr des Narkosemittels (Halothan, Diäthyläther, Methoxyfluran).

Muskelrelaxation

Muskelrelaxantien sind in der Regel nur zur Ausschaltung der Spontanatmung bei Thoraxoperationen notwendig. Dabei muß über den Narkoseapparat kontrolliert beatmet werden.

Depolarisierende Muskelrelaxantien

Suxamethonium (Pantolax®, Succicuran®, Lysthenon® etc.) 0,1–0,3 mg/kg KM intravenös.

Suxamethonium wirkt bei der Katze im Gegensatz zum Hund nur kurz, etwa 2 bis 3 Minuten. Es dient daher in erster Linie zur Ermöglichung der Intubation bei sehr oberflächlicher Narkose.

Repolarisierende Muskelrelaxantien

Gallamin 1–2 mg (= 0,05–0,1 ml Flaxedil®)/kg KM intravenös.

Alcuronium 0,2 mg (= 0,2 ml Alloferin®/kg KM intravenös.

Pancuronium 0,06 mg/kg KM intravenös.

Die Wirkung der repolarisierenden Muskelrelaxantien kann durch Antidote (Neostigmin [Prostigmin®], mit Atropin zu geben) aufgehoben werden.

Lokalanästhesie

Lokalanästhetika

Tab. 1: Übersicht über die gebräuchlichen Lokalanästhetika und ihre relative Wirksamkeit

Mittel	Wirkungsstärke	ungefähre Wirkungsdauer in Stunden	empfohlene Konzentration in % Infiltration	Leitungsanästhesie
Infiltrationsanästhetika				
Procain (Novocain®)	1	0,5–1	0,5–2	
Lidocain (Xylocain®, Xylestesin®, Neo-Novutox®)	2	1–1,5	0,5–1	1–2
Prilocain (Xylonest®)	2	1–1,5	0,5–1	1–2
Butanilicain (Hostacain®)	2	1–2	0,5–1	1–2
Mepivacain (Scandicain®, Mepivastesin®, Meaverin®)	2	1–3	0,5–1	1
Carticain (Ultracain®)	2	1–3	1	2
Etidocain (Duranest®)	2	4–8	0,5	1
Bupivacain (Carbostesin®)	4	4–6	0,25	0,5
Oberflächenanästhetika				
Kokain	1	0,3	1–4	
Tetracain (Pantocain®)	10	1,5–3	1–2 0,5 (Auge)	
Lidocain (Xylocain®)	1	0,5	4	
Oxybuprocain (Novesine®, Conjuncain®, Benoxinat®)	10	1	1 (Schleimhäute) 0,4 (Auge)	

Leitungsanästhesie am Kopf

Anästhesie des N. infraorbitalis

Indikation: Operation an Oberlippe, Nase, Schneide- und Backenzähnen des Oberkiefers.

A. Infiltration im Canalis infraorbitalis (Abb. 86 a). Das For. infraorbitale liegt je nach Größe des Hundes einen halben bis einen Finger breit senkrecht über dem P_3 oder P_4. Es kann als linsen- bis bohnengroße Mulde gefühlt werden. 1 cm vor dieser Mulde wird die dünne Kanüle in Richtung auf das Foramen eingestochen und in den Kanal vorgeschoben. Der Kanal ist 1 bis 4 cm lang. Es werden 1 bis 2 ml des Anästhetikums injiziert.

Die Punktion kann auch nach Hochheben der Oberlippe von der Mundhöhle aus durchgeführt werden.

B. Infiltration in der Fossa pterygopalatina (Abb. 86 b). Die 4 bis 5 cm lange Kanüle wird dicht unter dem vorderen Ende des Jochbogens vor dem rostralen Rand des Unterkieferastes eingestochen und vorgeschoben, bis die Spitze in etwa 3 bis 4 cm Tiefe auf den knöchernen Grund, die Fossa pterygopalatina, trifft. Nach Zurückziehen um einige Millimeter werden 3 bis 4 ml des Anästhetikums injiziert.

Anästhesie des N. mentalis

Anmerkung: Meist sind zwei Forr. mentalia vorhanden, die etwa 1 cm hintereinander liegen. Das erste ist das größere, es liegt in der Mitte der Außenfläche des Unterkiefers ventral des P_1.

Indikation: Operation an Unterlippe bzw. der Pars incisiva mandibulae (Abb. 86 c).

Vorgehen: Die Unterlippe wird abwärts gezogen und die flache Mulde an der Kieferaußenfläche palpiert. Die dünne und kurze Kanüle muß fast senkrecht zum Knochen, nur wenig nach ven-

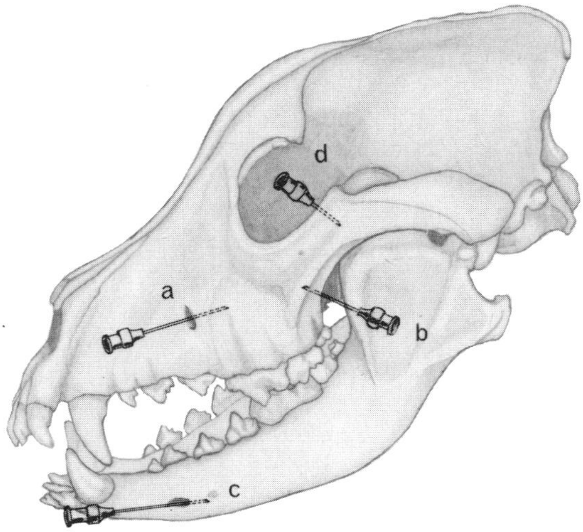

Abb. 86: Leitungsanästhesie am Kopf;

a N. infraorbitalis im Canalis infraorbitalis; b N. infraorbitalis in der Fossa pterygopalatina; c N. mentalis; d N. ophthalmicus

tral und kaudal gerichtet, eingeführt werden. Bei kleineren Hunden ist das For. mentale sehr eng und nur für eine dünne Kanüle passierbar. Man injiziert 1–2 ml eines Anästhetikums.

Anästhesie des N. alveolaris mandibularis

Indikation: Operation an Unterkiefer, Unterlippe, sublingualer Mundhöhlenschleimhaut (Abb. 87).

Vorgehen: Nach Einsetzen eines Mundsperrers wird der gestreckte Zeigefinger entlang der unteren Zahnreihe zum aufsteigenden Unterkieferast geführt. Etwa 2 cm kaudal des letzten Molaren kann die Fingerspitze das For. mandibulare als kleine, nach rostral von einer konvexen Leiste

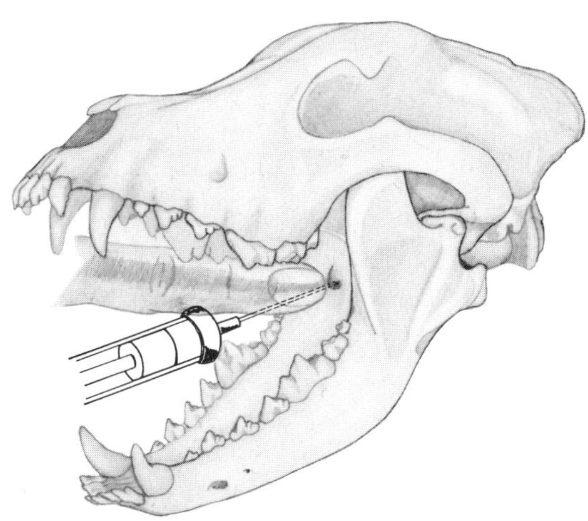

Abb. 87: Leitungsanästhesie des N. alveolaris mandibularis; Schema

begrenzte Delle fühlen. Die andere Hand sticht die Kanüle dicht hinter dem letzten Molaren ein und führt die Kanülenspitze unter Kontrolle des palpierenden Fingers bis zum Foramen.

Man injiziert etwa 2 ml des Anästhetikums.

Anästhesie des N. ophthalmicus

Anatomie: Der N. ophthalmicus tritt zusammen mit den motorischen Nerven, N. trochlearis und N. abducens, aus der Fissura orbitalis in die Orbita und teilt sich in den N. frontalis, N. nasociliaris und N. infratrochlearis. Der N. frontalis innerviert Oberlid und Stirnhaut. Der N. nasociliaris gibt den N. ciliaris longus ab und zieht zur Nasenhöhle. Der N. infratrochlearis innerviert die Gegend des medialen Augenwinkels. Dicht unter der Fissura orbitalis tritt der N. maxillaris aus dem For. rotundum aus. Er entsendet den N. lacrimalis zur Tränendrüse und zum oberen Augenlid.

Die retrobulbäre Injektion bewirkt neben der Anästhesie auch eine Akinese des Bulbus. Dies erleichtert Operationen am Augapfel, weil die Retraktion des Bulbus ausgeschaltet wird.

Indikation: Operation am oberen Augenlid, am Auge und in der Orbita.

Vorgehen: Die 6 bis 8 cm lange Kanüle wird am temporalen Augenwinkel (Abb. 86 d) am knöchernen Orbitalrand durch die Haut oder durch die Konjunktiva gestochen und am Bulbus vorbei durch den retrobulbären Raum in Richtung auf das Kiefergelenk der gegenüberliegenden Seite vorgeschoben. Es werden 3 bis 8 ml des Anästhetikums injiziert.

Epiduralanästhesie

Anatomie: Das von der Dura mater umgebene Rückenmark verjüngt sich vom 3. Lendenwirbel an und läuft im Bereich des Kreuzbeins in das Filum terminale aus. Die umgebende Dura bildet den spitz zulaufenden Conus durae matris. Die Schwanznerven ziehen als Cauda equina, das Filum terminale umgebend, nach kaudal. Zwischen Dura mater und der Wand des Wirbelkanals befindet sich das mit lockerem Bindegewebe, Gefäßen und Fett ausgefüllte Cavum epidurale. Die schräg nach kaudal ziehenden Rückenmarksnerven verlassen den Wirbelkanal durch die Forr. intervertebralia.

Allgemeines: Bei der Epiduralanästhesie wird ein Anästhetikum in den Epiduralraum injiziert. Das injizierte Anästhetikum diffundiert in die Spinalnerven und unterbricht deren Leitfähigkeit im Sinne einer Leitungsanästhesie. Da die Spinalnerven sensible und motorische Nervenfasern enthalten, wird neben der Anästhesie auch eine motorische Lähmung (Akinese) erzielt.

Abhängig von der Menge der injizierten Flüssigkeit verteilt sich das Anästhetikum im Wirbelkanal mehr oder weniger weit nach kranial und schaltet die entsprechenden Spinalnervensegmente aus.

Man unterscheidet zwischen einer tiefen Epiduralanästhesie, bei der nur Nervenwurzeln kaudal des Plexus ischiadicus unterbrochen werden, und einer hohen Epiduralanästhesie, bei der das Anästhetikum über dieses Segment hinaus wirkt. Während bei der tiefen Epiduralanästhesie nur der Schwanz gelähmt ist, besteht bei der hohen Epiduralanästhesie eine motorische Lähmung der Beckengliedmaßen.

Die Injektion in den Wirbelkanal erfolgt an Stellen, wo eine Punktion des Duralsacks oder eine Verletzung des Rückenmarks ausgeschlossen sein sollte.

Tiefe und hohe Epiduralanästhesie, sakrokokzygeale oder kokzygeale Injektion beim Hund

Indikation:

a) tiefe Epiduralanästhesie: Operation an Rute, Anus, Damm, Vagina.

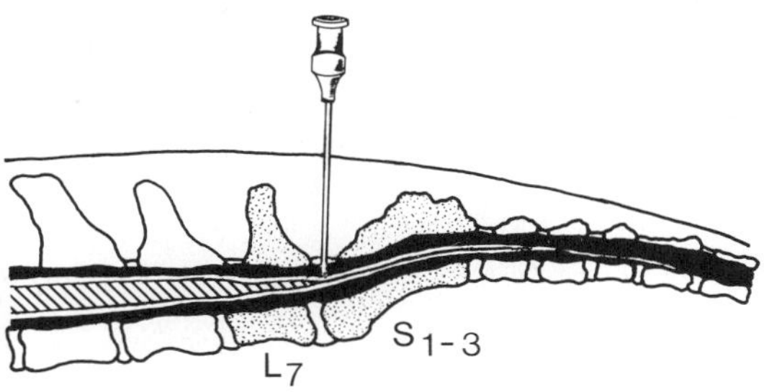

Abb. 88: Epiduralanästhesie; Punktion im For. lumbosacrale; Schema

b) hohe Epiduralanästhesie: Operation an der Hintergliedmaße, an Mamma, männlichem Genitale, in der Inguinalgegend, an der Bauchwand und zur Laparotomie.

Instrumente: Dünne 3 bis 6 cm lange Injektionskanüle; Rekord-Spritze. Einmalspritzen aus Plastik sind wenig geeignet, da der Injektionsdruck nicht erfühlt werden kann.

Vorbereitung: Sternallagerung.

Vorgehen: Der Raum zwischen Kreuzbein und erstem Schwanzwirbel, zwischen erstem und zweitem oder zweitem und drittem Schwanzwirbel ist mit einer Fingerkuppe deutlich zu fühlen, wenn der Schwanz vertikal bewegt wird. Bei gesenkter Rute wird die Kanüle in der Mitte der Delle, in flachem Winkel (etwa 30°) nach kranioventral gerichtet, durch Haut und Lig. interarcuale eingestochen. Ein deutlich spürbares Nachlassen des Widerstands zeigt das Eindringen der Kanülenspitze in den Wirbelkanal an. Die im Wirbelkanal liegende Kanülenspitze läßt sich nicht mehr seitlich verschieben. Das Anästhetikum sollte schon bei leichtem Stempeldruck abfließen.

Bei fetten und kleinen Tieren kann die Punktion schwierig sein!

Dosierung für tiefe Epiduralanästhesie:

1 bis 3 ml eines zur Leitungsanästhesie geeigneten Anästhetikums.

Hohe Epiduralanästhesie, lumbosakrale Injektion beim Hund

Indikation: Operation an der Beckengliedmaße, an Mamma, männlichem Genitale, in der Inguinalgegend, an der Bauchwand und zur Laparotomie.

Instrumente: 0,5 bis 1,5 mm starke und 5 bis 9 cm lange Injektionskanüle; Rekordspritze.

Vorbereitung: Der Hund wird in Sternallage mit nach vorn gezogenen Hinterextremitäten so fixiert, daß das Becken steil abfällt und durch die Krümmung zwischen Lendenwirbel und Kreuzbein das Spatium interarcuale maximal erweitert ist.

Vorgehen: Die Einstichstelle liegt genau in der Mitte zwischen beiden Hüfthöckern, dicht hinter dem hier zu ertastenden Dornfortsatz des letzten Lendenwirbels (Abb. 88). Man findet sie, indem Daumen und Mittelfinger der einen Hand je ein Tuber sacrale (Spina iliaca dorsalis cranialis) ertasten. Mit dem Zeigefinger wird dann genau dazwischen der Dornfortsatz des letzten Lendenwirbels gefühlt. Die Kanüle wird senkrecht durch die Haut gestochen und so weit vorgeschoben, bis unter Nachlassen des Widerstands das Lig. interarcuale durchstoßen ist. Um das Anstechen des Duralsacks oder der Zwischenwirbelscheibe zwischen letztem Lendenwirbel und Kreuzbein zu vermeiden, sollte die Kanülenspitze nicht nach kranial, sondern eher etwas nach kaudal gerichtet werden. Vor der Injektion ist die Lage der Kanülenspitze durch Aspiration zu sichern. Bei Aspiration von Liquor oder Blut ist die Kanüle zurückzuziehen und mehr kaudal gerichtet wieder einzuführen.

Dosierung:

Zur Leitungsanästhesie geeignetes Lokalanästhetikum (z. B. 1% Lidocain) in einer Menge, die sich nach der Größe des Hundes und der Indikation richtet.

Tab. 2: Dosierung für hohe Epiduralanästhesie (nach Frey und Völker)

Scheitel-Steißlänge in cm	Dosis in ml
bis 40	bis 2,0
45	3,0
50	3,5
55	4,25
60	5,0
65	5,5
70	6,5
75	7,0
80	8,0
85	8,5
90	9,25
95	10,0
100	10,75

Für Laparotomie und Eingriffe an der Bauchwand wird die volle Dosis, für Operationen an den Hintergliedmaßen vier Fünftel und für Operationen an Schwanz, After, Perineum die Hälfte der Dosis empfohlen.

Hohe und tiefe Epiduralanästhesie, lumbosakrale, sakrokokzygeale oder kokzygeale Injektion bei der Katze

Bei der Katze reicht der schmaler werdende Duralsack bis zum kaudalen Ende des Kreuzbeins. Bei Punktion im For. lumbosacrale ist die epidurale Lage der Kanülenspitze durch Aspiration zu objektivieren.

Bei Auf- und Abbewegen des Schwanzes wird die Delle zwischen Kreuzbein und erstem Schwanzwirbel oder zwischen erstem und zweitem Schwanzwirbel ertastet. Eine dünne, etwa 3 cm lange Kanüle wird in der Mitte der Delle, genau in der Medianlinie, schräg nach kranioventral eingestochen, bis ihre Spitze in den Wirbelkanal gelangt. Die Nadelspitze ist dann nicht mehr zur Seite beweglich. Nachdem man sich durch Aspiration vergewissert hat, daß kein Gefäß angestochen worden ist, wird das Anästhetikum langsam injiziert. Bei richtigem Sitz der Kanülenspitze fließt es mit geringem Druck ab.

Dosierung für Anästhesie der Bauchwand und der Hintergliedmaßen beträgt 1 ml/10 cm Körperlänge.

Leitungsanästhesie der Nn. digitales

Mit einer Hand wird die Phalanx distalis gefaßt und der Strahl gestreckt. Mit der anderen Hand wird die dünne Kanüle beiderseits der Phalanx proximalis von distal her durch die Haut gestochen (Abb. 89). Es werden 2 bis 3 ml des Anästhetikums subkutan injiziert.

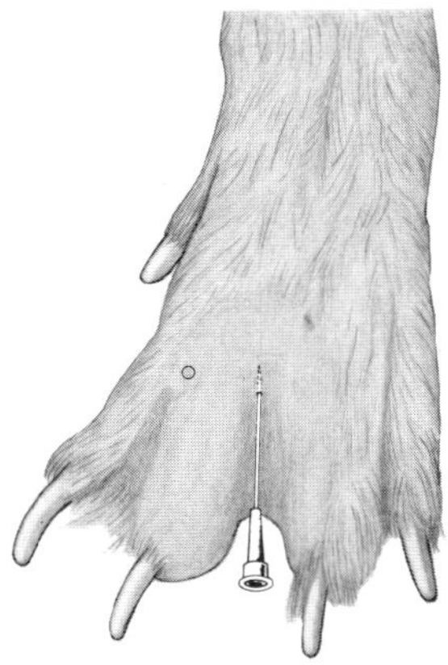

Abb. 89: Anästhesie des Nn. digitalis

Spezieller Teil

Operationen am Kopf

Äußeres Ohr

Wundversorgung

Indikation: Zusammenhangstrennung von Haut und Ohrknorpel.

Vorbereitung: Der Patient wird in Seiten- oder in Sternallage ausgebunden. Der Kopf ist auf einem Polster zu fixieren.

Vorgehen: Die Haut- und Knorpelwundränder werden durch Abtragen eines schmalen Streifens aufgefrischt. Danach werden die Wundränder der Haut mit Knopfheften (atraumatisches, nicht resorbierbares Nahtmaterial 1 metric) auf Stoß adaptiert. Bei einer größeren Zusammenhangstrennung sollten zusätzlich die Wundränder des Knorpels zur besseren Stabilisierung durch einige Knopfhefte (dünner Suturdraht) fixiert werden. Die Wunde kann durch Aufnähen einer gepolsterten Aluminiumfolie und/oder einen Ohrtütenverband geschützt werden.

Nachbehandlung: Die Fäden der Hautnaht sind etwa am 10. Tag zu entfernen.

Kupieren der Ohrmuschel

Allgemeines: Es handelt sich hierbei um eine für manche Rassen von den Zuchtverbänden vorgeschriebene kosmetische Operation. Das Höchstalter für die Vornahme des Eingriffs beträgt nach dem Tierschutzgesetz in der Bundesrepublik Deutschland 8 Wochen. Das Kupieren der Ohren ist in einigen Ländern verboten. Die Form des kupierten Ohres soll dem Rassestandard und den Vorstellungen des Besitzers entsprechen. Gewöhnlich werden lange und zur Spitze hin schmal auslaufende Ohren gewünscht, teilweise mit leicht geschwungenem Schnittrand (»Flamme« bei der Dogge, Abb. 90). Bei Mittel- und Zwergschnauzer sowie Affenpinscher und Zwerggriffon sollen die Ohren im kopfnahen Drittel etwas breiter bei gerader Schnittführung sein (Abb. 93). Weiche, schlaff hängende Ohren sollen kürzer kupiert werden, da sonst später die Spitzen hängen oder flattern. Steifknorpelige Ohren, die bereits unkupiert etwas vom Kopf abstehen, können länger belassen werden. Es werden etwa ⅓ bis ⅖ des medialen Ohrrands entfernt. Der Schnittrand soll ohne Winkelbildung und Absatz in die Wange einmünden.

Instrumente: Gerade oder leicht gebogene Kupierkluppe.

Vorbereitung: Einlage eines Gaze- oder Wattetampons in den äußeren Gehörgang.

Vorgehen: Beide Ohren werden an der Spitze angehoben. Nach Bestimmung der erwünschten Länge werden sie gleichzeitig am medialen Rand mit einer Schere eingekerbt. Die Kluppe wird von lateral auf das Ohr geschoben und zuerst am Ohrgrund festgeklemmt. Dabei wird die dort befindliche Hauttasche vollständig durch die Kluppe nach außen gezogen. Anschließend wird die Ohrmuschel bei leicht geschlossener Kluppe zur Einkerbung hin glatt gestrichen. Dabei ist darauf zu achten, daß die Haut des verbleibenden Anteils der äußeren Ohrmuschelfläche nicht zu straff in die Kluppe hineingezogen wird. Nach Festschrauben der Kluppe wird mit dem Skalpell der periphere Teil der Muschel entlang der Kluppe abgetrennt. Nach Abnahme der Kluppe wird am Ohrgrund das überstehende Muschelstück mit der Schere abgetragen, um einen stufenlosen Übergang der Schnittfläche zur Kopfhaut zu erzielen. Die Wundränder der Haut werden unter Schonung des Knorpels mit dünnem Katgut durch einige Knopfhefte oder fortlaufende Naht adaptiert. Diese Naht reicht gewöhnlich zur Blutstillung aus. Sodann wird die andere Ohrmuschel in gleicher Weise in die Kluppe eingeklemmt und durch Auflegen des abgeschnittenen Ohrlappens die Kongruenz beider Ohren gesichert.

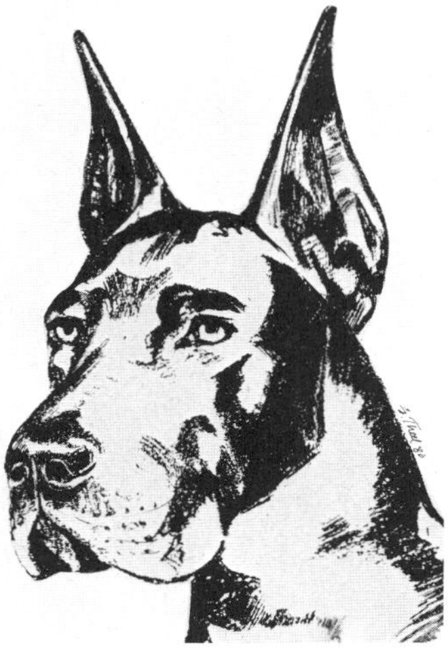

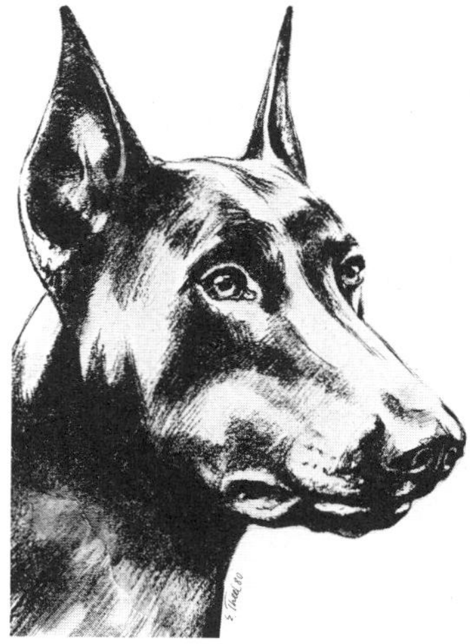

Abb. 90 (links): Dogge

Abb. 91 (rechts): Dobermann-Pinscher

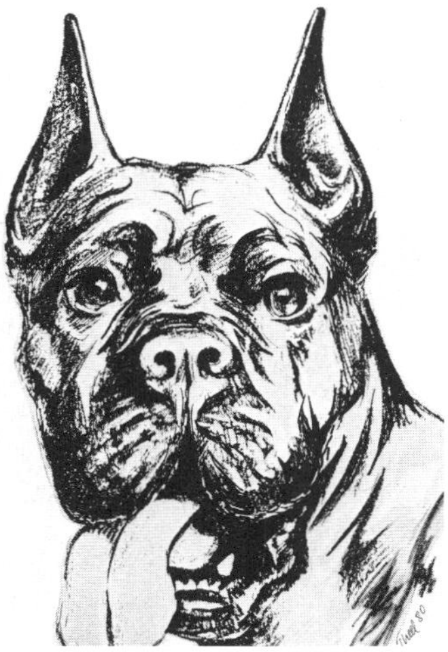

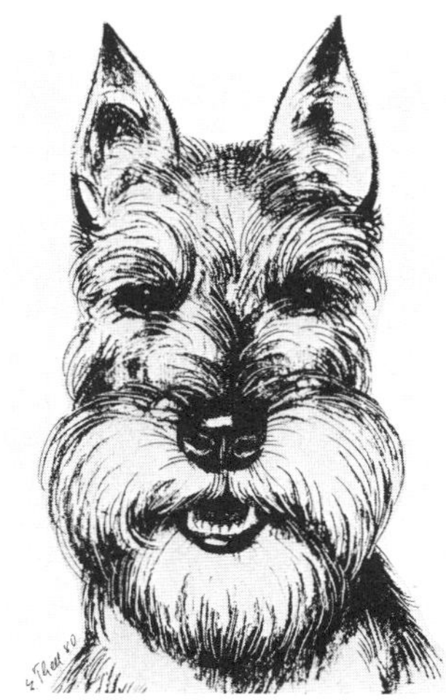

Abb. 92 (links): Boxer

Abb. 93 (rechts): Mittelschnauzer

Die geschweifte Form des kupierten Ohres wird durch Verwendung einer gebogenen Kluppe oder dadurch erreicht, daß bei halbfest geschraubter Kluppe der mittlere Teil der Muschel etwas stärker zwischen den Kluppenbacken nach außen gezogen wird. Bei entsprechender Übung ist das Kupieren durch freien Schnitt mit einer sehr langschenkeligen Schere möglich. Nach dem Kupieren und der Naht des zweiten Ohres werden beide Ohren über den Kopf hochgelegt, mit Gaze unterpolstert und durch einen Kopfverband fixiert.

Nachbehandlung: Die Abnahme des Verbands erfolgt nach einem Tag. Anschließend sollten die Schnittränder für etwa 10 bis 14 Tage gestreckt gehalten werden. Dies wird dadurch erreicht, daß die Ohren durch Heftpflasterstreifen unter Freilassung der Wundränder so verklebt werden, daß die Ohrspitzen einander genähert werden oder aneinander zu liegen kommen. Auch spezielle Fixierungsrahmen aus Draht können Verwendung finden. Bei Gefahr der Vernarbung in Knick- oder Kräuselstellung wird der Rand massiert. Beginnende Verklebungen werden durch stärkeren Zug gelöst.

Aufrichten der Ohrmuschel

Indikation: Hängende Ohren infolge zu weicher Knorpelkonsistenz.

Vorbereitung: Aus einem Silastik®-Block bzw. Biopor®-Ohrmuschel-Implantat wird eine der Größe des Ohres entsprechende Einlage zurechtgeschnitten.

Zum Aufrichten kann auch ein allogenes Knorpeltransplantat benutzt werden. Der ausreichend feste Ohrknorpelstreifen kann, in einer penicillinhaltigen isotonischen Elektrolytlösung eingelegt, bis zu 24 Stunden im Kühlschrank bereitgehalten werden. Der Hund ist in Bauch-Brustlage auszubinden.

Vorgehen:

1. Aufrichten durch Einschieben eines Kunststoff- oder Knorpelstreifens unter die äußere Ohrmuschelhaut bei Ohren, deren obere Hälfte hängt oder flattert.

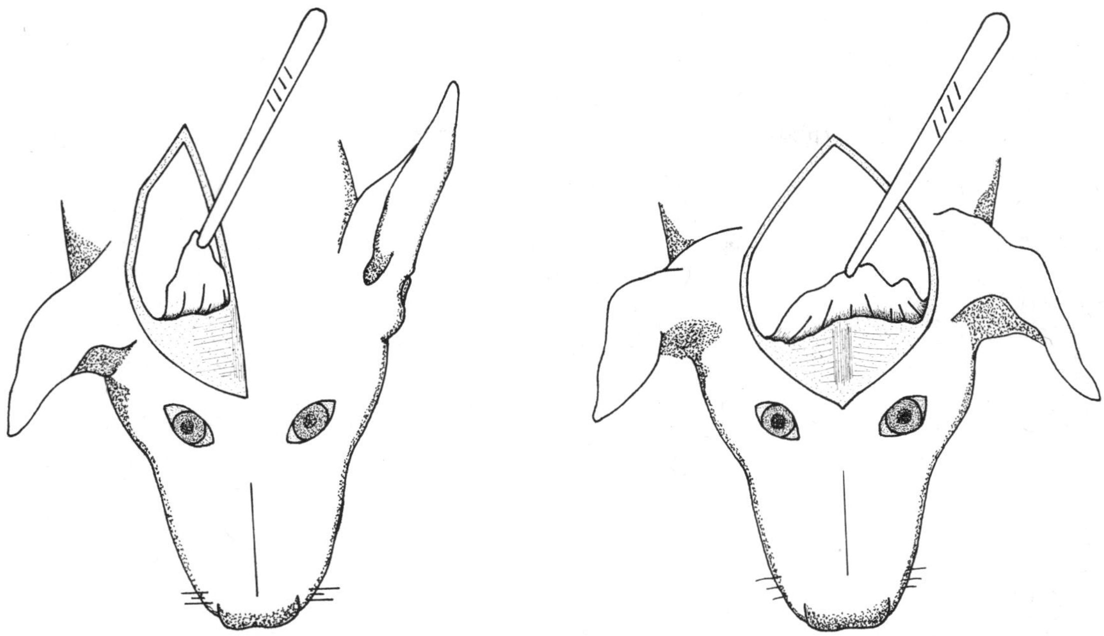

Abb. 94: Exzision eines spindelförmigen Hautstücks bei einseitigem und beidseitigem Hängeohr

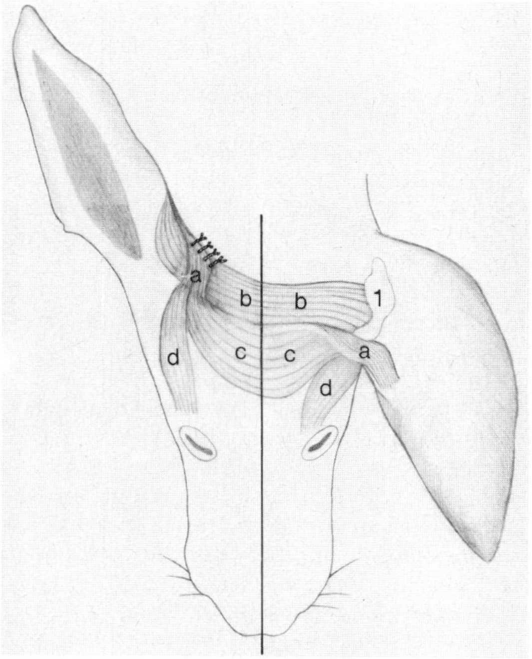

Abb. 95: Verlagerung des M. scutuloauricularis superficialis dorsalis zum Hochstellen eines Hängeohrs

a M. scutuloauricularis superficialis dorsalis; b M. interscutularis; c M. frontoscutularis; d M. zygomaticoauricularis
1 Scutulum

Ein 1 bis 2 cm langer Hautschnitt wird in der Nähe des Ohrgrunds gelegt. Durch subkutanes Vorschieben und Spreizen einer Schere wird eine längliche subkutane Tasche bis in die Nähe der Ohrspitze und in Richtung Schädelfaszie gebildet. In diese wird der etwa 1 cm breite und an der Spitze abgerundete Kunststoff- oder Knorpelstreifen eingeschoben. Lediglich die Hautwunde wird genäht. Durch Aufnähen einer gepolsterten Aluminiumfolie in Form einer leicht angezogenen Hautfaltendecknaht wird die Hautnaht geschützt und zusätzlich das Ohr in stehender Position fixiert.

2. Spannen der Kopfhaut bei hängendem(n) Ohr(en).

Hängen beide Ohren im Bereich ihrer Basis, wird ein handflächengroßes, spindelförmiges Hautstück, bei einseitigem Hängeohr ein asymmetrisches Hautstück bis zum medialen Ohransatz entfernt (Abb. 94). Durch U-Hefte zwischen Scutulum und der Fascia temporalis superficialis im Bereich der Insertion an der Crista sagittalis externa wird das Scutulum etwas nach medial verlagert. Die Naht der klaffenden Hautwundränder unterstützt den Zug auf den Ohransatz zur Aufrichtung des Ohres. Je nach Situation kann es zweckmäßig sein, den mobilisierten M. scutuloauricularis superficialis dorsalis in kaudomedialer Richtung auf den M. interscutularis zu nähen (Abb. 95).

3. Je nach Situation können kleinere Korrekturen durch ellipsenförmiges Ausschneiden von Haut oder Knorpel mit anschließender Naht erzielt werden. Auch in solchen Fällen ist eine Hautfaltendecknaht mit gepolsterter Aluminiumfolie von Vorteil.

Nachbehandlung zu 1 bis 3: Ggf. Fixation der Ohrmuscheln über dem Kopf mit Klebestreifen oder Ohrtütenverband. Die Fäden der Hautfaltendecknaht werden am 6. bis 8., die der Hautnaht am 10. Tag entfernt.

Kippen der Ohrmuschel

Allgemeines: Korrektur der Ohrform entsprechend dem Rassestandard. Bei Fox-, Welsh-, Irish-, Jagd-, Airedale- und Kerry Blue-Terriern soll die Spitze der Ohrmuschel etwa in Richtung des lateralen Augenwinkels zeigen. Die Kippstelle liegt am medialen Rand etwa 0,5 bis 1 cm über dem Ansatz und lateral am oberen Rand der Hauttasche der Ohrmuschel. Bei Dalmatiner, Pudel, Kuvasz und Bernhardiner ist die Kippstelle tiefer, nämlich medial am Ansatz und lateral etwa in der Mitte der Ohrtasche. Bei Collie und Sheltie kippt ein gleichschenkeliges Dreieck mit der Ohrspitze im oberen Viertel der Muschel. Die Ohrspitzen der Windhunde zeigen zum Halsansatz mit Knick am oberen Rand der Hauttasche. Der mediale Rand der Ohrmuschel ist eher gebogen als geknickt.

Instrumente: Gebogene Darmklemme, evtl. Submukosamesser nach FREER.

Vorgehen: Die Schnittführung durch den Knorpel der Ohrmuschel erfolgt in Höhe der angegebenen Kippstellen. Bei den Windhunden wird der Knorpel nur in der lateralen Hälfte des Ohres durchtrennt.

Die Darmklemme wird unterhalb der idealisierten Schnittlinie mit der konvexen Seite gegen den Ohrgrund aufgesetzt. An der Innenfläche der Ohrmuschel wird entlang des konkaven Randes der Klemme eine Inzision durch Haut und Knorpel gelegt. Der Schnitt endet beiderseits etwa 2 bis 3 mm von den Muschelrändern entfernt und darf weder die äußere Muschelhaut noch die darunter liegenden Blutgefäße verletzen. Durch Abkippen der Ohrspitze nach außen wird die Wunde zum Klaffen gebracht und ein bis zu 2 mm breiter Knorpelstreifen parallel zur Inzisioin freigelegt und abgetragen (Abb. 96). Nach Abnahme der Darmklemme wird die Hautwunde durch Naht geschlossen.

Der Ohrknorpel kann auch subkutan durchtrennt werden. Nach Stichinzision der Haut an der Innenseite, lateral in Höhe der vorgesehenen Knickstelle, wird ein Submukosamesser nach FREER zwischen Haut und Knorpel bis in die Nähe des medialen Ohrrands eingeschoben. Unter Schonung der Randpartien wird der Knorpel, nach Drehen der Schneide zum Knorpel hin, beim Zurückziehen des Messers durchtrennt. Auf der Gegenseite der Ohrmuschel wird durch Palpationskontrolle dafür gesorgt, daß die Haut nicht verletzt wird.

Bei beiden Verfahren wird anschließend ein flacher Gazetupfer in die von der gekippten Ohrspitze gebildete Falte eingelegt und durch einen Kopfverband fixiert.

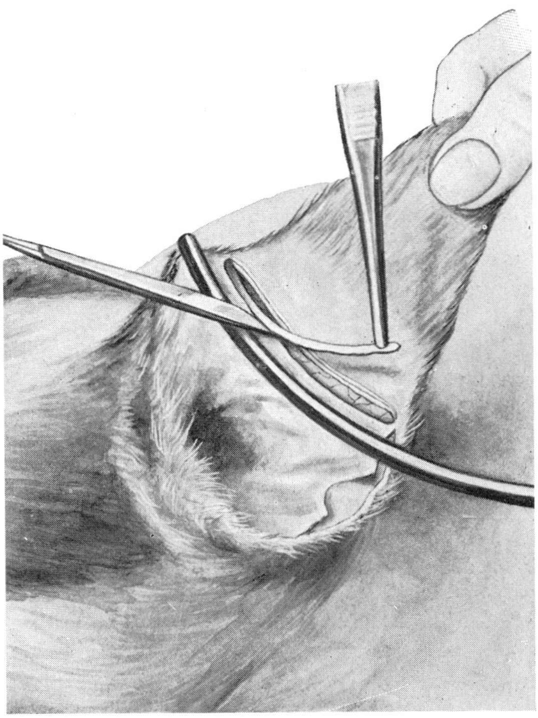

Abb. 96: Kippohroperation. Abtragen des Knorpelstreifens

Nachbehandlung: Ruhigstellung des gekippten Ohres durch Klebepflaster oder Schlauchverband für einige Tage; nach 6 bis 8 Tagen Abnahme des Verbands und nach 8 bis 10 Tagen Entfernen der Fäden der Hautnaht.

Korrektur der nach medial geneigten Ohrmuschel

Indikation: Zur Kopfmitte hin geneigte oder abgeknickte Ohrmuschel.

Vorbereitung: Sternallagerung. Der Kopf ist auf einem Polster zu fixieren. Vor Einleitung der Narkose wird der Bereich der stärksten Biegung identifiziert und mit farbiger, antiseptischer Lösung markiert.

Vorgehen: Über der stärksten Biegung wird die Haut an der Innenseite der Ohrmuschel horizontal durchtrennt und beiderseits der Inzision vom Ohrknorpel stumpf abgelöst. Der Ohrknorpel wird mit U-Heften aufgerichtet (atraumatisches dünnes, nicht resorbierbares Nahtmaterial). Ein- und Ausstich liegen 10 bis 15 mm proximal und peripher im gleichen Abstand zur Knickstelle. Die Fäden werden bis zur korrekten Aufrichtung der Ohrmuschel angezogen und geknüpft.

Bei dickem Ohrknorpel ist zusätzlich eine horizontale, keilförmige, aber den Ohrknorpel nicht durchtrennende Exzision möglich.

Hautnaht. Ohrtütenverband.

Nachbehandlung: Die Fäden der Hautnaht werden zwischen dem 8. und 10. Tag entfernt.

Operation des Othämatoms

Indikation: Bluterguß zwischen Ohrknorpel und Haut.

Vorbereitung: Der Patient ist in Sternal- oder Seitenlage auszubinden und der Kopf mit Unterkieferschlinge zu fixieren. Der Gehörgang ist zu säubern, bei einer Otitis externa zu behandeln und mit Watte abzudichten.

Vorgehen: Bei einem geringen Hämatom kann die Flüssigkeit durch Punktion oder über eine Stichinzision entfernt, ggf. eine Drainage eingelegt, die Ohrmuschel über einem Mullpolster zusammengerollt und in Form eines Tütenverbands bandagiert werden.

Die Kompression der von der Knorpelunterlage abgehobenen Haut ist mit rückläufigen Heften sicherer zu erreichen. Mit gerader Nadel werden die Fäden von der Außenseite zur Innenseite der Ohrmuschel hin-, dann zurückgeführt und außen geknüpft. Die Hefte sollten schachbrettartig gesetzt werden. Rückläufige Hefte können auch zur komprimierenden Fixation von gepolsterten Stäbchen oder Kunststoffplatten auf beiden Seiten des Ohres dienen. Schonung des Ohrrandgefäße!

Bei größerem Bluterguß wird über dem Hämatom ein ausreichend langer Einschnitt gemacht. Nach Entfernen von Koagula und Fibrin ist eine großflächige Kompression durch Holzspatel oder Kunststoffplatten erforderlich, die durch perforierende Hefte auf der Außen- und Innenfläche des Ohres fixiert werden (Abb. 97).

Nachbehandlung: Ein Verbandwechsel ist situationsabhängig und erfolgt im Abstand von 2 bis 4 Tagen. Die Fäden der rückläufigen Hefte werden erst nach 3 bis 4 Wochen entfernt, um der die Ohrmuschel verformenden Narbenkontraktur entgegenzuwirken.

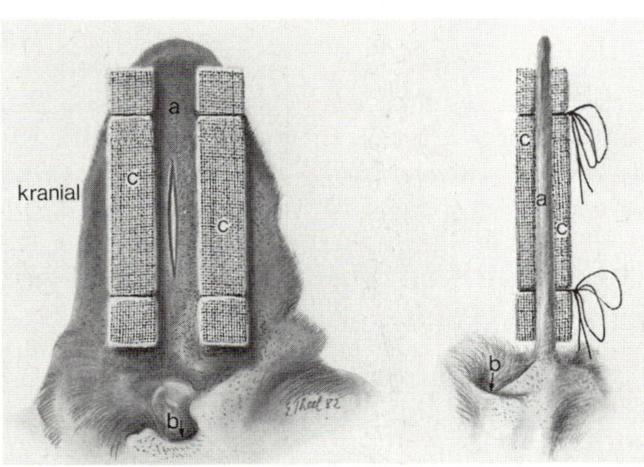

Abb. 97: Othämatom-Operation

links: Innenfläche der Ohrmuschel
rechts: Ohrmuschel, von der Kante gesehen
a Ohrmuschel; b äußerer Gehörgang; c gepolsterter Spatel

Operation bei Otitis externa

Indikation: Otitis externa chronica purulenta, ulcerosa sive hyperplastica.

Vorbereitung: Seitenlagerung. Der Kopf ist gestreckt in Seitenlage auf einem Polster zu fixieren. Der Assistent steht am Rücken des Tieres und spannt die Ohrmuschel straff.

● Vorgehen: Exzision eines keilförmigen Stücks aus der lateralen Wand des äußeren Gehörgangs.

Das Cavum conchae wird an der kranialen und kaudalen Rundung eingeschnitten. Die Schnitte laufen am Übergang des vertikalen zum horizontalen Teil des äußeren Gehörgangs zusammen. Somit wird ein keilförmiges Stück aus der lateralen Wand des trichterförmigen äußeren Gehörgangs exzidiert. Notwendig ist, daß der horizontale Teil des äußeren Gehörgangs im unteren Wundwinkel dargestellt wird und auch nach der Naht freigelegt bleibt (Abb. 98). Um das sicherzustellen, ist meist zusätzlich ein kleiner Lappen des äußeren Gehörgangs im Bereich des unteren Wundwinkels nach ventral zu nähen.

Die Wunde wird durch Adaptation des Wundrands der Haut an den der inneren Muschelhaut mit Knopfheften (dünner, nicht resorbierbarer Faden) geschlossen. Es ist darauf zu achten, daß die Haut den Knorpelrand spannungslos abdeckt.

● Vorgehen: Lappenplastik zur Darstellung des äußeren Gehörgangs.

Über der rostralen und über der kaudalen Begrenzung des Cavum conchae wird ein Schnitt durch Haut und Platysma gelegt. Beide Schnitte sind doppelt so lang wie der vertikale Abschnitt

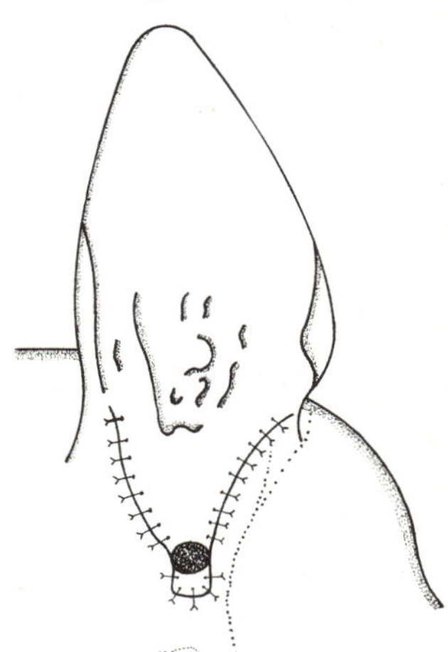

Abb. 98: Naht nach Exzision eines keilförmigen Stücks aus der lateralen Wand des äußeren Gehörgangs; Schema

des äußeren Gehörgangs (Abb. 99, 100). Über der Krümmung zum horizontalen Abschnitt des äußeren Gehörgangs laufen sie sanduhrförmig zusammen.

Ventral werden sie durch einen horizontal verlaufenden Schnitt verbunden. Die umschnittene Haut wird mobilisiert und nach dorsal umgeschlagen (Abb. 101). Danach werden lockeres Bindegewebe und Anteile der Gl. parotis von der lateralen Wand des äußeren Gehörgangs abpräpariert und zur Seite gespreizt.

An der jetzt übersichtlich dargestellten rostralen und kaudalen Rundung des Cavum conchae werden Knorpel und Muschelhaut an der Krümmung zum horizontalen Teil des äußeren Gehörgangs mit dem Skalpell eingekerbt. Anschließend wird der äußere Gehörgang von den Wundwinkeln des

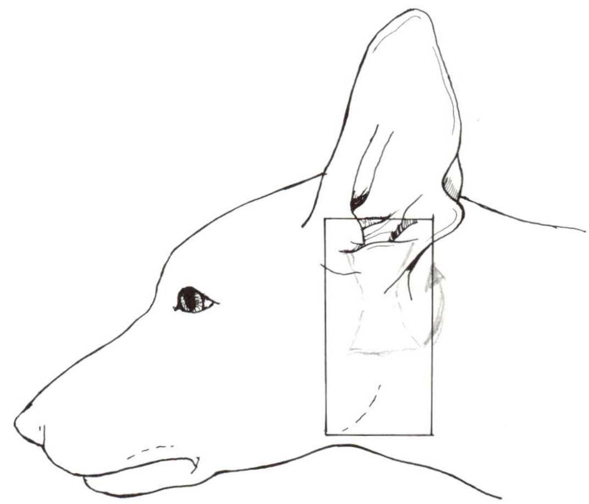

Abb. 99: Übersicht zur Lappenplastik bei Otitis externa

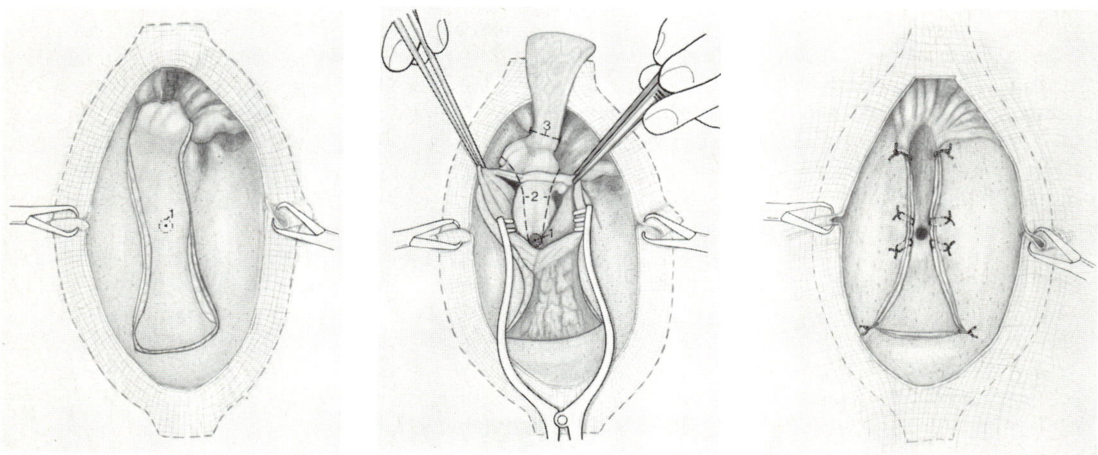

Abb. 100—102: Lappenplastik bei Otitis externa

Abb. 100 (links): Hautschnitt

Abb. 101 (Mitte): Laterale Fläche des äußeren Gehörgangs dargestellt

1 Lage des horizontalen Teiles des äußeren Gehörgangs; 2 Schnittführung durch den vertikalen Teil des äußeren Gehörgangs; 3 Schnittführung zum Absetzen der Haut

Abb. 102 (rechts): Nach ventral verlagerte Lateralfläche des äußeren Gehörgangs mit Situationsheften fixiert

nach dorsal geklappten Hautlappens her, der rostralen und kaudalen Rundung des Cavum conchae folgend, bis zu den Kerben mit der Schere aufgeschnitten. Der umschnittene Teil des äußeren Gehörgangs wird nach ventral umgeschlagen und der über den horizontalen Wundrand der Haut hinausreichende Teil des Hautlappens reseziert. Die Subkutis des Knorpelstreifens wird mit einigen Knopfheften (Katgut) an das Wundbett fixiert und der Wundrand der Haut an den der Muschelhaut mit Knopfheften (dünner, nicht resorbierbarer Faden) adaptiert (Abb. 102). Wegen der unterschiedlichen Dicke von Muschelhaut und äußerer Haut ist die äußere Haut zur Nivellierung der Wundränder flach zu durchstechen. Die ersten beiden Hefte sollten rückläufig an der Öffnung des horizontalen Gehörgangs gesetzt werden.

Nachbehandlung: Nach Versorgung des äußeren Gehörgangs ist ein Kopfverband anzulegen. Der Verband ist der Situation entsprechend nach 2 bis 4 Tagen zu wechseln. Die Fäden der Hautnaht sind zwischen dem 10. und 12. Tag zu entfernen.

Operation bei Abriß des knorpeligen äußeren Gehörgangs

Indikation: Abriß des Küraßknorpels.

Vorbereitung: Seitenlagerung. Der Kopf ist gestreckt in Seitenlage auf einem Polster zu fixieren.

Vorgehen: Ein bogenförmiger Hautschnitt wird vom palpierbaren kaudalen Anteil des knorpeligen äußeren Gehörgangs nach kranial in Richtung auf den Unterkieferwinkel geführt. Das Platysma wird in Faserrichtung durchtrennt und der kaudale Anteil der Parotis stumpf freigelegt, mobilisiert und in kranialer Richtung abgehoben. Der knorpelige Gehörgang wird bis zur Abrißstelle in Richtung Felsenbeinpyramide freipräpariert. Falls notwendig, wird der N. facialis umschlungen und zur Seite gezogen. Nach Einsetzen eines Wundspreizers wird der Rand des Küraßknorpels mit dünnem, nicht resorbierbarem atraumatischen Nahtmaterial an das fibröse Gewebe am Meatus acusticus externus osseus adaptiert. Wegen des beengten Raumes in der Tiefe kann es notwendig werden, die Nadel der Situation entsprechend zurechtzubiegen (Abb. 103).

Nach Rückverlagerung der Parotis erfolgt die Naht des Platysmas mit resorbierbaren Fäden. In den unteren Wundwinkel wird ein Drain eingelegt und die Hautwunde mit Einzelheften geschlossen.

Nachbehandlung: Chemotherapie. Der Drain wird am 2. Tag gezogen. Die Fäden der Hautnaht werden etwa am 10. Tag entfernt.

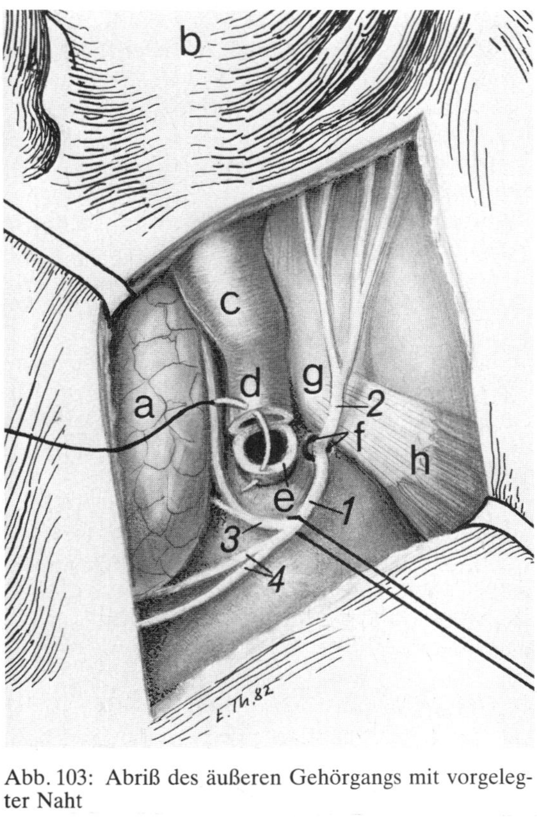

Abb. 103: Abriß des äußeren Gehörgangs mit vorgelegter Naht

a Gl. parotis, postaurikulärer Zipfel rostral verlagert; b Eminentia conchae, Gesäß der Ohrmuschel; c, d Meatus acusticus externus cartilagineus: c halbringförmiger Knorpel, d Küraßknorpel; e Meatus acusticus externus osseus; f For. stylomastoideum; h M. sternocleidomastoideus; g Proc. mastoideus
1 N. facialis; 2 N. auricularis caudalis; 3 N. auriculopalpebralis; 4 Rami buccales

Mittleres Ohr

Osteotomie der Bulla tympanica

Indikation: Otitis media purulenta.

Instrumente: Periostschaber, Hohlmeißel und Hammer, Hohlmeißel-Zange nach Luer.

Vorbereitung: Der Patient ist in Rückenlage mit nach kaudal gezogenen Schultergliedmaßen auszubinden. Ein unter den Nacken gelegtes Polster erleichtert die horizontale Lagerung des Bereichs Hals-Unterkiefer. Der Kopf wird mit einer Oberkieferschlinge fixiert.

Vorgehen: Der Hautschnitt wird parallel zur Mittellinie etwa 2 cm medial des Sulcus jugularis von der Inc. vasorum facialium im Kehlgang bis zur Höhe des 2. Halswirbels gelegt (Abb. 104). In gleicher Länge werden die oberflächliche Faszie und der Hautmuskel durchtrennt und mit der Haut gespreizt (Abb. 105). Nun werden die großen Venen peripher der Aufzweigung der V. jugularis externa, die Gl. mandibularis und die Unterkieferlymphknoten lokalisiert und nach lateral zur Seite gespreizt. Dann wird stumpf in Richtung der Bulla tympanica präpariert. Dabei werden die Abgänge der A. carotis communis, der N. hypoglossus und der Truncus vagosympathicus dargestellt (Abb. 106). Gut zu tasten ist der Proc. paracondylaris. An ihm inseriert die Ursprungssehne des M. digastricus. Er liegt kaudolateral der Bulla tympanica. Die Arterien, der N. hypoglossus und der M. digastricus werden nach lateral, Kehlkopf, Zungenbein und ventrale Halsmuskulatur nach medial zur Seite gespreizt. Medial der A. carotis communis in Höhe der Abzweigung der A. lingualis ist die Bulla tympanica unter dem M. thyreoideus zu tasten und durch stumpfe Präparation darzustellen. Jetzt wird das Periost durchtrennt, mit dem Raspatorium ausreichend weit abgelöst,

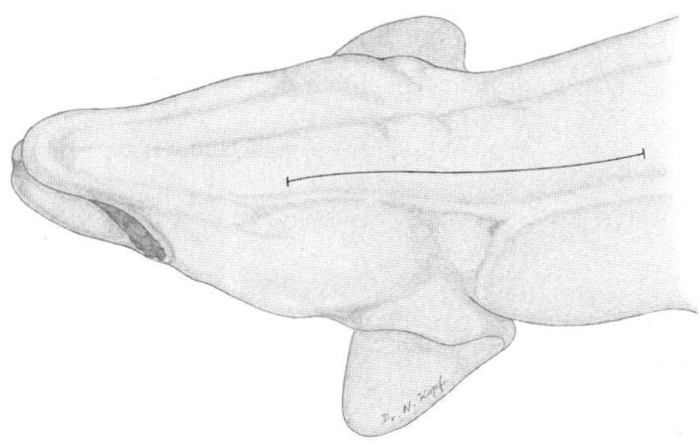

Abb. 104: Lagerung und Hautschnittführung

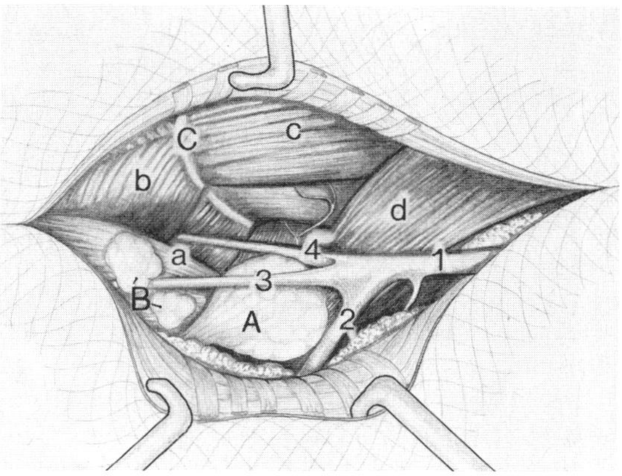

Abb. 105: Haut und Hautmuskel durchtrennt und gespreizt

A Gl. mandibularis; B Lnn. mandibulares; C Basihyoideum; D Lnn. retropharyngei mediales; E Proc. paracondylaris; F Bulla tympanica
a M. digastricus; b M. mylohyoideus; c M. sternohyoideus; d M. sternocephalicus; e M. sternothyreoideus; f M. thyreohyoideus
1 V. jugularis externa; 2 V. maxillaris; 3 V. facialis; 4 V. lingualis; 5 A. carotis communis, 5′ A. carotis externa, 5″ A. carotis interna; 6 A. lingualis; 7 Truncus vagosympathicus; 8 N. laryngeus cranialis; 9 N. hypoglossus

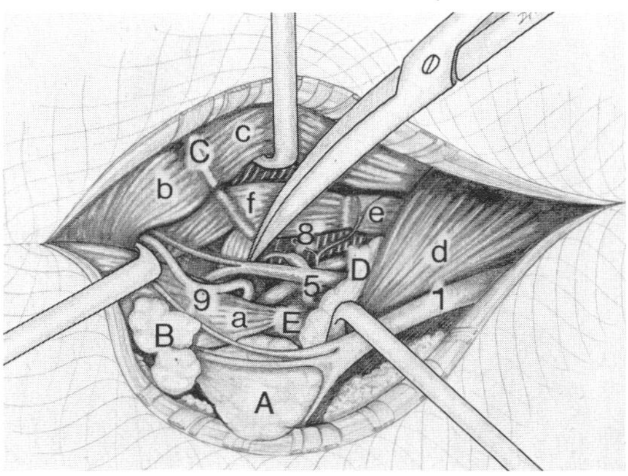

Abb. 106: Venen, Gl. mandibularis und Muskulatur auseinandergedrängt

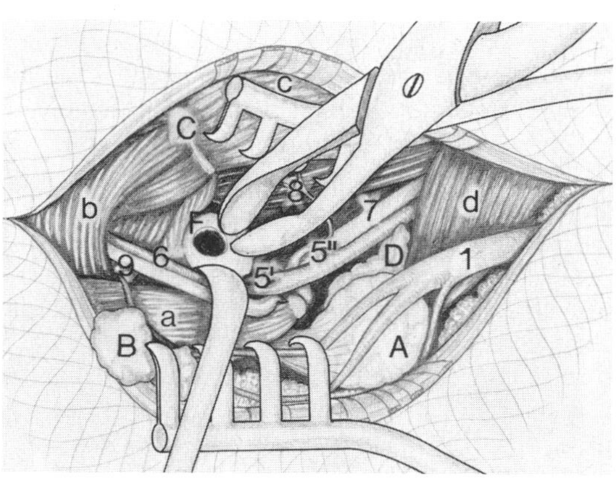

Abb. 107: Zustand nach Darstellung und Trepanation der Bulla tympanica

die Bulla vorsichtig mit dem Hohlmeißel geöffnet und die Öffnung mit der Knochenzange erweitert (Abb. 107). Nach Versorgung der Paukenhöhle (Spülung, Medikation) sollte eine Drainage eingelegt werden.

Wundverschluß: Die Wunde wird bis auf einen ausreichend großen Spalt für Drain und Exsudatabfluß verkleinert. Die Wundränder des Hautmuskels und der oberflächlichen Faszie werden mit Knopfheften (Katgut) adaptiert.
Hautnaht.

Nachbehandlung: Chemotherapie. Die Drainage sollte am 3. Tag (Schlauch) bzw. bis zum 4. Tag (Gaze) entfernt werden. Der klaffende Wundabschnitt wird offen weiterbehandelt.

Die Fäden der Hautnaht sind zwischen dem 10. und 12. Tag zu entfernen.

Auge

Allgemeines

Subkonjunktivale Injektion

Indikation: Intensivierung der Wirkung eines Medikaments am und im Auge.

Anästhesie: Oberflächenanästhesie, ggf. zusätzlich Sedation.

Vorbereitung: Der Kopf des Patienten ist durch eine Hilfskraft zu fixieren.

Vorgehen: Mit dem Zeigefinger wird das obere Augenlid so nach dorsal gedrückt, daß die auf die Spritze aufgesetzte Nadel einige Millimeter vom Limbus flach angesetzt werden kann. Am rechten Auge ist, nach dem Zifferblatt, der Bereich 9–12, am linken Auge der Bereich 12–3 am einfachsten zugänglich (Abb. 108). Die Kanüle wird mit einem kurzen Ruck durch die Tunica conjunctiva bulbi gestochen. Bei der Injektion bildet sich eine Quaddel.

Subpalpebrale Applikation

Indikation: Schwierigkeiten wegen Schmerzen und/oder Widersetzlichkeit bei oft zu wiederholender Applikation eines Medikaments in den Konjunktivalsack.

Instrumente: Weitlumige Kanüle, feiner weicher Katheter.

Anästhesie: Oberflächenanästhesie, Sedation oder Narkose.

Vorbereitung: Sie ist abhängig vom Grundleiden. Die Durchgängigkeit des Tränennasenkanals sollte geprüft und der Konjunktivalsack gespült werden.

Vorgehen: Die Lidkante des oberen Augenlids wird mit einer Pinzette fixiert und die im Fornix conjunctivae superior angesetzte Kanülenspitze durch das Lid gestochen (Abb. 109). Nun wird der

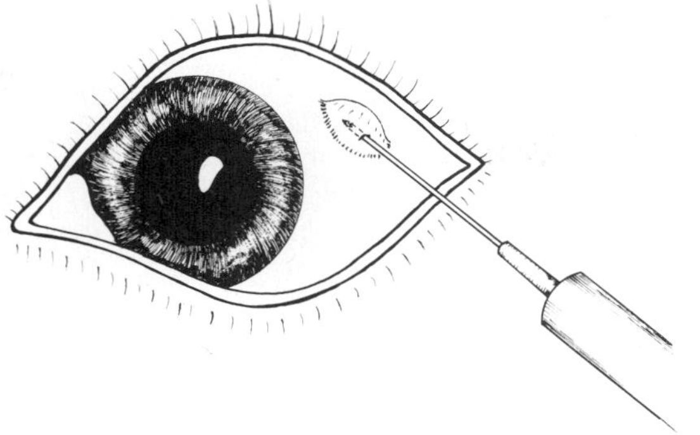

Abb. 108: Subkonjunktivale Injektion, Lage der Kanülenspitze

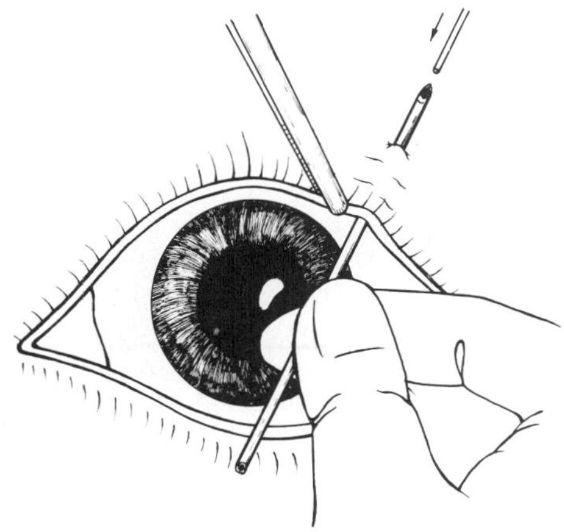

Abb. 109: Durch das obere Augenlid gestochene Kanüle zum Einführen des Katheters

Katheter durch das Kanülenlumen ausreichend weit in den Konjunktivalsack eingeführt. Danach wird die Kanüle entfernt und der Katheter an mehreren Stellen mit Knopfheften an der Haut fixiert.

Ductus nasolacrimalis

Spülung des Ductus nasolacrimalis und Beseitigung der Atresie des Punctum lacrimale

Indikation: Prüfung der Durchgängigkeit des Tränennasengangs; Dakryozystitis; Darstellung verschlossener Tränenpunkte.

Instrumente: Tränennasengangkanüle, Katheter.

Anästhesie: Oberflächenanästhesie, Sedation oder Narkose.

Vorgehen: Der Lidrand wird mit Daumen und Zeigefinger etwas nach außen umgewendet, so daß die Tränenpunkte sichtbar werden und sich etwas öffnen. Dann wird die für die Weite der Öffnung passende Tränennasengangkanüle sowohl in den unteren als auch oberen Canaliculus lacrimalis eingeführt (Abb. 110). Die Kanüle wird jeweils vorsichtig in den Saccus lacrimalis vorgeschoben. Mit der nun aufzusetzenden Injektionsspritze wird unter mäßigem Druck die Spülung mit lauwarmem Wasser, Elektrolytlösung oder Acridinfarbstofflösung vorgenommen. Spülflüssigkeit und angesammeltes Sekret entleeren sich aus dem gegenüberliegenden Tränenpunkt (des anderen Tränenkanals) oder bei durchgängigem Tränennasengang aus der Nasenöffnung. Bei Atresie eines Tränenpunkts wölbt sich unter dem Druck der Spülflüssigkeit der verschlossene Tränenpunkt vor.

Bei Verschluß beider Tränenpunkte wird die Kanüle in das Ostium nasolacrimale eingeführt. Dieses liegt einige Millimeter kaudal der äußeren Nasenöffnung unmittelbar ventral des rostral verdickten Endes der Flügelfalte in der lateralen Wand des ventralen Nasengangs in Höhe des Sulcus alaris (Abb. 111).

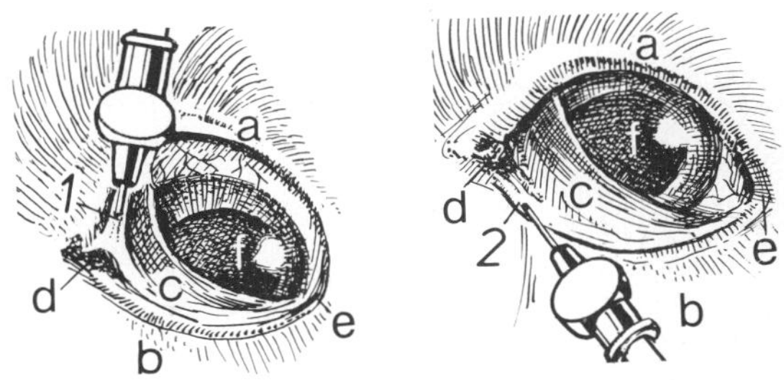

Abb. 110: Spülung der Canaliculi lacrimales, des Saccus lacrimalis und des Ductus nasolacrimalis

a Palpebra superior; b Palpebra inferior; c Palpebra tertia (Plica semilunaris conjunctivae); d Angulus oculi medialis mit Caruncula lacrimalis; e Angulus oculi lateralis; f Cornea

1 Punctum lacrimale superius, 2 Punctum lacrimale inferius, mit eingeführter Kanüle

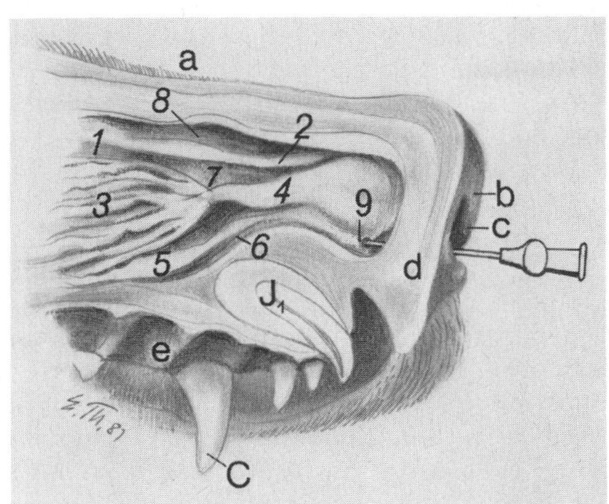

Abb. 111: Spülung des Ductus nasolacrimalis von rostral

J_1 Dens incisivus 1; C Dens caninus

a Dorsum nasi; b Planum nasale; c Naris mit eingeführter Kanüle; d Labium superius; e Palatum durum

1 Concha nasalis dorsalis; 2 Plica recta; 3 Concha nasalis ventralis; 4 Plica alaris; 5 Plica basalis; 6 Meatus nasi ventralis; 7 Meatus nasi medius; 8 Meatus nasi dorsalis; 9 Ductus nasolacrimalis, rostrale Mündung mit eingeführter Kanüle

Der durch den Druck der Spülflüssigkeit oder auch durch einen retrograd eingeführten Faden vorgewölbte verschlossene Tränenpunkt kann durch Inzision mit kleiner spitzer Schere oder Punktion mit einer Kanüle geöffnet werden (Abb. 112). Zur Erhaltung der Öffnung ist das Einlegen eines Fadens für mindestens 2 Wochen anzuraten (s. Sondierung des Ductus nasolacrimalis).

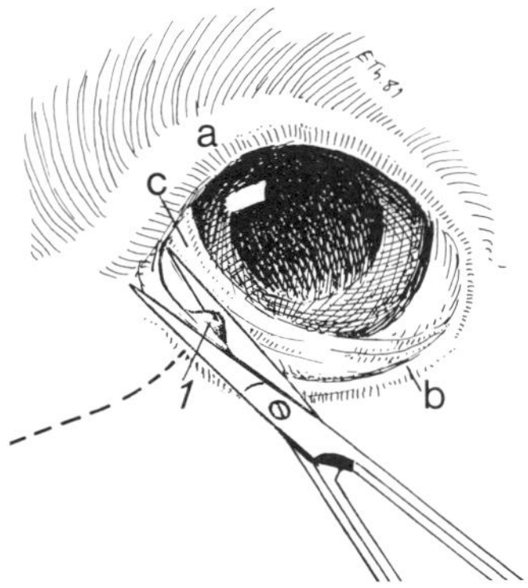

Abb. 112: Beseitigung der Atresie des Punctum lacrimale

a Palpebra superior; b Palpebra inferior; c Palpebra tertia

1 Punctum lacrimale, verschlossen; gestrichelte Linie kennzeichnet den Verlauf eines in den Ductus nasolacrimalis eingeführten Fadens

Sondierung des Ductus nasolacrimalis
Indikation: Verhinderung einer Stenose durch Narbenbildung; Beseitigung einer Verstopfung durch Entzündungsprodukte.

Instrumente: Monofiler Kunststoffaden, dessen Spitze über einer Flamme abgerundet wird. Dünner biegsamer Kunststoffschlauch.

Anästhesie: Oberflächenanästhesie und Sedierung oder Narkose.

Vorgehen: Der monofile Faden wird mit seinem abgerundeten Ende in den oberen, gegebenenfalls auch den unteren Tränenpunkt eingeführt und über den Canaliculus lacrimalis in den Tränensack und weiter über den Ductus nasolacrimalis bis zum Ostium nasolacrimale und der Nasenöffnung vorgeschoben. Bei auftretendem Widerstand können durch teilweises Zurückziehen und erneutes Vorschieben, auch durch Spreizen der Nasenöffnung oder Bewegen der Nasenspitze, Ausbuchtungen des Gangsystems überwunden werden. Bei Striktur wird die Passage eines dünneren Fadens versucht.

Zum Freihalten des Ganges über einen Zeitraum von 2 bis 3 Wochen werden die Fadenenden über der Haut des Gesichtsschädels zusammengeknotet.

Bei großen Hunden kann ein Kunststoffschlauch über das im Augenwinkel liegende Fadenende gestülpt und in den Tränengang eingeführt werden. Am Ende des Schlauches wird der Faden geknotet oder durch Aufsetzen einer Gefäßklemme auf den Faden ein Zurückgleiten des Schlauches verhindert. Dieser wird dann durch Zug am nasalen Fadenende durch das Gangsystem geleitet. Die Schlauchenden werden nach Herausziehen des Fadens miteinander verknotet bzw. an die äußere Haut genäht.

Nachbehandlung: Mehrmals täglich werden chemotherapeutikahaltige und antiphlogistisch wirkende Kollyrien in den Konjunktivalsack eingeträufelt. Die Entfernung des Fadens bzw. Schlauches erfolgt nach 2 Wochen.

Augenlid

Operation des Entropiums
Indikation: Einwärtsdrehung der Lidkante(n), die nicht durch Narbenzug (E. cicatriceum) oder Phthisis bulbi bedingt sind.

Vorbereitung: Der Patient ist in Seitenlage auszubinden. Die Breite des zu entfernenden Hautstreifens kann durch Bildung einer Hautfalte bestimmt werden. Die Hautfalte wird mit der Pinzette im Abstand von 3 bis 5 mm und parallel zur Lidkante in Länge des einwärts gedrehten Abschnitts gebildet (Abb. 113).

Vorgehen: Mit einem Schnitt parallel und im Abstand von 3 bis 5 mm zur Lidkante und einem zweiten in leichtem Bogen geführten Schnitt wird der zu entfernende Hautstreifen dargestellt. Die umschnittene Haut wird etwas angehoben und mit der Schere in der Subkutis abgesetzt.

Naht: Die Wundränder der Haut werden mit Knopfheften (atraumatisches, nicht resorbierbares Nahtmaterial) adaptiert (Abb. 115, 117). Das erste Heft wird in der Mitte der Wunde (Abb. 114), bei pfeilförmiger Exzision am lateralen Augenwinkel im Wundwinkel gesetzt (Abb. 116).

Nachbehandlung: Die Fäden der Hautnaht werden zwischen dem 8. und 12. Tag entfernt.

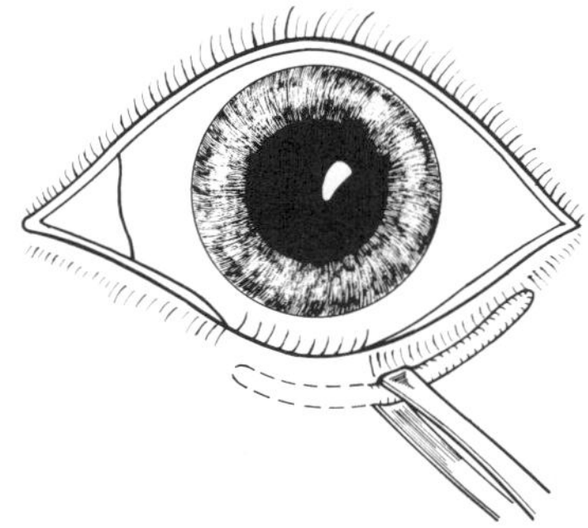

Abb. 113: Festlegen der Breite des zu exzidierenden Hautstreifens durch Bilden einer Hautfalte

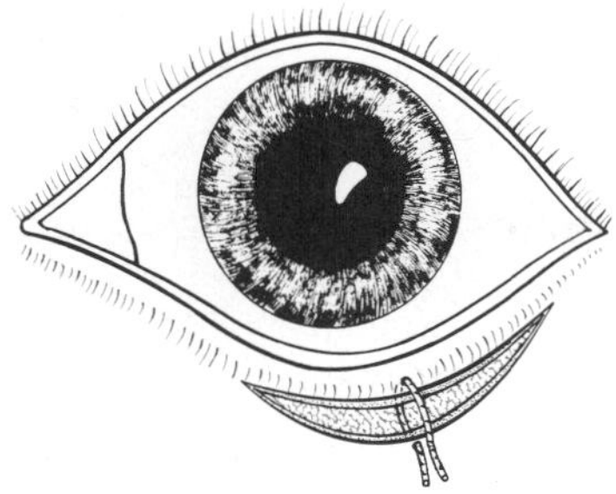

Abb. 114: Zustand nach Abtragen des Hautstreifens; erstes Heft gesetzt

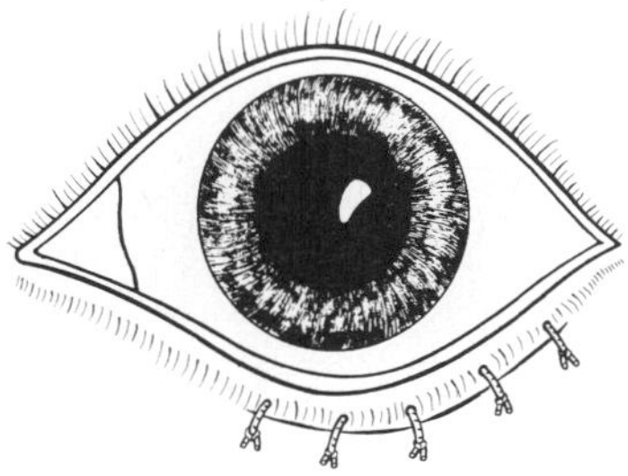

Abb. 115: Zustand nach Adaptation der Wundränder

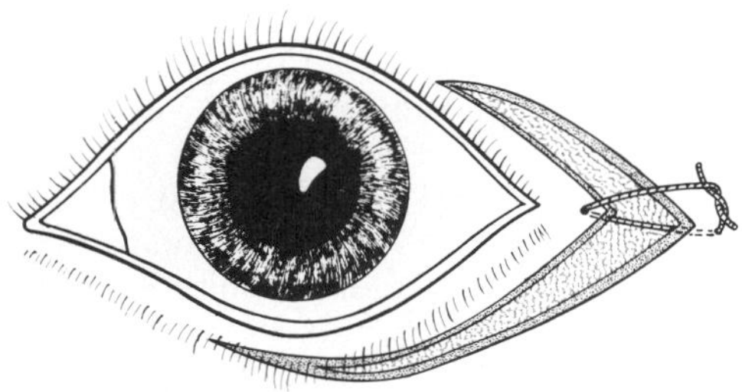

Abb. 116: Zustand nach Abtragen des Hautstreifens bei Einrollung des oberen und unteren Augenlids; erstes Heft gesetzt

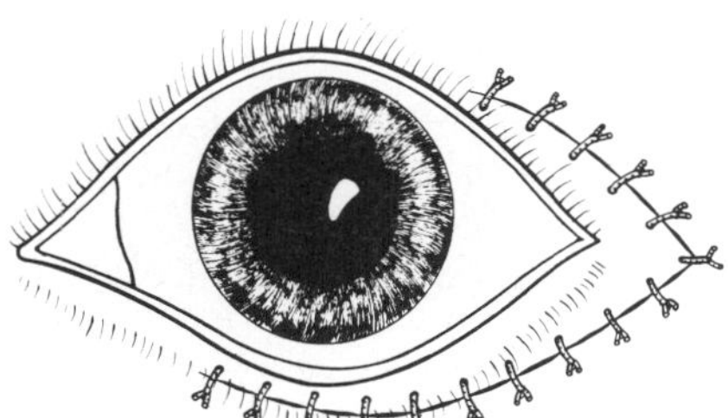

Abb. 117: Zustand nach Adaptation der Wundränder

Blepharorrhaphie

Indikation: Ectropium paralyticum sive cicatriceum; Tumor.

Vorbereitung: Der Patient ist in Seitenlage auszubinden.

Vorgehen: Es wird ein V-förmiger Hautschnitt gelegt, dessen Schenkel zum Lidrand gerichtet sind und die etwa 4 mm von der Lidkante entfernt enden (Abb. 118).

● Weiteres Vorgehen ohne Hautexzision: Nach Mobilisieren der im Winkel umschnittenen Haut werden die Wundränder der Haut mit Knopfheften (nicht resorbierbarer Faden) adaptiert. Durch Verschieben der Haut gegen den Lidrand hin wird die Auswärtsdrehung der Lidkante korrigiert. Es entsteht ein Y-förmiger Verlauf der Hautnaht (Abb. 119).

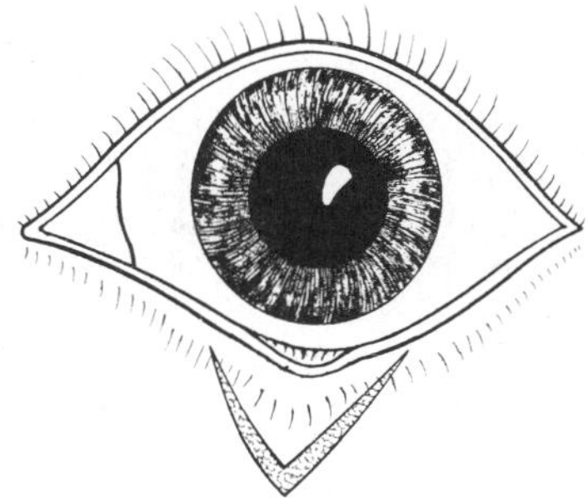

Abb. 118: V-förmiger Hautschnitt im mittleren Drittel des unteren Augenlids

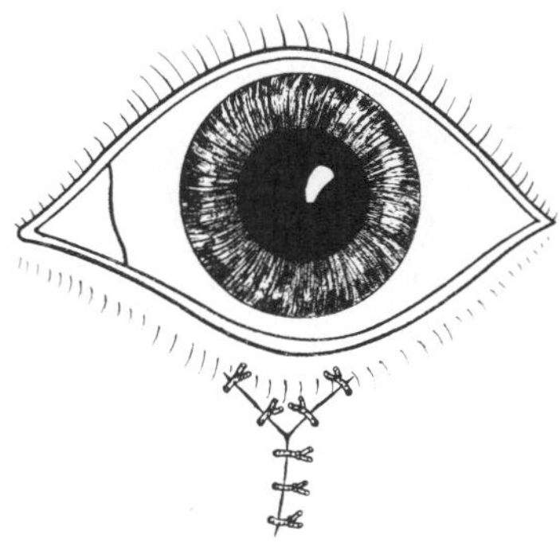

Abb. 119: Wundränder in Y-Form durch Naht adaptiert

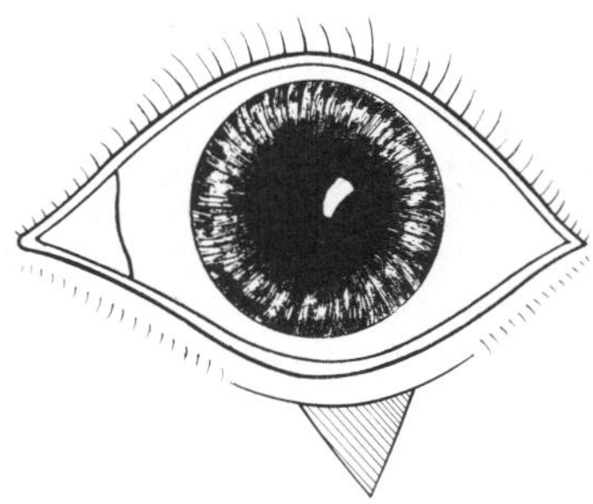

Abb. 120: Schnittführung zur Exzision der Haut in Dreiecksform im mittleren Drittel des unteren Augenlids

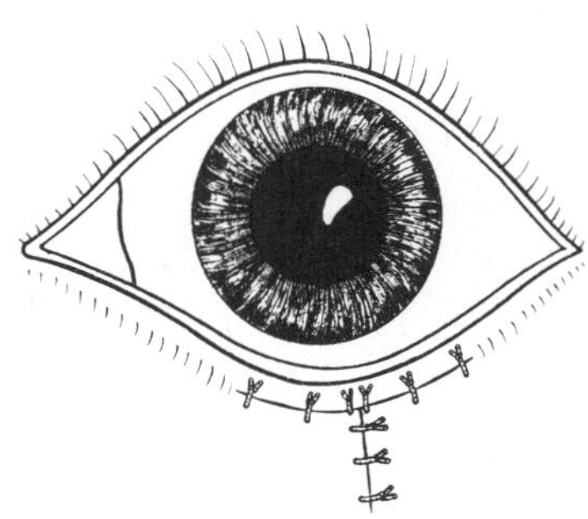

Abb. 121: Wundränder in T-Form durch Naht adaptiert

● Weiteres Vorgehen mit Hautexzision: Im Abstand von etwa 4 mm und parallel zur Lidkante wird ein weiterer Hautschnitt gelegt und die in Form eines gleichschenkeligen Dreiecks umschnittene Haut in der Subkutis bzw. unter dem veränderten Gewebe abgesetzt. Der parallel zur Lidkante liegende Schnitt sollte doppelt so lang wie die Basis des umschnittenen Hautdreiecks sein (Abb. 120, 122). Nach Mobilisieren werden die Wundränder der Haut mit Knopfheften adaptiert (Abb. 121, 123).

Die Form, in der die Wundränder durch die Naht zu adaptieren sind, ist von der Lokalisation des exzidierten Hautdreiecks zum Lidrand abhängig (Abb. 121, 123).

Nachbehandlung: Halskragen und Pfotenverband. Die Fäden der Hautnaht sind zwischen dem 8. und 12. Tag zu entfernen.

Tarsorrhaphie A
Indikation: Lidkolobom; Lidwunde; Tumor; Ektropium.

Vorbereitung: Der Patient ist in Seitenlage auszubinden.

Vorgehen: Die Lidkante wird mit zwei Pinzetten gespannt und der zu entfernende Abschnitt des Augenlids keilförmig mit der Schere abgetragen. Der entfernte Teil des Augenlids sollte die Form eines gleichschenkeligen Dreiecks haben, dessen Basis die Lidkante ist.

Ist wegen Verkürzung der Lidkante nach Adaptation der Wundränder zu erwarten, daß die Kante des anderen Augenlids nicht mehr ausreichend fest dem Bulbus anliegt, ist die zu kurze Lidkante zu verlängern. Dazu wird im lateralen Augenwinkel, ohne Quetschen der Schnittstelle, kanthotomiert (Abb. 124). Die Länge des Schnittes sollte der Basis des Lidkoloboms entsprechen. Nach ausreichender Mobilisierung der Tunica conjunctiva wird der Wundrand der Bindehaut mit Knopfheften (atraumatisches, nicht resorbierbares Nahtmaterial) an den Wundrand der Haut genäht (Abb. 125).

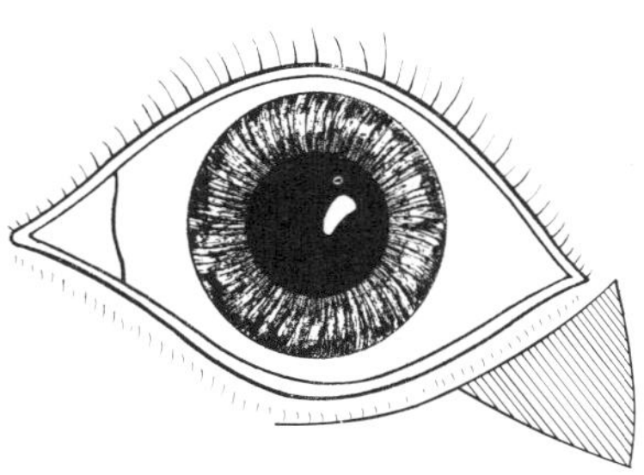

Abb. 122: Schnittführung zur Exzision der Haut in Dreiecksform im lateralen Viertel des unteren Augenlids

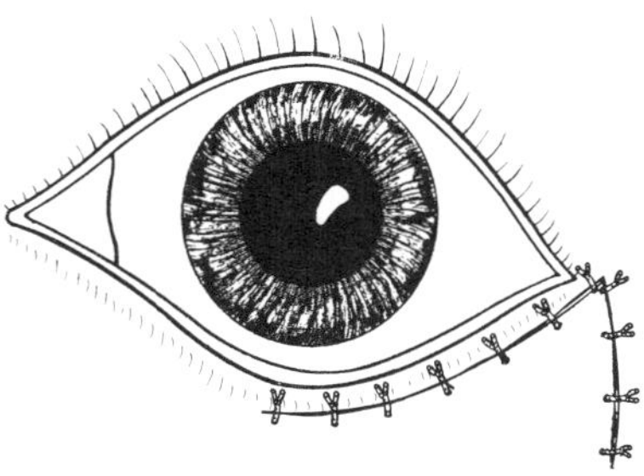

Abb. 123: Wundränder am lateralen Lidwinkel durch Naht adaptiert

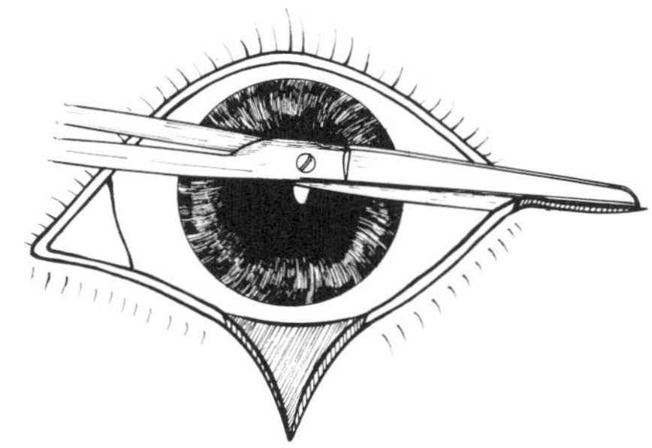

Abb. 124: Lidkolobom nach Exzision; Schere zur Kanthotomie eingesetzt

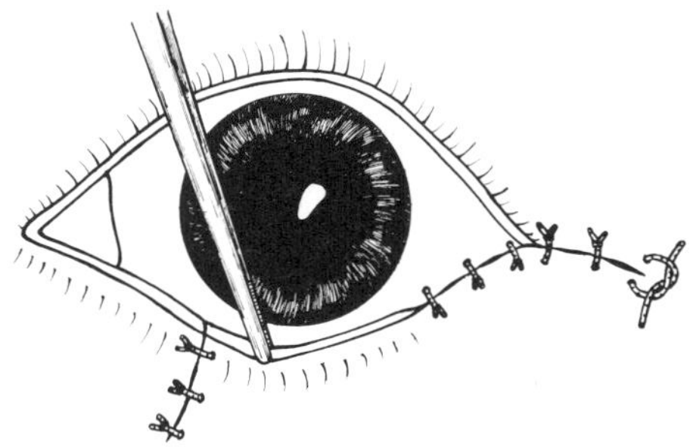

Abb. 125: Situation nach Versorgung des Lidkoloboms und Verlängerung der Lidkante

Wundverschluß: Adaptation der Wundränder mit tiefen, den M. orbicularis oculi mitfassenden, Knopfheften (atraumatisches, nicht resorbierbares Nahtmaterial).

Mit dem ersten Knopfheft sind die Wundflächen der Lidkante zu adaptieren. Das Heft kann als Intermarginal- oder tieffassende Hautnaht gelegt werden.

Nachbehandlung: Halskragen und Pfotenverband. Die Fäden der Naht sind zwischen dem 8. und 12. Tag zu entfernen.

Tarsorrhaphie B
Indikation: Auswärtsdrehung der unteren Lidkante mit Eversio puncti lacrimalis; Abstehen des unteren Augenlids durch Tonusverlust des M. orbicularis oculi.

Vorbereitung: Der Patient ist in Seitenlage auszubinden.

Vorgehen: Abhängig von der Situation wird ein kurzer oder ein langer Hautschnitt vom lateralen Augenwinkel in Verlängerung der unteren Lidkante gelegt.

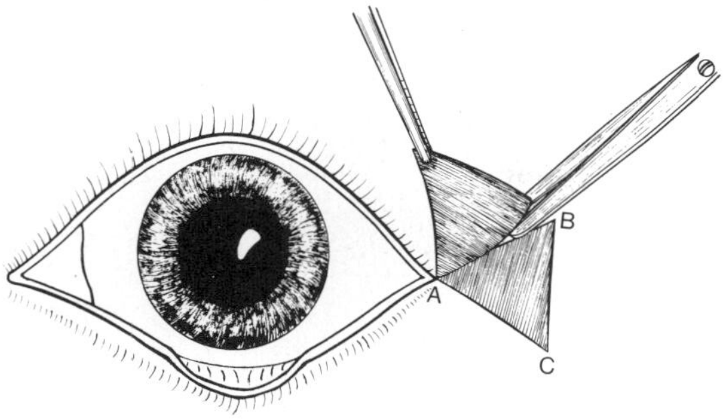

Abb. 126: Kurzer Hautschnitt und Exzision der Haut am lateralen Augenwinkel

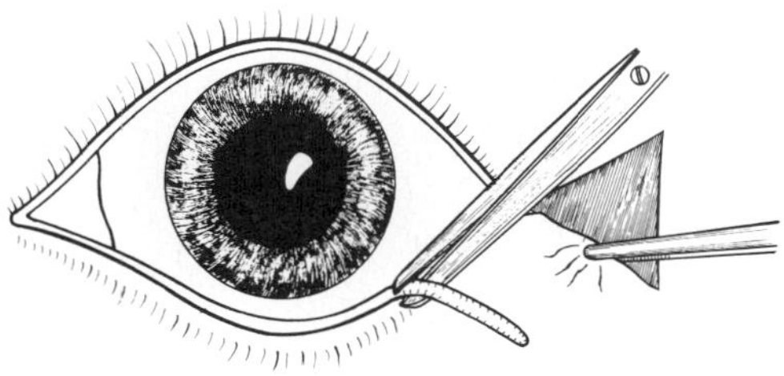

Abb. 127: Abtragen der Lidkante nach Kanthotomie

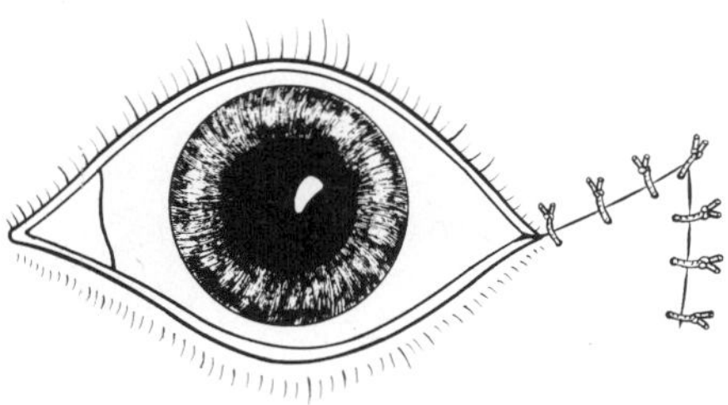

Abb. 128: Situation nach Adaptation der Wundränder

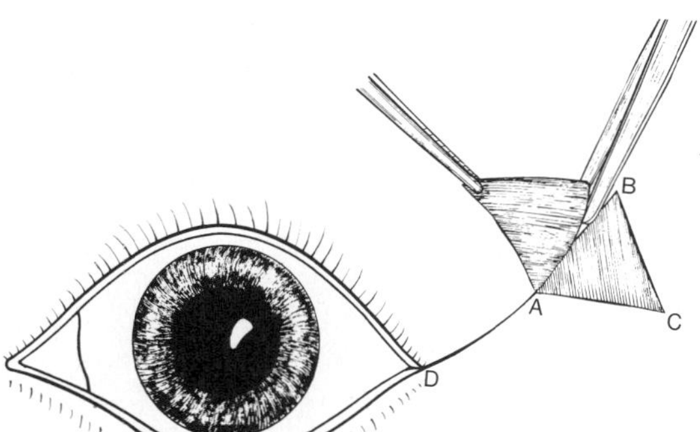

Abb. 129: Langer Hautschnitt und Exzision der Haut über dem Proc. zygomaticus

a) Die Länge des kurzen Hautschnitts entspricht der der evertierten Lidkante (A–B). Mit zwei weiteren Inzisionen (A–C, B–C), deren Längen der des Hautschnitts entsprechen, wird die Haut in Form eines gleichschenkeligen Dreiecks umschnitten (Abb. 126).

b) Der lange Hautschnitt wird leicht bogenförmig bis über den Proc. zygomaticus gelegt

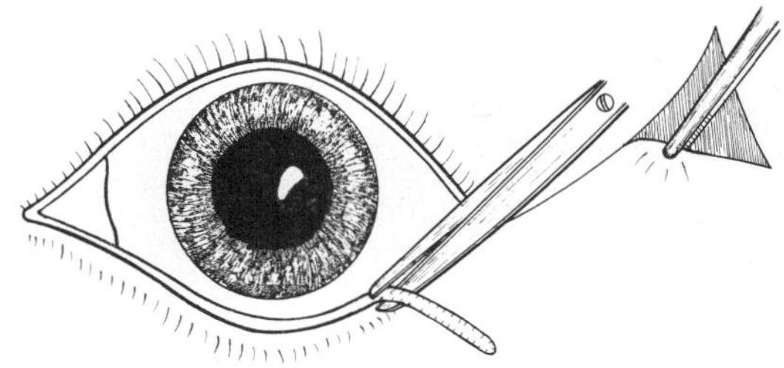

Abb. 130: Abtragen der Lidkante nach Kanthotomie

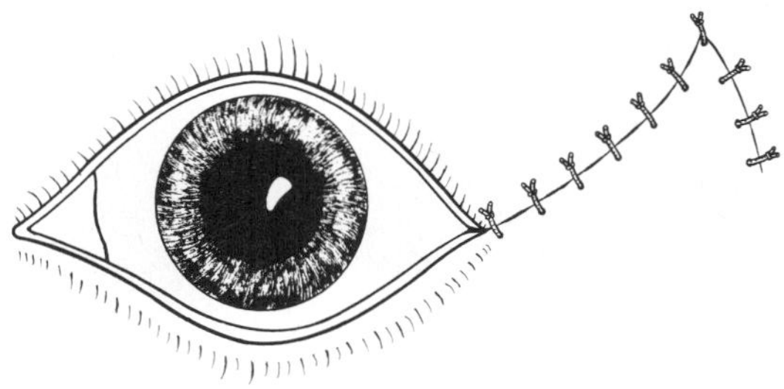

Abb. 131: Situation nach Adaptation der Wundränder

(Abb. 129). Mit zwei weiteren Inzisionen (A–C, B–C), deren Längen etwa der Hälfte der des Hautschnitts (D–A) entsprechen, wird die Haut in Form eines gleichschenkeligen Dreiecks umschnitten. Die umschnittene Haut wird mit der Schere in der Subkutis abgesetzt.

Nun wird die Lidkante im lateralen Augenwinkel durchtrennt, das untere Augenlid bis zur Behebung der Auswärtsdrehung nach lateral gespannt und die über die Kanthotomiestelle hinaus nach lateral reichende Lidkante mit Tarsus mit der Schere abgetragen (Abb. 127, 130). Nach geringem Mobilisieren werden die Wundränder der Haut mit Knopfheften (nicht resorbierbares, atraumatisches Nahtmaterial) adaptiert. Mit dem ersten Knopfheft werden die Wundflächen der Lidkanten im lateralen Augenwinkel und mit dem zweiten Knopfheft die Wundränder der mobilisierten Haut unter geringer Spannung im lateralen Wundwinkel adaptiert. Nach Durchstechen der Haut sollte die Nadel breit durch die oberflächliche Kopffaszie (Fascia capitis superficialis) geführt werden. Dadurch wird die Haut zunächst durch die Naht, dann durch Narbengewebe nur wenig verschiebbar mit der Unterlage verbunden (Abb. 128, 131).

Nachbehandlung: Halskragen und Pfotenverband. Die Fäden der Hautnaht sind zwischen dem 8. und 12. Tag zu entfernen.

Verlängerung der Lidspalte

Indikation: Blepharophimose; Korrektur der Lidstellung, z. B. Entropium beim Chow Chow.

Vorbereitung: Der Patient ist in Seitenlage auszubinden. Der Bindehautsack ist zu spülen und die Durchgängigkeit des Ductus nasolacrimalis zu prüfen.

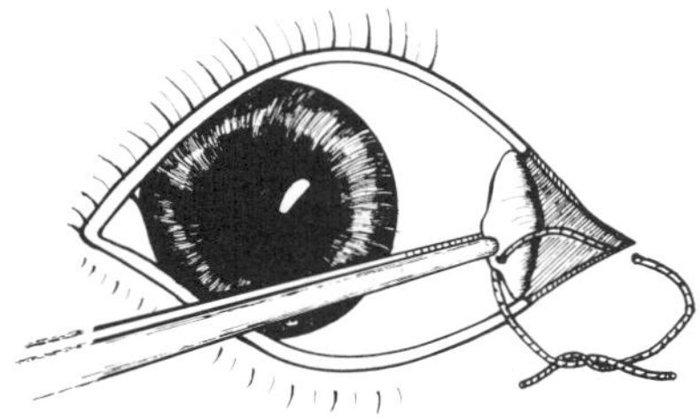

Abb. 132: Zustand nach Kanthotomie im lateralen Augenwinkel und Mobilisieren der Tunica conjunctiva. Erstes Heft zur Naht der Bindehaut an den Wundrand der Haut gesetzt

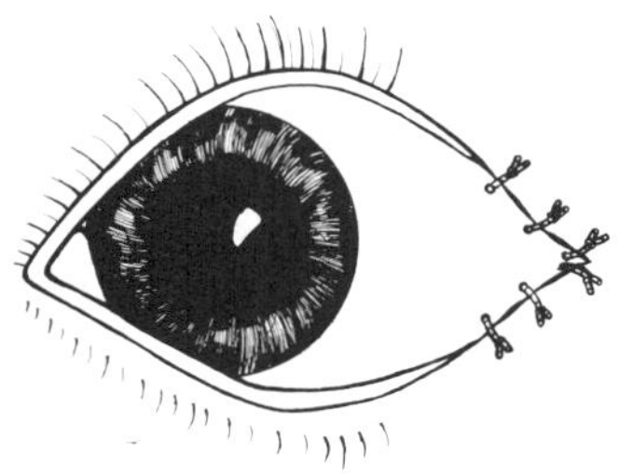

Abb. 133: Zustand nach Annähen der Tunica conjunctiva an die Wundränder der Haut

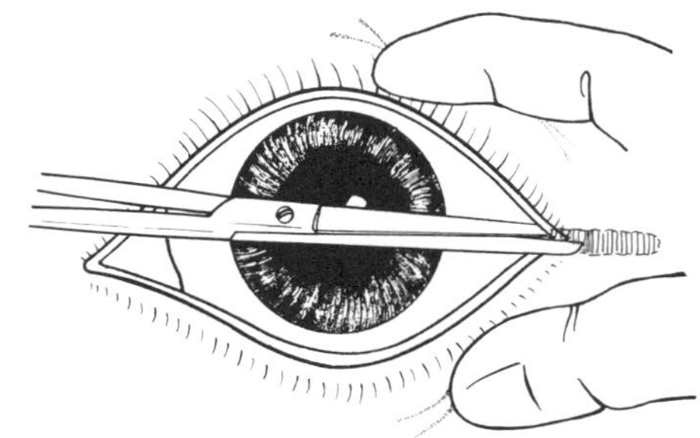

Abb. 134: Kanthotomie im lateralen Lidwinkel nach Quetschen der Haut

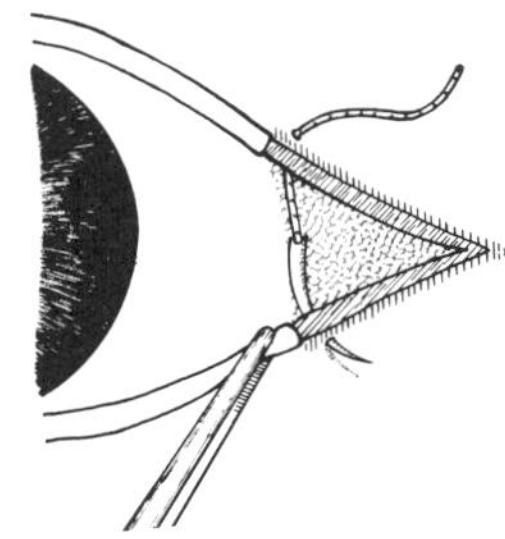

Abb. 135: Adaptation der Lidkanten durch Hautnaht

Vorgehen: Im lateralen Augenwinkel wird, ohne Quetschen der Schnittstelle, eine Kanthotomie vorgenommen. Die Schnittlänge sollte der beabsichtigten Verlängerung der Lidspalte entsprechen. Nach ausreichender stumpfer Mobilisierung der Tunica conjunctiva palpebrae des oberen und unteren Augenlids wird der Wundrand der Bindehaut mit Knopfheften (atraumatisches, nicht resorbierbares Nahtmaterial) an den Wundrand der Haut genäht. Das erste Heft wird im Wundwinkel (Abb. 132) gesetzt. Die Knoten liegen auf der Haut (Abb. 133).

Nachbehandlung: Die Fäden der Hautnaht sind zwischen dem 8. und 12. Tag zu entfernen.

Kanthotomie

Indikation: Darstellung der Bulbusvorderfläche; Reposition eines Prolapsus bulbi; Lidplastik.

Vorbereitung: Der Patient ist in Seitenlage auszubinden. Wenn möglich ist der Konjunktivalsack zu spülen und die Durchgängigkeit des Ductus nasolacrimalis zu prüfen.

Vorgehen: Ist die Vergrößerung der Lidspalte zur besseren Darstellung der Bulbusvorderfläche vorgesehen, kann die Schnittstelle im lateralen Augenwinkel mit einem Péan ca. 30 Sekunden gequetscht werden. Ein Schenkel der Klemme liegt bis zum Ansatz des Septum orbitale am Orbitarand im Konjunktivalsack, der andere auf der Haut. Mit einer geraden Schere wird nach Abnehmen der Klemme die mit Daumen und Zeigefinger straff gespannte Haut sowie Faszie und Tunica conjunctiva im lateralen Augenwinkel horizontal durchtrennt (Abb. 134).

Wundverschluß: Hautnaht. Das erste Heft wird als Haut- oder Intermarginalnaht im Augenwinkel gesetzt (Abb. 135). Mit ihm sind die Wundflächen des oberen und unteren Augenlids exakt zu adaptieren. Seine Fadenenden werden so lang gelassen, daß sie im augenwinkelfernen Hautheft eingeknotet werden können.

Nachbehandlung: Die Fäden der Naht sind am 8. bis 10. Tag zu entfernen.

Ankyloblepharon (partielles, temporäres)

Indikation: Stabilisierung des Bulbus nach Reposition eines Vorfalls; Schutz der erkrankten Kornea, vor allem bei Hunden mit Exophthalmus (z. B. Pekinese, Chihuahua, französ. Bulldogge, Shi-Tsu).

Vorbereitung: Der Patient ist in Seitenlage auszubinden und das Grundleiden zu versorgen.

- Vorgehen: a) Für etwa 10 Tage können die Lidkanten mit 2 bis 3 rückläufigen Heften aneinander fixiert werden. Um einer Alteration der Tränenpunkte und der Tränenröhrchen vorzubeugen, wird im nasalen Viertel der Lidkante kein Heft gesetzt. Zur Naht sollte atraumatisches, nicht resorbierbares Material verwendet werden. An der freien Lidkante sollten Ein- und Ausstich in der Mitte und auf der Haut ca. 5 mm ober- bzw. unterhalb der Lidkante liegen (Abb. 136). Zur Entlastung des Gewebes sollte eine Unterlage eingefädelt werden.
- b) Kann die Lidspalte mit rückläufigen Heften nicht spannungsfrei verschlossen werden oder ist eine Behandlungsdauer von mehr als 10 Tagen zu erwarten, sollten die Augenlider mit einer Hautnaht unter Schonung der freien Lidkanten adap-

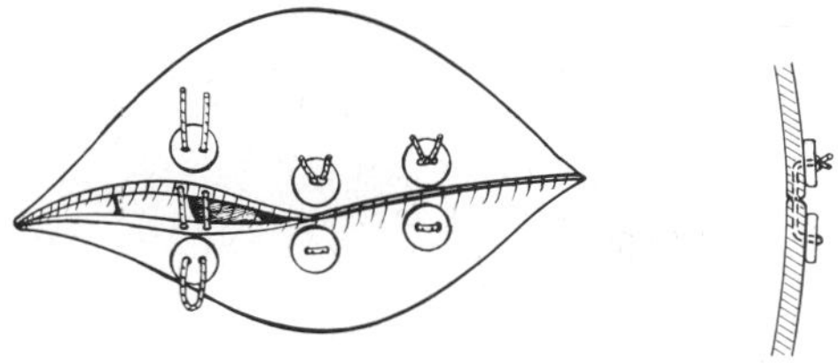

Abb. 136: Temporäres Ankyloblepharon durch Adaptation der Lidkanten. Ausschnitt: Nadelführung im Querschnitt

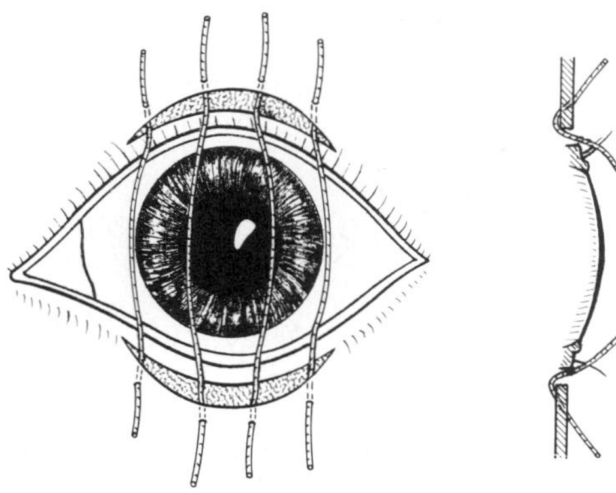

Abb. 137: Temporäres Ankyloblepharon nach Hautschnitt und Adaptation der lidkantenfernen Wundränder. Ausschnitt: Nadelführung im Querschnitt

tiert werden. Dazu wird am oberen und unteren Augenlid ein Hautschnitt im mittleren Drittel der Lidspalte im Abstand von 4 bis 6 mm parallel zur Lidkante gelegt. Mit Knopfheften werden die lidkantenfernen Wundränder adaptiert (Abb. 137).

Nachbehandlung: Vom Grundleiden abhängig. Die Fäden der rückläufigen bzw. der Hautnaht werden zwischen dem 8. und 12. Tag entfernt. Die Hautbrücke wird zu gegebener Zeit mit der Schere bei angepaßter Schmerzdämpfung durchtrennt.

Inzision der Lidplatte

Indikation: Chronische Entzündung mit Sekretstau der Meibomschen Drüsen (Glandulae tarsales) — Chalazion.

Vorbereitung: Der Patient ist in Seitenlage auszubinden. Der Kopf ist auf einem Polster zu lagern und mit einer Oberkieferschlinge so zu fixieren, daß das zu behandelnde Augenlid gut zugänglich ist.

Der Konjunktivalsack sollte gespült und die Durchgängigkeit des Ductus nasolacrimalis geprüft werden.

Vorgehen: Eine Desmarrsche Klemme wird angelegt und das Lid evertiert. Nun wird über der Vorwölbung, senkrecht zur Lidkante, ein kurzer Schnitt durch die Bindehaut und das das Chalazion begrenzende Bindegewebe gelegt (Abb. 138). Mit einem kleinen scharfen Löffel wird das pastöse Material entfernt und der Hohlraum kürettiert (Abb. 139). Nur bei einer längeren Inzision sind

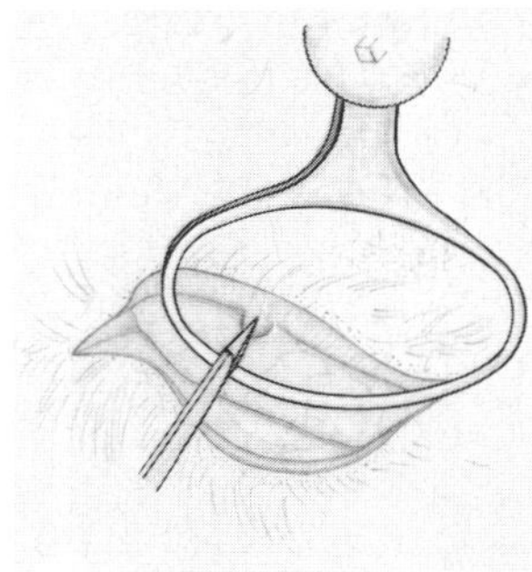

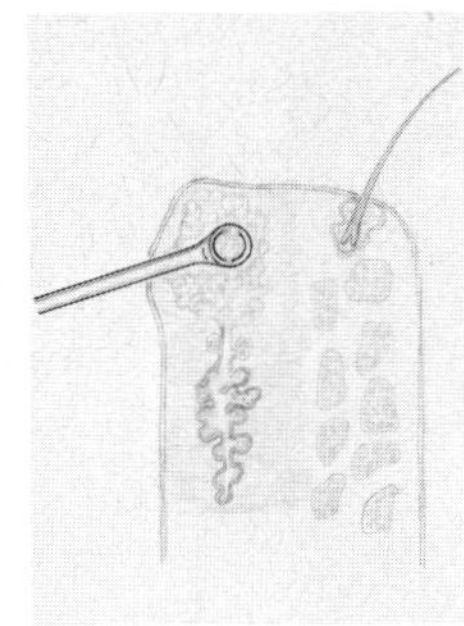

Abb. 138 (links): Mit Dessmarrscher Pinzette fixiertes und evertiertes Augenlid

Abb. 139 (rechts): Augenlid im Querschnitt. Zur Kurettage durch die Inzision eingeführter scharfer Löffel

die Wundränder der Tunica conjunctiva palpebrae mit einem Knopfheft (Katgut) zu adaptieren.

Nachbehandlung: Applikation einer Augensalbe, mehrmals täglich, 4 Tage lang.

Exzision der Glandulae tarsales

Indikation: Distichiasis.

Instrumente: Einfacher Augensatz; Lupe oder Operationsmikroskop.

Vorbereitung: Der Patient ist in Seitenlage auszubinden. Der Bindehautsack ist zu spülen und die Durchgängigkeit des Tränen-Nasenkanals zu prüfen.

Vorgehen: Der zu behandelnde Abschnitt des Augenlids wird mit zwei Pinzetten gefaßt, leicht gespannt und evertiert (Abb. 140). Mit zwei parallel zur Lidkante gelegten und bis zur Basis der Glandulae tarsales reichenden, also etwa 4 bis 6 mm tiefen Inzisionen wird das Lid gespalten. Ein Schnitt liegt hautseitig, der andere augenseitig der Drüsenöffnungen (Abb. 141). Die durch die Schnittführungen isolierte Lidplatte wird an der Basis mit der Schere abgesetzt. Keine Naht. Die vom Tarsus abgelöste Bindehaut legt sich der Wundfläche an.

Die Lidplatte kann auch mit nur einem parallel zur Lidkante gesetzten Schnitt dargestellt werden.

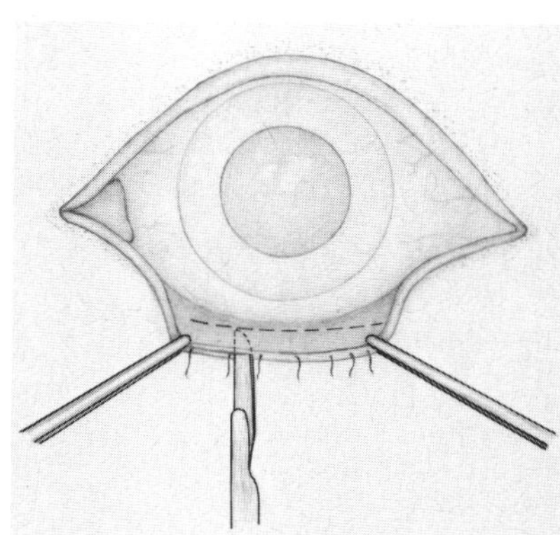

Abb. 140: Fixation der Lidkante und Schnittführung

Die bis zur Basis der Glandulae tarsales reichende, 4 bis 6 mm tiefe Inzision wird hautseitig neben, allenfalls in Höhe der Drüsenöffnungen gelegt. Mit der Schere wird die Lidplatte an der Basis mit

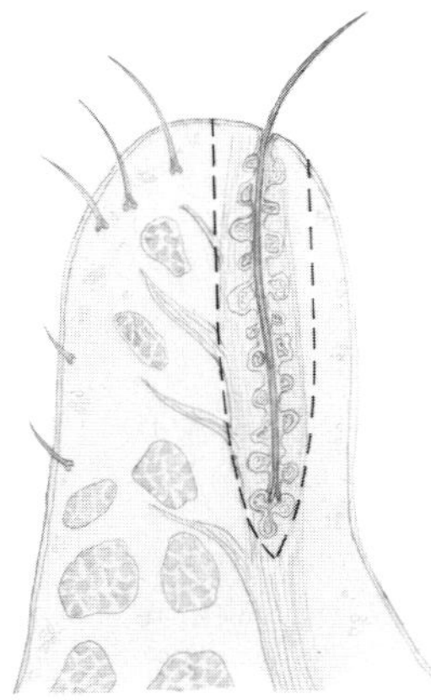

Abb. 141: Augenlid-Querschnitt; Exzision der Lidplatte mit zwei Schnittführungen; Schema

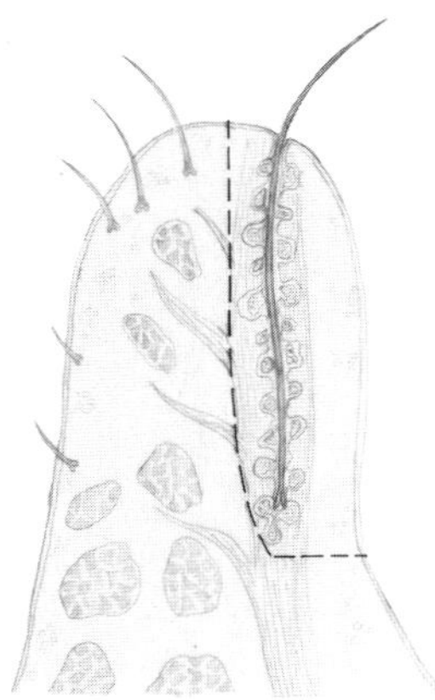

Abb. 142: Augenlid-Querschnitt; Exzision der Lidplatte mit einer Schnittführung; Schema

Tunica conjunctiva und hinterer Lidkante abgesetzt (Abb. 142, 143).

Keine Naht. Eine narbige Einrollung im Bereich der hinteren Lidkante — Entropium cicatriceum — ist möglich.

Nachbehandlung: Applikation einer Augensalbe, einige Tage mehrmals täglich.

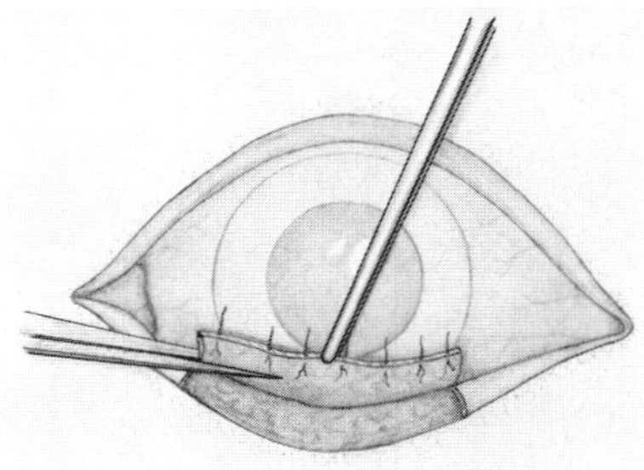

Abb. 143: Absetzen der Lidplatte

Nickhaut

Partielle Resektion des Blinzknorpels (Cartilago palpebrae tertiae)

Indikation: Eversion oder Inversion des 3. Augenlids.

Vorbereitung: Seitenlagerung. Der Kopf wird auf einem Polster gelagert und mit einer Kieferschlinge so fixiert, daß das Auge gut zugängig ist. Es ist der Konjunktivalsack zu spülen, die Durchgängigkeit des Tränennasenkanals zu prüfen und ein Lidspreizer einzusetzen.

Vorgehen: Mit einer Pinzette wird die Nickhaut vorgezogen, evertiert und in Höhe der Knorpelkrümmung auf der Facies posterior beiderseits vom Blinzknorpel mit je einer Moskitoklemme gefaßt. Nun wird die Konjunktiva über dem gebogenen Knorpelabschnitt horizontal durchtrennt und im Bereich der Krümmung zunächst auf der Facies posterior, dann auf der Facies anterior,

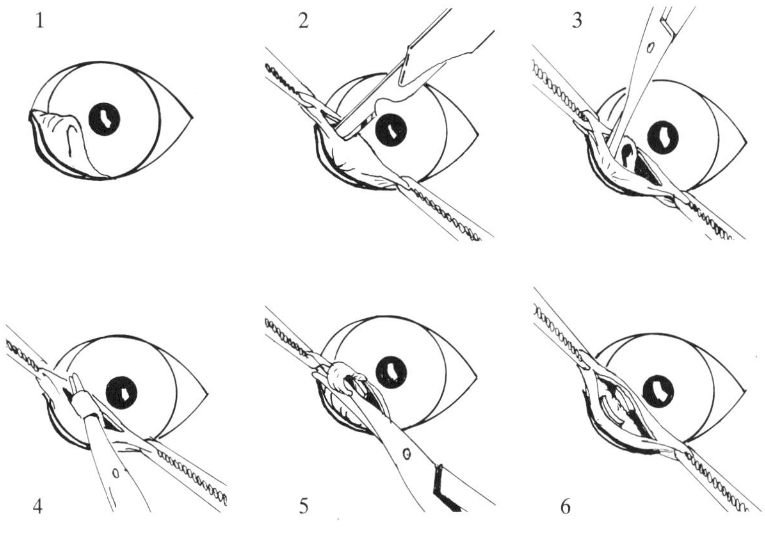

Abb. 144: Partielle Resektion des Blinzknorpels

1 Umgestülptes drittes Augenlid; 2 Schnitt durch Bindehaut nach Fassen des dritten Augenlids mit Moskitoklemmen; 3 und 4 stumpfe Präparation des Blinzknorpels; 5 Absetzen des umgebogenen Knorpelabschnitts; 6 Situation nach Absetzen des gebogenen Knorpelabschnitts

stumpf vom Blinzknorpel abpräpariert. Dabei ist darauf zu achten, daß die Konjunktiva lidseitig nicht perforiert wird. Nach ausreichender Darstellung wird der gekrümmte Abschnitt des Blinzknorpelstiels reseziert (Abb. 144). Die geringe Blutung wird durch Kompression oder vorsichtige Elektrokoagulation versorgt.

Die Wundränder der Konjunktiva können durch Naht (Katgut) adaptiert werden.

Nachbehandlung: Augensalbe.

Teilresektion der Nickhautdrüse (Glandula palpebrae tertiae superficialis)

Indikation: Epiphora, die durch übermäßige Tränensekretion — nicht durch eine andere Anomalie! — bedingt ist (SCHIRMER-Test: mehr als 15 mm in einer Minute).

Vorbereitung: Der Patient ist in Seitenlage auszubinden. Der Kopf wird auf einem Polster gelagert und mit einer Oberkieferschlinge so fixiert, daß das Auge gut zugängig ist. Der Konjunktivalsack sollte gespült und die Durchgängigkeit des Tränennasenkanals geprüft werden.

Vorgehen: Mit einer Pinzette wird die Nickhaut vorgezogen und evertiert. Nun wird je eine Moskitoklemme am vorderen und am hinteren Rand des Blinzknorpels angesetzt. Danach werden an der Basis der Drüse 0,1 bis 0,5 ml einer 1 %igen Suprareninlösung subkonjunktival injiziert. Die dadurch über der Drüse von der Unterlage abgehobene Bindehaut wird in Längsrichtung mit der Schere durchgeschnitten und stumpf so weit von der Unterlage gelöst, daß die Drüse an der Basis mit der Pinzette gefaßt und vorgezogen werden kann (Abb. 145). Nun wird das bandartige Bindegewebe an der Basis der Drüse durchtrennt, die Drüse bis zur breitesten Stelle freipräpariert und hier mit der Schere quer abgesetzt (Abb. 146). Bei diesem Vorgehen werden etwa 70 % der Drüse exstirpiert.

Die Wundränder der Tunica conjunctiva können mit einem Knopfheft (Katgut) locker adaptiert werden.

Nachbehandlung: Applikation einer Augensalbe über 3 Tage, mehrmals täglich.

Exstirpation der Nickhautdrüse

Indikation: Hyperplasie oder Neoplasie der Gl. palpebrae tertiae superficialis.

Instrumente: Evtl. Elektrotom.

Anästhesie: Narkose bzw. Sedierung mit Infiltrationsanästhesie der Nickhaut oder Oberflächenanästhesie der Konjunktiva.

Vorbereitung: Spülung des Bindehautsacks.

Vorgehen: Mit einer Pinzette oder ALLIS-Klemme wird die Nickhaut am freien Rand erfaßt, vorgezogen und ausgestülpt. Dadurch wird die vergrößerte Nickhautdrüse dargestellt. Mit einer kleinen Schere wird die Drüse unter Schonung des Nickhautknorpels umschnitten und an ihrer Basis

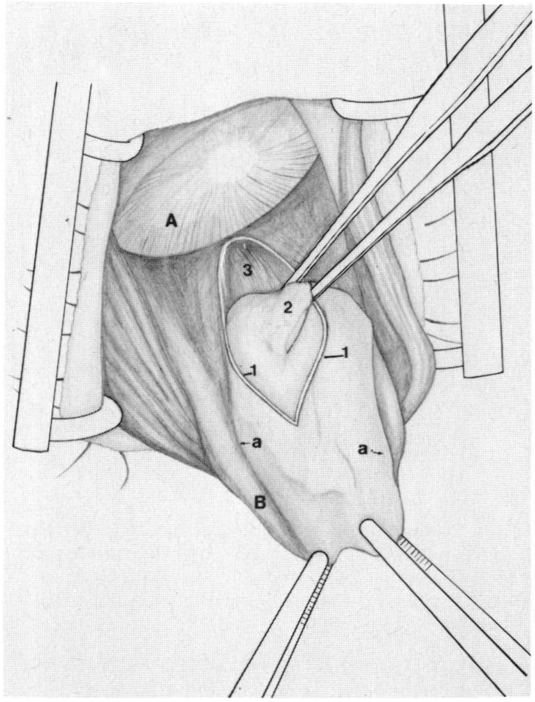

Abb. 145: Basis der Nickhautdrüse dargestellt

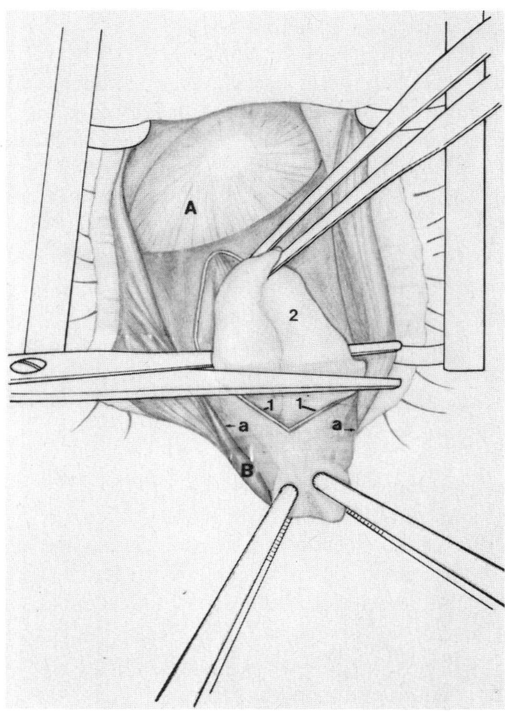

Abb. 146: Teilresektion der Nickhautdrüse

A Cornea; B Palpebra tertia evertiert
a Rand des Cartilago palpebrae tertiae
1 Wundrand der Bindehaut; 2 Glandula palpebrae tertiae; 3 bandartiges Bindegewebe an der Basis der Nickhautdrüse

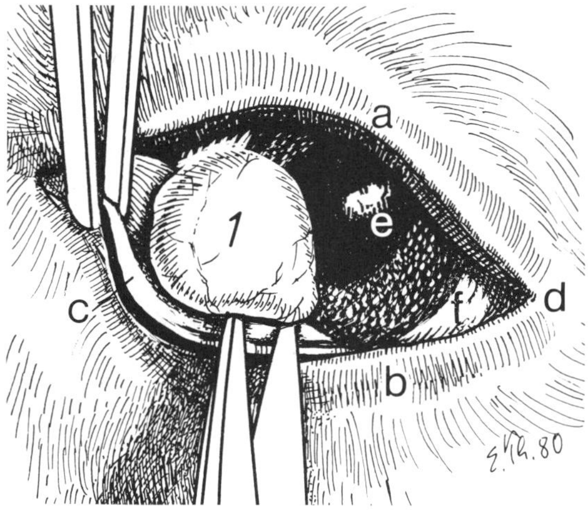

Abb. 147: Exstirpation der Nickhautdrüse

a Palpebra superior; b Palpebra inferior; c Palpebra tertia (Plica semilunaris conjunctivae), vorgezogen; d Angulus oculi lateralis; e–f Bulbus oculi: e Cornea, f Sclera
1 Gl. superficialis palpebrae tertiae, hyperplastisch

abpräpariert (Abb. 147). Blutungen werden durch Kauterisation oder Kompression der Gefäße gestillt.
Kein Wundverschluß.
Nachbehandlung: Augensalbe oder Kollyrium.

Exstirpation der Palpebra tertia
Indikation: Maligner Tumor.
Vorbereitung: Der Patient ist in Seitenlage auszubinden. Der Kopf ist auf einem Polster zu lagern und mit einer Kieferschlinge so zu fixieren, daß das zu behandelnde Auge gut zugängig ist. Der Konjunktivalsack sollte gespült und die Durchgängigkeit des Tränennasenkanals geprüft werden.
Vorgehen: Die Nickhaut wird mit der Pinzette gefaßt, weit vorgezogen und unter dem Blinzknorpel mit der Schere abgesetzt.
Nachbehandlung: Eine Alteration der Hornhaut infolge unzureichender Befeuchtung ist möglich. Falls notwendig, ist der Ductus parotideus in den Konjunktivalsack zu verlegen.

Anlegen einer Nickhautschürze
Indikation: Abdecken eines Korneadefekts.
Vorbereitung: Der Patient ist in Seitenlage auszubinden. Der Kopf ist auf einem Polster zu lagern und mit einer Kieferschlinge so zu fixieren, daß das Auge gut zugängig ist. Der Konjunktivalsack sollte gespült und die Durchgängigkeit des Ductus nasolacrimalis geprüft werden.
Vorgehen: Nach Versorgung der Cornea wird das dritte Augenlid mit 2 Konjunktivapinzetten so über den Bulbus gezogen, daß der Rand gleichmäßig unter Zug steht. In dieser Position wird das dritte Augenlid mit 2 bis 3 Kunststoffäden am oberen Lid fixiert. Dazu wird der Faden 3 bis 5 mm

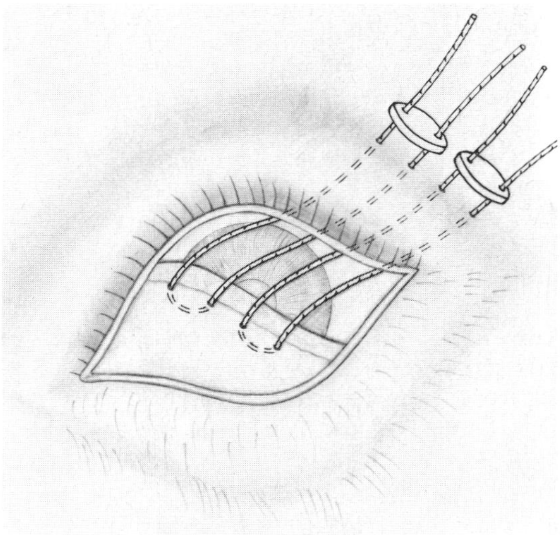

Abb. 148: Fadenführung zum Abdecken der Cornea mit der Palpebra tertia

vom Rand entfernt von außen nach innen und wieder zurück durch das dritte Augenlid geführt. Nun werden die Fadenenden nacheinander mit der Nadel im Fornix conjunctivae durch das obere Lid gestochen. Die Hefte werden zunächst angezogen, die Deckung der Cornea durch das dritte Augenlid überprüft, dann je ein Knopf aufgefädelt und schließlich geknotet (Abb. 148).
Nachbehandlung: Applikation einer Augensalbe zweimal täglich. Die Fäden der U-Hefte sind, abhängig von Art und Ausmaß der Kornealäsion, nach 10 bis 20 Tagen zu entfernen. Dazu ist die Applikation einiger Tropfen eines Oberflächenanästhetikums zweckmäßig, weil die Bindehaut im Bereich der Stiche meist verklebt ist.

Bindehaut

Anlegen einer Bindehautschürze
Indikation: Großflächiges und/oder tief reichendes Ulcus corneae.
Vorbereitung: Der Patient ist in Seitenlage auszubinden, der Bindehautsack zu spülen, die Durchgängigkeit des Ductus nasolacrimalis zu prüfen, die Lidspalte mit einem Spreizer weit zu öffnen und das Ulcus zu versorgen.
• Vorgehen: a) Die Tunica conjunctiva bulbi wird etwa 2 mm vom Limbus entfernt nach dem Zifferblatt im Bereich von vier aufeinander folgenden Zahlen durchtrennt und ausgiebig mobilisiert. Danach wird die Inzision an beiden Enden um etwa 5 mm nach peripher verlängert (Abb. 149). Die mobilisierte Bindehaut wird mit Knopfheften (atraumatisches, nicht resorbierbares Nahtmaterial) an die Tunica conjunctiva bulbi im gegenüber liegenden Bereich adaptiert.
• b) Die Tunica conjunctiva bulbi wird etwa 2 mm vom Limbus entfernt nach dem Zifferblatt von

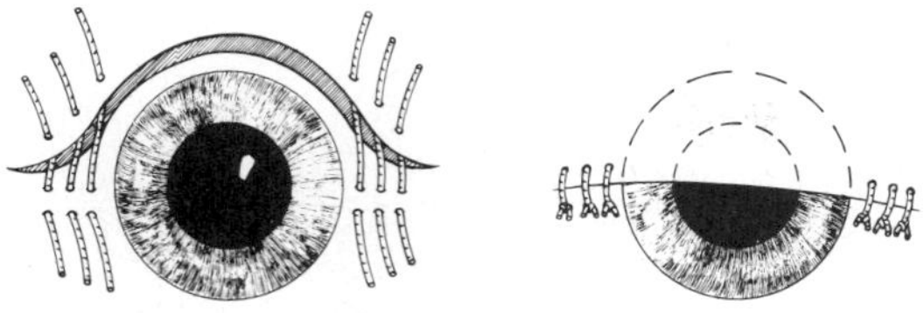

Abb. 149: Partielle Abdeckung der Hornhaut mit einer Bindehautschürze

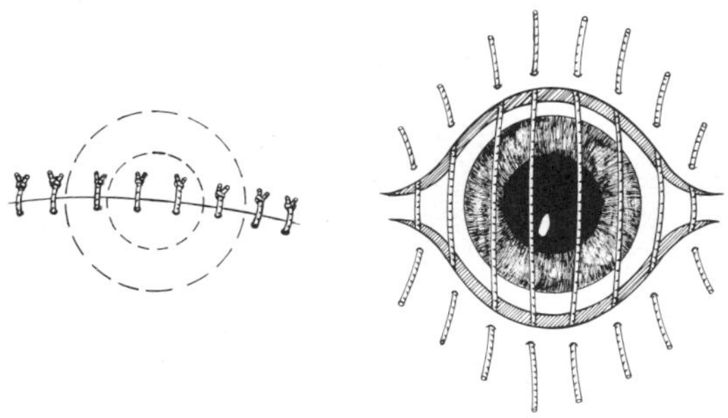

Abb. 150: Abdeckung der Hornhaut mit zwei Bindehautschürzen

10–2 und von 4–7 durchtrennt und mobilisiert. Danach werden die Inzisionen an beiden Enden in Richtung des medialen bzw. lateralen Augenwinkels um etwa 5 mm verlängert (Abb. 150). Dann werden die limbusfernen Wundränder der Bindehaut mit Knopfheften (atraumatisches, nicht resorbierbares Nahtmaterial) adaptiert.

Nachbehandlung: Halskragen und Pfotenverband während der ersten Tage. Die Fäden der Bindehautnaht werden zwischen dem 10. und 12. Tag entfernt. Beim Vorgehen nach a) wird die in den Korneadefekt eingeheilte Tunica conjunctiva bulbi eine Woche nach Entfernen der Fäden unter Anästhesie umschnitten.

Beim Vorgehen nach b) wird die über der Cornea zusammengeheilte Bindehautschürze, abhängig von der Situation, zwei bis fünf Wochen post operationem unter Anästhesie mit der Schere durchtrennt und dabei die in den Korneadefekt eingeheilte Tunica conjunctiva bulbi umschnitten.

Hornhaut

Naht der Cornea

Indikation: Verletzung.

Vorbereitung: Der Patient ist in Seitenlage auszubinden, der Kopf auf einem Polster zu lagern und mit einer Kieferschlinge zu fixieren.

Vorgehen: Bei geringem Irisvorfall und Versorgung bis zur 3. Stunde sollten die Iris mit dem Spatel reponiert und die Wundränder der Cornea mit Knopfheften adaptiert werden. Kann die Iris nicht reponiert werden oder besteht der Irisvorfall länger als 3 Stunden, werden der vorgefallene Teil der Iris amputiert, die Verklebung der Iris an der Korneawunde mit dem Spatel gelöst und dann die Wundränder der Cornea mit Knopfheften (nicht resorbierbares atraumatisches Nahtmaterial) adaptiert (Abb. 151).

a

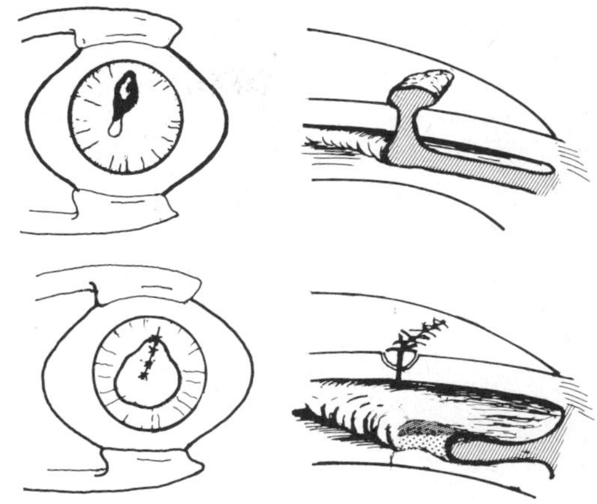

b

Abb. 151: Korneaverletzung mit Irisvorfall
a vor, b nach Reposition des amputierten Irisanteils und Korneanaht; Schema

Zur Blutstillung und Weitstellung der Pupille wird Sol. suprarenini 1 : 10 000, bei unzureichender Wirkung Sol. suprarenini 1 : 1000 in die vordere Augenkammer instilliert. Zur Naht wird die Nadel durch ⅔ der Korneadicke geführt. Durch Instillation von Luft in die vordere Augenkammer kann das Nähen erleichtert werden. Vor Setzen des letzten Heftes sind Blut und Fibrin aus der vorderen Augenkammer zu entfernen.

Gegebenenfalls ist zum Schutz die Cornea mit dem dritten Augenlid zu decken oder ein temporäres Ankyloblepharon anzulegen.

Nachbehandlung: Zur Weitstellung der Pupille wird Atropin. sulfuric. 1%ig appliziert.

Acid. acetylosalicylic. 10 mg/kg KM während 8 bis 14 Tagen.

Mit einem Kragen- oder Kopfschutz kann dem Reiben am Auge vorgebeugt werden.

Die Fäden der Hornhautnaht werden nach Abheilung der Wunde entfernt.

Operation bei Ulcus corneae

Allgemeines: Im folgenden wird das operative Vorgehen beim Ulcus corneae beschrieben. Die operative Versorgung ist durch andere Maßnahmen, wie Klärung und Abstellung der Ursache, Erregerbestimmung und spezifische therapeutische Maßnahmen zu ergänzen.

Indikation: Ulcus corneae; Descemetocele; Prolapsus iridis.

Instrumente: Augenspatel, Wecker-Schere, stumpfe Kanüle.

Anästhesie: Diazepam und Xylazin 1 mg/kg KM i. m., Atropin. sulfuric. 50 µg/kg KM s. k., Ketanest 10 mg/kg KM i. v.

Vorbereitung: Der Patient ist in Seitenlage auszubinden, der Kopf ist auf einem Polster zu lagern und mit der Kieferschlinge zu fixieren. Reinigende Spülung der Konjunktivalsäcke mit Borwasser. Instillation von antibiotischen Augentropfen und Sol. suprarenini 1:10000. Gegebenenfalls Infusion von 20%iger Mannitlösung (5 ml/kg KM).

Ulcus corneae

Vorgehen: Das Ulcus wird mit in verdünnter Jodtinktur getränktem Wattebausch (Watteträger) touchiert und das am Ulkusrand abgehobene Epithel mit dem Skalpell abgesetzt.

- Beim oberflächlichen Ulcus wird danach die Cornea mit dem dritten Augenlid gedeckt oder durch Anlegen eine temporären Ankyloblepharons geschützt.
- Beim bis nahe an die DESCEMET-Membran reichenden tiefen Ulcus — Ulkusgrund ist, weil die Iris durchschimmert, dunkel! — ist der Defekt mit einer Konjunktivaschürze zu decken. Alternativ können die Ränder bei in Größe und Form für eine Naht geeignetem Ulcus (bis zu 5 mm ∅) mit einem rückläufigen Faden und/oder mit Knopfheften adaptiert werden. Dazu werden zunächst die Fäden (nicht resorbierbares, atraumatisches Nahtmaterial) gelegt. Sie werden tief durch das Korneagewebe geführt und extrem langsam (3–5 min!) zusammengezogen. Bei diesem Vorgehen wird die Cornea mit dem dritten Augenlid gedeckt oder durch Anlegen eines temporären Ankyloblepharons geschützt.

Ulcus corneae mit Descemetocele

Vorgehen: Der Defekt ist entweder mit einer Bindehautschürze zu decken oder, bei in Größe und Form geeignetem Ulcus, mit Naht zu verschließen. Zur Naht wird die vorgewölbte DESCEMET-Membran mit dem Spatel vorsichtig so weit zurückgedrückt, daß die Nadel auf beiden Seiten des Ulcus ausreichend tief durch die Cornea geführt werden kann. Die Wundflächen werden mit einem rückläufigen Faden und gegebenenfalls Knopfheften (nicht resorbierbares, atraumatisches Nahtmaterial) adaptiert (Abb. 152).

Die Cornea wird mit dem dritten Augenlid gedeckt oder durch ein temporäres Ankyloblepharon geschützt.

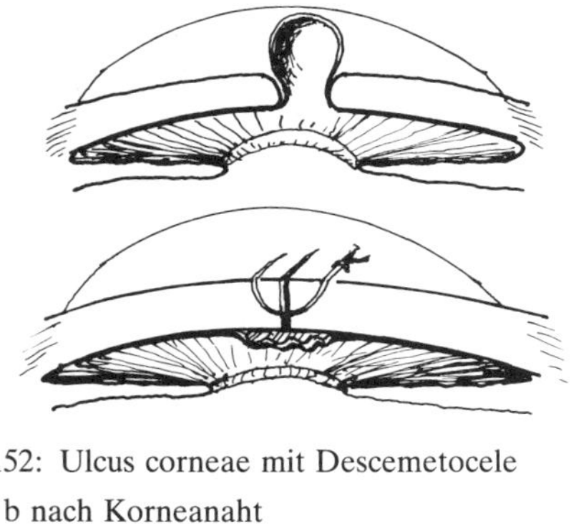

Abb. 152: Ulcus corneae mit Descemetocele
a vor, b nach Korneanaht

Ulcus corneae mit Prolapsus iridis

Vorgehen: Der vorgefallene Teil der Iris wird mit der WECKER-Schere amputiert und die Verklebung der Iris an der Cornea mit dem Spatel gelöst. Zur Blutstillung und Weitstellung der Pupille wird Sol. suprarenini 1:10000 in die vordere Augenkammer instilliert. Mit ein oder zwei rückläufigen Heften (nicht resorbierbares, atraumatisches Nahtmaterial) werden die Wundränder adaptiert und die Naht gegebenenfalls mit Knopfheften komplettiert.

Mit einer durch den Defekt in die vordere Augenkammer eingeführten Kanüle wird Luft instilliert. Dadurch wird das Nähen erleichtert und durch Stellen der Kammer der vorderen Synechie vorgebeugt.

Die Cornea wird mit dem dritten Augenlid gedeckt oder mit einem temporären Ankyloblepharon geschützt.

Nachbehandlung: Lokale bzw. bei Ankyloblepharon allgemeine Chemotherapie.

Nach Irisvorfall und rupturierter DESCEMET-Membran: Atropin. sulfuric. 1%ig (Mydriasis) sowie lokale und allgemeine Chemotherapie.

Die Fäden zur Fixation des dritten Augenlids bzw. die des Ankyloblepharons sind zwischen dem 8. und 12. Tag zu entfernen, die der Hornhautnaht nach Abheilung. Die Konjunktivaschürze ist nach 1 bis 2 Wochen zu lösen und das mit Hautnaht angelegte Ankyloblepharon nach 3 Wochen zu öffnen. Nach Heilung kann die Rückbildung des Granulationsgewebes durch lokale Kortikoidapplikation unterstützt werden.

Oberflächliche Keratektomie

Indikation: a) Dermoid; Pterygium; Tumor. b) Keratitis superficialis chronica pigmentosa.

Instrumente: Tränennasengangkanüle, Lidspreizer, gebogener Muskelhaken.

Vorbereitung: Der Patient ist in Seitenlage auszubinden. Der Kopf ist auf einem Polster zu lagern und mit einer Kieferschlinge so zu fixieren, daß das zu versorgende Auge gut zugängig ist. Der Konjunktivalsack ist zu spülen und die Durchgängigkeit des Ductus nasolacrimalis zu prüfen. Der Bulbus kann nach Vorlagerung oder nach Einsetzen des Lidspreizers mit an der Bindehaut angesetzten Moskitoklemmen bzw. Haltefäden fixiert werden.

Vorlagerung des Bulbus (nicht bei Exophthalmus): Mit Daumen und Zeigefinger einer Hand werden die Lider gespreizt und mit der anderen Hand der gebogene Muskelhaken unter dem dritten Augenlid von 6 her (nach dem Zifferblatt) unter den Bulbus geschoben. Unter Beibehaltung der Position des Hakens unter dem Bulbus wird der Arm des Muskelhakens durch Außenrotation

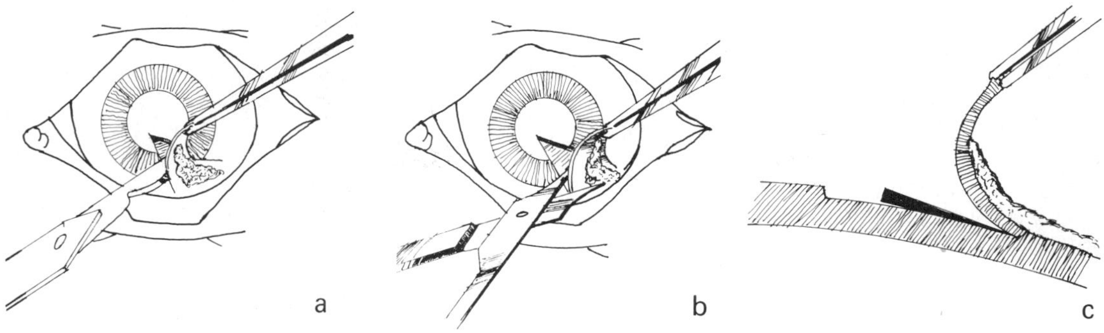

Abb. 153: Abtragen eines Dermoids
a, b Schnittführung; c Sagittalschnitt, Schema

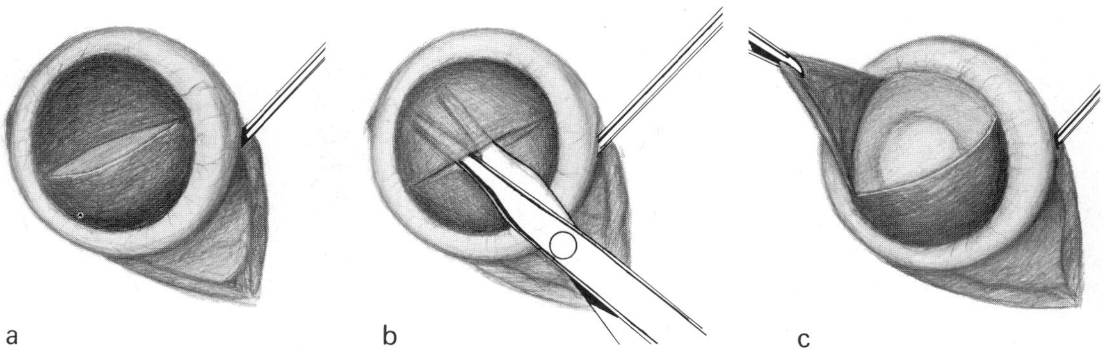

Abb. 154: Totale oberflächliche Keratektomie
a Schnittführung; b Ablösung; c partiell abgesetzt

der Hand gekantet. Dabei drückt und hebt der kurze Hebelarm den Bulbus aus der Orbita und vor die Lidspalte.

In der vorgelagerten Position kann der Bulbus durch den Assistenten entweder durch Beibehaltung des Druckes mit dem Muskelhaken oder mit der unter den Bulbus geschobenen Kuppe des Zeigefingers gehalten werden.

Vorgehen:

- a) Partielle oberflächliche Keratektomie: Falls erforderlich, wird zunächst die Darstellung des veränderten Bereichs durch eine Kanthotomie verbessert. Das veränderte Korneagewebe wird im Gesunden umschnitten. Der Schnitt beginnt auf der Cornea und wird zum Limbus hin geführt. In der Tiefe reicht er bis in die gesunde, durchsichtige Schicht der Substantia propria. Mit der Pinzette wird das umschnittene Gewebe gefaßt, angehoben und mit parallel zur Hornhautoberfläche geführten, langen Präparierschnitten oder durch Spreizen der Korneaschere von der Unterlage bis zum Limbus hin gelöst. Die Präparation sollte möglichst in ganzer Ausdehnung in derselben Schicht, d. h. zwischen denselben Lamellen, erfolgen (Abb. 153). Am Limbus wird die von der Unterlage abgelöste Cornea mit der Schere abgesetzt und verändertes Gewebe peripher des Limbus im Gesunden exzidiert.

- b) Totale oberflächliche Keratektomie: Am vorgelagerten Bulbus wird die Korneaoberfläche durch einen Schnitt im vertikalen Hauptmeridian in zwei Hälften, am nicht vorgelagerten Bulbus besser durch einen vertikal und einen horizontal gelegten Schnitt in vier gleiche Segmente geteilt. In der Tiefe reicht der Schnitt bis in die obere durchsichtige Schicht der Substantia propria. Die pigmentierte Schicht der Cornea wird im Zentrum mit der Pinzette gefaßt und etwas angehoben. Nun wird die Korneaschere geschlossen unter die angehobene Schicht vorgeschoben und immer wieder etwas gespreizt. Auf diese Weise kann die oberflächliche Korneaschicht in derselben Lamellenlage bis zum Limbus abgelöst und schließlich am Limbus mit der Schere abgesetzt werden (Abb. 154). Analog wird die pigmentierte Cornea der anderen Hälfte bzw. Segmente abgelöst und abgesetzt. Im temporalen Bereich sollten pigmentierte Anteile des Conjunctiva bulbi exzidiert und am Limbus blutende Gefäße ggf. koaguliert werden.

Nachbehandlung: 4–5 Tage mehrmals täglich Applikation einer antibiotisch wirksamen Augensalbe.

Bei Miosis: 3 Tage je 2 Tropfen Atropin. sulfuric. 1–2%ig. Bei beginnender Revaskularisation der Cornea Kortikosteroid subkonjunktival.

Dauermedikation: 2–3mal täglich Applikation eines Kortikosteroids in öliger Lösung oder in Salbenform.

Verlegung des Ductus parotideus in den Konjunktivalsack

Indikation: Keratoconjunctivitis sicca.

Instrumente: Gefärbter monofiler Kunststofffaden, dessen Spitze über einer Flamme abgerundet wird. Trepan für Hautbiopsie von etwa 3mm Durchmesser bzw. kleine spitze Schere.

Vorbereitung: Spülung der Mundhöhle mit schleimhautverträglicher antiseptischer Lösung, des Auges mit physiologischer Kochsalzlösung. Einträufeln eines chemotherapeutikahaltigen Kollyriums in den Bindehautsack.

Vorgehen: Die Papilla parotidea wird in der Mundhöhle oberhalb und etwas kaudal des 4. Prämolaren identifiziert. Sie sollte nicht mit der weiter kaudal und tiefer liegenden Papilla zygomatica verwechselt werden. Der Kunststoffaden wird mit seinem abgerundeten Ende in die Papilla parotidea eingeführt und bis in die Parotisgegend vorgeschoben. Das Einführen des Fadens wird erleichtert, wenn die Mundschleimhaut dabei rostral der Papille mit einer Pinzette erfaßt und etwas vorgezogen wird. Über dem M. masseter wird ein Hautschnitt schräg zwischen Lippenwinkel und Ohrgrund gelegt. Der durch den gefärbten Faden dargestellte Ductus parotideus kann palpiert und nach Ablösen des subkutanen Bindegewebes und des Hautmuskels visuell leicht identifiziert werden (Abb. 155). Er wird mit kleiner METZENBAUM-Schere weitgehend stumpf im Inzisionsbereich freipräpariert, so daß er mit einem stumpfen runden Häkchen angehoben werden kann. Dadurch wird bei gleichzeitigem Spreizen der Hautwundränder die weitere Freilegung und Mobilisierung des Ductus parotideus bei Schonung der V. facialis und der bukkalen Äste des N. facialis nach kaudal bis zur Gl. parotis und nach kranial bis zur Mundschleimhaut erleichtert. Die Papille wird in der umliegenden Schleimhaut durch Trepanation von der Mundhöhle aus ausgestanzt oder mit kleiner spitzer Schere umschnitten. Vom lateralen Wundwinkel, ewa 1 bis 2cm rostral des vorderen Parotisrandes, wird durch Vorschieben einer schmalen Schere über die Faszie des M. masseter hinweg ein Tunnel zur Konjunktiva im lateralen Augenwinkel geschaffen. Die Bindehaut wird über dem Instrument inzidiert. Die Spitze der zur Tunnelierung benutzten Schere wird vom Auge her mit einer Moskitoklemme erfaßt. Durch Zurückziehen der Schere wird diese Klemme bis zur Hautinzision geführt. Dort wird der die Papilla parotidea umgebende Rand der Mundschleimhaut gefaßt und in den lateralen Augenwinkel gezogen. Dabei darf der Ductus parotideus nicht gedreht werden. Die Papille wird durch Naht des Mukosarands an die

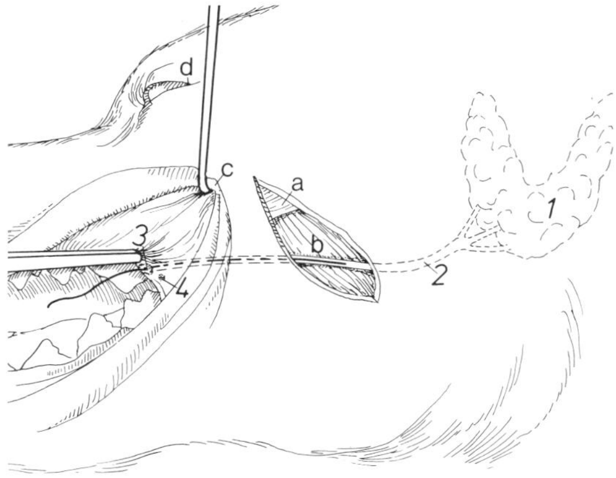

Abb. 155: Darstellung des Ductus parotideus

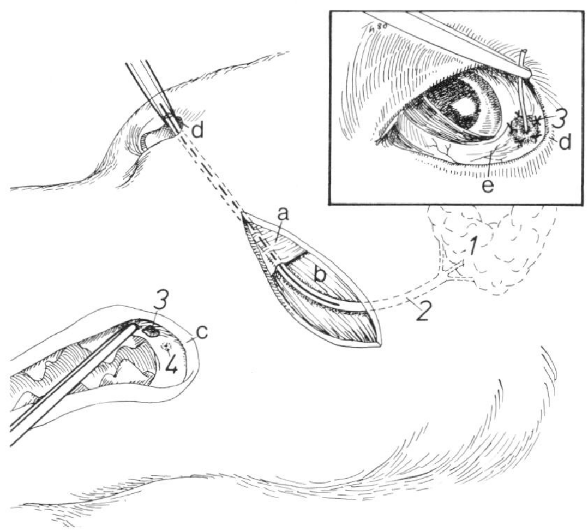

Abb. 156: Verlegung des Ductus parotideus in den Konjunktivalsack. Ausschnitt: Fixierung der Papilla parotidea

a M. cutaneus faciei; b M. masseter; c Angulus oris; d Angulus oculi lateralis; e Conjunctiva
1 Gl. parotis; 2 Ductus parotideus; 3 Papilla parotidea; 4 Papilla zygomatica

Konjunktiva im Inzisionsbereich mit dünnem atraumatischen, nicht resorbierbarem Nahtmaterial fixiert (Abb. 156). Der in den Ductus parotideus eingelegte monofile Faden wird entfernt.

Wundverschluß: Adaptation der Wundränder des Hautmuskels mit Knopfheften (Katgut). Hautnaht.

Adaptation der Schleimhautwundränder in der Mundhöhle mit Knopfheften (Chromkatgut).

Nachbehandlung: Chemotherapie allgemein und am Auge lokal. Falls wegen postoperativer Wundschwellung die Speichelabsonderung in den Bindehautsack nicht ausreicht, kann durch orale Gabe von Ascorbinsäurelösung die Sekretion angeregt werden.

Die Fäden der Haut- und die der Konjunktivanaht werden nach 10 Tagen entfernt.

Linse

Allgemeines

Instrumente: Lidsperrer und Nadelhalter nach Barraquer, kleine Klinge, gebogene Lanze nach Jäger, Keratomieschere nach Castroviejo, Kapselpinzette nach Arruga, Schlinge nach Vectis oder Weber, Diszissionsmesser nach Haab, Zweiwegspritze nach Fuchs, 2 Hornhautpinzetten, Irispinzette, chirurgische Augenpinzette, stumpfe Kanüle.

Lupenbrille oder Operationsmikroskop, ggf. Kryoextraktor oder Erysophak.

Anästhesie: Diazepam und Xylazin je 1 mg/kg KM i. m., Atropin. sulfuric. 50 µg/kg KM s. k., Ketanest 10 mg/kg KM i. v. und Intubationsnarkose.

Vorbereitung: Am Tag vor der Operation Atropin. sulfuric. 1 % 3 × 1 Tropfen. Nicht bei Luxatio lentis ad cameram anteriorem! Acid. acetylosalicylic. 10 mg/kg KM 3mal. Prednisolon 2 mg/kg KM. Systemische Antibiose.

Der Patient ist in Seitenlage auszubinden und der Kopf auf einem Polster mit der Kieferschlinge so zu fixieren, daß die Lidspalte horizontal liegt.

Infusion von 20%iger Mannitlösung 5 ml/kg KM 30 Minuten vor Operationsbeginn. Dadurch wird der intraokulare Druck gesenkt und der Glaskörper durch Volumenreduktion gefestigt.

Spülung der Binde- und Hornhaut mit Borwasser.

Atropin- und zusätzlich mehrmals 10%ige Phenylephrin-Augentropfen zur Erlangung einer optimalen Mydriasis und verminderter Blutungsbereitschaft.

Instillation antibiotischer Augentropfen.

Extrakapsuläre Linsenextraktion

Indikation: Reifer grauer Star. Bei Hunden (Pudel, Spaniel), die an progressiver Retinaatrophie leiden, ist die Operation als visusverbessernde Methode kontraindiziert.

Vorgehen: Nach Kanthotomie werden der Lidsperrer eingesetzt und nasal 2 Fäden als Konjunktiva-Zügel hart an der Sklera gelegt. Während der Operation wird die Cornea durch Auftropfen von isotoner Kochsalzlösung feucht gehalten.

Inzision der oberflächlichen Hornhautschichten mit kleiner Klinge von 3–9 (Zifferblatt) etwa 2 mm vom und parallel zum Limbus. Die Cornea wird mit der Lanze durchstoßen und die Öffnung mit der Keratomieschere nach nasal und temporal entlang der Inzision erweitert. Um später einen exakten Wundverschluß zu gewährleisten, kann je 1 Situationsheft bei 10 und 1 vorgelegt werden (nicht oder langsam resorbierbares, atraumatisches Material 0,5–0,3 metric). Die inneren Hornhautschichten sind bei der Nadelführung nicht zu perforieren. Der die Wunde überbrückende Faden wird in einer langen Schlinge nach nasal bzw. temporal gelegt. Zur Schonung des Hornhautendothels sollte der Kornealappen angezügelt und nach außen geklappt werden.

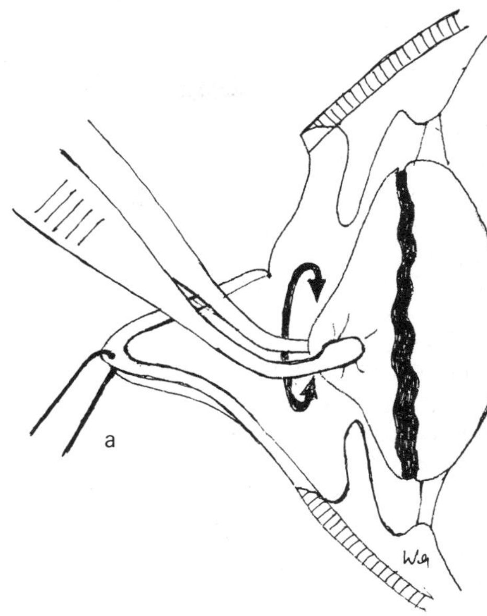

Abb. 157: Extraktion der vorderen Linsenkapsel mit Arruga-Pinzette

a Zügelnaht zum Aufhalten des Hornhautlappens

Bei Miosis infolge lokaler Irritation sind zur Weitstellung der Pupille einige Tropfen Suprarenin 1 : 10 000 in die vordere Augenkammer zu instillieren. Die vordere Linsenkapsel wird am Pol mit der Arruga-Pinzette gefaßt (Abb. 157). Bei langsam rotierenden Bewegungen reißt die Kapsel in Äquatornähe zirkulär ein und kann meist in einem Stück entfernt werden. Entbindung der Linsensubstanz mit Vectis-Schlinge bzw. Herausspülen weicher Massen mit isotoner Kochsalzlösung. Es verbleibt die ungetrübte hintere Linsenkapsel, durch die der Fundus direkt beurteilt werden kann.

Wundverschluß: Nach Auffüllen der Vorderkammer mit Kochsalzlösung werden die Situationshefte geknüpft und die Wundränder der Cornea mit Knopfheften (nicht oder langsam resorbierbares, atraumatisches Nahtmaterial) adaptiert.

Vor dem Knüpfen des letzten Heftes sollte Luft in die vordere Augenkammer instilliert werden.

Naht der Kanthotomiewunde mit Knopfheften (nicht resorbierbarer Faden).

Subkonjunktivales Depot von 5–10 mg Methylprednisolon. Antibiotische und 1%ige Atropin-Augensalbe unter das in den oberen Bindehautsack hochgenähte dritte Augenlid.

Nachbehandlung: Halskrause!

Das 3. Augenlid bleibt 3 Tage hochgenäht. In dieser Zeit werden Antibiotikum, Kortikosteroid und Prostaglandinhemmer systemisch gegeben.

Danach werden lokal Atropin-Augentropfen 1–2%ig (1–3 × tgl. je nach Entzündungsintensität) und Kortikoid-Antibiotikum-Augensalbe (3 × tgl.) appliziert. In der Regel sind Trübungen und Blutungsreste bis zur 3. Woche post operationem resorbiert. Bis dahin muß das Auge wiederholt untersucht werden, um frühzeitig eine Komplikation zu erkennen.

Nicht resorbierbare Fäden der Korneanaht werden nach 14 Tagen entfernt.

Intrakapsuläre Linsenextraktion
Indikation: Luxatio lentis ad cameram anteriorem; habituelle Linsenluxation; Subluxatio lentis (Schlotterlinse; Kantenstellung); Trübung der hinteren Linsenkapsel (Cataracta falsa/complicata).

Intrakapsuläre Extraktion ohne Linsenverlagerung
Vorgehen: Nach Durchtrennen der Cornea mit kleiner Klinge von 3–9 (Zifferblatt) und Fassen der Linsenvorderkapsel mit der ARRUGA-Pinzette wird die WEBER-Schlinge entlang des Linsenäquators, am oberen Linsenrand beginnend, zirkulär geschwenkt, um die Zonulafasern zu zerstören. Danach vorsichtiges Vorlagern der Linse und Abschneiden des am hinteren Linsenpol haftenden Glaskörpers. Trübungen im vorderen Glaskörper werden mit der ARRUGA-Pinzette gefaßt, etwas vorgezogen und reseziert.

Bei Mannit-Prämedikation kommt es ohne aktive Bulbusdeformation kaum zum Glaskörpervorfall. In der Regel kann dieser durch Anheben der Zügelhefte reponiert werden. Gelingt dies nicht, kann der in der Vorderkammer liegende Glaskörper reseziert werden.

• Alternativen: Die intrakapsuläre Entbindung wird oft mit der Kapselpinzette allein durchgeführt. Hierbei werden die obere oder untere Peripherie der vorderen Linsenkapsel gefaßt und die Zonulafasern durch Wackelbewegungen zerrissen. Die Extraktion kann auch mit einer Vereisungssonde (Kryoextraktion) oder einer napfförmig endenden Sonde, mit der die Linsenkapsel angesaugt wird (Erysophak), erfolgen.

Intrakapsuläre Extraktion bei Linsenverlagerung
Bei Luxatio lentis ad cameram anteriorem ist zumeist auch der Glaskörper mit vorgefallen. Dieser quillt sogleich bei Öffnung der Vorderkammer vor. Es ist darauf zu achten, daß bei Entfernen der Linse der Glaskörper an deren Hinterkapsel abgeschnitten wird. Sofern hierauf der Glaskörper nicht spontan zurückgleitet, wird der in der Vorderkammer verbleibende Teil reseziert.

Bei Linsenlockerung oder Verlagerung der Linse nach hinten wird die Linse mit der Schlinge vorgehoben.

Wundverschluß und Nachbehandlung: Wie bei extrakapsulärer Linsenextraktion beschrieben.

Linsendiszission
Indikation: Cataracta totalis congenita sive juvenilis im ersten Lebensjahr (6.–9. Monat). Da ein Teil dieser weichen, unreifen Stare zur spontanen Resorption neigt, kann sich die Operation erübrigen.

Vorgehen: Mit dem Diszissionsmesser wird temporal am Limbus bei 3 bzw. 9 (Zifferblatt) in horizontaler Richtung eingegangen. Die vordere Linsenkapsel wird kreuzweise durchtrennt und das Messer wieder herausgezogen. Durch die klaffende Kapselwunde dringt Kammerwasser ein, die Linsensubstanz quillt, zerfällt und wird resorbiert. Um die durch Austritt von Linseneiweiß provozierte Uveitis zu vermeiden, kann die Linsensubstanz über eine Zweiwegkanüle in einem Arbeitsgang herausgespült und abgesaugt werden (lineare Extraktion).

Nachbehandlung: Atropin-Augentropfen 1 bis 2%ig (1–3 × tgl., je nach Entzündungsintensität) und Kortikoid-Antibiotikum-Augensalbe (3 × tgl.).

In der Regel sind Trübungen und Blutungsreste bis zur 3. Woche post operationem resorbiert. Bis dahin muß das Auge wiederholt untersucht werden, um eine Komplikation rechtzeitig zu erkennen.

Augapfel

Glaukomoperationen — Allgemeines
Operationen, durch die ein neuer Abfluß für das Kammerwasser hergestellt wird.

Instrumente: Lidspreizer, kleine stumpfe Schere, kleine Klinge, Hornhautpinzette, Cyclodialysespatel, Trepan, Kapselpinzette nach ARRUGA, WECKER- und Hornhautschere.

Anästhesie: Diazepam und Xylazin je 1 mg/kg KM i. m., Atropin sulfuric. 50 µg/kg KM s. k., Ketanest 10 mg/kg KM i. v. und Intubationsnarkose.

Vorbereitung: Der Patient ist in Seitenlage auszubinden und der Kopf auf einem Polster mit der Kieferschlinge zu fixieren.

Infusion von 20%iger Mannitlösung 30 Minuten prae operationem (5 ml/kg KM). Reinigende Spülung der Binde- und Hornhaut mit Borwasser, Instillation von antibiotischen Augentropfen und Sol. suprarenin.

Vor Operation keine Cholinesterasehemmer wegen erhöhten Blutungsrisikos und stärkerer postoperativer Iritis!

Cyclodialyse
Indikation: Im Anschluß an medikamentöse Drucksenkung nach akutem Erstanfall von Primärglaukom mit offenem (weitem, engem oder dyspla-

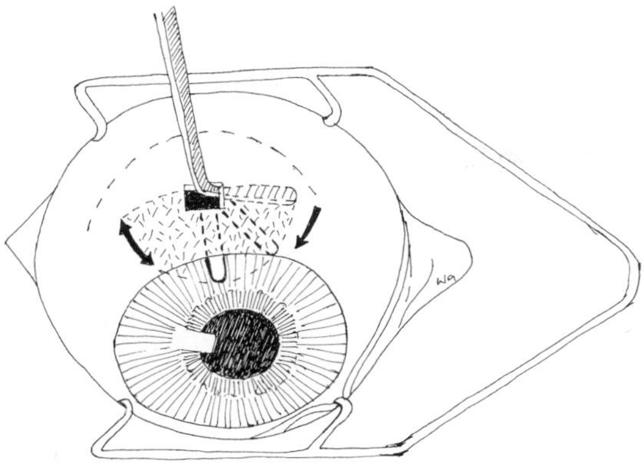

Abb. 158: Inverse Trepanations-Cyclodialyse: Spatelbewegung

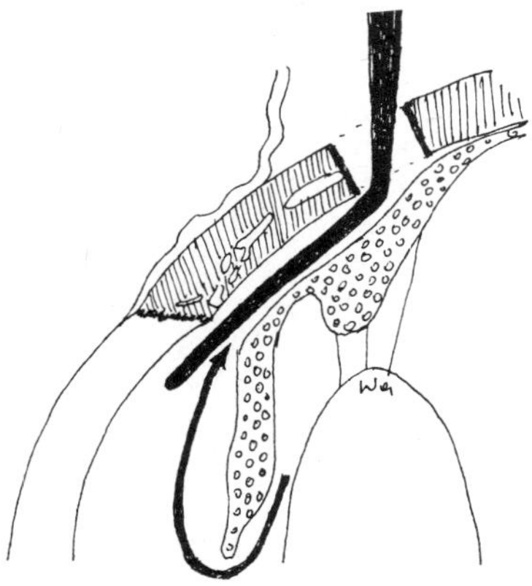

Abb. 159: Cyclodialysespatel in vertikaler Position zwischen Sklera und Uvea. Pfeil: Kammerwasserabfluß

stischem) Kammerwinkel. Zweitoperation nach Linsenextraktion infolge Linsenverlagerung beim Offenwinkelglaukom.

Hintere Synechie, Seclusio pupillae, Iris bombata und Winkelblock sind Kontraindikationen!

Vorgehen: Kanthotomie meist nicht erforderlich. Breite limbusparallele Inzision der oberen Conjunctiva bulbi ca. 10 mm vom Limbus und stumpfe Präparation eines Bindehautlappens hart an Sklera zum Limbus hin. Danach meridionaler Skleralschnitt 7 mm vom Limbus und Ausschneiden eines ca. 2 × 4 mm großen Sklerastreifens. Dunkler Ziliarkörper quillt etwas vor. Der Spatel wird parallel zum Limbus mit leicht in Richtung Sklera angehobener Spitze eingeführt und sehr langsam radiär in die Vorderkammer geschwenkt (Abb. 158). Bei Erreichen des Kammerwinkels ist die Spatelspitze in skleraparallele Lage zu senken, um Läsionen der DESCEMET-Membran (Lamina limitans posterior) zu vermeiden (Abb. 159).

In horizontaler Lage ist der Spatel langsam herauszuziehen und in entgegengesetzter Richtung limbusparallel einzuführen und zu schwenken. Der Spatel kann aber auch von der Vorderkammer her auf die andere Seite geschwenkt und in meridionaler Lage wieder herausgezogen werden. In der Regel kommt es zu starkem Druckabfall durch Kammerwasserverlust und zu Blutungen. Das Blut wird mit einer Kanüle herausgespült. Einer stärkeren Nachblutung kann durch Einblasen von Luft in die Vorderkammer vorgebeugt werden. Ein suprareningetränkter Wattebausch wird zur Blutstillung auf die Skleralwunde gelegt.

Wundverschluß: Adaptation der Wundränder der Tunica conjunctiva bulbi mit eng gesetzten Knopfheften (langsam resorbierbares Material).

Limbale Sklerektomie mit Iridektomie

Indikation: Normotensives Intervall eines chronischen Primär- oder Sekundärglaukoms (Trauma) mit engem Winkel oder Winkelblock bei gleichzeitigem Vorliegen hinterer und vorderer Synechie und Irisatrophie (zumeist absolutes Glaukom mit Hydrophthalmie). Akutes Primär- und Sekundärglaukom mit hinterer Synechie (Seclusio pupillae), Iris bombata und Winkelblock unmittelbar nach erfolgter Drucksenkung. Zweitoperation nach erfolgloser Cyclodialyse.

Vorgehen: Präparation eines Bindehautlappens bis Limbus. Hier wird ein ca. 3 × 3 mm großes sklerokorneales Fenster herausgeschnitten oder mit dem Trepan (∅ 3 mm) ausgestanzt, so daß die Irisbasis vorfällt und Kammerwasser abfließt. Die Iris wird mit ARRUGA- oder Irispinzette gefaßt, leicht angehoben und mit WECKER-Schere abge-

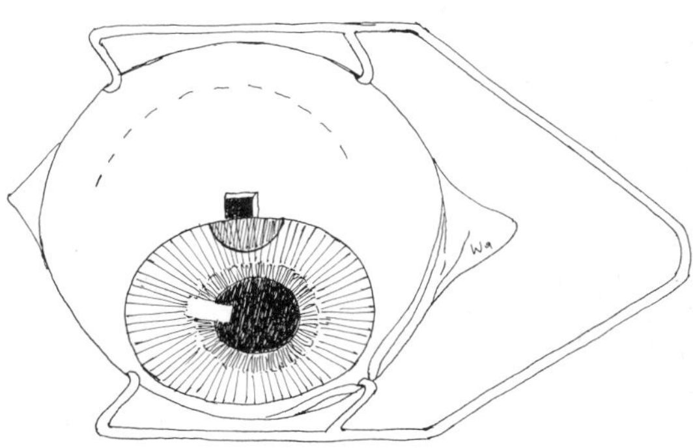

Abb. 160: Limbale Sklerektomie mit peripherer Iridektomie

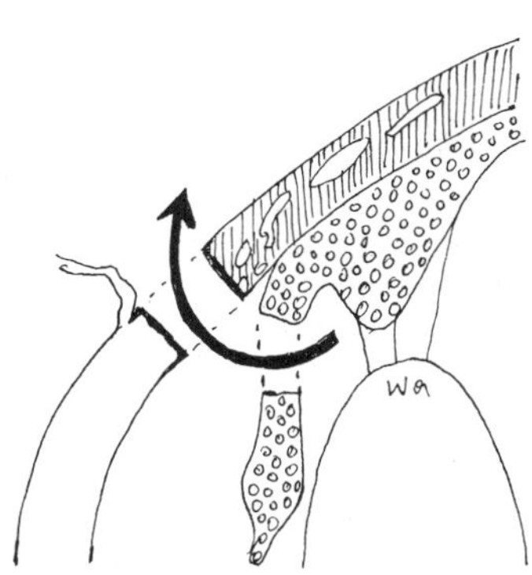

Abb. 161: Kammerwasserabfluß bei limbaler Sklerektomie mit peripherer Iridektomie (Pfeil)

setzt (periphere Iridektomie, Abb. 160, 161). Bei flächenhafter Verklebung zwischen Irishinterfläche und Linsenvorderfläche wird eine totale Iridektomie vorgenommen. Zur Blutstillung wird ein suprareningetränkter Wattebausch auf die Wunde gelegt. Vor der Bindehautnaht wird das Blut aus der vorderen Augenkammer gespült und Luft instilliert.

Wundverschluß: Adaptation der Wundränder der Tunica conjunctiva bulbi mit eng gesetzten Knopfheften (langsam resorbierbarer Faden).

Iridenkleisis (Iriseinklemmung)

Indikation: Akutes Primär- und Sekundärglaukom mit hinterer Synechie, Iris bombata und Winkelblock nach erfolgter Drucksenkung. Zweitoperation nach erfolgloser Cyclodialyse. Ausgedehnte hintere Synechie und Irisatrophie sind Kontraindikationen.

- Einschenkeliridenkleisis mit limbaler Sklerektomie.

Vorgehen: Der Bindehautlappen wird mit der Klinge im Zentrum bis ins Hornhautstroma präpariert. Über eine zumindest 3 mm große korneosklerale Trepanationsöffnung fließt Kammerwasser ab. Die vorgefallene Iris wird gefaßt und an einer Seite eingeschnitten, so daß ein Schenkel in die Vorderkammer zurückgelagert und der andere seitlich unter dem Bindehautlappen an der Sklera verankert werden kann.

Bei starker Iris bombata mit Winkelblockade empfiehlt sich eine Iridektomie am nicht eingeklemmten Schenkel.

Wundverschluß: Adaptation der Wundränder der Tunica conjunctiva bulbi mit Knopfheften (langsam resorbierbarer Faden).

- Zweischenkeliridenkleisis

Vorgehen: Der Bindehautlappen wird mit der Klinge bis zum Limbus präpariert. Hier wird eine 8–10 mm lange superiore Inzision vorgenommen und ein 1–2 mm breiter Sklerastreifen exzidiert. Die vorgefallene Iris wird mit der Pinzette gefaßt, in der Mitte eingeschnitten und beide Irisschenkel am korrespondierenden Sklerektomierand mit einem Knopfheft (langsam resorbierbarer Faden) an der Sklera verankert (Abb. 162, 163).

Wundverschluß: Adaptation der Wundränder der Tunica conjunctiva bulbi mit Knopfheften (langsam resorbierbarer Faden).

Nachbehandlung: Um einer hinteren Synechie vorzubeugen, ist die Pupille während 8 bis 14 Tagen in mittlerer Stellung zu halten. Es wird abwechselnd Phenylephrin 10%ig (Mydriase) und Pilocarpin 2%ig (Miose) nach Wirkung getropft. Bei heftiger Iridocyclitis wird Atropin in Kombination mit lokaler und/oder systemischer Kortikoid-Antibiotikumgabe instilliert. Nach einer Glaukomoperation sind regelmäßige Druckkontrollen (Tonometrie) erforderlich.

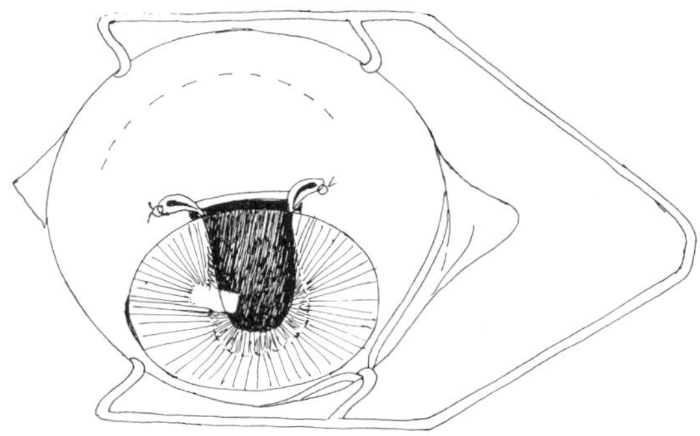

Abb. 162: Zweischenkeliridenkleisis mit limbaler Sklerektomie

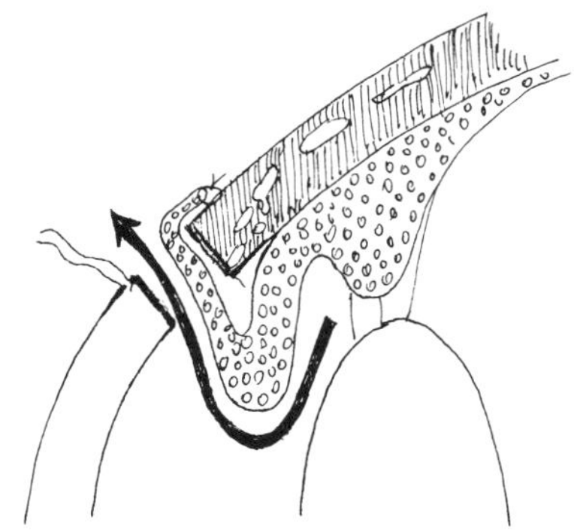

Abb. 163: Kammerwasserabfluß bei Iridenkleisis

Cyclocryotherapie (Ziliarkörpervereisung)

Reduktion der Kammerwasserproduktion.

Indikation: Primär- und Sekundärglaukom, sofern keine ursächliche Behandlung (Linsenextraktion) möglich ist. Auch bei noch sehfähigen Augen gut wirksam!

Instrumente: KRY med MT 600*; Vereisung mit Kohlendioxyd bei − 65 °C bzw. mit Stickoxydul bei − 85 °C.

Vorgehen: 5 mm hinter dem Limbus werden zirkulär 10 bis 12 Vereisungen vorgenommen, wo-

* Cryo medics, Inc., 500 Bostwick Avenue, Bridgeport, Ct 06605

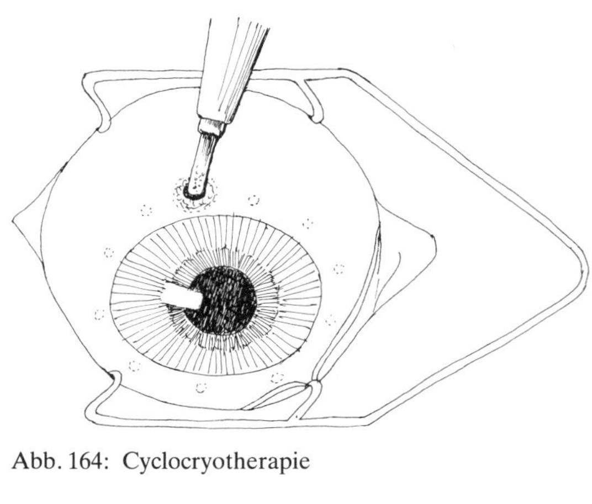

Abb. 164: Cyclocryotherapie

bei die Kryospitze von 2,5 mm Durchmesser jeweils 2 Minuten angesetzt wird (Abb. 164).

Nachbehandlung: Da unmittelbar nach der Vereisung der intraokulare Druck ansteigt, wird post operationem und in den folgenden zwei Tagen ein Karboanhydraseinhibitor gegeben (z. B. 2× tgl. 5 mg/kg KM Diamox®). Ab dem 3. Tag fällt der intraokulare Druck spontan. Regelmäßige Druckkontrollen.

Enucleatio bulbi

Indikation: Panophthalmie; Verletzung mit Verlust von Bulbusinhalt; Glaukom; intraokulärer Tumor.

Vorbereitung: Der Patient ist in Seitenlage auszubinden und der Kopf auf einem Polster mit der Kieferschlinge so zu fixieren, daß das Auge gut zugängig ist.

Vorgehen: Nach lateraler Kanthotomie wird eine Schere (Metzenbaum) in beiden Augenlidern zwischen Tarsus und M. orbicularis oculi bis zum medialen Augenwinkel vorgeschoben und das Gewebe durch Spreizen der Scherenschenkel auseinandergedrängt (Abb. 165). Mit einem Péan, der mit einem Schenkel in den Spalt und mit dem anderen auf der Haut unter- bzw. oberhalb der Lidkante gesetzt wird, wird das Gewebe komprimiert und dann in der Quetschfurche mit der Schere durchgeschnitten. Falls die beiden Schnittführungen am medialen Augenwinkel nicht zusammentreffen, ist der Hautschnitt dort zu ergänzen. Die Lidränder werden mit der Allis-Zange gefaßt, das Lig. palpebrale laterale durchgeschnitten und die Konjunktiva, mit Ausnahme eines Teiles im Bereich der medialen Zirkumferenz, bis zur Insertion am Limbus abpräpariert (Abb. 166). Die Fascia orbitalis profunda wird inzidiert, unterfahren und einige Millimeter proximal und parallel zum Limbus mit der Schere durchtrennt. Der medial noch fixierte Bulbus kann jetzt gedreht werden, so daß nacheinander die intraorbitalen Muskeln am Bulbus abgesetzt, eine gebogene Klemme auf den vom M. retractor bulbi eingescheideten N. opticus und die begleitende A. ophthalmica externa gesetzt und schließlich der Gewebsstrang am Bulbus durchtrennt sowie das Gefäß ligiert oder koaguliert werden können (Abb. 167). Danach werden an dem weitgehend vorgelagerten Bulbus medial die periorbitalen Strukturen, die Konjunktiva mit dem dritten Augenlid und das Lig. palpebrale mediale durchtrennt.

Nach Blutstillung durch Koagulation, gegebenenfalls Tamponade und Applikation eines Fibrinpräparats werden die Wundränder der Fascia orbitalis profunda mit Knopfheften (langsam resorbierbares Material) adaptiert. Hautnaht.

Nachbehandlung: Die Fäden der Hautnaht werden zwischen dem 8. und 12. Tag entfernt.

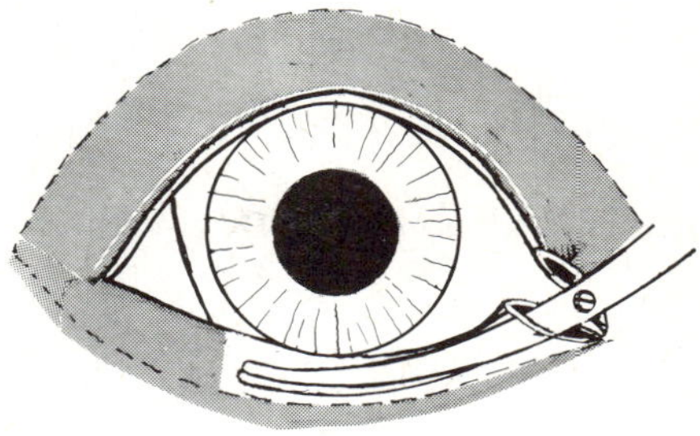

Abb. 165: Nach lateraler Kanthotomie Spreizen des Gewebes mit zwischen Tarsus und M. orbicularis vorgeschobener Schere

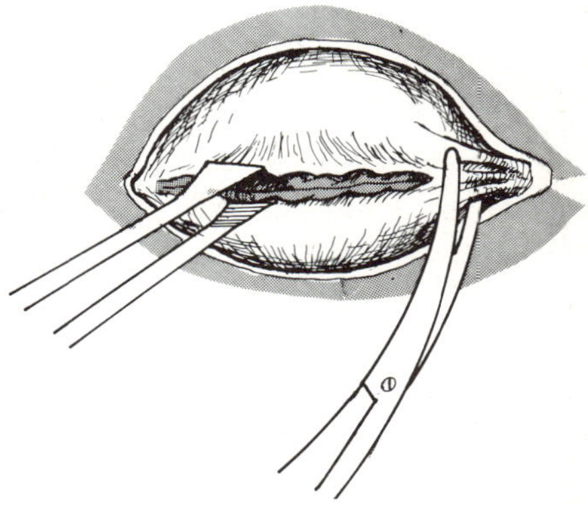

Abb. 166: Lig. palpebrale laterale zum Durchtrennen dargestellt

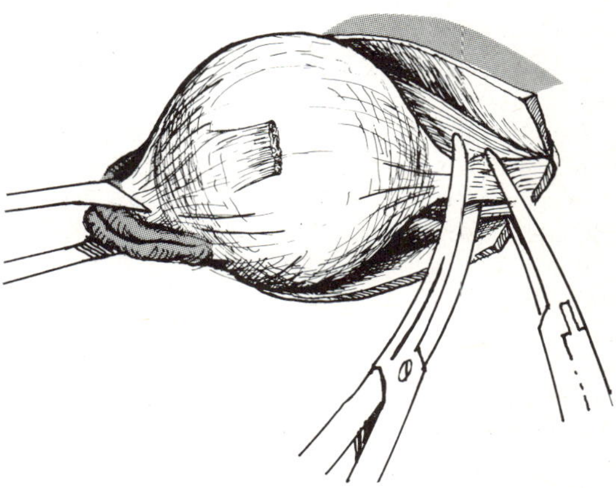

Abb. 167: Durchtrennen des vom M. retractor bulbi eingescheideten N. opticus

Exenteratio orbitae

Indikation: Retrobulbär lokalisierter Tumor.

Das Vorgehen entspricht weitgehend dem der Enukleation. Im Gegensatz zur Enukleation werden bei der Exenteration die intraorbitalen Augenmuskeln nicht am Bulbus, sondern an der Periorbita abgesetzt und das orbitale Fett mit den Muskeln weitgehend entfernt.

Nase

Resektion der Nasenfalte

Indikation: Falte beim brachyzephalen Hund, die Intertrigo verursacht oder deren Haare auf der Hornhaut reiben.

Anmerkung: Das funktionell beste Ergebnis wird durch Resektion der ganzen Falte erzielt. Da die Nasenfalte aber ein Charakteristikum verschiedener Rassen ist, wird häufig nur eine Verkleinerung der Falte gewünscht. In diesem Fall wird etwa die Hälfte der Hautduplikatur exzidiert.

Vorgehen: Die Hautfalte ist zu fassen, etwas anzuheben und entweder an der Basis oder in halber Höhe abzusetzen.

Wundverschluß: Adaptation der Subkutis mit Katgut.

Adaptation der Wundränder der Haut mit Knopfheften oder, bei kurzhaarigem Hund, mit einer Intrakutannaht.

Nachbehandlung: Die Fäden der Knopfhefte werden zwischen dem 8. und 12. Tag entfernt.

Erweiterung des Nasenlochs

Indikation: Inspiratorische Dyspnoe infolge Nasenlochverengung.

Vorbereitung: Der Patient ist in Bauch- oder Seitenlage auszubinden. Intubation ist angezeigt.

Vorgehen: Aus dem unteren Drittel bzw. der Mitte des Nasenflügels wird mit dem Skalpell ein keilförmiges Hautstück quer zur Verlaufsrichtung des Nasenflügels exzidiert (Abb. 168).

Die Wundränder werden mit Knopfheften (dünner Draht) adaptiert.

Nachbehandlung: Die Drähte der Naht werden nach 10 Tagen entfernt.

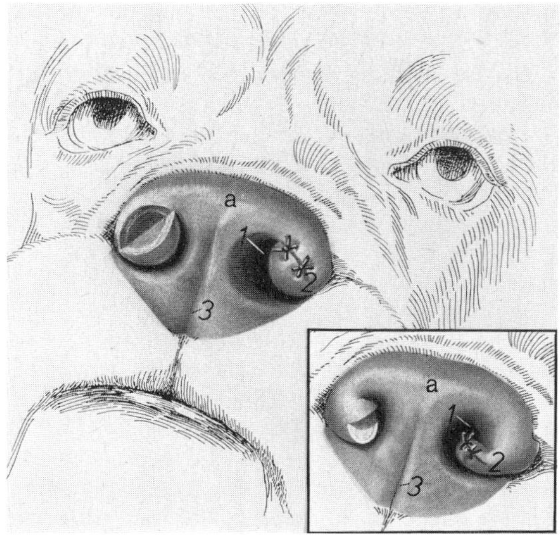

Abb. 168: Erweiterung des Nasenlochs

a Planum nasale
1 Naris; 2 Ala nasi; 3 Philtrum

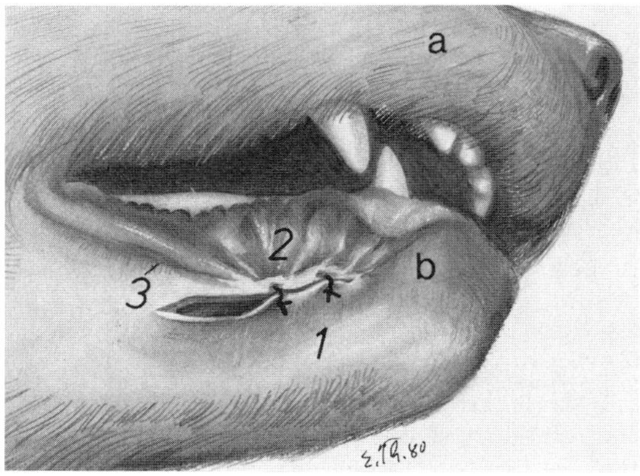

Abb. 169: Cheiloplastik

a Labium superius; b Labium inferius
1 äußere Haut; 2 kutane Schleimhaut; 3 natürliche Grenze zwischen 1 und 2

Lippe

Cheiloplastik

Indikation: Therapieresistente Dermatitis in der Lefzengrube.

Vorgehen: Der entzündlich veränderte Hautbezirk wird, am Rand zur Lippenschleimhaut beginnend, mit dem Skalpell ellipsenförmig umschnitten und im Unterhautbereich mit der Schere abpräpariert (Abb. 169). Stärker blutende Gefäße werden ligiert.

Hautnaht. Sickerblutungen werden durch Mitfassen der Subkutis gestillt.

Nachbehandlung: Die Fäden der Hautnaht werden etwa am 10. Tag entfernt.

Stirn-, Nasen-, Schädelhöhle

Trepanation der Stirnhöhle

Indikation: Empyem; Mykose; chronische Sinusitis der Katze.

Instrumente: Trepan oder Bohrer, Hohlmeißelzange nach LÜER.

Anästhesie: Narkose, Atropin und Intubation.

Vorbereitung: Sternallage. Der Kopf ist auf einem Polster so zu fixieren, daß das Nasenbein annähernd horizontal liegt.

Vorgehen: Haut und Faszie werden in Höhe einer Verbindungslinie zwischen den Procc. zygomatici des Os frontale paramedian auf einer Länge von wenigen Zentimetern durchtrennt. Nach Inzision des Periosts wird dieses mit einem Raspatorium so weit gelöst und seitlich verschoben, daß ein Trepan von etwa 1 cm Durchmesser oder ein 4 bis 5 mm dicker Bohrer angesetzt werden kann. Das Os frontale wird mit Hilfe des Trepans oder des Bohrers perforiert. Falls erforderlich, kann die geschaffene Öffnung mit der Lüer-Zange erweitert werden.

Die Stirnhöhle wird gespült und ggf. kürettiert. Die Verbindung des Sinus frontalis zur Nasenhöhle wird durch Vorschieben eines Trokars erweitert. Die Trokarhülse wird dann entlang des Nasenseptums in Richtung auf das Nasenloch vorsichtig vorgeschoben. Durch die Hülse wird ein perforierter PVC-Schlauch zur Spüldrainage geführt. Der Drainageschlauch wird nach dem Entfernen der Trokarhülse über der Trepanationsstelle an Haut und Faszie fixiert. Die Ränder der Hautwunde werden durch Knopfhefte adaptiert.

Nachbehandlung: Spülung mit milder desinfizierender oder bakterizid wirkender Lösung. Entfernen der Drainage, abhängig von der Situation, bis zum 14. Tag. Die Fäden der Hautnaht werden etwa am 10. Tag entfernt.

Öffnung der Nasen- und Stirnhöhle

Indikation: Nekrose der Nasenmuscheln; Fremdkörper; Tumor; Mykose; Empyem.

Instrumente: Raspatorium, Flachmeißel, Hohlmeißelzange nach Lüer, evtl. oszillierende Säge.

Anästhesie: Narkose, Atropin zur Unterdrükkung nasovagaler Reflexe und Intubation.

Vorbereitung: Sternallage. Der Kopf ist auf einem Polster so zu fixieren, daß das Nasenbein annäherend horizontal liegt.

Vorgehen: Median auf dem Nasenrücken werden Haut und Faszie etwa von der Höhe der Procc. zygomatici des Os frontale bis zum rostralen Ende des Os nasale durchtrennt und zu den Seiten hin stumpf vom Periost gelöst.

Bei einseitiger Erkrankung wird das Periost paramedian durchtrennt und mit dem Raspatorium vom Knochen abgehoben. Aus dem freigelegten Knochen wird wenige Millimeter neben der Medianlinie eine bis zu 2 cm breite rechteckige Knochenplatte mit dem Flachmeißel oder erst nach vorsichtiger Umschneidung mit der oszillierenden Säge mit Hilfe des Meißels herausgetrennt. Rostral kann die Platte mit den Weichteilen in Verbindung bleiben. Sie kann über die Senkrechte zur Nasenspitze hin aufgerichtet werden. Bei Verwendung einer Säge muß einer Erhitzung des Knochens durch Spülung mit gekühlter isotonischer Elektrolytlösung begegnet werden. Die Schnittführung im Knochen sollte leicht geneigt sein, damit der gelöste Knochenanteil nach Reposition eine Auflage findet.

Bei beidseitiger Erkrankung wird das Periost in der Medianen durchtrennt. Die Osteotomie geschieht dann jeweils etwa 1 cm seitlich der Medianen. Bei Elevation der Platte von kaudal her wird das Nasenseptum zu einem wesentlichen Teil mit angehoben (Abb. 170).

Zur vollständigen Revision, auch der Kieferbucht, werden die Nasenmuscheln entfernt. Dies geschieht mit Kürette und Arterienklemme. Dabei sind zur Vermeidung von Läsionen der Lamina cribrosa die Ethmoturbinalia ventral der Sinus-frontalis-Öffnung mit Vorsicht zu kürettieren.

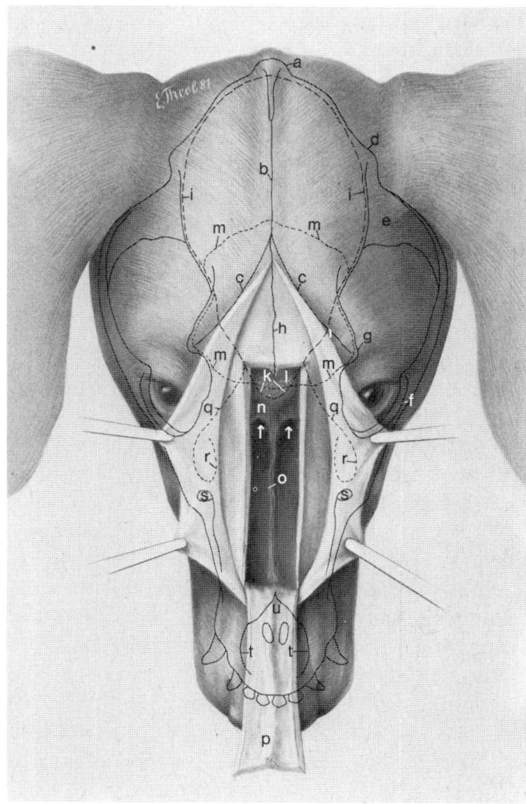

Abb. 170: Öffnung der Nasen- und Stirnhöhle. Septum nasi und Conchae nasales sowie Conchae ethmoidales entfernt

a Crista nuchae; b Crista sagittalis externa; c Linea temporalis; d Crista temporalis; e, f Arcus zygomaticus: e Proc. zygomaticus des Os temporale, f Proc. temporalis des Os zygomaticum; g Proc. zygomaticus des Os frontale; h Sutura frontalis; i Cavum cranii; k Fossa ethmoidalis, äußere Begrenzung lang gestrichelt; l Lamina cribrosa; m Sinus frontales, äußere Berandung kurz gestrichelt; n Lamina basalis des Os ethmoidale; o Crista nasalis; p Ossa nasalia mit angrenzenden Teilen der Maxillae als Fenster nach rostral abgehoben; q Cavum nasi, äußere Begrenzung des Nasengrunds; r Rec. maxillaris; s For. infraorbitale; t Apertura nasi ossea; u Fiss. palatina Pfeile (↑) am Boden der Nasenhöhle weisen in die Ductus nasopharyngei

Auf jeden Fall werden veränderte Nasenmuscheln, Fremdkörper oder Geschwulstbildungen entfernt. Bei starker Blutung können dabei Spülungen mit kalter Ringer-Lösung hilfreich sein. Vielfach ist abschließend die Tamponade mit einer Mullbinde erforderlich. Diese wird durch das Nasenloch geführt.

Zur Spülung kann ein Redon-Drain eingelegt werden, der bis zur Nasenöffnung reicht. Vor Reposition der Knochenplatte wird an ihrer kaudalen Begrenzung für den Drain mit der LÜER-Zange eine Ausbuchtung geschaffen. Die reponierte Knochenplatte wird durch Naht des Periosts fixiert.

Falls sich die Knochenplatte rostral von den Weichteilen abgelöst hat, kann auf die Reposition verzichtet werden.

Nach Naht der Haut kann eine komprimierende Hautfaltendecknaht angelegt werden, um einem subkutanen Emphysem vorzubeugen.

Nachbehandlung: Chemotherapie, evtl. Spülung mit milder desinfizierender oder antimykotischer Lösung. Entfernen der Tamponade durch das Nasenloch am 2., des Redon-Drains, abhängig von der Situation, bis zum 14. Tag. Die Fäden der Hautnaht werden etwa am 10. Tag entfernt.

Hypophysektomie

Indikation: Endokrine hypophysenbedingte Störung.

Vorbereitung: Rückenlage mit gestrecktem Kopf und Sandsack unter dem Hals. Der Fang wird weit geöffnet fixiert.

Vorgehen: Das Gaumensegel wird mit einer ALLIS-Klemme gefaßt und nach rostral vorgezogen. Alternativ kann in der Medianlinie des weichen Gaumens zwischen dem kaudalen Ende des Palatum durum und dem freien hinteren Rand ein Schnitt von etwa 3 cm Länge gesetzt werden. Die Wundränder werden gespreizt.

Am Os sphenoidale wird die Perforationsstelle bestimmt. Sie liegt median 1 bis 2 mm kaudal einer Verbindungslinie, die die beiden palpierbaren Hamuli der Ossa pterygoidea verbindet. Nach Spalten der Schleimhaut wird mit einem Rundkopfbohrer eine längsovale Grube von 5 bis 10 mm Querdurchmesser in den Knochen gebohrt (Abb. 171). In kurzen Intervallen wird dabei durch leichten Druck mit einer Moskitoklemme geprüft, ob der Knochen kurz vor der Perforation steht. In der Endphase schimmert der zirkulär um die Hypophyse verlaufende Venensinus durch die dünne Knochenlamelle hindurch. Die Knochenlamelle wird abgehoben. Über der weißlichen Hypophyse wird die Dura mater mit einem schmalen Skalpell durchtrennt. Die Hypophyse wird vorsichtig, d. h. ohne den Venensinus und den darin eingeschlossenen Circulus arteriosus cerebri zu verletzen, mit einem kleinen Löffel nach VOLKMANN herausgelöffelt oder mit einem dünnen Saugstutzen angesaugt. Mit einer Pinzette wird der Stiel hervorgezogen und abgesetzt. Falls notwendig, erfolgt vorsichtige Blutstillung mit der bipolaren Koagulationspinzette, evtl. durch Einlegen hämostyptischen Materials.

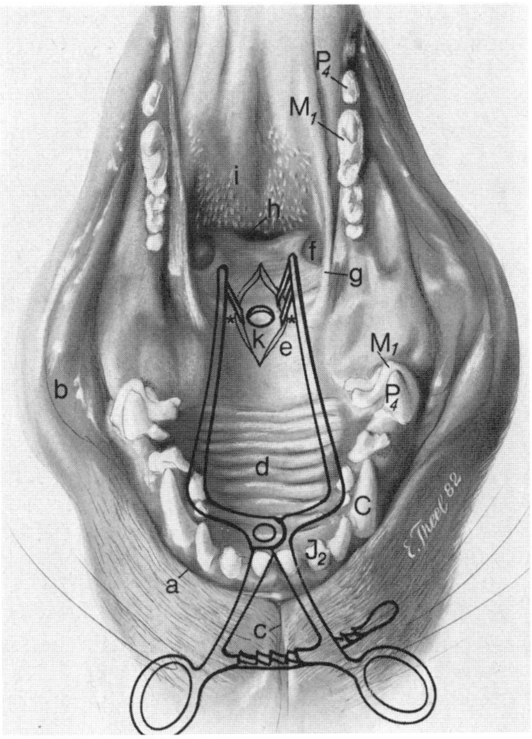

Abb. 171: Hypophysektomie

a Labium superius; b Angulus oris; c Philtrum; d Palatum durum mit Rugae palatinae; e Velum palatinum, nach medianem Längsschnitt gespreizt, dabei Einblick in Pars nasalis pharyngis; f Tonsilla palatina; g Arcus palatoglossus; h Fauces; i Radix linguae; k Os basisphenoidale, Corpus, in Höhe der Fossa hypophysealis geöffnet
* Hamulus pterygoideus, palpierbar
J_2 Dens incisivus 2; C Dens caninus; P_4 Dens praemolaris 4; M_1 Dens molaris 1

Die Bohröffnung wird mit Knochenwachs verschlossen. Die Wundränder der Tunica mucosa des Rachendachs und die des weichen Gaumens werden mit Knopf- oder Diagonalheften (langsam resorbierbares Material) adaptiert.

Nachbehandlung: Chemotherapie. Evtl. Hormonsubstitution.

Mundhöhle

Verschluß der Gaumenspalte

Indikation: Traumatisch bedingte oder kongenitale Gaumenspalte. (Gaumenspalten durch Sturz bei Katzen bedürfen keiner chirurgischen Versorgung, wenn sie weniger als 3 mm breit sind.)

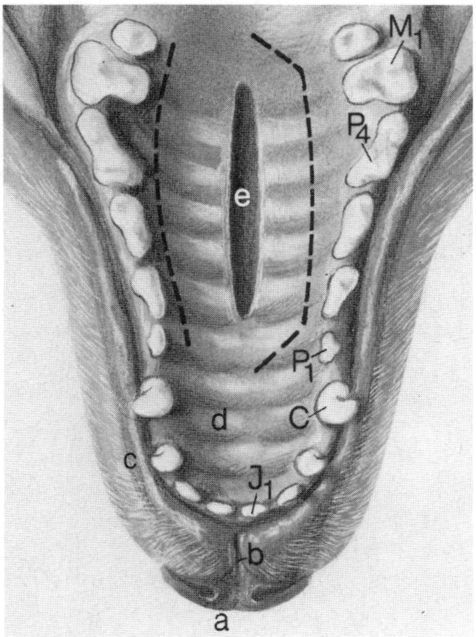

Abb. 172: Verschluß der Gaumenspalte

a Planum nasale; b Philtrum; c Labium superius; d Palatum durum; e Gaumenspalte (Palatoschisis)
J_1 Dens incisivus 1; C Dens caninus; P_1 Dens praemolaris 1; P_4 Dens praemolaris 4; M_1 Dens molaris 1
Gestrichelte Linien: Schnittführungen zum Mobilisieren der Schleimhaut des harten Gaumens vom knöchernen Gaumen

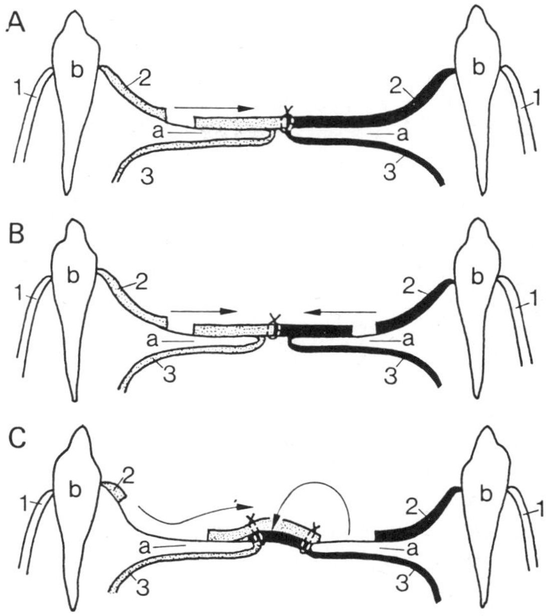

Abb. 173: Verschluß der kongenitalen Gaumenspalte. Transversalschnitt; Schema
A bei schmaler Gaumenspalte: Verlagerung und Vereinigung einer abgelösten Schleimhautpartie; B bei mittelgradiger Gaumenspalte: Adaptation beider vom Knochen abgelöster Schleimhautpartien; C bei breiter Gaumenspalte: Überlappung beider vom Knochen abgelöster Schleimhautpartien
a Proc. palatinus der Maxilla; b Dens praemolaris
1 Gingiva, 2 Mundhöhlenschleimhaut, 3 Nasenschleimhaut, jeweils in der linken Bildhälfte punktiert und in der rechten Bildhälfte schwarz
Pfeile kennzeichnen die Verlagerung der abgelösten Schleimhautpartien des harten Gaumens

Vorbereitung: Intubation. Rückenlage mit Sandsack oder Polster unter dem Hals.

Vorgehen: Bei traumatisch verursachter Gaumenspalte werden orale Mukosa und Periost seitlich des Defekts mit Raspatorium oder Schere stumpf vom Knochen gelöst. Falls bei einer Breite von mehr als 2 mm die Spannung bei der Naht der Mukosa zu groß wird, werden in Nähe des Gaumen-Zahnfleischrands ein- oder beiderseitig Entlastungsschnitte notwendig (Abb. 172). Die Wundränder von Mukosa und Periost werden mit dünnem Draht oder nicht resorbierbaren Kunststoffäden mit Knopf- oder horizontaler Matratzennaht adaptiert.

Kongenitale Gaumenspalten variieren in Weite und Lokalisation. Relativ enge mediane Spalten werden wie traumatisch bedingte versorgt, nachdem der freie Rand zwischer oraler und nasaler Schleimhaut gespalten wurde (Abb. 173 A, B).

Bei breitem Defekt ist folgende Methode erfolgversprechender: Auf einer Seite erfolgt die Spaltung der Mukosa und ihre Mobilisierung von der Nasen-Mundschleimhaut-Grenze aus. Auf der anderen Seite wird, im der Breite der Spalte entsprechenden Abstand, die orale Schleimhaut parallel zum Defekt durchtrennt, zur Spalte hin mobilisiert und umgeschlagen. Die Naht verbindet die beiden Wundflächen überlappend so, daß das Periost aufeinander zu liegen kommt (Abb. 173 C).

Nachbehandlung: Parenterale Flüssigkeitszufuhr für etwa 5 Tage. Ab 3. Tag Verabfolgung kleiner Fleischstücke. Die Fäden der Naht werden nach 3 Wochen entfernt.

Verschluß der oronasalen Fistel

Indikation: Persistierende Verbindung zwischen Nasen- und Mundhöhle nach Verlust des Dens caninus.

Vorbereitung: Seitenlage. Reinigung des Kanals.

Vorgehen: Wenige Millimeter mesial und distal der Fistel werden parallele Einschnitte in Gingiva und Periost bis zum Umschlag des Zahnfleisches auf die Lippenschleimhaut gelegt. Durch parallele Längsschnitte wird die Fistel umschnitten und der Zahnfleischrand mit dem Periost entfernt. Labial dieser Umschneidung wird ein Zahnfleisch-Periost-Lappen mobilisiert, bis dieser ohne stärkere Spannung über den Knochendefekt gezogen werden kann. Er wird mit rückläufigem Heften (Draht) eingenäht.

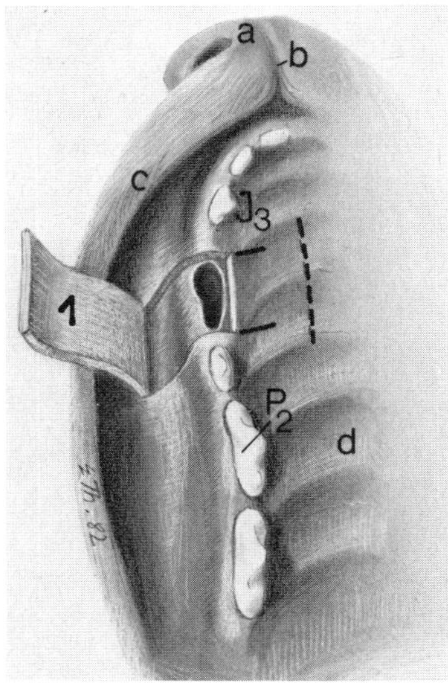

Abb. 174: Verschluß einer oronasalen Fistel

a Planum nasale; b Philtrum; c Labium superius; d Palatum durum;
J_3 Dens incisivus 3; P_2 Dens praemolaris 2
1 Schleimhaut-Periost-Lappen zum Verschluß der Fistel
Ausgezogene Linien: Schnittführungen zur Gewinnung eines zusätzlichen Schleimhaut-Periost-Lappens
Gestrichelte Linie: Entspannungsschnitt im harten Gaumen

Falls von lateral her kein ausreichend langer Zahnfleisch-Periost-Lappen zu lösen ist, kann in gleicher Höhe zusätzlich vom harten Gaumen her ein Lappen mobilisiert werden (Abb. 174). Beide Lappen werden dann ohne Spannung aufeinander genäht.

Nachbehandlung: Die Drahtfäden der Naht werden nach etwa 3 Wochen entfernt. Ein nach partieller Nahtdehiszenz entstandener kleinerer Defekt kann nach einigen Wochen erneut angegangen werden.

Gingivektomie, Lappenplastik bei Zahnfleisch- und Knochentasche

Instrumente: Elektrotom, Turbine.

Vorbereitung: Der Patient ist in Seiten- oder Rückenlage auszubinden und der Kopf auf einem Polster mit einer Kieferschlinge so zu fixieren, daß der zu behandelnde Abschnitt gut zugängig ist. Zahnstein und Plaques sind mit dem Ultraschallgerät sorgfältig zu entfernen.

Gingivektomie

Indikation: Zahnfleischtasche (Abb. 175 a).

Vorgehen: Mit einer in die Zahnfleischtasche eingeführten Taschenpinzette wird die tiefste Stelle markiert. Danach wird das die Tasche bildende Zahnfleisch entlang der Markierungspunkte mit dem Elektrotom, ohne Berührung des Alveolarknochens, abgetragen. Dabei wird die Oberfläche des Zahnfleisches geglättet und so modelliert, daß die Gingiva im Winkel von etwa 45° dem Zahnhals anliegt (Abb. 176).

Am freiliegenden Zahnhals wird der feine wulstförmige Schmelzrand, an dem ursprünglich die Gingiva ansetzte, mit einem Diamantfinierer abgeschliffen.

Lappenplastik

Indikation: Knochentaschen im Bereich der Incisivi (Abb. 175 b).

Vorgehen: Zwischen dem 3. Incisivus und dem Caninus wird auf beiden Seiten ein bis zur Höhe der Wurzelspitze reichender vertikaler Schnitt durch Schleimhaut und Periost gelegt. Danach wird die Gingiva am labialen Alveolarrand mit dem Periost abgesetzt und der durch die seitlichen Schnitte begrenzte Lappen subperiostal mobilisiert, so daß der Gingiva-Periost-Lappen nach dorsal bzw. ventral gezogen werden kann.

Nun werden unter Sicht Zahnhälse und freiliegende Wurzelanteile gereinigt und mit dem Diamantfinierer geglättet, die Knochentasche kürettiert und der freistehende Alveolarrand gekürzt und abgerundet.

Nach dieser Revision der Zähne wird der Gingiva-Periost-Lappen zurückgelagert und mit interdentalen Knopfheften am Alveolarrand reinseriert (atraumatisches, nicht resorbierbares Nahtmaterial). Die Fäden der Naht werden zwischen dem 10. und 12. Tag entfernt.

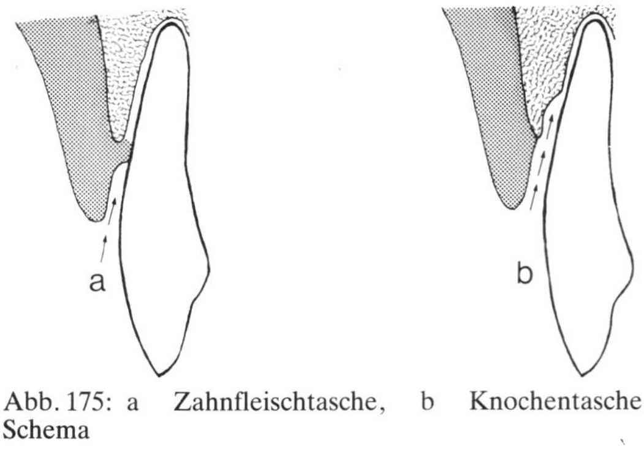

Abb. 175: a Zahnfleischtasche, b Knochentasche; Schema

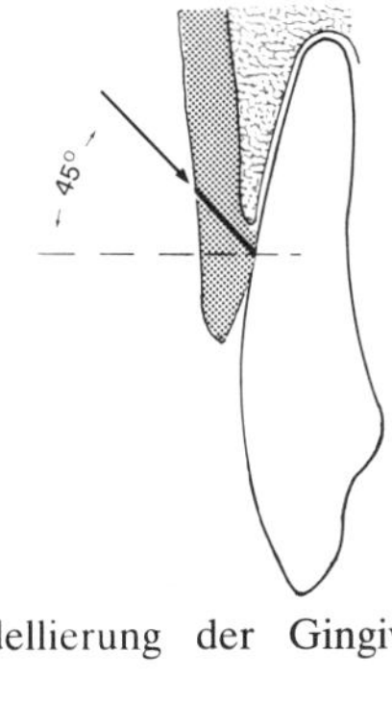

Abb. 176: Modellierung der Gingiva am Zahnhals; Schema

Nachbehandlung: Lokale Chemotherapie (Chlorhexidindigluconat 1 %, Dental-Gel, Chlorhexamed®), gegebenenfalls allgemeine Chemotherapie (Spiramycin: Selectomycin®; Suanatem®).

Zahn

Konservierende Zahnbehandlung
Instrumente: Mundsperrer. Dentalinstrumentarium: Bohrmaschine oder Turbine mit Hand- oder Winkelstück, Löffelexkavator, Diamant-, Rosen-, verkehrter kegel- und birnenförmiger Bohrer, Pulpaexstirpatoren (Nervnadel), Reamer (Wurzelkanalerweiterer), Wurzelkanalfeilen, Förderspiralen (Lentulospiralen), Schleifscheiben, Luftbläser, gewinkelte Pinzette, Sonde, Spatel.

Amalgammörser und Pistill (nicht notwendig, wenn Amalgamkapseln verwendet werden), Schüttelmaschine bei Verwendung von Amalgamkapseln. Amalgamträger und -stopfer.

Präparate:

1. Zur Reinigung und Desinfektion: Wasserstoffperoxyd 3 %ig, Natriumhypochloritlösung 5%ig, Äthylalkohol 70%ig, Merfen®-Tinktur, Fokalhydran®, Fokaldry® (auch zum Trocknen geeignet).

2. Zur Trocknung: Chloroform-Äther Gemisch (1 : 3) oder Fokaldry® und Luft.

3. Zur Versorgung der Pulpa: Calxyl®, Ledermix-Paste®, Reocap®, Dycal®, Pulpovital®, N_2-Normal®.

4. Zur Füllung des Wurzelkanals: N_2-Normal®, Diaket®, Hermetic®, Guttaperchastifte.

5. Zur Unterfüllung und zum provisorischen Verschluß der Kavität: Tenet®, Phosphacap® (Kapseln), Ledermix-Zement®, Alganol®.

6. Zum definitiven Verschluß der Kavität:

a) Amalgame: Kupferamalgan, Silber-Zinn-Amalgam, Edelamalgam (Dispersalloy®-Kapseln).

b) Kunststoffe: Adaptic®, Epoxident®, Concise®, Estic®, Cosmic®.

Vorbereitung: Der Patient ist in Bauch-, Seiten- oder Rückenlage so auszubinden, daß der zu versorgende Zahn gut zugängig ist. Der Kopf ist zusätzlich zu fixieren und der Zahnstein zu entfernen.

Die Präparation der Kavität, d. h. des Bohrlochs bzw. der Öffnung zum Cavum dentis bei einer Fraktur und der definitive Verschluß der Kavität, die Plombierung, sind bei unterschiedlicher Versorgung gleich. Sie sind am Anfang zusammen dargestellt.

Präparation und Verschluß der Kavität

• Präparation der Kavität: Um der Füllung Halt zu geben, sind die Ränder der Kavität etwas überhängend zu gestalten (Abb. 177). Die Bearbeitung des Schmelzes erfolgt mit dem Diamantbohrer (Luftturbine, Abb. 178 a) oder mit dem Rosenbohrer (Bohrmaschine, Abb. 178 a). Zum Ausbohren des Dentins wird der kugelförmige Bohrer (Abb. 178 b), zur Herstellung der überhängenden Ränder der umgekehrte Kegelbohrer (Abb. 178 c) und zum Abrunden der Ecken der birnenförmige Bohrer (Abb. 178 d) verwendet.

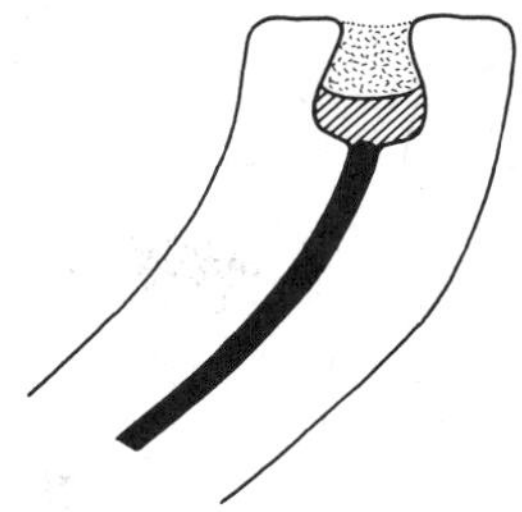

Abb. 177: Verschluß der Kavität; Schema

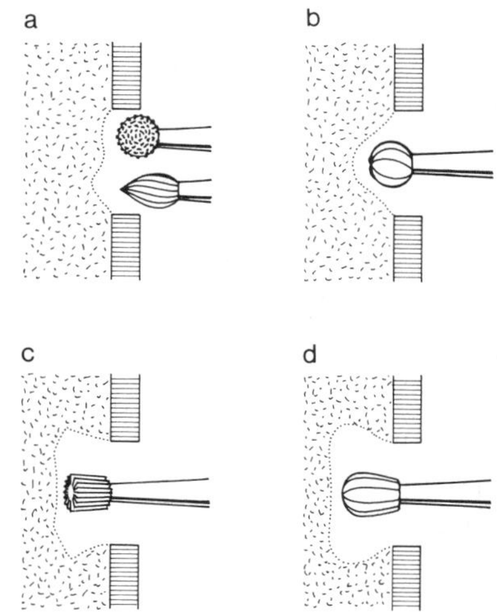

Abb. 178: Präparation der Kavität

a Diamant- und Rosenbohrer, b kugelförmiger Bohrer, c umgekehrter Kegelbohrer, d birnenförmiger Bohrer; Schema

Definitiver Verschluß der Kavität: Die Kavität wird mit Amalgam oder einem Kunststoff plombiert. Das angeriebene trocken knirschende Amalgam (6 a) ist in kleinen Portionen einzubringen und jeweils mit dem Kugelstopfer gut anzudrücken.

Kunststoff (6 b) wird zur weichteigigen Konsistenz angemischt und in die Kavität eingebracht.

• *Vorgehen bei Karies — Indirekte Überkappung*

Das verfärbte und weiche Dentin ist mit dem Bohrer oder Löffelexkavator zu entfernen und die Kavität herzurichten. Die Kavität ist zu reinigen, zu desinfizieren (1) und zu trocknen (2). Da zwischen Pulpa und dem einzubringenden Präparat eine, wenn auch gelegentlich sehr dünne Dentinschicht vorhanden ist, erfolgt eine »indirekte Überkappung« (Abb. 179). Zuerst wird die pulpaschützende Unterfüllung (3) und dann zur Wärme- und Druckisolierung der schnellhärtende Unterlagszement (5) eingebracht. Nach Abbinden des

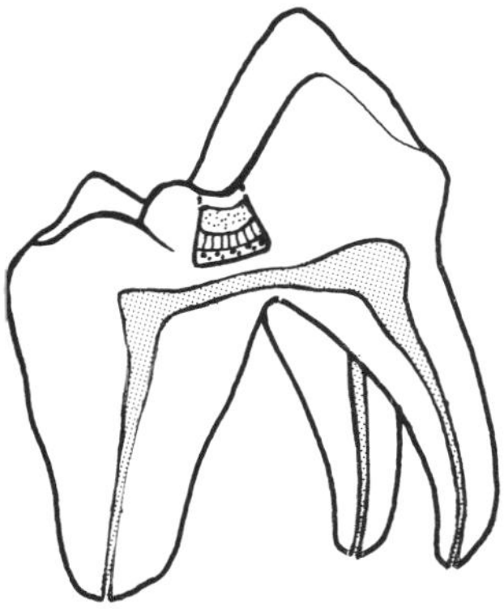

Abb. 179: Verschluß der Kavität; indirekte Überkappung; Schema

Zements wird die Kavität mit Amalgam (6 a) oder mit einem Kunststoff (6 b) plombiert.

Der über die Zahnkontur vorstehende Teil der Plombe ist abzuschleifen.

● *Vorgehen bei freigelegter, nicht infizierter Pulpa (Kürzen des Caninus, Kavitätenpräparation bei Karies) — Direkte Überkappung.*

Nach Herrichten der Kavität und Stillung der Blutung durch Auftropfen von Suprareninlösung (1‰ig) oder Wasserstoffperoxyd (3%ig), ggf. durch Einlegen eines damit oder mit N_2-Normal® getränkten Wattepellets, ist die Pulpa mit einem bakterizid bzw. bakteriostatisch wirkenden Medikament (3) abzudecken. Danach wird eine dünne Schicht Unterlagzement (5) angebracht und die Kavität definitiv (6) verschlossen.

Der über die Zahnkontur vorstehende Teil der Plombe ist abzuschleifen.

Bei symptomlosem Verlauf Röntgenkontrolluntersuchung nach 4 Monaten.

● *Vorgehen bei freiliegender und latent infizierter vitaler Pulpa nach Zahnfraktur — Direkte Überkappung nach Vitalamputation.*

Nach Herrichten der Kavität wird die verletzte Pulpa abgetragen und ihre Oberfläche im Bereich der Öffnung mit dem Löffelexkavator vorsichtig gesäubert. Die dabei entstehende Blutung wird durch Auftropfen von Suprarenin (1‰ig) oder Wasserstoffsuperoxid (3%ig), ggf. durch Einlegen eines damit oder mit N_2-Normal® getränkten Wattepellets, gestillt. Danach wird die revidierte Pulpa, ohne Druck auszuüben, abgedeckt (3), eine dünne Lage Unterlagzement (5) zur Wärme- und Druckisolierung angebracht und die Kavität definitiv verschlossen (6).

Kontrolluntersuchung nach 4 bis 5 Wochen.

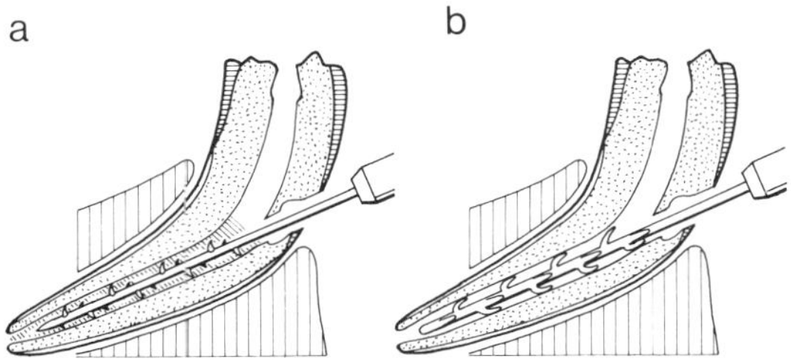

Abb. 180: Caninus mit »Hilfsloch« und hergerichteter Kavität

a Pulpaexstirpation, b Erweiterung mit Reamer; Schema

● *Vorgehen bei infizierter, devitalisierter Pulpa (Pulpitis purulenta sive gangraenosa) nach Fraktur des Fangzahns, wenn er noch ausreichend Halt in der Alveole hat.*

Nach Herrichten der Kavität kann bei einer weit okklusal gelegenen Fraktur des Fangzahns das Cavum dentis durch ein mesial über dem Ansatz der Gingiva angelegtes, schräges Bohrloch (»Hilfsloch«) zusätzlich eröffnet werden (Abb. 180). Danach wird die Pulpa von der durch die Fraktur entstandenen Öffnung und evtl. vom »Hilfsloch« aus entfernt. Dazu wird ein Pulpaexstirpator (Nervnadel) möglichst bis zur Apex eingeführt, einige Male gedreht und mit der gefaßten Pulpa vorgezogen. Die Manipulation ist so lange zu wiederholen, bis sich kein Pulparest mehr am Instrument befindet (Abb. 180 a). Nach Entfernen der Pulpa ist der Wurzelkanal mit dem Reamer zu erweitern und mit einer Hedström-Feile oder Raspel auszufeilen (Abb. 180 b). Für das Abtragen des veränderten Dentins ist ein Giromatikwinkelstück mit den entsprechenden Girofeilen nützlich. Es setzt die Drehbewegung in wechselseitige Vierteldrehungen um. Die revidierte Pulpakammer wird mit Wasserstoffperoxyd (3%ig) und Natriumhypochloritlösung (5%ig) gereinigt und desinfiziert. Da eine in der Tiefe zurückgebliebene Sauerstoffblase die korrekte Füllung verhindern oder durch Druck Schmerzen verursachen kann, ist zuletzt die Natriumhypochloritlösung zu nehmen.

Danach ist die Pulpakammer zu trocknen (2) und das Präparat (4) in kleinen Portionen mit der Förderspirale niedertourig und mit leicht pumpenden Bewegungen in den Wurzelkanal einzurotieren. Der Wurzelkanal sollte bis zur Wurzelspitze gefüllt werden. Um eine wandständige Füllung zu erreichen, ist jetzt ein, ggf. sind mehrere Guttaperchastifte in den Wurzelkanal einzulegen. Nun wird das »Hilfsloch« mit Zement (5) abgedichtet, das Cavum dentis weiter aufgefüllt (4) und schließlich die okklusale Öffnung mit Zement (5) verschlossen.

Nach Versorgung des Zahnes ist eine Röntgenaufnahme anzufertigen. Die Aufnahme gibt Aufschluß über die Füllung der Pulpakammer und bildet die Unterlage für die Kontrolluntersuchung nach sechs bis acht Wochen. Bei einer Verschlechterung (Bildung oder Vergrößerung einer Aufhellung im Bereich der Wurzel) ist die Behandlung zu wiederholen, ggf. die Wurzelspitze zu resezieren.

Bei befriedigendem Heilungsverlauf ist ein Teil des Zements im Bereich der Kavitäten zu entfernen. Danach sind die Kavitäten zu reinigen, zu desinfizieren und definitiv (6) zu verschließen.

Kontrolluntersuchung bei symptomlosem Verlauf nach sechs Monaten.

Wurzelspitzenresektion
Indikation: Parodontopathia apicalis.

Vorgehen: Die Lippe wird zur Seite gezogen und über der Apex ein Schnitt durch Gingiva und Periost gelegt. Das Periost wird nach beiden Seiten mobilisiert und die Wunde mit einem Wundsperrer gespreizt. Danach wird die Knochenlamelle über der Wurzelspitze mit der Knochenfräse abgetragen (Abb. 181), das veränderte Gewebe mit dem scharfen Löffel entfernt und der Hohlraum kürettiert. Nach dieser Revision wird die Wurzelspitze mit dem Fissurenbohrer abgetrennt und eine Kavität gebohrt. Falls die okklusale Wurzelfüllung nicht vollständig bis zur Apex gelangte, wird jetzt die Wurzelkanalfüllung von der Resektionsstelle her ausgebessert. Die Kavität wird mit Amalgam verschlossen. Die Wundränder von Gingiva und Periost werden mit Knopfheften (langsam resorbierbares, atraumatisches Nahtmaterial) adaptiert.

Nachbehandlung: Chemotherapie.

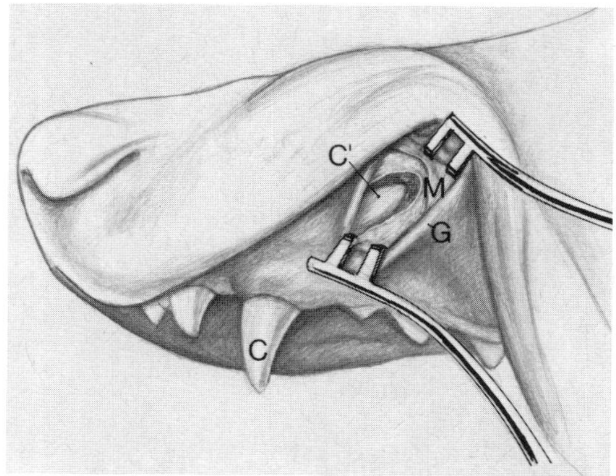

Abb. 181: Zugang zur Apex radicis canini beim Hund

C Caninus, C′ Apex radicis in der geöffneten Alveole; M Maxilla, von Periost bedeckt; G Gingiva, gespreizt

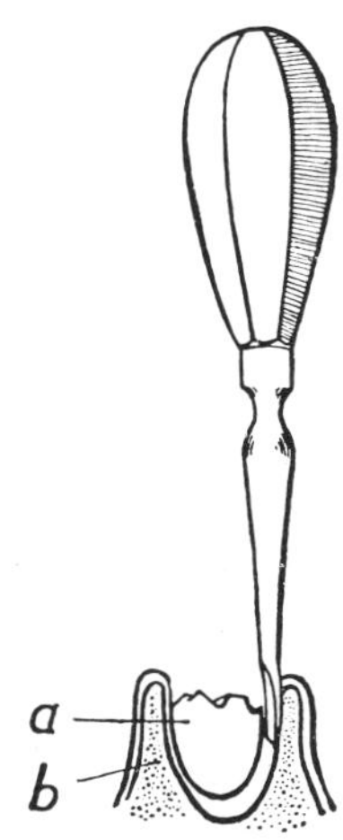

Abb. 182: Beinscher Hebel

a Zahnwurzelrest; b Alveolenwand

Zahnextraktion
Indikation: Zahnfistel; Karies; Periodontitis purulenta; persistierender Milchzahn; Poliodontie; Zahnfehlstellung.

Instrumente: Mundsperrer, Raspatorium, gerade und gewinkelte Zahnzange mit breitem Bakkenteil, spitze Wurzelzange, Beinscher Hebel, Geißfuß, Hammer und Hohlmeißel.

Vorgehen: Die Extraktion eines deutlich gelockerten Zahnes gelingt meist mittels Zahnzange ohne zusätzliche Präparation.

Bei einem festsitzenden Zahn ist zunächst die Gingiva bis zum Alveolarrand zurückzuschieben. Dann ist der Beinsche Hebel an mehreren Stellen zwischen Zahn und Alveolenwand in Richtung auf die Wurzel bzw. die Wurzeln vorzuschieben und durch hebelnde Bewegungen der Zahn zu lockern (Abb. 182). Ist dies ausreichend geschehen, sollte der Beinsche Hebel beim mehrwurzeligen Zahn unter den Basalwulst zwischen die Wurzeln geschoben und der Zahn durch hebelnde Bewegungen weiter gelockert ggf. luxiert werden (Abb. 183). Die sorgfältige Präparation und ausreichende Lockerung mit dem Beinschen Hebel ist beim mehrwurzeligen Zahn besonders wichtig.

Selten ist es beim dreiwurzeligen Reißzahn (Sectorius) notwendig, zunächst mit einer Schleifscheibe oder einem wurzelwärts gerichteten Meißelschlag die Krone zu teilen und anschließend die Kronenfragmente mit den Wurzeln zu entfernen.

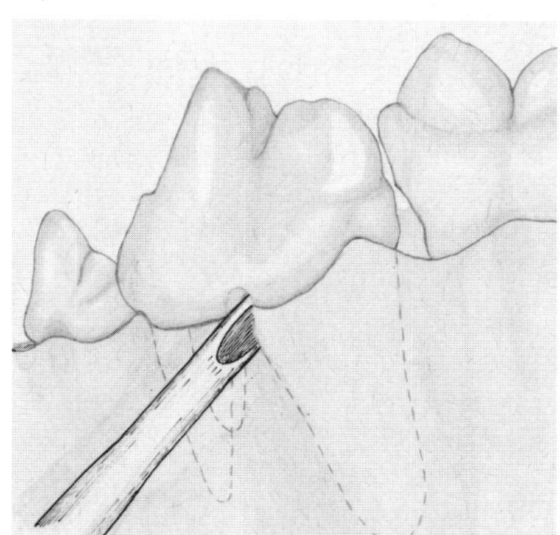
Abb. 183: Beinscher Hebel, zwischen die Zahnwurzeln geschoben

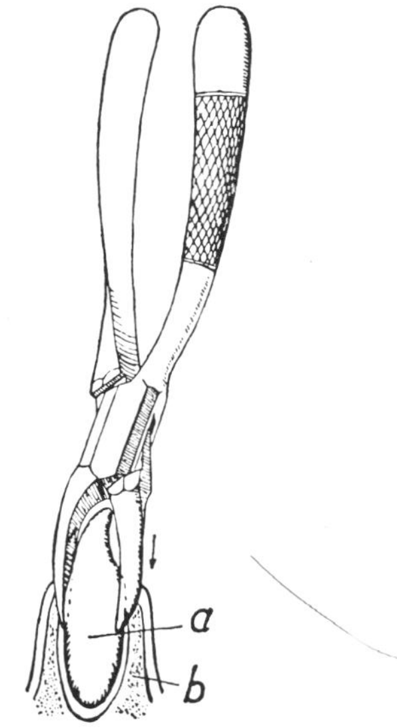

Abb. 184: Zahnextraktion

a Zahn; b Alveolenwand
Der Pfeil zeigt die Kraftrichtung an

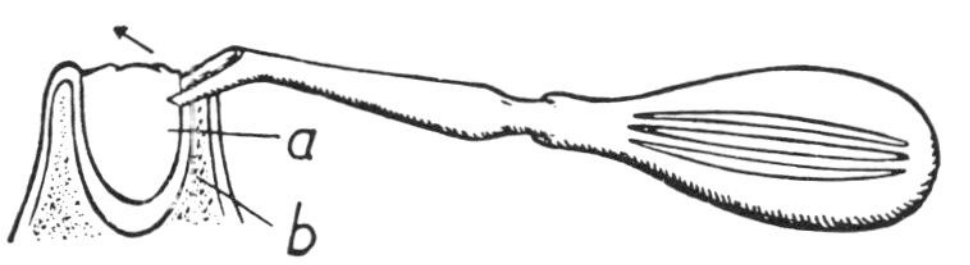

Abb. 185: Geißfuß

a Zahnwurzel; b Alveolenwand
Der Pfeil zeigt die Kraftrichtung an

Beim einwurzeligen Zahn kann mit Hilfe der Zahnzange die Präparation mit dem BEINschen Hebel ergänzt werden. Unter leicht drehenden Bewegungen sind die Backen der Zahnzange am Zahnhals entlang so weit wie möglich in die Alveole hinein vorzuschieben (Abb. 184). Die weitere Lockerung des Zahnes erfolgt durch kurze Bewegungen um die Längsachse des Zahnes und durch Hebeln. Bei den Drehbewegungen sind die Zangenbacken dem Zahn fest anzudrücken. Beim Hebeln sind die Zangenbacken nicht zusammen-, sondern in die Alveole hineinzudrücken.

Die Wurzel eines frakturierten Zahnes ist durch Hebeln zu entfernen. Der Geißfuß ist labial, hoch am Alveolenrand anzusetzen. Durch schräg kronenwärts und lingual gerichteten Druck und vorsichtige Hebelbewegungen wird die Wurzel aus der Alveole luxiert (Abb. 185). Voraussetzung ist, daß der abgebrochene Zahn noch etwas aus der Alveole vorsteht und die Wurzel nicht sehr fest sitzt.

Der BEINsche Hebel wird zwischen Wurzel und Alveolenwand vorgeschoben, die Wurzel rundum abgelöst und durch hebelnde Bewegungen aus der Alveole luxiert.

Wurzelreste von Milchzähnen, die wegen der Gefahr einer Kieferfraktur nicht entfernt werden können, sollen zunächst belassen werden. Sie heilen z. T. reaktionslos ein, z. T. werden sie demarkiert und können dann ggf. luxiert werden. Nachuntersuchung nach drei bis vier Wochen.

Ausmeißeln eines Zahnes
Indikation: Entfernen einer Zahnwurzel.

Instrumente: Raspatorium, halbrunder Meißel, Hammer, BEINscher Hebel.

Vorbereitung: Der Patient wird in Seitenlage ausgebunden und der Kopf zusätzlich fixiert.

Vorgehen: An der labialen Seite wird über der zu entfernenden Wurzel und in ihrer Längsrichtung ein 5 bis 10 mm langer Schnitt durch Gingiva und Periost gelegt und das Periost mit dem Periostschaber seitwärts geschoben. Dann wird die laterale Alveolenwand mit dem kleinen halbrunden Meißel so weit abgetragen, daß die Wurzel ausreichend freiliegt und mit dem Hebel luxiert oder mit der Zahnzange entfernt werden kann.

Wundverschluß: Adaptation der Gingiva mit ein oder zwei Heften (Katgut), ggf. Tamponade der Alveole.

Rachenhöhle

Teilresektion des Gaumensegels

Indikation: Inspiratorische Atembeschwerden wegen zu langen Gaumensegels, besonders bei brachyzephalen Rassen.

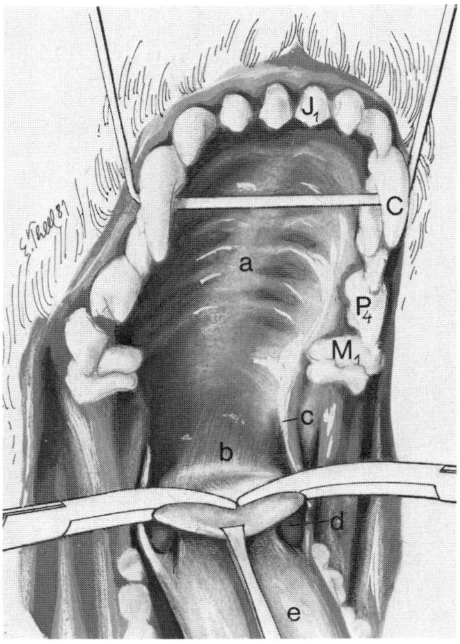

Abb. 186: Teilresektion des Gaumensegels

J_1 Dens incisivus 1; C Dens caninus; P_4 Dens praemolaris 4; M_1 Dens molaris 1
a Palatum durum mit Rugae palatinae; b Palatum molle; c Arcus glossopalatinus; d Tonsilla palatina; e Radix linguae

Instrumente: Zungenzange, evtl. Elektrotom.

Vorbereitung: Der Hund ist in Brust-Bauchlage auszubinden und der Fang mit einem Spreizer weit zu öffnen. Zur Verminderung postoperativer Schwellung wird präoperativ ein Kortikosteroid verabreicht.

Zunächst ist das Ausmaß des zu resezierenden Anteils zu bestimmen. Dazu wird bei normaler Zungen- und Larynxposition durch Anheben der Epiglottis ermittelt, in welcher Höhe die Epiglottisspitze das Gaumensegel berührt. Nach Markierung dieser Stelle mit Jodtinktur, Pyoktanninspiritus o. ä. wird intubiert.

Vorgehen: Der kaudale Rand des Gaumensegels (Arcus veli palatini) wird mit einer ALLIS-Zange erfaßt und nach rostral gezogen. Dann wird von den Seiten her je eine gebogene Arterienklemme so auf das Gaumensegel aufgesetzt, daß die freien Enden der Klemmenschenkel auf die markierte Stelle zu liegen kommen (Abb. 186). Nun wird der Teil des Gaumensegels, der kaudal der Klemmen liegt, mit dem Elektrotom, einem Skalpell oder einer Schere reseziert. Ggf. sind die Arterienklemmen für einige Minuten zur Hämostase zu belassen. Nur im Ausnahmefall ist eine Naht mit dünnem resorbierbaren Faden erforderlich. Um eine Verziehung des Schnittrandes zu vermeiden, werden Knopfhefte bevorzugt.

Können bei einem kleinen Hund oder Hunden langschädliger Rassen die Arterienklemmen nicht angelegt werden, sollte der bogenförmige Schnitt unter Beachtung der Markierung mit dem Elektrotom so langsam geführt werden, daß die Koagulation der Gefäße gesichert ist.

Der Trachealtubus ist erst nach Wiedereinsetzen des Schluckreflexes zu entfernen.

Nachbehandlung: Um einer stärkeren Schwellung im Bereich des Rachens vorzubeugen, können ein Kortikosteroid appliziert und bis zum Aufwachen Eisbeutel auf den kranialen Halsbereich aufgelegt werden. Bei starker Behinderung der Atmung sollte wieder intubiert ggf. tracheotomiert werden.

Tonsillektomie

Anatomie: Die Tonsillae palatinae liegen in der taschenartigen Fossa tonsillaris des Arcus palatoglossus (Abb. 187). Am rostralen Pol reicht häufig das umgeschlagene Ende der Tonsille auf die mediale Seite der Schleimhautfalte. In der Tiefe der Tasche können noch weitere versprengte Knötchen lymphatischen Gewebes liegen. Die versorgenden Blutgefäße treten im kaudalen Drittel in die Tonsille ein.

Indikation: Chronische chemotherapieresistente Tonsillitis; permanente Hyperplasie mit Behinderung der Atmung oder des Abschluckens; Tumor; Verletzung.

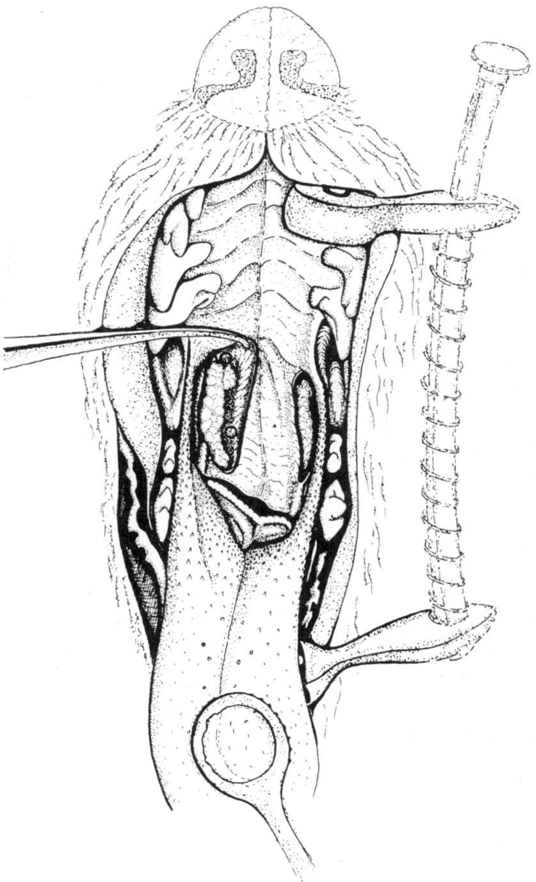

Abb. 187: Rechte Tonsilla palatina dargestellt
○ Injektionsstelle

Instrumente: Mundsperrer, Zungenzange, evtl. Tonsillenzange, lange Schere mit kurzen schmalen Schenkeln.

Vorbereitung: Injektion von 0,25–0,5 ml (1‰) Suprareninlösung allein oder mit einem Lokalanästhetikum an Tonsillenbasis schränkt Blutungsbereitschaft ein (Suprarenin kontraindiziert bei Halothanverwendung wegen Sensibilisierung des Herzmuskels!). Der Eingriff kann in Brust-, Seiten- oder Rückenlage erfolgen. Bei Verzicht auf Intubation müssen Kopf und Hals tief gelagert werden. Der Fang wird mit Hilfe eines Spreizers weit geöffnet, die Zunge mit einer Zungenzange gefaßt und vorgezogen.

Vorgehen: Die Tonsille wird mit Pinzette, Tonsillenzange oder ALLIS-Klemme gefaßt und leicht vorgezogen. Am vorderen Pol wird die Schleimhautfalte mit der Schere eingekerbt. Anschließend wird die Schleimhaut beiderseits entlang der Tonsille stumpf durch Spreizen der Scherenschenkel unterminiert und dicht an derselben durchtrennt. Erst zuletzt wird das Organ mit einem Scherenschlag von der Unterlage abgesetzt. Die zumeist in der letzten Operationsphase einsetzende Blutung kann durch Kompression mit einem adrenalingetränkten Tupfer gestillt werden. Nicht durch Kompression stillbare Blutgefäße sind zu koagulieren oder zu ligieren.

Die Tonsille kann auch nach Vorziehen mit dem Elektrotom abgetrennt werden.

Wundverschluß: Schleimhautnaht mit dünnem resorbierbaren Faden.

Nachbehandlung: Kontrolle auf Nachblutung während der Aufwachphase. Festeres Futter sollte erst nach zwei bis drei Tagen angeboten werden.

Unterkiefer- und Unterzungendrüse

Sialadenektomie (Gl. mandibularis und Gl. sublingualis monostomatica)

Indikation: Retentionszyste des Ausführungsgangs der Gl. mandibularis oder der Gl. sublingualis monostomatica (Meliceris; Ranula).

Vorbereitung: Bestimmung der betroffenen Seite durch Adspektion im Verein mit Palpation und Verschiebung des Zysteninhalts, evtl. Sialographie. Seitenlage.

Vorgehen: Lokalisation der Gl. mandibularis im Teilungswinkel der V. jugularis externa durch Stau der Vene und Palpation der Drüse. Die Drüse wird mit Daumen und Zeigefinger gefaßt und angehoben (Abb. 188). Die über der Drüse gespannte Haut wird in kraniokaudaler Richtung durchtrennt. Die etwa in gleicher Richtung verlaufenden Fasern des Platysmas werden stumpf auseinander präpariert, so daß die Drüsenkapsel der weiterhin angehobenen Gl. mandibularis frei liegt (Abb. 189). Die derbe Kapsel wird in gleicher Richtung geöffnet und die Drüse mit einer ALLIS-Klemme oder Tumorzange gefaßt. Unter leichtem Zug an der Drüse wird sie stumpf aus der Kapsel freipräpariert. Die von medial an die Drüse heranführenden Blutgefäße werden ligiert und durchschnitten. Am vorderen Pol der Gl. mandibularis wird ihr Ausführungsgang zusammen mit der länglichen konusförmigen Gl. sublingualis monostomatica sichtbar. Auch diese Drüse wird unter Zug an der Gl. mandibularis bis unter den Kieferwinkel stumpf freipräpariert (Abb. 190). Rostral von ihr werden die Ausführungsgänge zusammen mit den begleitenden Gefäßen ligiert. Kaudal der Ligatur werden die Drüsen abgesetzt. Gelegentlich wird beim Freilegen der Drüsen die Zystenwand verletzt. Austretender zähschleimiger Inhalt wird abgetupft.

Wundverschluß: Adaptation der Wundränder des Platysmas mit Knopfheften (Katgut). Hautnaht.

Die Zyste in der Mundhöhle bzw. im Halsbereich wird durch Inzision weit geöffnet.

Nachbehandlung: Bei Halszyste Sicherstellung des Exudatabflusses für einige Tage.

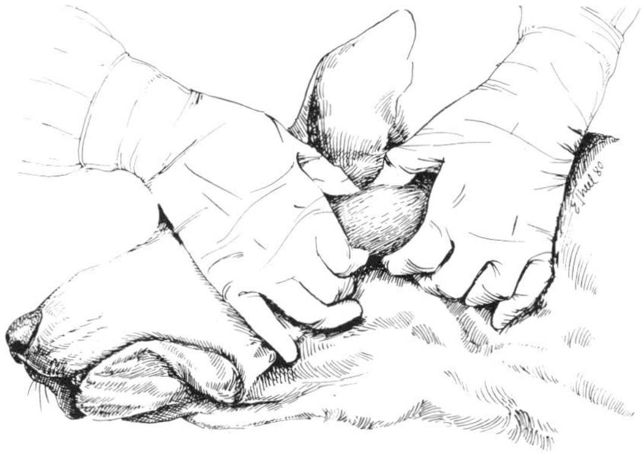

Abb. 188: Erfassen und Fixieren der Gl. mandibularis

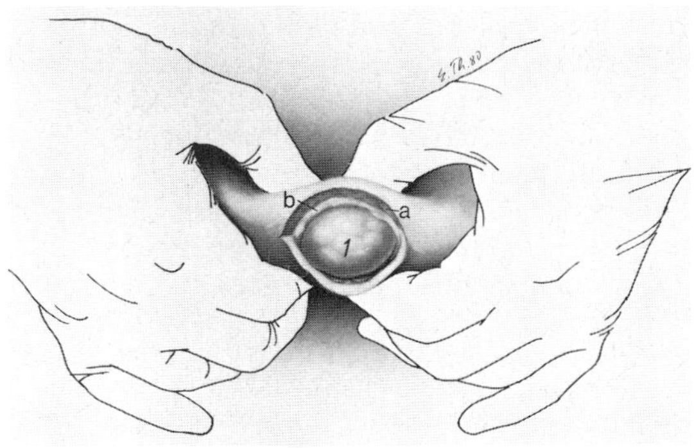

Abb. 189: Situation nach Spalten der Haut und des Platysmas

a äußere Haut, Schnittkante; b Platysma
1 Glandula mandibularis, von Kapsel bedeckt

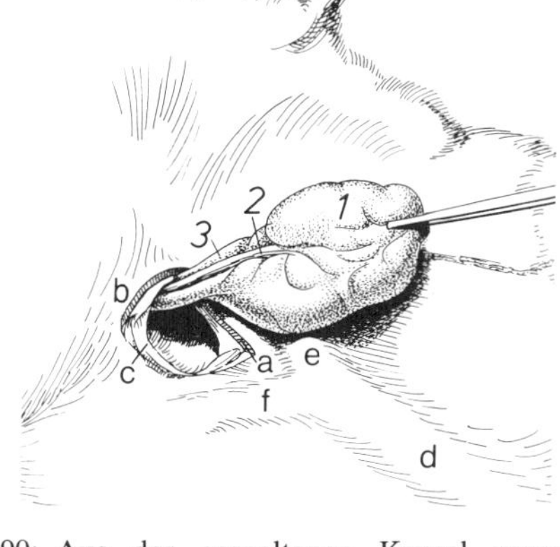

Abb. 190: Aus der gespaltenen Kapsel vorgelagerte Drüsen

a äußere Haut; b Schnittkante; c bindegewebige Kapsel der Drüsen; d V. jugularis externa; e V. maxillaris; f V. lingualis
1 Gl. mandibularis; 2 Ductus mandibularis; 3 Gl. sublingualis monostomatica

Unterkiefer und Oberkiefer

Osteosynthese bei Fraktur im Bereich der Pars incisiva der Mandibula und des Proc. alveolaris des Os incisivum

Indikation: Fraktur in der Sutura intermandibularis; Fraktur im Bereich der Alveolen I 1–3; Fraktur der Alveole des Caninus.

Instrumente: Cerclagendraht, Bohrer.

Vorbereitung: Der Patient ist in Rückenlage mit nach kaudal gezogenen Schultergliedmaßen auszubinden. Ein Polster unter dem Hals erleichtert die fast horizontale Lagerung des Corpus mandibulae. Der Kopf wird mit einer Oberkieferschlinge fixiert. Die Schlinge darf den Kieferschluß nicht behindern. Der Unterkiefer bleibt zur Überprüfung des Kieferschlusses beweglich.

Plaques und Zahnstein sind zu entfernen.

● Vorgehen bei Fraktur in der Sutura intermandibularis: Nach Abheben der Unterlippe wird eine Nadel mit angeschweißtem Draht in Höhe des kaudalen Randes des Caninus durch die Schleimhaut gestochen und an der ventralen Fläche der Pars incisiva entlang bis zur anderen Seite geführt. Ein- und Ausstich durch die Schleimhaut sollten an der Grenze zwischen noch und nicht mehr verschiebbarer Schleimhaut liegen. Die Drahtenden werden kaudolateral am Caninus locker verdrillt. Schließlich wird die Cerclage nach Reposition der Fragmente und unter Prüfung des Kieferschlusses ausreichend fest angezogen (Abb. 191).

● Vorgehen bei Fraktur der Alveole im Bereich der Incisivi: Nach Entfernen von Koagula und

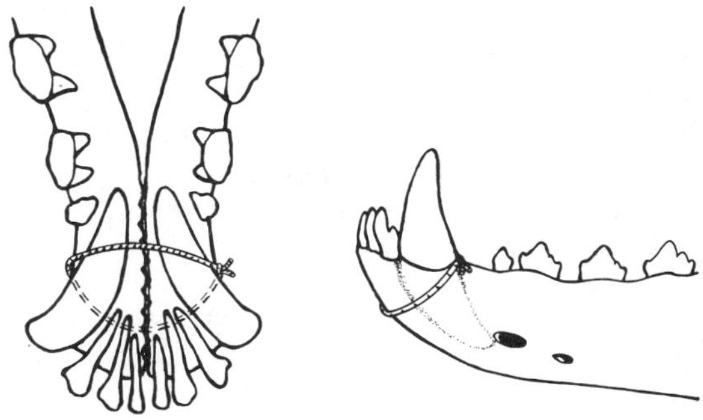

Abb. 191: Fraktur in der Sutura intermandibularis; Fixation mit Cerclage um die Pars incisiva; Schema

Gewebstrümmern werden Zahn und Fragmente reponiert und mit einer Cerclage fixiert. Dabei ist die Tendenz zur Dislokation des Zahnes zu berücksichtigen.

Um beim Kieferschluß eine Dislokation des gelockerten Zahnes nach rostral zu verhindern, wird die Cerclage rostral auf die Schneidezahnhälse und kaudal um die Canini (Abb. 192, 193), ggf. zwischen die Wurzeln der 2. Prämolaren (Abb. 206) gelegt.

Um beim Kieferschluß eine Dislokation des gelockerten Zahnes nach kaudal zu verhindern, wird der Draht am reponierten Zahn auf der kaudalen und an den festen Zähnen auf der rostralen Fläche der Zahnhälse gelegt. Die Cerclage wird labial des I 3 verdrillt. Durch eine auf die Incisivi rostral aufgeklebte Kunststoffbrücke (Composite) wird zusätzlich der Dislokation nach rostral entgegengewirkt (Abb. 194).

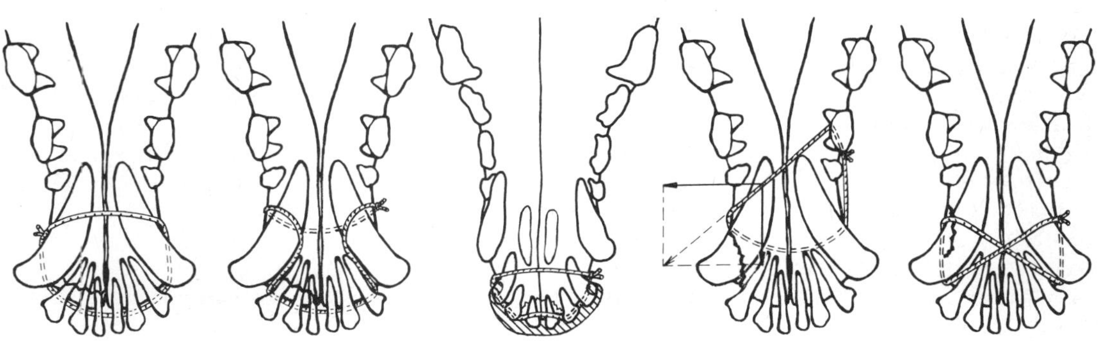

192 193 194 195 196

Abb. 192, 193: Fraktur der Alveolen der Dentes incisivi 1–3; Tendenz zur Dislokation der Zähne nach rostral; Fixation mit Cerclage auf den Zahnhälsen; Schema

Abb. 194: Fraktur der Alveole des Dens incisivus 1 beiderseits; Tendenz zur Dislokation der Zähne nach kaudal und rostral; Fixation mit Cerclage und Kunststoffbrücke; Schema

Abb. 195: Fraktur der Alveole des Caninus; Tendenz zur Dislokation des Zahnes nach rostral und labial; Fixation mit Cerclage; Schema

Abb. 196: Fraktur der Alveole des Caninus; Tendenz zur Dislokation des Zahnes nach labial; Fixation mit Cerclage in Achtertour; Schema

● Vorgehen bei Fraktur der Alveole des Caninus: Nach Entfernen der Gewebstrümmer wird der Zahn reponiert und durch eine Cerclage fixiert. Beim Anlegen des Drahtes ist die Lokalisation der Alveolenfraktur zu berücksichtigen.
Tendiert der gelockerte Zahn beim Kieferschluß nach rostral und labial zu dislozieren, wird der Draht rostral um den Hals beider Canini und auf der dem reponierten Zahn gegenüberliegenden Seite um den 1. Prämolaren oder zwischen den Wurzeln des 2. Prämolaren geführt. Der Draht wird am Margo alveolaris in Höhe des 1. Prämolaren verdrillt (Abb. 195). Um den Draht zwischen den Wurzeln des P 2 durchschlaufen zu können, ist ein Bohrkanal zu legen. Dazu wird der Bohrer labial in der Mitte des Zahnes, etwa 3 mm unterhalb des Ansatzes der Gingiva, senkrecht zum Unterkiefer angesetzt.

Um eine Dislokation des reponierten Caninus beim Kieferschluß nach labial zu verhindern, kann die Cerclage in Achtertour um den Hals beider Canini gelegt und am unverletzten Caninus labial verdrillt werden (Abb. 196).

Die Vorgehensweisen können der Situation entsprechend kombiniert angewendet werden.

Nachbehandlung: Chemotherapie. Die Lage der Cerclage sollte nach einer Woche überprüft werden. Nach Konsolidierung der Fraktur, etwa nach 8 Wochen, ist die Cerclage zu entfernen.

Die Frakturheilung ist röntgenologisch oft schwer zu beurteilen, weil die Sutura intermandibularis erst im Alter von 2 bis 4 Jahren, nicht selten gar nicht, durchgebaut wird und bei der Alveolenfraktur die Konsolidierung meist nur am nicht mehr nachweisbaren Frakturverlauf zu erkennen ist. Deshalb ist die Konsolidierung vorwiegend aufgrund des klinischen Befundes zu beurteilen.

Osteosynthese bei Fraktur im Bereich des Corpus mandibulae

Indikation: Schrägfraktur; Querfraktur; Mehrfachfraktur.

Instrumente: Bohrer, Draht (Schrägfraktur); Osteosynthesebesteck (Querfraktur, Mehrfachfraktur).

Vorbereitung: Der Patient ist in Rückenlage mit nach kaudal gezogenen Schultergliedmaßen auszubinden. Ein Polster unter dem Hals erleichtert die fast horizontale Lagerung des Corpus mandibulae. Der Kopf wird mit einer Oberkieferschlinge fixiert. Die Schlinge darf den Kieferschluß nicht behindern. Der Unterkiefer bleibt zur Überprüfung des Kieferschlusses beweglich (Abb. 197).

Plaques und Zahnstein sind zu entfernen.

● Vorgehen bei Schrägfraktur: Nach Entfernen von Koagula und Gewebstrümmern von der Mundhöhle her und ggf. Reposition eines luxierten Zahnes wird am Margo ventralis ein etwa 5 mm

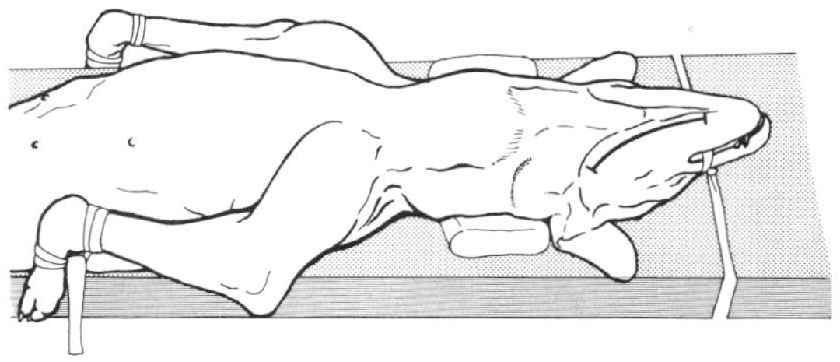

Abb. 197: Lagerung und Schnittführung

langer Hautschnitt gelegt. Die Inzision ist etwa in der Mitte der Fraktur zu legen.

Am dargestellten ventralen Unterkieferrand wird ein Ende des Drahtes an der medialen und das andere Ende an der lateralen Fläche des Unterkieferknochens entlang bis zum Margo alveolaris vorgeführt und dort durch die Schleimhaut gestochen. Nun werden die Drahtenden zunächst provisorisch und nach Reposition der Fragmente ausreichend fest verdrillt. Die Drahtenden sollten labial verdrillt und dann in das Spatium interdentale gebogen werden. Danach wird okklusal eine Cerclage um die der Fraktur benachbarten festsitzenden Zähne angelegt. Damit diese nicht abgleitet, wird der Draht am mehrwurzeligen Backenzahn zwischen den Wurzeln durchgeführt (Abb. 198, 199). Um den Bohrkanal zwischen die Wurzeln zu legen, wird der Bohrer labial in der Mitte des Zahnes, etwa 3 mm unterhalb des Ansatzes der Gingiva, senkrecht zum Unterkiefer angesetzt.

Wundverschluß: Hautnaht.

Beachte: Die Cerclage zur Fixation der Fragmente sollte etwa im rechten Winkel zur Fraktur liegen und diese im mittleren Drittel kreuzen.

Die zweite okklusal gelegte Cerclage stabilisiert die Fixation. Sie wirkt als Zuggurtung und soll die Dislokation des rostralen Fragments beim Schließen des Fanges nach ventral verhindern.

● Vorgehen bei Querfraktur: Der Hautschnitt wird ventrolateral am Margo ventralis gelegt.

In gleicher Länge werden subkutane Faszie und Platysma durchtrennt, mobilisiert und mit der Haut zur Seite gespreizt. Die über dem Ansatz des M. digastricus liegende V. submentalis ist zu schonen.

Nach Entfernen von Koagula und Gewebstrümmern und ggf. Reposition eines luxierten Zahnes werden die Fragmente reponiert und mit Zweipunktzange(n) fixiert. Die Fixation der Fragmente erfolgt beim ausreichend großen Hund mit einer **E**xzentrisch-**D**ynamischen-**K**ompressions-**P**latte (EDCP), beim kleinen Hund mit einer Kleinfragmentplatte in Kombination mit einer Cerclage.

Exzentrisch-Dynamische-Kompressions-Platte: Nach Reposition und Fixation der Fragmente mit Zweipunktzange(n) werden zunächst die fraktur-

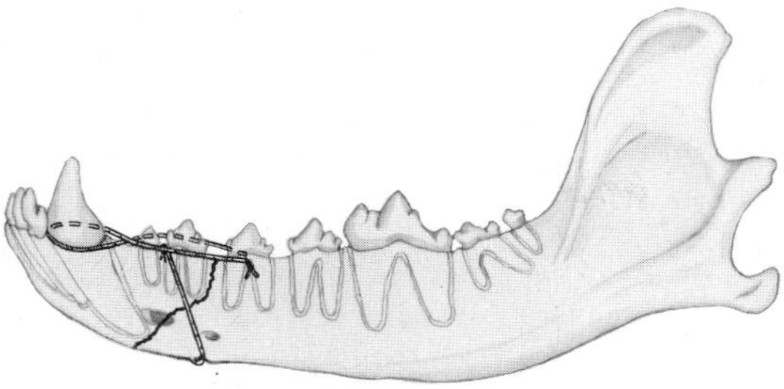

Abb. 198: Schrägfraktur; Osteosynthese mit Cerclage und Zuggurtung okklusal; Schema

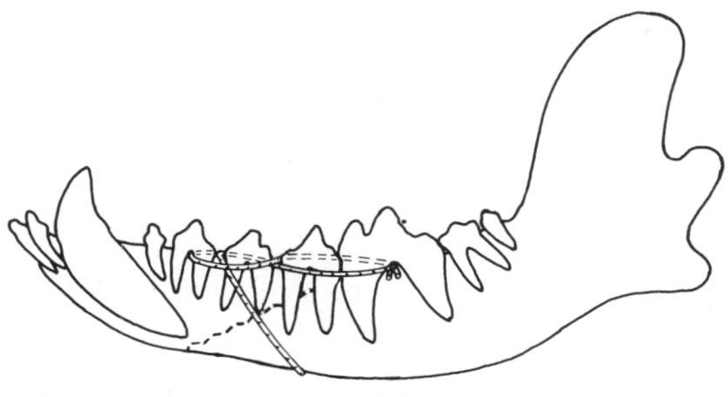

Abb. 199: Schrägfraktur; Osteosynthese mit Cerclage und Zuggurtung; Drahtführung zwischen den Zahnwurzeln; Schema

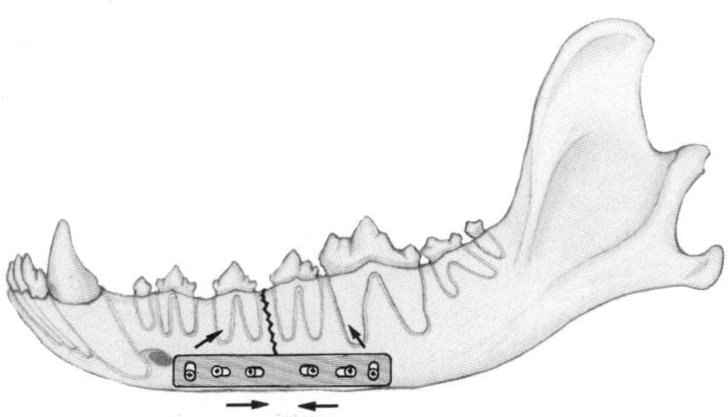

Abb. 200: Querfraktur; Osteosynthese mit Exzentrisch-Dynamischer-Kompressions-Platte; Schema

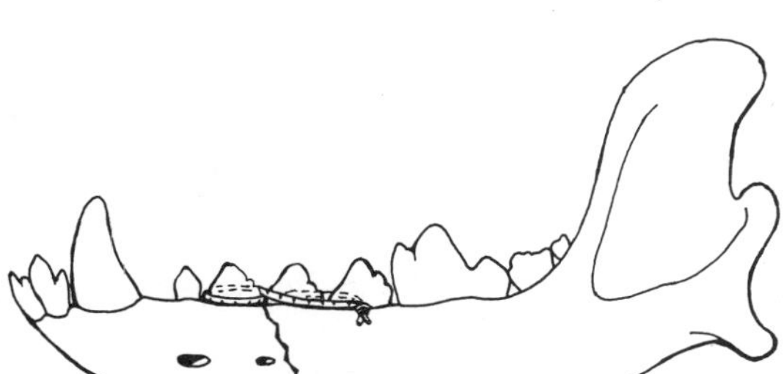

Abb. 201: Querfraktur; Osteosynthese mit Kleinfragmentplatte und Zuggurtung; Schema

nahen Bohrkanäle für die die axiale Kompression bewirkenden Schrauben gebohrt, mit dem Gewindeschneider hergerichtet, die Schrauben eingedreht und fest angezogen (axiale Kompression).

Danach werden die Bohrkanäle für die Schrauben, die die exzentrische Kompression bewirken, gebohrt, mit dem Gewindeschneider hergerichtet und die Schrauben eingedreht. Beim Festdrehen dieser Schrauben werden die Fragmente um die als Achse wirkenden frakturnahen Schrauben gedreht und dadurch am Margo alveolaris aneinander gedrückt (exzentrische Kompression).

Jetzt sind die Bohrkanäle für die zur Stabilisierung noch zu setzenden Schrauben zu bohren, mit dem Gewindeschneider herzurichten und die Schrauben einzudrehen (Abb. 200).

Kleinfragmentplatte: Zunächst wird im kaudalen Fragment ein Bohrkanal angelegt, mit dem Gewindeschneider hergerichtet und die Platte mit der Schraube locker fixiert. Nach Reposition und Kompression mit der Zweipunktzange wird der zweite Bohrkanal exzentrisch rostral der Fraktur angelegt, hergerichtet und die Schraube eingedreht. Beide Schrauben werden im Wechsel ausreichend fest angezogen und danach die übrigen Schrauben gesetzt. Da die axiale Kompression an der Biegeseite erfolgt, muß am Margo alveolaris eine Cerclage um die der Fraktur benachbarten, festsitzenden Zähne angelegt werden. Damit diese nicht abgleitet, sollte der Draht am mehrwurzeligen Backenzahn zwischen den Wurzeln durchgeführt werden (Abb. 201).

Um den Bohrkanal zwischen die Wurzeln zu legen, wird der Bohrer labial in der Mitte des Zahnes, etwa 3 mm unterhalb des Ansatzes der Gingiva, senkrecht zum Unterkiefer angesetzt. Die Drahtenden werden labial verdrillt und in ein Spatium interdentale gebogen.

Wundverschluß: Die Wundränder des Platysma und die der oberflächlichen Faszie werden schichtweise mit Knopfheften (Katgut) adaptiert.

Hautnaht.

- Vorgehen bei multiplen Frakturen: Perkutane Transfixation. Koagula, Gewebstrümmer, devitalisierte Knochensplitter sind zu entfernen und ggf. ein luxierter Zahn zu reponieren. Zur perkutanen Transfixation werden kaudal der Fraktur beiderseits an der Pars molaris je 2 Schrauben (bzw. Bohrdrähte beim kleinen Tier) und rostral der Fraktur beiderseits an der Pars incisiva je 1 Schraube (Bohrdraht) gesetzt.

In Höhe der vorgesehenen Stelle werden Haut und Faszie lateral am Margo ventralis in einer Länge von 5–10 mm durchtrennt.

Dann wird der Bohrer einige Millimeter über der ventralen Kante an der lateralen Fläche senkrecht zum Knochen aufgesetzt. Die Bohrung sollte weder den Canalis mandibulae noch eine Zahnwurzel verletzen. Beide Kompaktalamellen werden durchgebohrt und danach eine feingewindige Schraube eingedreht bzw. der Bohrdraht in beide Lamellen eingedrillt.

An der Pars incisiva werden Schraube bzw. Bohrdraht beiderseits zwischen die Wurzeln von I 3 und Caninus plaziert.

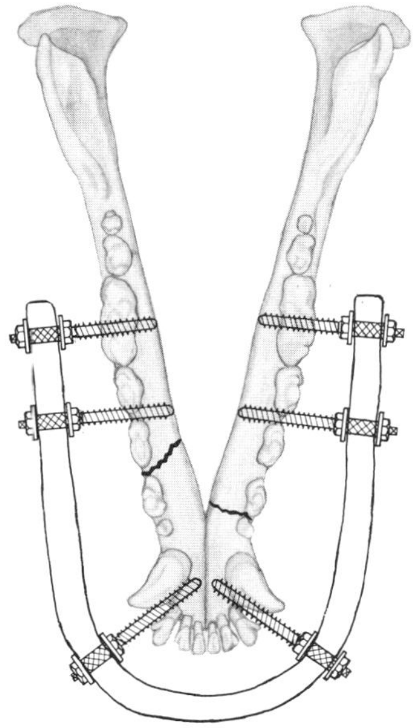

Abb. 202: Multiple Frakturen; Osteosynthese mit perkutaner Transfixation; Schema

Wenn alle Schrauben (Bohrdrähte) gesetzt sind, werden die Fragmente reponiert und unter Wahrung der Reposition und des korrekten Kieferschlusses mit dem noch formbaren Kunststoff (Technovit®) verbunden. Beim Anmodellieren ist darauf zu achten, daß die Kunststoffschiene nicht der Haut anliegt (Abb. 202).

Wundverschluß: Die Hautwunden sind durch ein oder zwei Knopfhefte zu verkleinern.

Die perkutane Transfixation kann mit anderen der zur Fixation oder Stabilisierung beschriebenen Verfahren ergänzt bzw. kombiniert werden.

Nachbehandlung: Chemotherapie.

Die Fäden der Hautnaht sind zwischen dem 8. und 10. Tag zu entfernen.

Nach Konsolidierung der Fraktur sind die Implantate zu entfernen.

Bei in Kombination mit der perkutanen Transfixation gesetzten Implantaten sind zunächst nur die Schrauben (Bohrdrähte) der perkutanen Transfixation und erst 2 bis 3 Wochen später die übrigen Implantate zu entfernen.

Osteosynthese bei Fraktur im Bereich des Proc. palatinus und des Proc. alveolaris der Maxilla

Indikation: Querfraktur des Proc. palatinus; lange Schrägfraktur des Proc. palatinus; Fraktur des Proc. alveolaris.

Instrumente: Bohrer, Cerclagendraht, Technovit®.

Vorbereitung: Der Patient ist in Rückenlage mit nach kaudal gezogenen Schultergliedmaßen auszubinden. Ein Polster unter dem Hals erleichtert die fast horizontale Lagerung des durch Halten zu fixierenden Kopfes. Der Unterkiefer bleibt zur Überprüfung des Kieferschlusses beweglich. Plaques und Zahnstein sind zu entfernen.

• Vorgehen bei Querfraktur des Proc. palatinus kaudal der Incisivi: Nach Entfernen von Koagula und Gewebstrümmern werden die Fragmente reponiert und mit einer am harten Gaumen anmodellierten Kunststoffplatte (Technovit®) fixiert. Die Platte sollte die labiale Fläche der Incisivi einbeziehen. Sie wird mit je einer zwischen den Wurzeln der P2 durchgeführten und einer um den Proc. alveolaris des Os incisivum gelegten Cerclage fixiert (Abb. 203). Die Drähte für die Cerclagen werden vor Anbringen des Kunststoffs gelegt und, um sie in der Platte etwas zu versenken, beim Härten verdrillt. Beim Polymerisieren entsteht Wärme! Platte, Gingiva und Lippen sind deshalb mit kalter physiologischer Kochsalzlösung zu spülen. Der Kunststoff muß bei geschlossenem Fang härten, damit kein Hindernis beim Kieferschluß entsteht.

Um den Draht zwischen den Wurzeln des P2 durchschlaufen zu können, ist ein Bohrkanal zu legen. Dazu wird der Bohrer labial in der Mitte des Zahnes etwa 3 mm unterhalb des Ansatzes der Gingiva senkrecht zur Alveolenwand angesetzt.

Die Cerclage um den Proc. palatinus wird wie folgt gelegt: Nach Abheben der Oberlippe wird die Nadel mit angeschweißten Draht in Höhe des kaudalen Randes des I 3 durch die Schleimhaut gestochen und an der dorsalen Fläche des Proc. palatinus entlang bis zur anderen Seite geführt. Ein- und Ausstich durch die Schleimhaut sollten an der Grenze zwischen noch und nicht mehr verschiebbarer Schleimhaut liegen. Die Drahtenden werden kaudolateral am Caninus verdrillt.

• Vorgehen bei langer Schrägfraktur des Proc. palatinus: Mit einer beide Zahnreihen verbindenden Cerclage ist ein ausreichend belastbarer interfragmentärer Druck zu erreichen. Bei mehr rostral gelegener Fraktur ist der Draht in Form einer Acht um die Canini (Abb. 204), bei einer mehr kaudal gelegenen Fraktur U-förmig um die 4. Prämolaren (Abb. 205) zu legen.

Zur Verankerung am P4 ist der Draht durch einen zwischen die Wurzeln gelegten Bohrkanal zu führen. Dazu wird der Bohrer labial in der Mitte des Zahnes, etwa 3 mm unterhalb des Ansatzes der Gingiva, senkrecht zur Alveolenwand angesetzt.

• Vorgehen bei Fraktur im Bereich des Proc. alveolaris: Nach Entfernen von Koagula und Gewebstrümmern werden Zahn und Fragmente reponiert und mit einer Cerclage fixiert. Dabei ist die Tendenz zur Dislokation beim Kieferschluß zu be-

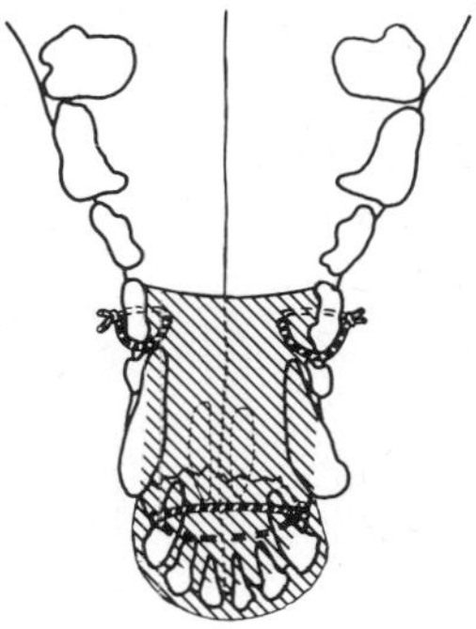

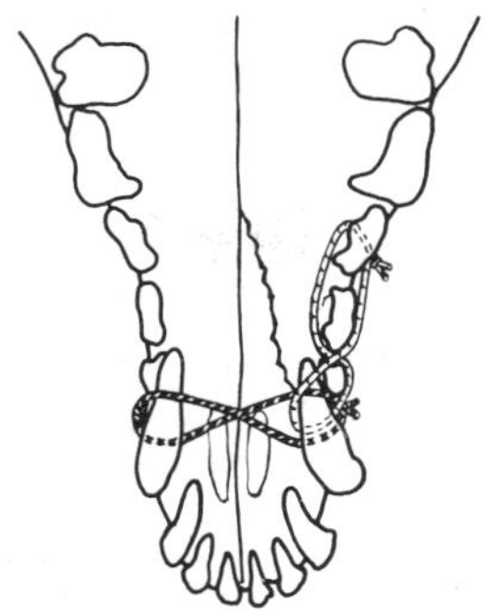

Abb. 203 (links): Querfraktur der Procc. palatini; Fixation mit Kunststoffplatte; Schema

Abb. 204: (rechts): Fraktur des Proc. palatinus; Adaptation mit Cerclage zwischen den Zahnreihen und Stabilisierung mit Cerclage in der Zahnreihe; Schema

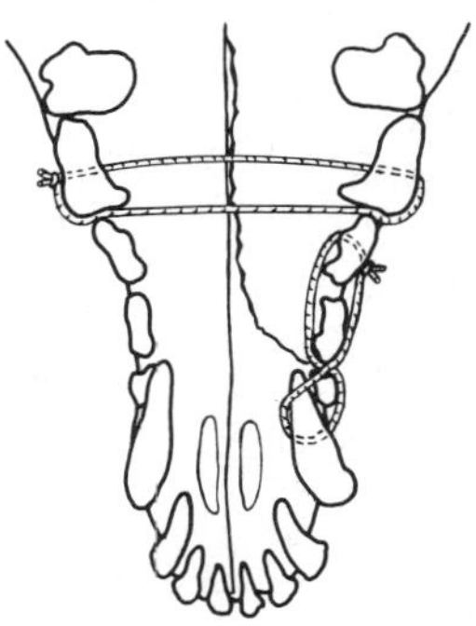

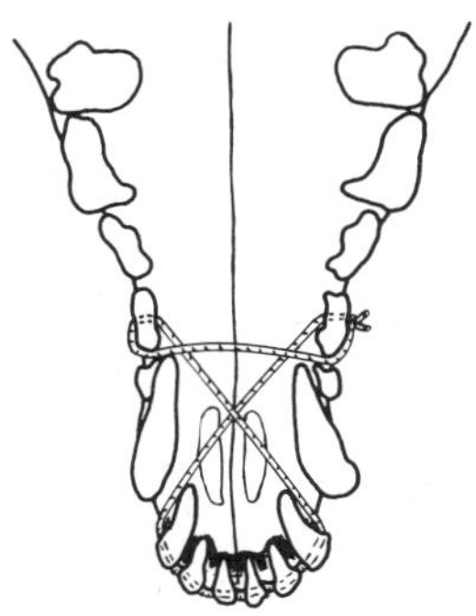

Abb. 205 (links): Fraktur des Proc. palatinus und des Proc. alveolaris; Fixation mit Cerclage zwischen den Zahnreihen und Cerclage in der Zahnreihe; Schema

Abb. 206 (rechts): Fraktur des Proc. alveolaris des Os incisivum; Cerclage auf den Zahnhälsen und zwischen den Zahnreihen; Schema

rücksichtigen. Die Cerclage wird in Form einer Acht gelegt. Um einem Abgleiten vorzubeugen, ist der Draht am P2 bis P4 zwischen die Wurzeln zu legen. Um den Draht zwischen den Wurzeln durchschlaufen zu können, ist ein Bohrkanal zu legen. Dazu wird der Bohrer labial in der Mitte des Zahnes, etwa 3 mm unterhalb des Ansatzes der Gingiva, senkrecht zur Alveole angesetzt.

Die Cerclage ist bei Tendenz zur Dislokation des Zahnes beim Kieferschluß nach rostral zwischen Zähnen in der Zahnreihe und bei Tendenz zur Dislokation nach labial zwischen Zähnen beider Zahnreihen zu legen. Eine Kombination beider Verfahren kann notwendig sein.

Nachbehandlung: Chemotherapie. Die Lage der Cerclage sollte nach einer Woche überprüft werden. Nach Konsolidierung der Fraktur, etwa nach 8 Wochen, ist die Cerclage zu entfernen.

Verriegelung der Mundspalte

Indikation: Kein oder fehlerhafter Kieferschluß; Fraktur im Bereich des Ramus mandibularis auf beiden Seiten.

Medikament – Instrumente: Kunststoff (Adhäsiv-Composites); Cerclagendraht und Bohrer.

Vorbereitung: Der Patient ist in Rückenlage mit nach kaudal gezogenen Schultergliedmaßen auszubinden. Ein Polster unter dem Hals erleichtert die fast horizontale Lagerung des Corpus mandibulae. Der Kopf ist von einem Gehilfen zu halten. Die Zähne sind nach Entfernen von Zahnstein gründlich mit Bimsstein zu reinigen.

● Verriegelung mit Adhäsiv-Composites (Adaptic®): Nach korrektem Kieferschluß wird auf beiden Seiten der mandibulare Caninus an den maxillaren 3. Incisivus und Caninus mit einem auf den Zähnen haftenden Kunststoff fixiert. Auf die zu klebenden Flächen wird 50%ige Phosphorsäure aufgebracht, die nach Einwirken von zwei Minuten mit Wasser abgespült wird. Nach Trocknen mit Luft müssen die behandelten Flächen matt-rauh aussehen. Falls das nicht der Fall ist, ist die Ätzung zu wiederholen.

Aufbringen des Kunststoffs I: Gleiche Mengen Universalharz und Katalysatorharz werden mit dem Pinsel gemischt und dann auf die angeätzten Flächen aufgebracht.

Der Kunststoff bindet chemisch und mikromechanisch am Schmelz ab.

Aufbringen des Kunststoffs II: Gleiche Mengen Universalpaste und Katalysatorpaste werden gemischt und dann auf Kunststoff I aufgebracht.

Nach Aufbringen des Kunststoffs II wird die Mundspalte korrekt geschlossen. Kunststoff II ist 3 bis 5 Minuten modellierbar. Er bindet fest am Kunststoff I ab.

● Verriegelung mit Cerclagen: Auf beiden Seiten wird zwischen dem maxillaren P2 und dem mandibularen P4 sowie zwischen dem maxillaren und mandibularen P3 eine interradikuläre Drahtcerclage gelegt.

Um den Bohrkanal zwischen die Wurzeln zu legen, wird der Bohrer labial in der Mitte des

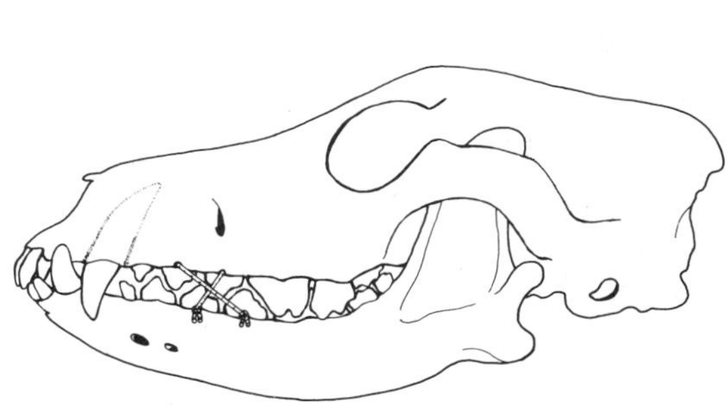

Abb. 207: Verriegelung mit Cerclagen

Zahnes, etwa 3 mm unterhalb des Ansatzes der Gingiva, senkrecht zum Zahnfachrand angesetzt. Nach korrektem Kieferschluß werden die Drahtenden bukkal verdrillt und umgebogen (Abb. 207).

Nachbehandlung: Die Verriegelung sollte zwischen dem 8. und 10. Tag entfernt werden. Während der ersten 3 Tage kann eine Sedation notwendig sein. Solange die Verriegelung angebracht ist, muß der Patient parenteral ernährt werden. Nach Abnahme der Verriegelung sollte während 3 bis 4 Wochen nur suppiges Futter angeboten werden.

Partielle Knochenresektion bei Arretierung des Proc. coronoideus mandibulae

Indikation: Habituelle oder stationäre Arretierung des Proc. coronoideus bei Subluxatio mandibulae.

Instrumente: Knochenfräse, GIGLI-Säge oder Meißel und Hammer.

Vorbereitung: Der Hund ist in Seitenlage auszubinden. Der auf einem Polster horizontal gelagerte Kopf ist leicht gestreckt mit einer am Oberkiefer angebrachten Schlinge festzubinden.

Vorgehen: Der Hautschnitt ist über der ventralen Kante des Jochbogens zu legen (Abb. 208). Er reicht von der Lotrechten des temporalen Augenwinkels bis zum kaudalen Viertel des Jochbogens. In gleicher Länge werden die oberflächliche und tiefe Faszie inzidiert und der schmale bandartige M. zygomaticus quer durchtrennt (Abb. 209). Nun ist bei maximal geöffnetem Fang durch Seitwärtsbewegungen des Unterkiefers die Lage des Proc. coronoideus mandibulae am ventralen Rand des Jochbogens palpatorisch zu lokalisieren (Abb. 210). In diesem Bereich wird der M. masseter, etwa 5 mm von seinem Ursprung am Jochbogen, quer zum Faserverlauf durchtrennt und subperiostal abgelöst. Nach ausreichender Darstellung werden in einer Länge von etwa 40 mm, etwa 4 bis 7 mm vom ventralen Rand des Jochbogens abge-

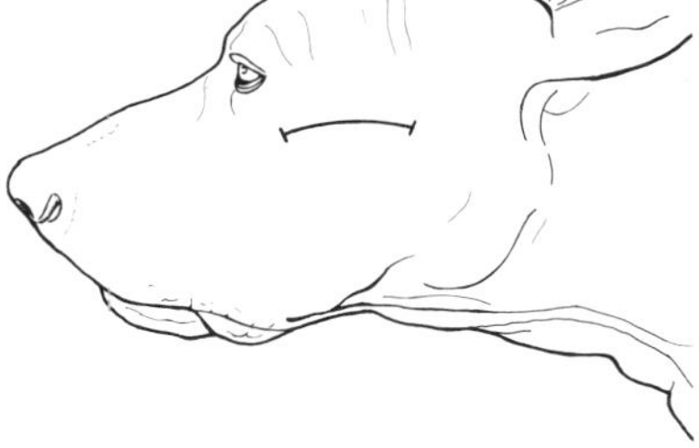

Abb. 208: Hautschnitt

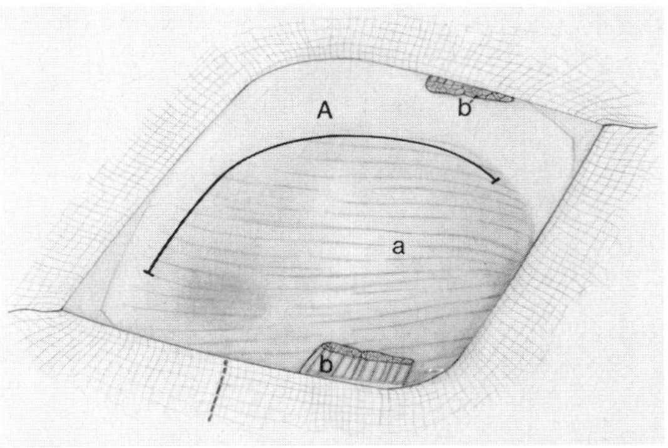

Abb. 209: Haut und Faszien gespreizt. Die Schnittführung durch die oberflächliche Schicht des M. masseter ist eingezeichnet

A Arcus zygomaticus; B Proc. coronoideus mandibulae
a, a′, a″ M. masseter: a oberflächliche, a′ mittlere, a″ tiefe Schicht; b M. zygomaticus;
1 abgetragener Jochbogenrand

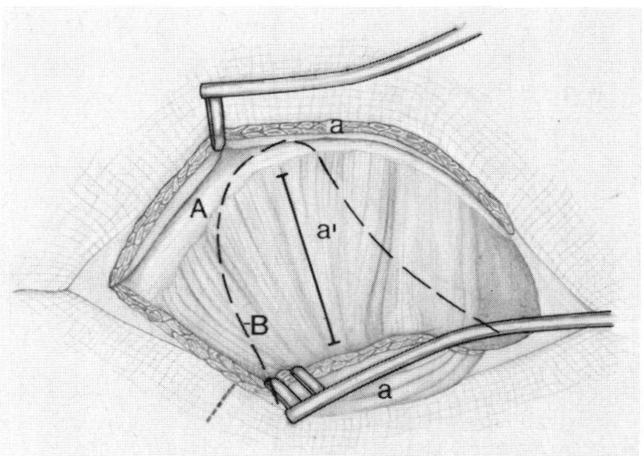

Abb. 210: Oberflächliche Schicht des M. masseter durchtrennt und gespreizt. Die Lage des Proc. coronoideus mandibulae bei maximal geöffnetem Fang und die Schnittführung durch die mittlere und tiefe Schicht des M. masseter sind eingezeichnet.

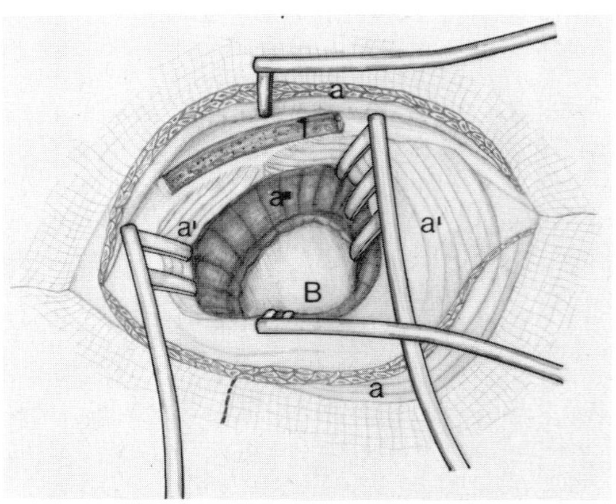

Abb. 211: Proc. coronoideus mandibulae dargestellt. Am ventralen Rand des Jochbogens sind ca. 4 mm abgetragen

tragen. Danach ist bei maximal geöffnetem Fang und behutsam vorgenommenen Seitwärtsbewegungen des Unterkiefers zu prüfen, ob der Proc. coronoideus noch unter dem Arcus zygomaticus arretiert werden kann.

Ist eine Arretierung noch möglich, werden die mittlere und tiefe Schicht des M. masseter faserparallel gespalten und gespreizt sowie der M. temporalis am dorsalen Rand des Proc. coronoideus subperiostal abgelöst. Jetzt kann der unter dem ventralen Rand des Jochbogens noch festhakende dorsale Rand des Proc. coronoideus mandibulae in einer Breite von ca. 6 mm abgetragen werden (Abb. 211).

Wundverschluß: Adaptation der Wundränder der tiefen und mittleren sowie der oberflächlichen Schicht des M. masseter mit Knopfheften (Katgut).

Adaptation der Wundränder der oberflächlichen Faszie mit Knopfheften (Katgut). Hautnaht.

Nachbehandlung: Die Fäden der Hautnaht sind zwischen dem 8. und 10. Tag zu entfernen.

Hals

Schilddrüse

Thyreoidektomie

Indikation: Schilddrüsentumor, außer juveniler Struma.

Vorbereitung: Rückenlage mit gestrecktem Kopf und nach kaudal fixierten Vordergliedmaßen.

Vorgehen: Der Hautschnitt wird ventral in der Mittellinie in Höhe des palpierbaren Tumors gelegt. In gleicher Schnittlänge werden die oberflächliche Faszie und der Hautmuskel durchtrennt. Die paarigen Mm. sternohyoidei et sternothyreoidei werden getrennt. Die seitlich der Trachea liegende vergrößerte Schilddrüse wird nach Spreizen der Mm. sternohyoidei und sternothyreoidei stumpf von kaudal her freipräpariert. Dabei kann es von Vorteil sein, sie mit einer ALLIS-Klemme oder Hakenzange zu fassen und leicht anzuheben, um sie von der A. carotis communis und der V. jugularis interna leichter zu isolieren. Die zu- und abführenden Gefäße werden doppelt unterbunden und zwischen den Ligaturen durchtrennt (Abb. 212). Falls beide Lappen der Gl. thyreoidea entfernt werden müssen, sollte versucht werden, wenigstens die Epithelkörperchen einer Seite zu belassen. Sie sind gelegentlich an der lateralen Fläche des kranialen Drüsenpols zu identifizieren und können dann vom Schilddrüsengewebe stumpf isoliert werden.

Nach Entfernen der Drüse wird die gespreizte Halsmuskulatur durch wenige Knopfnähte vereinigt.

Naht der oberflächlichen Faszie mit Knopfheften (Katgut). Hautnaht.

Nachbehandlung: Halsverband. Wenn bei Exstirpation beider Drüsenlappen kein Epithelkörperchen erhalten werden konnte, ist während der ersten Tage post operationem eine Substitutionsbehandlung mit Schilddrüsenhormon und Dihydrotachysterol angezeigt. Akzessorisches Drüsengewebe übernimmt gewöhnlich innerhalb einer Woche die Funktion.

Entfernen der Fäden der Hautnaht zwischen dem 8. und 12. Tag.

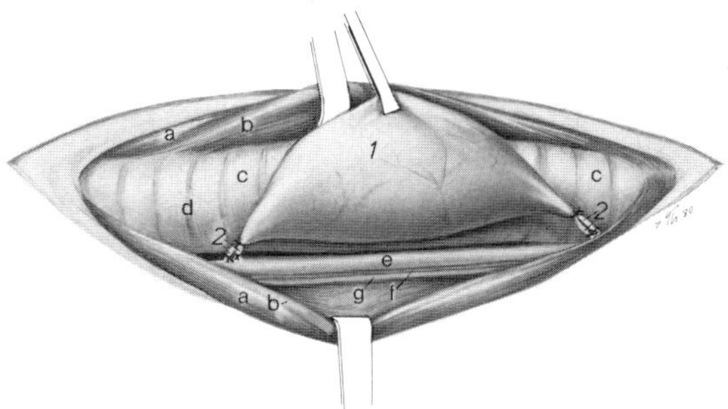

Abb. 212: Thyreoidektomie

a M. sternohyoideus; b M. sternothyreoideus; c Trachea; d Lig. anulare; e A. carotis communis; f Truncus vagosympathicus; g V. jugularis interna
1 Gl. thyreoidea; 2 Schilddrüsengefäße, ligiert

Kehlkopf

Resektion der Stimmtasche

Indikation: Dilatation oder Eversion der Stimmtasche.

Anästhesie: Narkose ohne Intubation, Atropin.

Spezialinstrumente: Lange Schere oder Elektrokauter.

Vorbereitung: Applikation eines Kortikosteroids. Der Patient ist in Rückenschräglage mit tiefliegendem Kopf auszubinden. Einsetzen eines Mundspreizers. Bereitstellung von Adrenalinlösung zur lokalen Blutstillung.

Vorgehen: Die Schleimhautauskleidung der Stimmtasche wird bei mäßig vorgezogener Zunge mit einer ALLIS-Klemme, die über die Epiglottis unter gleichzeitigem Niederdrücken des Kehldeckels vorgeschoben wird, gefaßt. Durch Zug wird die Schleimhaut so weit wie möglich ausgestülpt und mit einer langen Schere oder dem Elektrokauter abgesetzt. Die Blutstillung erfolgt mit adrenalingetränktem Tampon. Nach Exzision der Schleimhaut der zweiten Stimmtasche wird bis zum Abklingen der Narkose intubiert und das Tier seitlich mit tiefliegendem Kopf gelagert.

Falls ausnahmsweise der orale Zugang erschwert ist, kann eine mediane Laryngotomie durchgeführt werden. Nach Inzision der Haut über dem Kehlkopf wird der paarige M. sternohyoideus median stumpf getrennt. Schildknorpel und Lig. cricothyreoideum werden dargestellt. Der Schildknorpel wird median evtl. bis in das Lig. cricothyreoideum hinein gespalten und damit der Zugang zu den Stimmtaschen und Stimmbändern geschaffen.

Nach Exzision der Schleimhautauskleidung der Stimmtaschen wird intubiert. Die Schnittränder des Schildknorpels werden mit Knopfheften (langsam resorbierbares Material) adaptiert.

Adaptation der Mm. sternohyoidei mit Knopfheften (Katgut). Naht der oberflächlichen Faszie.

Nachbehandlung: Während der ersten Stunden Überwachung auf atmungsbehindernde Ödembildung. Nach Laryngotomie Entfernen der Fäden der Hautnaht am 8. bis 10. Tag.

Luftröhre

Tracheotomie

Indikation: Stenose des Atemwegs im Bereich von Kopf, Larynx oder Halsteil der Trachea; prophylaktisch bei einem chirurgischen Eingriff in diesem Bereich.

Instrumente: Tracheotubus oder T-förmiger Schlauch.

Anästhesie: Narkose, evtl. Lokalanästhesie. Im extremen Notfall auch unter Verzicht auf Schmerzausschaltung.

Vorbereitung: Der Hund ist in Rückenlage auszubinden. Durch ein unter den Hals gelegtes Polster wird der Zugang erleichtert.

Vorgehen: Der Hautschnitt wird ventral in der Mittellinie etwa am Übergang vom kranialen zum mittleren Halsdrittel gelegt. Die Schnittlänge sollte etwa ein Drittel der Entfernung Kehlkopf — Sternum betragen. In gleicher Länge sind die oberflächliche Faszie und der Hautmuskel zu durchtrennen. Nach Trennung der Mm. sternohyoidei

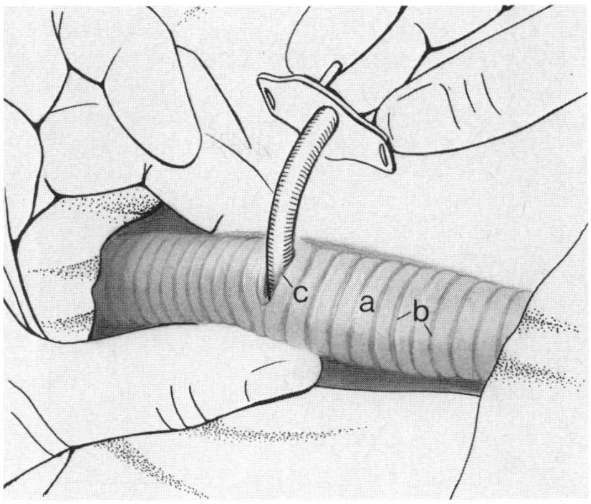

Abb. 213: Tracheotomie

a Cartilago trachealis; b Ligg. anularia; c Einführen des Tracheotubus in das gespaltene Lig. anulare

und sternothyreoidei wird die Trachea dargestellt, etwas vorgezogen und mit einem Skalpell zwischen zwei Trachealspangen geöffnet (Abb. 213). Falls der Spalt nicht ausreicht, um einen Tubus einzuführen, kann die Öffnung durch partielle Exzision an den benachbarten Trachealspangen erweitert werden. Zur Erhaltung der Stabilität sollten diese Trachealspangen nicht ganz durchschnitten werden.

Der Tubus ist an der Haut oder mit einem Band um den Hals zu fixieren. Bei Verwendung eines T-förmigen Schlauches erübrigt sich eine zusätzliche Fixation.

Nachbehandlung: Der Tracheotubus ist mehrmals täglich zu reinigen. Nach Entfernen des Tracheotubus heilt die Wunde spontan.

Operation von Verletzung und Stenose

Indikation: Perforierende Verletzung; Fraktur von Trachealspangen mit oder ohne äußere Wunde; Stenose.

Anästhesie: Narkose; Intubation mit einem über den erkrankten Bereich reichenden Endotrachealkatheter.

Vorbereitung: Rückenlage mit nach kaudal gezogenen Schultergliedmaßen. Der Kopf ist so zu lagern und zu fixieren, daß er gegebenenfalls zur Verminderung der Spannung der dargestellten Trachea umgelagert und dann im Winkel von 45° bis 90° zur Achse der Halswirbelsäule gehalten werden kann.

Vorgehen: Der Schnitt durch Haut und Hautmuskulatur wird in der Medianen vom Larynx bis zum Sternum gelegt. Danach sind die paarigen Mm. sternohyoidei und in Thoraxnähe die Mm. sternocephalici zu trennen. Unter Schonung der

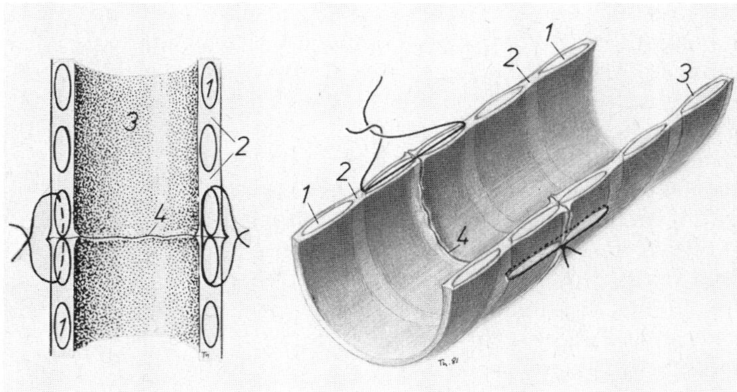

Abb. 214: Adaptation zweier Trachealspangen

1 Cartilago trachealis; 2 Lig. anulare; 3 Tunica mucosa; 4 Schleimhautkamm

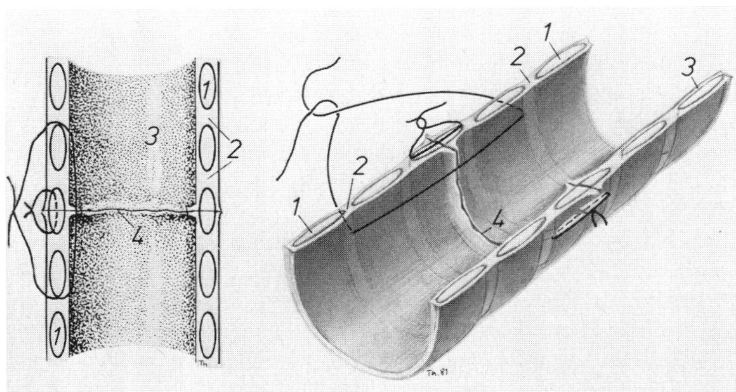

Abb. 215: Adaptation partiell resezierter Trachealspangen und Entspannungsnaht

1 Cartilago trachealis; 2 Lig. anulare; 3 Tunica mucosa; 4 Schleimhautkamm

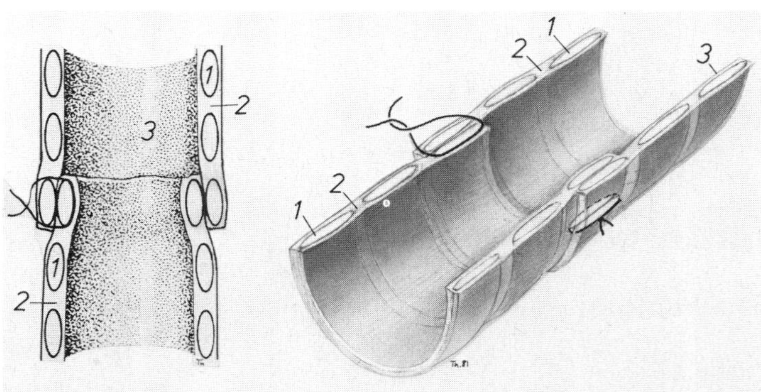

Abb. 216: Adaptation zweier Trachealspangen durch Invagination

1 Cartilago trachealis; 2 Lig. anulare; 3 Tunica mucosa

Nn. laryngei recurrentes wird die Trachea ausreichend weit dargestellt. Unter Sicht- und Palpationskontrolle wird der Endotrachealtubus über den zu versorgenden Luftröhrenbereich hinaus vorgeschoben.

Veränderte (Stenose) oder mehrfach frakturierte Trachealspangen, die eine Stenose verursachen, werden reseziert. Die Resektion erfolgt zwischen zwei Trachealspangen möglichst unter Schonung des dorsal gelegenen M. trachealis.

Mögliche Adaptation der Trachealspangen:

- Durch oder um die benachbarten Trachealspangen (Abb. 214) sind, ohne die Tunica mucosa mit der Nadel zu perforieren, Fäden zu legen (langsam resorbierbares, atraumatisches Nahtmaterial). Sie werden erst geknüpft, wenn alle Fäden gelegt sind. Beim Knüpfen werden die Trachealspangen aneinandergelagert und leicht gegeneinander gedrückt. Es ist darauf zu achten, daß sie korrekt aneinander liegen.
- Die dem Defekt zugewandte Hälfte der Spangen wird ohne Verletzung der Tunica mucosa abpräpariert. Durch oder um die verbliebenen Hälften der Trachealspangen werden, ohne die Tunica mucosa mit der Nadel zu perforieren, Fäden geführt (langsam resorbierbares, atraumatisches Nahtmaterial, Abb. 215). Sie werden erst geknüpft, nachdem alle Fäden gelegt sind.
- Sind die benachbarten Spangen im Durchmesser verschieden, kann der kaudale Anteil so in den

kranialen geschoben werden, daß die Trachealspangen übereinander liegen. Die überlappenden Spangen werden durch Naht vereinigt (Abb. 216).

Die Naht des dorsal gelegenen M. trachealis vervollständigt die Anastomose und erlaubt es, Querschnittsdifferenzen auszugleichen. Entspannungsnähte können die Zugbelastung der Anastomose mindern. Dabei werden zwei bis vier Fäden, die beiderseits je eine oder zwei der Anastomose benachbarten Trachealspangen umfassen, durch das Trachealllumen geführt und außen geknüpft (Abb. 215). Die Spannung kann zusätzlich dadurch vermindert werden, daß beiderseits der Anastomose das Lig. anulare zwischen mehreren Trachealspangen bis auf die Tunica mucosa gespalten wird.

Der luftdicht verschlossene Defekt wird mit Bindegewebe übernäht. Dabei sollten einzelne Hefte das lockere Gewebe an der Unterlage fixieren.

Wundverschluß: Das Einlegen einer Drainage kann angezeigt sein. Adaptation der Mm. sternohyoidei sowie der Mm. sternocephalici mit Knopfheften (Katgut). Adaptation der Wundränder der oberflächlichen Faszie mit Einzelheften (Katgut). Hautnaht.

Nachbehandlung: Chemotherapie. Der Drain sollte täglich etwas vorgezogen und am 4. Tag, die Fäden der Hautnaht zwischen dem 8. und 12. Tag entfernt werden.

Anlegen einer Trachealfistel

Indikation: Neuroaxonale Dystrophie; irreversible Stenosierung im Kehlkopfbereich.

Anästhesie: Intubationsnarkose.

Vorbereitung: Der Hund ist in Rückenlage auszubinden. Durch ein unter den Hals gelegtes Polster wird der Zugang erleichtert.

Vorgehen: Der Hautschnitt wird ventral in der Mittellinie im oberen Halsdrittel gelegt. Die Schnittlänge beträgt etwa ein Drittel der Entfernung Kehlkopf — Sternum. In gleicher Länge werden oberflächliche Faszie und Hautmuskel durchtrennt. Nach Separierung der Mm. sternohyoidei und sternothyreoidei wird die Trachea dargestellt. Aus ihr wird kaudal der Stenose ein quadratisches Stück, dessen Seitenlänge der Breite von zwei bis drei Trachealspangen entspricht, exzidiert. Kranial und kaudal wird die Öffnung durch bogenförmige partielle Ausschneidung der benachbarten Trachealspange abgerundet. Der Wundrand der Haut wird spannungslos an die Stümpfe der Trachealspangen sowie kranial und kaudal an die ausgeschnittenen Spangen mit dünnem atraumatischen, nicht resorbierbaren Nahtmaterial genäht.

Adaptation der Mm. sternohyoidei et sternothyreoidei mit Knopfheften (Katgut). Hautnaht.

Nachbehandlung: Die Fäden der Hautnaht werden zwischen dem 10. und 12. Tag entfernt. Die Haare um den Fistelmund werden kurz gehalten.

Operation des Trachealkollaps

Indikation: Erschlaffung des Luftröhrenmuskels (M. trachealis) und der Ligg. anularia mit Abflachung der Trachealspangen bei Zwergrassen.

Anästhesie: Narkose mit Intubation.

Vorbereitung: Wegen häufig bestehender Tracheobronchitis ist nach erfolgtem Resistenztest die gezielte Vorbehandlung mit einem Chemotherapeutikum zweckmäßig. Der Hund ist in Rückenlage mit nach kaudal gezogenen Schultergliedmaßen auszubinden und der Kopf mit einer Oberkieferschlinge zu fixieren.

Vorgehen: Der Hautschnitt in der Medianlinie reicht vom Larynx bis zum Sternum. Nach Durchtrennen des Hautmuskels werden die paarigen Mm. sternocephalici und die darunter liegenden Mm. sternohyoidei und sternothyreoidei in der Mittellinie separiert. Der Halsteil der Trachea wird stumpf freipräpariert, damit er etwas vorgezogen und so weit gedreht werden kann, daß die dorsale Fläche zugängig wird. Dann wird über jeweils 1 bis 2 Trachealspangen ein dünner, nicht resorbierbarer Faden rückläufig so durch den M. trachealis gelegt, daß sich beim Knüpfen die Enden der betreffenden Knorpelspangen nähern (Abb. 217). Das mit der Naht gefaßte Gewebe soll sich nach außen vorwölben, darf also keinesfalls in das Trachealllumen gedrückt werden. Beim Knüpfen der Fäden darf die beim Biegen der Trachealspangen entstehende Spannung nicht zu einer übermäßigen Belastung der Naht führen. Deshalb sollten zunächst mehrere Fäden vorgelegt und zum Knüpfen die Spangen vom Assistenten zwischen Daumen und Zeigefinger ausreichend zusammengedrückt werden.

Die Spannung kann dadurch reduziert werden, daß jede zweite oder dritte Trachealspange auf der ventralen Seite unter Schonung der dünnen Tunica mucosa durchtrennt wird (Abb. 218). Bei weniger ausgeprägter Abflachung der Trachealspangen

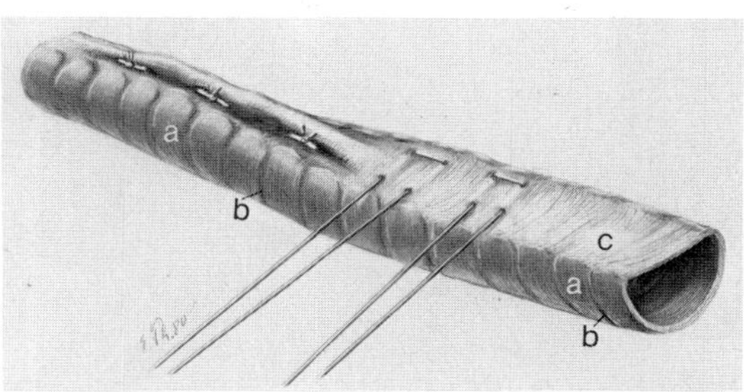

Abb. 217: Raffung des M. trachealis bei Trachealkollaps
a Cartilago trachealis; b Lig. anulare; c M. trachealis

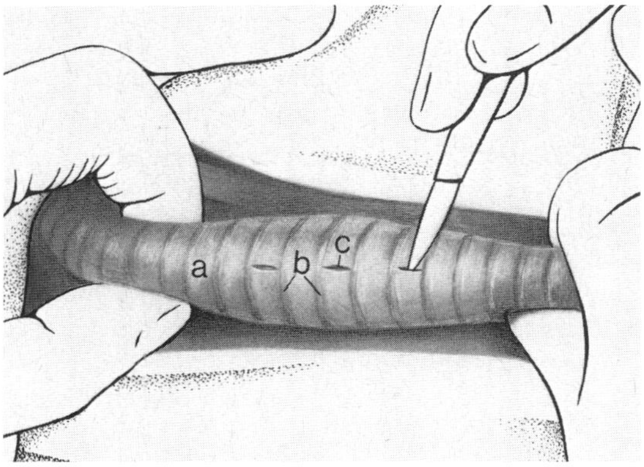

Abb. 218: Durchtrennen von Trachealspangen bei Trachealkollaps

a Cartilago trachealis; b Ligg. anularia; c ventral durchtrennte Trachealspange

kann allein das Durchschneiden jedes zweiten Knorpels ventral ausreichend sein.

Durch vorsichtigen Zug an der Trachea kann ein Teil des intrathorakalen Abschnitts vorgelagert und in gleicher Weise versorgt werden.

Wundverschluß: Adaptation der Mm. sternohyoidei und der Mm. sternocephalici mit Knopfheften (Katgut). Naht der oberflächlichen Faszie (Katgut). Hautnaht.

Nachbehandlung: Antiphlogistika zur Vermeidung von Ödembildung mit Einengung des Trachealumens. Einschränkung der Bewegungsaktivität. Bei Tracheobronchitis Fortsetzung der Chemotherapie. Die Fäden der Hautnaht werden zwischen dem 8. und 10. Tag entfernt.

Speiseröhre

Myotomie des M. cricopharyngeus

Indikation: Krikopharyngeale Achalasie.

Anästhesie: Atropin und Narkose.

Vorbereitung: Der Hund ist in Rückenlage mit nach kaudal gezogenen Schultergliedmaßen auszubinden und der Kopf gestreckt zu fixieren. Eine in den Oesophagus eingeführte Magensonde erleichtert die Darstellung.

Vorgehen: Der Hautschnitt wird in der Mittellinie vom Larynx bis zum Sternum gelegt und in gleicher Länge der Hautmuskel durchtrennt. Danach sind die Mm. sternohyoidei und sternothyreoidei sowie im kaudalen Halsdrittel die Mm. sternocephalici zu trennen und die Trachea darzustellen. Links der Trachea wird nun durch stumpfe Präparation im mittleren Halsdrittel der Oesophagus aufgesucht. Zur Erleichterung des Zugangs zum M. cricopharyngeus können die kleinen Äste der A. thyreoidea, die den vorderen Abschnitt der linken Schilddrüse versorgen, nach Unterbindung durchtrennt und der M. sternothyreoideus auf der linken Seite nahe seiner Insertion am Schildknorpel mit der Schere abgesetzt werden. Der Kehlkopf wird nun mit der linken Hand angehoben und zusammen mit dem kranialen Abschnitt des Oesophagus so weit gedreht, daß die dorsal gelegenen Strukturen zugängig werden.

Der M. cricopharyngeus verläuft beiderseits des Kehlkopfs schräg zur dorsalen Seite des Vestibulum oesophagi. Rostral von ihm liegt der M. thyreopharyngeus. In der Raphe pharyngis, in der die Muskelfasern beider Seiten inserieren, wird ein Längsschnitt im Insertionsbereich des M. cricopha-

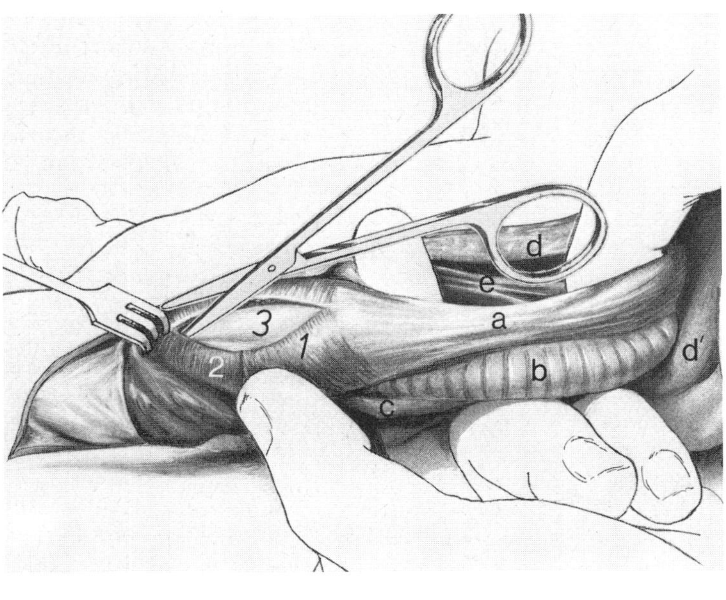

Abb. 219: Myotomie des M. cricopharyngeus

a Oesophagus; b Trachea; c linker M. sternothyreoideus; d linker bzw. d' rechter M. sternohyoideus und M. sternocephalicus; e A. carotis communis, V. jugularis interna und Truncus vagosympathicus
1 M. cricopharyngeus; 2 M. thyreopharyngeus; 3 Tunica mucosa des Vestibulum oesophagi

ryngeus und einige Millimeter im kaudalen Insertionsbereich des M. thyreopharyngeus bis auf die Mukosa geführt (Abb. 219). Auf beiden Seiten des Schnittes sind die Muskelfasern in einer Länge von etwa 5 mm zu resezieren und die dabei auftretenden Blutungen durch Kompression zu stillen. Der geschaffene Muskeldefekt bleibt offen.

Wundverschluß: Die Mm. sternohyoidei et sternothyreoidei sowie die Mm. sternocephalici werden mit Knopfheften (Katgut) adaptiert. Naht der subkutanen Faszie (Katgut). Hautnaht.

Die Hautwunde ist mit Gaze abzudecken und gegebenenfalls durch einen Verband zu schützen.

Nachbehandlung: Die Fäden der Hautnaht sind am 8. bis 10. Tag zu entfernen.

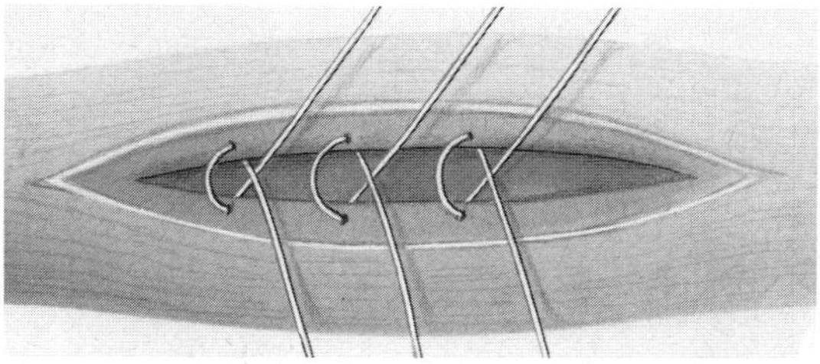

Abb. 220: Naht der Tunica mucosa und der Tela submucosa (eingestülpte Knopfnaht)

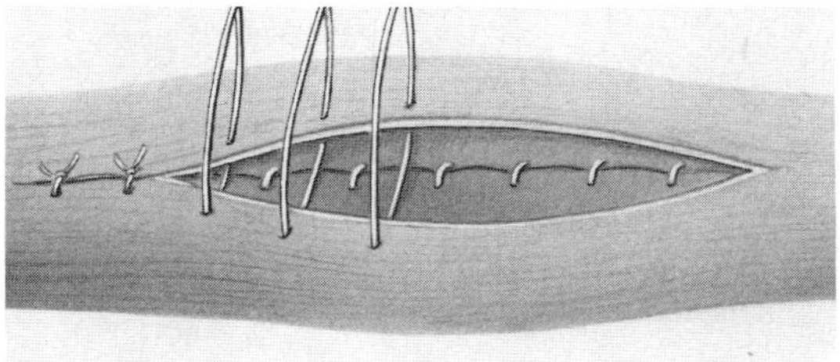

Abb. 221: Naht der Tunica muscularis (Knopfnaht)

Oesophagotomie und Teilresektion des Oesophagus

Indikation: Fremdkörper, der sich nicht ohne Gefahr der Perforation extrahieren oder in den Magen schieben läßt; Divertikel; Nekrose; Striktur.

Vorbereitung: Der Patient ist in Rückenlage auszubinden. Zum Absaugen von Speichel und Futter wird eine Sonde bis an den Fremdkörper eingeführt.

Vorgehen: Der Hautschnitt ist in der Mittellinie des Halses in ausreichender Länge in Höhe des Passagehindernisses zu legen. In gleicher Höhe sind die oberflächliche Faszie und der Hautmuskel zu durchtrennen. Die paarigen Mm. sternohyoidei und die Mm. sternocephalici werden in der Mittellinie getrennt. Der Oesophagus wird an der linken Seite der Trachea dargestellt, etwas vorgezogen und die Wunde mit steriler Gaze (Tüchern) sorgfältig abgedeckt.

• Weiteres Vorgehen bei Fremdkörper/Divertikel: Es ist zweckmäßig, die Öffnung des Oesophagus kranial oder kaudal der Obstruktion vorzunehmen, um bei der Naht über weitgehend gesundes Gewebe zu verfügen. Die Inzision in der Verlaufsrichtung der Speiseröhre ist über der eingeführten Sonde leichter. Das Pulsions- oder Traktionsdivertikel wird gewebesparend so umschnitten, daß die Wundränder ohne Spannung adaptiert werden können.

Wundverschluß Oesophagus: Naht der Tunica mucosa und der Tela submucosa mit Einzelheften oder fortlaufender Naht mit dünnem resorbierbaren, atraumatischen Nahtmaterial. Die Knoten sollten im Lumen des Oesophagus liegen (Abb. 220). Das Lumen darf dabei nicht wesentlich eingeengt werden.

Naht der Tunica muscularis mit Einzelheften (dünnes, nicht oder langsam resorbierbares, atraumatisches Nahtmaterial, Abb. 221).

• Weiteres Vorgehen bei Nekrose/Striktur: Der zu resezierende Abschnitt wird kranial und kaudal abgeklemmt. Im Abstand von etwa 2 bis 3 cm von diesen Klemmen werden weichfassende Darmklemmen auf die zur Anastomose vorgesehenen Oesophagusabschnitte aufgesetzt. Die Resektion erfolgt mit dem Skalpell entlang der zuerst angebrachten Klemmen. Das bis zu den Darmklemmen offene Lumen der Oesophagussegmente wird ausgetupft.

Die Abdecktücher, die mit den Schnitträndern in Berührung gekommen sind, werden ausgewechselt.

Mit dünnem atraumatischen, nicht oder langsam resorbierbaren Nahtmaterial werden die Fäden durch die Tunica muscularis der dem Zugang abgewandten Oesophagusseite vorgelegt. Die Naht erfolgt auf Stoß. Zum Knüpfen der Knoten werden die Speiseröhrensegmente mit Hilfe der aufgesetzten Darmklemmen adaptiert. Anschließend erfolgt die Knopfnaht der Tunica mucosa und der Tela submucosa (Katgut). Die Knoten dieser Naht liegen im Lumen des Oesophagus. Abschließend wird die Tunica muscularis auf der zugewandten Seite durch Naht adaptiert.

Wundverschluß: Ggf. nach Einlegen einer Drainage Adaptation der Mm. sternohyoidei mit Knopfheften (Katgut). Naht der oberflächlichen Faszie. Hautnaht. Die Wunde sollte abgedeckt und mit einem Verband geschützt werden.

Nachbehandlung: Chemotherapie. Parenterale Flüssigkeitsversorgung für 5 Tage. Per os kann Flüssigkeit bzw. dünnbreiiges Futter vom 6. Tag an und festes Futter vom 14. Tag an angeboten werden.

Es sollten die Drainage zwischen dem 2. und 4. Tag und die Fäden der Hautnaht zwischen dem 8. und 12. Tag entfernt werden.

Brustkorb

Thorakotomie

Indikation: Zwerchfellhernie; Zwerchfellruptur; Fremdkörper, Divertikel, Nekrose, Striktur im Brustabschnitt der Speiseröhre; Megaoesophagus; auf einen Lungenlappen begrenzter Krankheitsprozeß (Tumor, Bronchiektasie, Verletzung, Abszeß); Fremdkörper im Bronchus; persistierender Ductus arteriosus; Einschnürung der Speiseröhre bei persistierendem rechten Aortenbogen; Entfernen adulter Formen von Dirofilaria immitis; Pericarditis constrictiva; Chylothorax; Teilresektion der Leber; Cholezystduodenostotomie; Enchondrosis intervertebralis im kaudalen Thoraxbereich.

Instrumente: Rippenspreizer, Knochenschere, ggf. oszillierende Säge.

Anästhesie: Narkose, Intubation mit positiver Druckbeatmung, evtl. zusätzlich Muskelrelaxans.

Vorbereitung: Je nach Indikation rechte oder linke Seiten-, evtl. Rückenlage. Bei Seitenlage kann Unterschieben eines Polsters den Zugang zu den intrathorakalen Strukturen durch Spreizen des Zugangs verbessern.

Der Zugang ist in folgenden Interkostalräumen angezeigt (Abb. 222):

Zwerchfell: 8. oder 9. rechts bzw. links; 7. bei Querdurchtrennung des Brustbeins;

Oesophagus, kranialer Abschnitt: 4. evtl. 5. rechts;

kaudaler Abschnitt: 7. bis 10. rechts oder links;

Lunge, Lobus cranialis: 4. oder 5. rechts bzw. links;

Lobus medius, Lobus accessorius, Lobus caudalis dexter: 6. oder 7. rechts;

Lobus caudalis sinister: 6. oder 7. links;

Blutgefäße: 4. evtl. 5. links;

Herz: 5. links;

Ductus thoracius: Hund 10. rechts, Katze 9. oder 10. links oder rechts, Hund und Katze 4. links;

Gallenblase: 7. rechts;

Leber: 9. rechts bzw. links;

Bandscheiben: 11. links.

Vorgehen: Der Hautschnitt, der etwa vom lateralen Rand der langen Rückenmuskeln (M. iliocostalis thoracis, ggf. auch M. longissimus thoracis) bis über die Rippen-Rippenknorpelgrenze reicht, wird bogenförmig über dem gewählten Zwischenrippenraum geführt. In gleicher Länge werden der M. cutaneus trunci und die im Inzisionsbereich liegenden Anteile des M. latissimus dorsi, des M. serratus ventralis thoracis, des M. obliquus externus abdominis und evtl. auch des M. rectus abdominis durchtrennt (Abb. 223). Vielfach ist die Retraktion des M. rectus abdominis nach ventral zur Schaffung des Zugangs ausreichend. Beim Zugang

Abb. 222: Brustkorb eines Hundes; linke Seitenansicht, linke Lunge kollabiert

A 3. Rippe; B 5. Rippe; C 8. Rippe; D Sternum; E Umriß der linken Scapula, punktiert; F Umriß des linken Humerus, punktiert

a M. longissimus dorsi; b M. longus colli; c Zwerchfell, Pars costalis, c′ Centrum tendineum; d M. pectoralis profundus, Schnittfläche; e Mm. intercostales, Schnittflächen; f Umschlagrand der Pleura diaphragmatica in die Pleura costalis, zugleich kaudoventrale Grenze des Rec. costodiaphragmaticus vom Cavum pleurae sinistrum

1 Oesophagus; 2 Trachea; 3 Bronchus principalis; 4 Bronchus lobaris cranialis; 4′, 4″ Lobus cranialis pulmonis sinistri: 4′ Pars cranialis, 4″ Pars caudalis; 5 Bronchus lobaris caudalis; 5′ Lobus caudalis pulmonis sinistri, linke Lunge punktförmig gerastert; 6 Herz, im Herzbeutel, 6′ rechtes Herzohr, 6″ linkes Herzohr; 7 Truncus pulmonalis; 7′ A. pulmonalis sinistra; 8 Lig. arteriosum bzw. Ductus arteriosus (Botalli); 9 Arcus aortae; 9′ Aorta thoracica; 10 Truncus brachiocephalicus; 11 A. subclavia sinistra; 12 V. cava cranialis; 13 V. cava caudalis; 14 A. und V. thoracica interna; 15 V. azygos dextra; 16 V. und A. intercostalis dorsalis sowie N. intercostalis; 17 V. phrenica cranialis; 18 N. phrenicus sinister; 19 N. vagus; 19′ Truncus vagalis dorsalis; 19″ Truncus vagalis ventralis; 20 Ganglion stellatum; 21 Grenzstrang des Sympathikus; 22 Ductus thoracicus

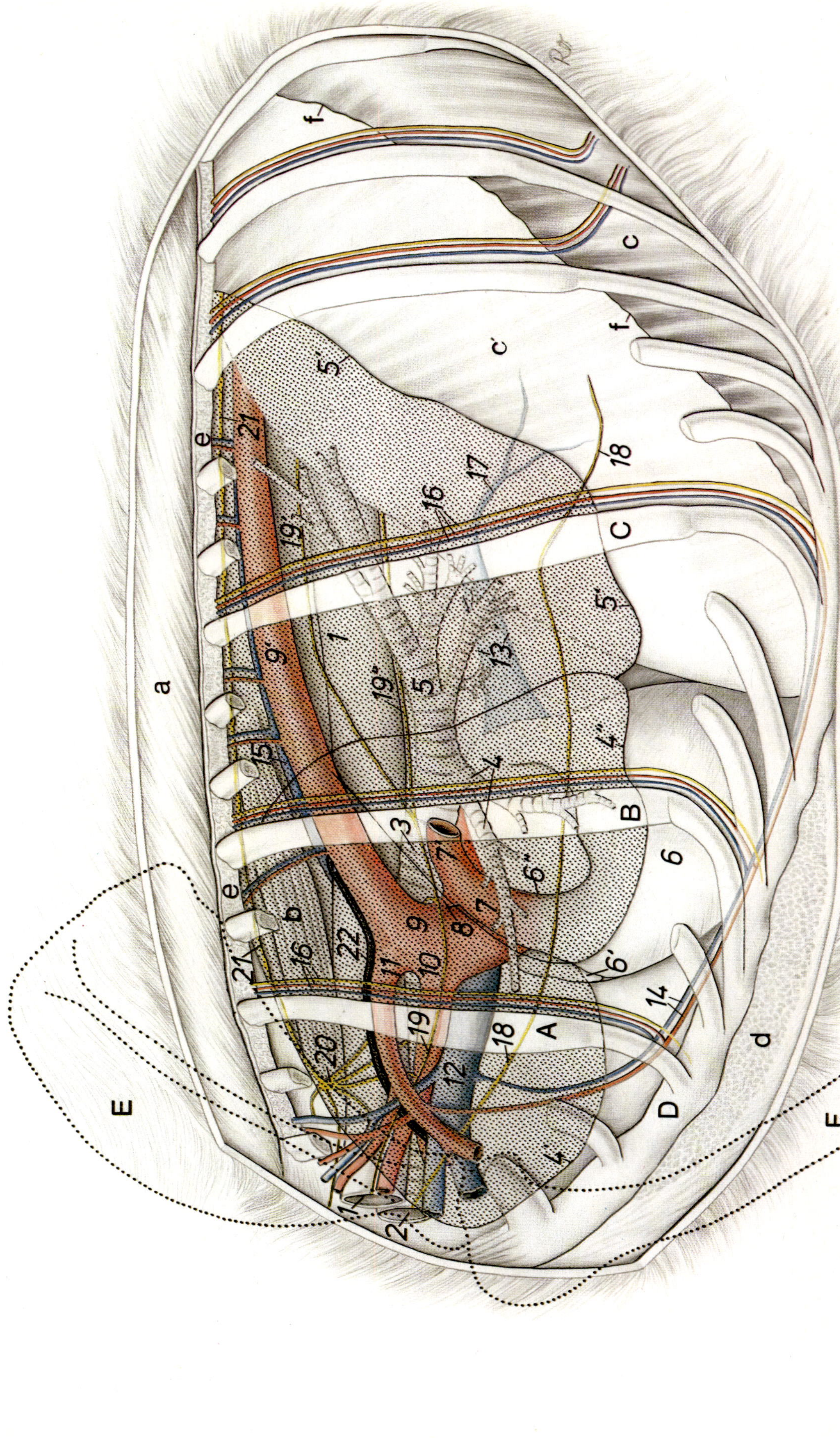
a
b
c
c'
d
e
f
A
B
C
D
E
F
1
2
3
4
4'
4''
5
5'
6
6'
6''
7
7'
8
9
9'
10
11
12
13
14
15
16
17
18
19
19'
19''
20
21
22

Abb. 222

im 4. Interkostalraum ist der M. scalenus dorsalis und bei den Zugängen im 5. bis 8. Interkostalraum seine Ursprungssehne zu durchtrennen.

Die Mm. intercostales externus et internus sollten mit einer METZENBAUM-Schere vorsichtig bis zur Pleura costalis durchtrennt werden. Der Schnitt ist in die Mitte des Interkostalraums zu legen, da die dorsalen Interkostalgefäße am kaudalen Rippenrand und die ventralen kaudal sowie kranial am Rippenknorpel verlaufen. Außerdem costalis und Rippen verlaufenden inneren Thorakalgefäße (A. und V. thoracica interna) wird das Brustbein mit Knochenschere oder Säge quer durchtrennt.

Verschluß der Thoraxwunde: Die gespreizten Rippen werden wieder aneinandergebracht und dabei die durchschnittenen Interkostalmuskeln unter mäßigem Druck adaptiert. Zur Fixation der Rippen sollten mit einer gebogenen Nadel drei bis fünf Fäden oder Suturdrähte als Knopf- oder Dia-

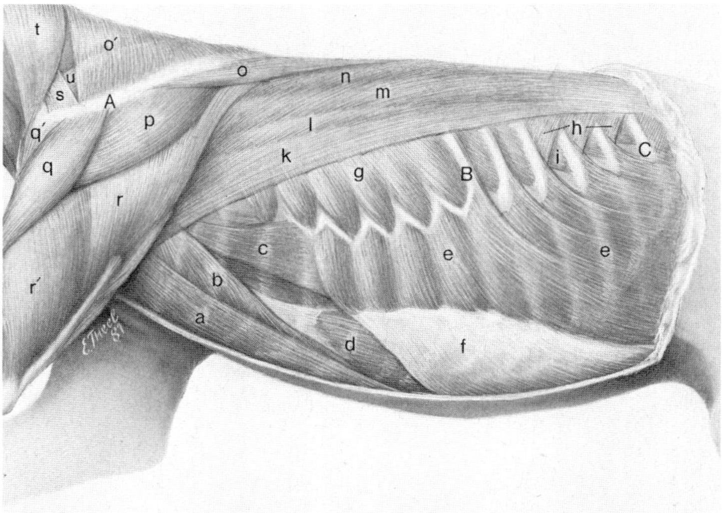

Abb. 223: Oberflächliche Muskulatur am Thorax, an der Schultergliedmaße und am Hals eines Hundes. Nach Abtragen der Hautmuskulatur

A Spina scapulae; B 8. Rippe; C 13. Rippe
a M. pectoralis profundus; b M. rectus thoracis; c M. scalenus dorsalis; d M. rectus abdominis; e M. obliquus externus abdominis; f Tunica flava (als Teil des äußeren Blattes der Rektusscheide); g M. serratus ventralis thoracis; h M. serratus dorsalis caudalis; i M. intercostalis externus; k M. latissimus dorsi; von k überlagert: l M. iliocostalis thoracis, m M. longissimus thoracis, n M. semispinalis thoracis; o, o' M. trapezius: o Pars thoracica, o' Pars cervicalis; p M. infraspinatus; q, q' M. deltoideus: q Pars scapularis, q' Pars acromialis; r, r' M. triceps brachii: r Caput longum, r' Caput laterale; s M. omotransversarius; t M. cleidocervicalis; u M. supraspinatus, weitgehend bedeckt durch o' und s

wird der gasdichte Verschluß des Thorax durch die beiderseitigen Muskelanteile erleichtert.

Mit dem Einschnitt in die Pleura costalis muß die positive Druckbeatmung einsetzen. Die Wundränder und die Lungenanteile sollten mit feuchten Tüchern (warme Elektrolytlösung) abgedeckt werden. Durch Einlegen eines Rippenspreizers und Auseinanderdrücken der Rippen kann ein ausreichender Zugang geschaffen werden. Falls einmal der Zugang nicht genügt oder falsch plaziert wurde, kann er durch Transsektion des Knorpels und/oder des dorsalen Anteils einer oder mehrerer benachbarter Rippen erweitert werden. Dann sind die zugehörigen Interkostalgefäße (A. und V. intercostalis dorsalis sowie R. intercostalis ventralis und V. intercostalis ventralis) zu ligieren.

Im Ausnahmefall kann die Querdurchtrennung des Brustbeins Vorteile bieten. Der Schnitt wird im 7. Interkostalraum geführt. Nach Ligatur der parallel zum Sternum sowie der zwischen Pleura gonalheft durch die kranial und kaudal benachbarten Zwischenrippenräume gelegt werden (Abb. 224). Die Durchstechung der Interkostalmuskulatur darf wegen der Möglichkeit einer Gefäßverletzung nicht nahe am kaudalen Rippenrand erfolgen. Für die Nadelführung sollte die Exspirationsphase (Kollaps der Lunge) genutzt, ggf. die Lunge mit einem Löffel geschützt werden.

Nach Entfernen des unter dem Brustkorb befindlichen Polsters ist ggf. der Schlauch zur Saugdrainage einzulegen. Dann werden die Rippen mit einem Rippenadapter oder mit Backhaus-Klemmen einander genähert, durch kontrollierte Druckbeatmung die Atelektasen beseitigt, die Fäden angezogen und geknotet. Vor dem Knüpfen der letzten Fäden ist die Lunge maximal zu insufflieren, damit die atmosphärische Luft weitgehend aus der Brusthöhle entweicht.

Durchtrennte Rippen, Rippenknorpel oder Brustbeinanteile werden, falls notwendig, mit

Draht, der ggf. durch Bohrlöcher geführt wird, adaptiert.

Eine Saugdrainage (Abb. 225) kann zur Komplettierung des Unterdrucks in der Pleurahöhle von Vorteil sein. Sie ist stets dann angezeigt, wenn postoperativ eine Exsudatansammlung erwartet wird. Der Schlauch sollte einige Zentimeter subkutan geführt, durch eine Stichinzision der Haut geleitet und dort fixiert werden.

Die durchtrennten Muskeln und die oberflächliche Faszie werden schichtweise mit Einzelheften

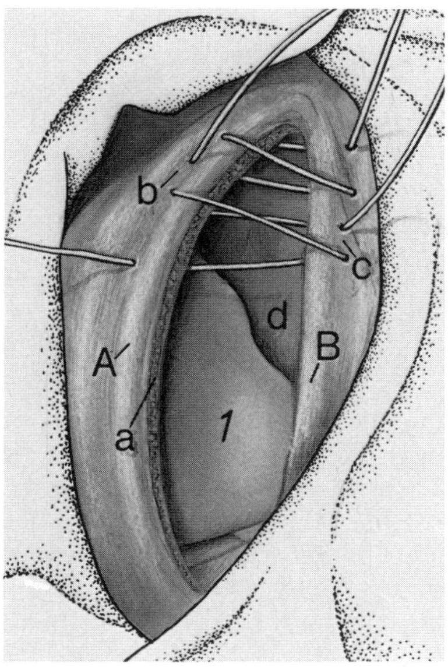

Abb. 224: Fadenführung zum Verschluß der Thoraxwand

A 8. Rippe, B 9. Rippe, von Weichteilen bedeckt
a Schnittflächen der Mm. intercostales; b 7. Interkostalraum; c 9. Interkostalraum; d Zwerchfell
1 Lobus caudalis der linken Lunge

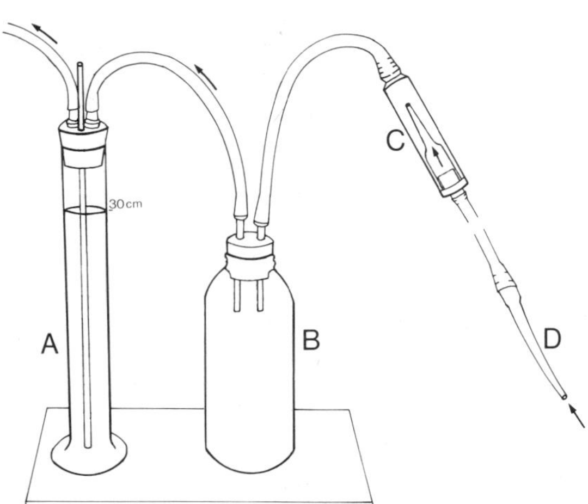

Abb. 225: Absauggerät

A Zylinder mit 30 cm Wasserstand und Rohr zum Druckausgleich; B Behälter zum Auffangen von Flüssigkeit; C Heimlich-Ventil; D Thoraxkatheter

oder fortlaufenden Nähten (Katgut) adaptiert. Zur Vermeidung von Hohlraumbildung sollten ab und an die Schichten durch tiefergreifende Fadenführung miteinander verbunden werden. Hautnaht. Die Hautwunde wird mit Gaze abgedeckt und ggf. mit einem Brustverband geschützt.

Nachbehandlung: Sie richtet sich nach der Indikation zur Thorakotomie.

Die Fäden der Hautnaht werden zwischen dem 8. und 12. Tag entfernt.

Rippenresektion

Indikation: Erweiterung des Zugangs bei Thorakotomie; Gewinnung eines Knochentransplantats.

Instrumente: Raspatorium, Knochenschere nach Liston.

Vorbereitung: Seitenlage. Intubation mit positiver Druckbeatmung.

Vorgehen: Der Hautschnitt über der gewählten Rippe reicht etwa vom lateralen Rand der langen Rückenmuskeln (M. iliocostalis thoracis, ggf. auch M. longissimus thoracis) bis ventral der Rippen-Rippenknorpelgrenze. Die Rippe wird nach Durchtrennen des M. cutaneus trunci und der im Inzisionsbereich liegenden Anteile des M. latissimus dorsi, des M. serratus ventralis thoracis, des M. obliquus externus abdominis und evtl. auch des M. rectus abdominis dargestellt.

Auf der lateralen Seite der Rippe wird das Periost in Längsrichtung über dem für die Resektion vorgesehenen Anteil gespalten. Mit dem Raspatorium wird das Periost von der Inzision her kranial und kaudal sowie schließlich auch medial der Rippe abgelöst. Die Resektion der vom Periost befreiten Rippe erfolgt dorsal und ventral mit der Knochenschere.

Nach Entnahme einer Rippe zum Zweck der Transplantation werden bei uneröffnetem Thorax die freien Perioständer mit dünnem resorbierbaren Nahtmaterial adaptiert.

Zur Thorakotomie wird das mediale Periost in Längsrichtung mit der Pleura costalis durchtrennt.

Verschluß der Thoraxwunde (auch in Fällen von akzidenteller Perforation des Periosts bei Transplantatgewinnung): Naht des Periosts und der Pleura costalis mit dünnem atraumatischen Nahtmaterial. Annäherung der benachbarten Rippen durch drei bis fünf Fäden oder Suturdrähte, die als Knopf- oder Diagonalhefte um diese Rippen durch die Interkostalräume geführt werden. Anziehen des letzten Heftes nach kontrollierter Druckbeatmung zur Beseitigung von Atelektasen bei maximaler Insufflation der Lunge. Ggf. Einlage einer Saugdrainage.

Die durchtrennten Muskeln und die oberflächliche Faszie werden schichtweise mit Einzelheften oder fortlaufenden Fäden (Katgut) adaptiert. Dabei werden zur Vermeidung von Hohlraumbildung die Schichten durch tiefer greifende Fadenführung miteinander verbunden. Hautnaht.

Die Hautwunde wird mit Gaze abgedeckt und durch Hautfaltendecknaht oder Brustverband geschützt.

Nachbehandlung: Die Fäden der Hautfaltendecknaht werden am 3. oder 4. Tag, die der Hautnaht zwischen dem 8. und 12. Tag entfernt.

Speiseröhre

Oesophagotomie

Indikation: Fremdkörper im Brustteil des Oesophagus, der sich nicht ohne Gefahr der Perforation extrahieren oder in den Magen schieben läßt; Divertikel.

Vorbereitung: Der Hund ist in linker bzw. rechter Seitenlage auszubinden und ein Polster unter den Thorax zu legen. Zum Absaugen von Speichel und Futterresten sollte eine Sonde in den Oesophagus eingeführt werden.

Vorgehen: Thorakotomie bei Obstruktion im kranialen Abschnitt im 4. oder 5. Interkostalraum rechts, bei Obstruktion im kaudalen Abschnitt im 7. bis 10. Interkostalraum rechts oder links.

Der erkrankte Abschnitt des Oesophagus ist zu identifizieren und darzustellen. Bei einer stärkeren entzündlichen Reaktion oder auch Perforation können Verklebungen der Speiseröhre mit Lungengewebe bestehen. Derartige Adhäsionen sind unter Schonung des N. vagus vorsichtig zu lösen, da sie — besonders nach einer Perforation — eine Tendenz zur Abszeßbildung haben. Die Umgebung des Oesophagus wird sorgfältig mit Tüchern, die mit warmer Elektrolytlösung getränkt wurden, abgedeckt. Falls kranial der Obstruktion befindliche Futterreste nicht abgesaugt werden können, sollten sie ausreichend nach kranial massiert werden. Der Inzisionsbereich ist dann mit einer weich fassenden Darmklemme oder durch Ligatur mit einem Band vorübergehend zu sichern. Der Oesophagus wird in Längsrichtung möglichst im gesunden Bereich inzidiert. Nach Entfernen des Fremdkörpers sind nekrotische Bezirke im Bereich der Tunica muscularis sparsam zu exzidieren. Wenn irgend möglich, sollte die Naht der Inzisions- bzw. Perforationsstelle ohne erhebliche Einschränkung des Oesophaguslumens erfolgen.

Das Pulsions- oder Traktionsdivertikel wird in Längsrichtung gewebesparend so umschnitten, daß die Wundränder ohne Spannung adaptiert werden können.

Nur bei einer ausgedehnten irreparablen Gewebsläsion sollte die Resektion des geschädigten Oesophagusabschnitts in Erwägung gezogen werden. Die Prognose ist in einem solchen Fall ungünstig.

Wundverschluß am Oesophagus: Naht der Tunica mucosa und der Tela submucosa mit Einzelheften oder fortlaufender Naht (resorbierbares, atraumatisches Nahtmaterial). Die Knoten sollten im Oesophaguslumen liegen (Abb. 220).

Naht der Tunica muscularis mit Einzelheften oder fortlaufender Naht (dünnes, nicht oder langsam resorbierbares, atraumatisches Nahtmaterial; Abb. 221).

Wenn möglich, wird die Naht durch Abdecken mit Mediastinum gesichert.

Eine Saugdrainage sollte eingelegt werden. Verschluß der Thoraxwunde.

Nachbehandlung: Chemotherapie, parenteral. Falls eine Saugdrainage eingelegt wurde, sollte sie nach 24 Stunden entfernt werden.

Flüssigkeitszufuhr vom 1. bis 3. Tag post operationem parenteral, danach per os. Festes Futter sollte nicht vor dem 10. Tag angeboten werden. Die Fäden der Hautnaht sind zwischen dem 8. und 12. Tag zu entfernen.

Teilresektion des Oesophagus

Indikation: Nekrose; Striktur.

Vorbereitung: Linke bzw. rechte Seitenlage. Speichel und Futterreste werden mit einer Magensonde abgesaugt.

Vorgehen: Thorakotomie zur Resektion im kranialen Abschnitt im 4. oder 5. Interkostalraum rechts und zur Resektion im kaudalen Abschnitt im 7. bis 10. Interkostalraum rechts oder links.

Der Oesophagus wird über den zu resezierenden Bereich hinaus von der Pleura mediastinalis freipräpariert, nachdem der N. vagus isoliert und mit Haltefäden beiseite gezogen wurde. Die Umgebung des Oesophagus wird sorgfältig mit Tüchern, die mit warmer Elektrolytlösung getränkt wurden, abgedeckt. Der zu resezierende Speiseröhrenanteil wird kranial und kaudal abgeklemmt. Im Abstand von etwa 2 bis 3 cm von diesen Klemmen werden weich fassende Darmklemmen auf die zur Anastomose vorgesehenen Oesophagusabschnitte aufgesetzt. Die Resektion erfolgt mit dem Skalpell entlang den Kanten der zuerst angebrachten Klemmen. Das bis zu den Darmklemmen offene Lumen der Oesophagussegmente wird ausgetupft. Die feuchten Abdecktücher, die mit den Schnitträndern in Berührung gekommen sind, werden ausgewechselt.

Die Fäden (dünnes atraumatisches, nicht oder langsam resorbierbares Nahtmaterial) werden zunächst durch die Tunica muscularis der der Thorakotomiewunde abgewandten Oesophagusseite gelegt. Die Naht erfolgt auf Stoß. Zum Knüpfen der Knoten werden die Speiseröhrensegmente mit Hilfe der aufgesetzten Darmklemmen adaptiert. Anschließend erfolgt die Knopfnaht der Tunica mucosa und der Tela submucosa (atraumatisches, resorbierbares Nahtmaterial). Die Knoten dieser Naht liegen im Lumen des Oesophagus. Abschließend

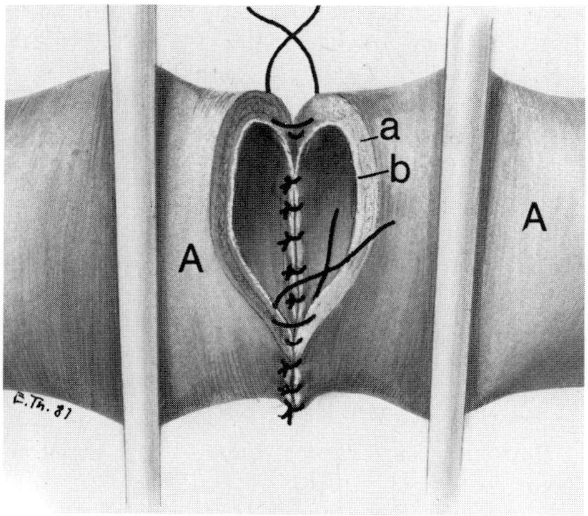

Abb. 226: End-zu-End-Anastomose des Oesophagus

A Oesophagus
a Tunica muscularis; b Tunica mucosa

wird die Tunica muscularis auf der zugewendeten Seite durch Naht adaptiert (Abb. 226).

Nach Entfernen der eingelegten Tücher wird der Defekt in der Pleura mediastinalis durch einige Nähte geschlossen. Eine Saugdrainage ist indiziert. Verschluß der Thoraxwunde.

Nachbehandlung: Chemotherapie. Entfernen der Saugdrainage nach Normalisierung der Atmung, ggf. nach 24 Stunden. Fünf Tage parenterale Flüssigkeitszufuhr. Anschließend eine Woche dünnbreiiges Futter. Ggf. vom 6. oder 7. Tag an Bougieren des Nahtbereichs mit einer Ballonsonde unter Röntgenkontrolle. Die Fäden der Hautnaht werden zwischen dem 8. und 12. Tag entfernt.

Myotomie des Oesophagus

Indikation: Dilatatio oesophagi (Megaoesophagus), wenn festes Futter beim sitzenden oder aufgerichtet auf den Beckengliedmaßen stehenden Tier nicht in den Magen weiterbefördert wird und der Hund älter als sechs Monate ist.

Vorbereitung: Chemotherapie, da wegen Aspiration bei häufigem Regurgitieren und starker Salivation meist eine Lungenaffektion besteht. Atropin sollte, falls nicht schon zur Narkoseprämedikation gegeben, zur Einschränkung der Speichelsekretion appliziert werden. Rechte Seitenlage. Ein Polster unter dem Thorax erleichtert den Zugang. Zum Absaugen von Schleim und Futter sollte eine Sonde in den Oesophagus eingeführt werden.

Vorgehen: Thorakotomie im 9. oder 10. Interkostalraum links (Abb. 227). Der Lobus caudalis ist mit einem in warmer Elektrolytlösung getränk-

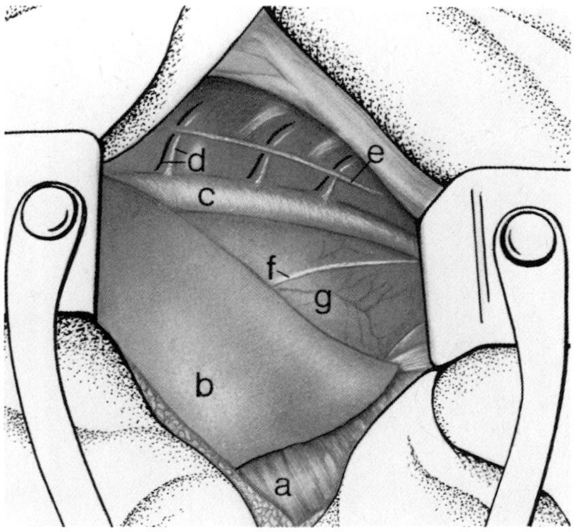

Abb. 227: Myotomie des Oesophagus bei Achalasie; Situation nach Thorakotomie im 9. Interkostalraum links

a Diaphragma; b Lobus caudalis der linken Lunge; c Aorta thoracica; d A. und V. intercostalis dorsalis; e Grenzstrang des Sympathikus; f Truncus vagalis dorsalis; g Oesophagus; h Truncus vagalis ventralis; i N. phrenicus sinister
1 Fettgewebe aus dem Hiatus oesophageus; 2, 3 Tunica muscularis des Oesophagus: 2 Stratum longitudinale, 3 Stratum circulare; 4 Tunica mucosa des Oesophagus

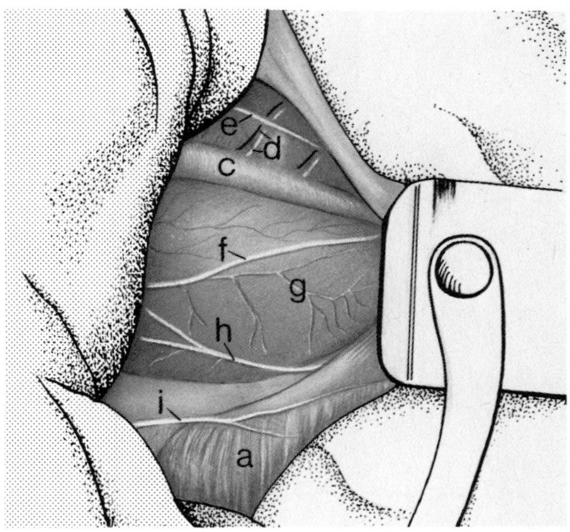

Abb. 228: Myotomie des Oesophagus bei Achalasie; Situation nach Verlagerung des Lobus caudalis der linken Lunge nach kranial

ten Tuch nach kranial zu verlagern (Abb. 228). Dann wird der Oesophagus am Hiatus oesophageus vom Zwerchfell nach Inzision der Pleura stumpf abgelöst. Danach kann die Kardia vorsichtig am Oesophagus ausreichend vorgezogen werden (Abb. 229).

Mit einem Längsschnitt kaudal des dilatierten Oesophagusabschnitts wird das Mediastinum und die Längsmuskulatur der Speiseröhre bis zur Kar-

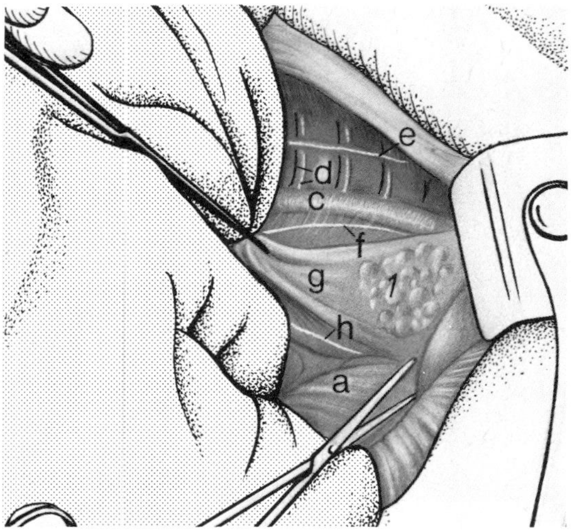

Abb. 229: Myotomie des Oesophagus bei Achalasie; stumpfe Ablösung des Oesophagus vom Zwerchfellpfeiler

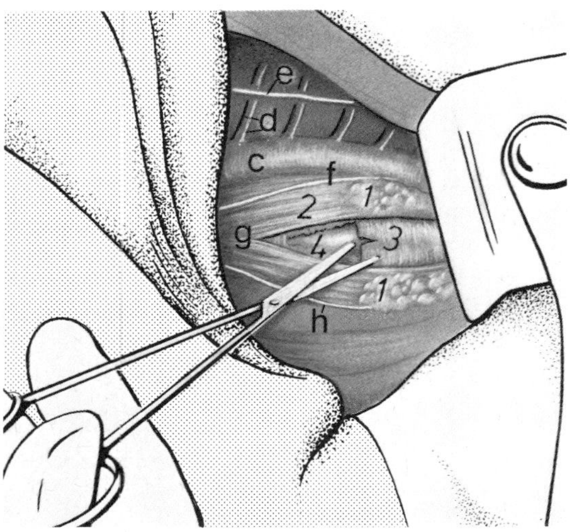

Abb. 230: Myotomie des Oesophagus bei Achalasie; Inzision des Stratum circulare

dia gespalten. Dann wird die Ringmuskulatur mit einer kleinen METZENBAUM-Schere vorsichtig durchtrennt. Die sich seitlich retrahierenden Ringmuskelfasern geben die sich vorwölbende Tunica mucosa frei (Abb. 230). Im Bereich der Kardia ist die Ringmuskulatur nicht so deutlich wie am Oesophagus von der Submukosa abzugrenzen. Die Isolierung der Muskelfasern kann mit einer zwischen Mukosa und Muskulatur vorgeschobenen Moskitoklemme wesentlich erleichtert werden.

Die meist geringen Blutungen können durch Aufdrücken von in warmer physiologischer Kochsalzlösung getränkter Gaze gestillt werden. Im Bereich von Submukosa und Tunica mucosa keine Blutstillung durch Koagulation, Ligatur oder Umstechung wegen der Gefahr verhängnisvoller Gewebsnekrosen.

Der Spalt zwischen Oesophagus und Zwerchfell ist mit einigen Knopfheften zu verschließen. Dazu kann das Zwerchfell an die auseinander gewichenen Ränder der Myotomiewunde im Bereich der Kardia genäht werden. Durch die Fixation des Oesophagus darf keine Einengung im Bereich des Hiatus oesophageus entstehen.

Der stark dilatierte Oesophagus kann nach Einfaltung in Längsrichtung abgenäht und damit eingeengt werden.

Verschluß der Thoraxwunde, evtl. Saugdrainage.

Nachbehandlung: Während der Aufwachphase ist die Lagerung des Patienten zu überwachen, weil sich im dilatierten Oesophagus Flüssigkeit ansammeln kann und Aspirationsgefahr besteht.

Die Saugdrainage wird nach Normalisierung der Atmung entfernt. Chemotherapie, parenteral. Der Patient ist wenigstens vier Wochen lang sitzend oder aufgerichtet, auf den Beckengliedmaßen stehend, zu füttern. Das Futter sollte mehrmals täglich in kleinen Portionen verabreicht werden. Es sollte während der ersten Tage flüssig, dann breiig und etwa vom 10. Tag an fester sein.

Die Fäden der Hautnaht werden zwischen dem 8. und 12. Tag entfernt.

Herz und Gefäße

Perikardiotomie — Perikardektomie

Indikation: Pericarditis constrictiva.

Vorbereitung: Rechte Seitenlage. Ein Polster unter dem Thorax erleichtert den Zugang.

Vorgehen: Thorakotomie im 5. Interkostalraum links. Mit in körperwarmer Elektrolytlösung getränkten Tüchern werden kranialer und kaudaler Lungenlappen abgedeckt und so seitlich verschoben, daß der Herzbeutel zugänglich wird. Der N. phrenicus sinister wird durch vorsichtige Präparation isoliert und mit einer Schlinge etwas angehoben. Das Perikard wird in der Herzachse in ganzer Länge geöffnet. Falls dadurch das Herz nicht genügend Bewegungsfreiheit bekommt, wird ein Streifen des Perikards bis zur Breite des halben Herzbeutels exzidiert. Größere Blutgefäße werden ligiert. Eine Saugdrainage sollte eingelegt werden. Verschluß der Thoraxwunde.

Nachbehandlung: Chemotherapie. Die Saugdrainage sollte spätestens nach 48 Stunden entfernt werden. Die Fäden der Hautnaht werden zwischen dem 8. und 12. Tag entfernt.

Durchtrennung des Lig. arteriosum bzw. des Ductus arteriosus persistens bei Rechtsaorta

Indikation: Einengung des Oesophagus durch eine Gefäßanomalie, die aus der aus dem rechten 4. Kiemenbogen hervorgegangenen und rechts vom Oesophagus gelegenen Aorta, der links vom Oesophagus verlaufenden A. pulmonalis, dem oberhalb der Speiseröhre liegenden Lig. arteriosum (Botalli) und der unter dem Oesophagus befindlichen Herzbasis besteht.

Die frühzeitige Operation verhindert eine sekundäre Oesophagusdilatation, Schluckpneumonie sowie Entkräftung und verbessert die Prognose.

Vorbereitung: Der Hund ist in rechter Seitenlage zu fixieren. Ein Polster sollte unter den Thorax gelegt werden.

Vorgehen: Thorakotomie im 4. oder 5. Interkostalraum links. Der Verlauf des Oesophagus wird an seiner Ausweitung kranial vom Herzen erkannt oder mit Hilfe einer oral eingeführten Magensonde bestimmt. Die Pleura mediastinalis wird über dem Oesophagus in Längsrichtung parallel und ventral des N. vagus so weit inzidiert, bis das einschnürende Lig. arteriosum freigelegt werden kann (Abb. 231). Das Lig. arteriosum wird vor der Durchtrennung zur Aorta und zum Truncus pulmonalis hin mit dünnen, nicht resorbierbaren Fäden unterbunden. Die Unterbindung ist notwendig, weil der Ductus arteriosus nicht immer vollständig obliteriert ist. Bei unvollständiger Obliteration kann sicherheitshalber eine zweite transfixierende Ligatur durch den Stumpf gelegt werden. Im Bereich der Einengung wird der Oesophagus von anhaftendem Bindegewebe und Mediastinum gelöst.

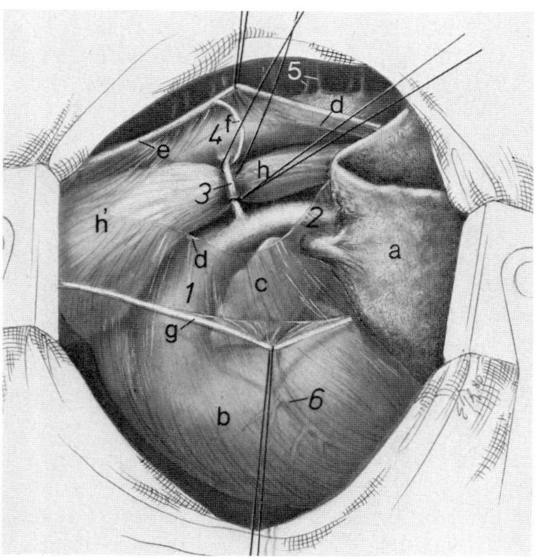

Abb. 231: Situation bei Rechtsaorta

a Lobus cranialis der linken Lunge, kaudal verlagert; b Herz (im Herzbeutel); c linkes Herzohr; d Schnittkante der Pleura mediastinalis; e N. vagus; f N. laryngeus recurrens; g N. phrenicus sinister, in Pleurafalte; h Oesophagus; h′ dilatierter Oesophagus
1 Truncus pulmonalis; 2 A. pulmonalis sinistra; 3 Lig. arteriosum (Ductus arteriosus persistens); 4 Aorta thoracica; 5 A. und V. intercostalis dorsalis; 6 Herzeigengefäße

Bei starker Erweiterung kann die Speiseröhre in Längsrichtung durch nicht perforierende Nähte etwas gerafft werden.

Verschluß der Thoraxwunde, evtl. Saugdrainage.

Nachbehandlung: Entfernung der Saugdrainage bei normalisierter Atmung. Chemotherapie.

Ernährung mit kleinen Portionen von zunächst breiiger Konsistenz. Um die Passage im Oesophagus durch die Schwerkraft zu begünstigen, sollte der Hund während der ersten zwei Wochen post operationem sitzend oder auf den Beckengliedmaßen aufgerichtet stehend gefüttert werden.

Die Fäden der Hautnaht sind zwischen dem 8. und 12. Tag zu entfernen.

Unterbindung des Ductus arteriosus persistens

Indikation: Links-Rechts-Shunt. Keine Indikation besteht bei ausgeprägter Zyanose und so starker pulmonaler Hypertension, daß der arterielle Druck erreicht oder übertroffen wird.

Instrumente: 2 atraumatische Gefäßklemmen (nach Cooley), eine rechtwinkelige Mixter-Klemme, Nabelband und evtl. Gefäßclips.

Anästhesie: Siehe Thorakotomie. Möglichst ohne Atropinmedikation, um Steigerung der Herzfrequenz zu vermeiden.

Vorbereitung: Der Patient ist in recher Seitenlage auszubinden. Unter den Thorax sollte ein Polster gelegt werden.

Vorgehen: Thorakotomie im 4. Interkostalraum links. Der Ductus arteriosus verläuft in Längsrichtung des Truncus pulmonalis in Höhe des N. vagus. Zunächst wird parallel und ventral des N. vagus, zwischen Aorta und Truncus pulmonalis, die Pleura mediastinalis durchtrennt, der Nerv mit zwei Fäden unterfahren und nach dorsal gezogen. Dabei sollte der N. laryngeus recurrens, der um den Ductus arteriosus verläuft, nicht zu stark gespannt werden. Der in geringem Abstand parallel zum N. vagus verlaufende N. phrenicus sinister kann zur Verbesserung des Zugangs ebenfalls angeschlungen und dann nach ventral gezogen werden.

Beim jungen Hund kann der Ductus arteriosus meist extraperikardial dargestellt werden. Bei sehr kurzem Ductus arteriosus ist die Öffnung des Perikards erforderlich. Sie sollte in Verlängerung der Inzision in der Pleura mediastinalis erfolgen.

Nun wird der Ductus arteriosus freipräpariert. Zwei dünne Fäden aus nicht resorbierbarem Material werden mit einer gebogenen Klemme um den Ductus arteriosus gelegt. Die Fäden, der eine an der Einmündung in die Aorta, der andere am Truncus pulmonalis, sind vorsichtig mit gleichmäßigem Zug langsam anzuziehen und zu knüpfen (Abb. 232). Der Verschluß des Ductus arteriosus verursacht eine arterielle Druckerhöhung, die die Herzaktion stören und eine Gefäßruptur verursachen kann!

Anstelle der Ligaturen können Gefäßclips gesetzt werden. Sie erfordern keine so vollkommene Darstellung des Ductus arteriosus. Es muß aber gewährleistet sein, daß der Clip den Ductus aterio-sus in seiner ganzen Breite komprimiert, da sonst die Möglichkeit einer Rekanalisation besteht.

Ist der Ductus arteriosus breiter als lang, ist die Gefahr einer Gefäßverletzung groß. Zur Beherrschung möglicher Komplikationen kann unter- und oberhalb des Ductus arteriosus das Bindegewebe und die gegenseitige Pleura mediastinalis zwischen Aorta und Truncus pulmonalis durchtrennt und je ein etwa 5 mm breites Band mit einem stumpfen DESCHAMPS oder der MIXTER-Klemme um die Aorta gelegt werden. Die Bänder sollten vor dem Gebrauch in Elektrolylösung getränkt werden. Sie können bei einer akzidentellen Blutung aus der Aorta oder dem Ductus arteriosus angezogen werden und ermöglichen dann eine sorgfältige Versorgung des Gefäßwanddefekts. Eine Blutung aus dem Truncus pulmonalis kann in der Regel durch Fingerdruck so weit beherrscht werden, daß eine Hämostase möglich wird.

Bei doppelter Unterbindung sollten der Ductus arteriosus durchtrennt und die Stümpfe durch Naht verschlossen werden. Zur Naht wird je eine atraumatische Gefäßklemme auf den Ductus arteriosus an der Aorta und am Truncus pulmonalis gesetzt. Die COOLEY-Klemme kann die großen Gefäße mitfassen, so daß am Stumpf mehr Gewebe zum Anlegen der Naht bleibt. Stärkeres Drehen der Klemmen ist zu vermeiden, weil die Gefäßwand leicht einreißt. Nach dem Aufsetzen der Klemmen kann, um ihr Abrutschen vom Stumpf zu verhindern, eine Matratzennaht parallel zur vorgesehenen Durchtrennungsstelle gelegt werden. Nach Durchtrennen des Ductus arteriosus werden die Stümpfe vorsichtig zum Operateur hin gewendet und mit rückläufiger Naht (atraumatisches, nicht resorbierbares Nahtmaterial) verschlossen. Danach wird die Klemme geöffnet.

Eine Sickerblutung im Bereich der Naht kann durch Fingerdruck oder mit einer Kompresse, die mit heißer physiologischer Kochsalzlösung getränkt ist, gestillt werden. Bei einer stärkeren Blutung ist die Klemme nochmals aufzusetzen und die Naht am Stumpf zu ergänzen.

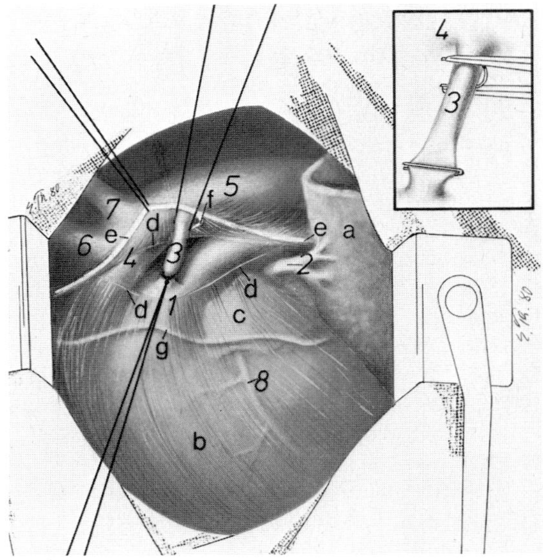

Abb. 232: Situation bei Ductus arteriosus persistens

a Lobus cranialis der linken Lunge, nach kaudal verlagert; b Herz (im Herzbeutel); c linkes Herzohr; d Schnittkante der Pleura mediastinalis; e N. vagus; f N. laryngeus recurrens; g N. phrenicus sinister
1 Truncus pulmonalis; 2 A. pulmonalis sinistra; 3 Ductus arteriosus persistens; 4 Arcus aortae; 5 Aorta thoracica; 6 Truncus brachiocephalicus; 7 A. subclavia sinistra; 8 Herzeigengefäße
Ausschnitt: Ductus arteriosus persistens mit Gefäßclips

Die Wundränder der Pleura mediastinalis und des Perikards werden ggf. mit einigen Knopfheften adaptiert.

Eine Saugdrainage kann eingelegt werden. Verschluß der Thoraxwunde.

Nachbehandlung: Die Saugdrainage ist bei normalisierter Atmung zu entfernen. Chemotherapie. Verbandswechsel abhängig von der Situation. Die Fäden der Hautnaht werden zwischen dem 8. und 12. Tag entfernt.

Lunge

Bronchotomie

Indikation: Fremdkörper in einem Bronchus.

Vorbereitung: Seitenlage, betroffener Bronchus nach oben.

Vorgehen: Thorakotomie für Eingriff im Bereich der Bifurkation 4., sonst 6. bis 7. Interkostalraum. Über dem palpierbaren oder durch Bronchoskopie bzw. Bronchographie lokalisierten Fremdkörper wird ein Lig. anulare so weit inzidiert, daß durch Spreizen der benachbarten Bronchalspangen der Fremdkörper entfernt werden kann. Nur selten ist zusätzlich die transversale

Durchschneidung eines Bronchalknorpels notwendig.

Der Verschluß der Bronchalinzision erfolgt mit langsam resorbierbarem, atraumatischem Nahtmaterial. Die Fäden werden durch die Bronchalspangen oder um diese, möglichst ohne Perforation der Tunica mucosa, geführt. Sie werden erst geknüpft, wenn alle Fäden gelegt sind. Beim Knüpfen werden die Bronchalknorpel unter leichtem Druck korrekt adaptiert. Die Abdeckung der ersten Nahtschicht erfolgt durch Aufnähen eines isolierten Pleura- oder Perikardlappens. Eine Saugdrainage kann eingelegt werden. Verschluß der Thoraxwunde.

Nachbehandlung: Die Saugdrainage ist nach Normalisierung der Atmung zu entfernen. Chemotherapie. Die Hautnähte werden zwischen dem 8. und 12. Tag post operationem entfernt.

Exzision eines Lungenanteils

Indikation: Verletzung; Abszeß; Tumor.

Vorbereitung: Der Patient ist in rechter bzw. linker Seitenlage (kranke Seite oben!) zu fixieren. Ein Polster sollte unter den Thorax gelegt werden.

Vorgehen: Thorakotomie zur zirkumskripten Exzision am:

- Lobus cranialis im 4. Interkostalraum rechts bzw. links;

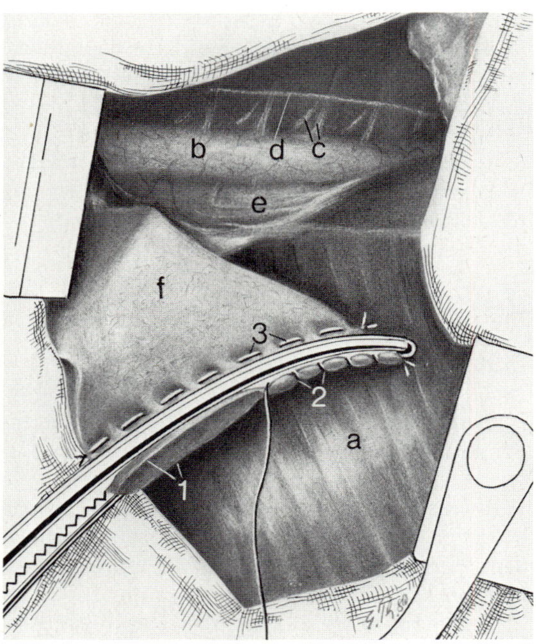

Abb. 233: Naht nach zirkumskripter Lungenresektion

a Zwerchfell; b Aorta; c A. und V. intercostalis dorsalis; d Grenzstrang des Sympathikus; e Mediastinum caudale; f Lobus caudalis der linken Lunge
1 Schnittkante des Lungengewebes nach Kammnaht (2); 3 fortlaufende Matratzennaht

- Lobus medius, Lobus accessorius und Lobus caudalis dexter im 6. oder 7. Interkostalraum rechts;
- Lobus caudalis sinister im 6. oder 7. Interkostalraum links.

Der zu exzidierende Bezirk ist mit weich fassenden Klemmen abzugrenzen (Abb. 233). Proximal der Klemmenschenkel wird mit einem dünnen Faden eine fortlaufende Matratzennaht gelegt und dann das Lungengewebe peripher entlang der Klemmenschenkel abgesetzt. Eine zusätzliche Kammnaht am Schnittrand, die die Pleura pulmonalis vereinigt, ergänzt den luftdichten Verschluß.

Mit einer Matratzen- und Kammnaht kann auch eine begrenzte Zerreißung des Lungengewebes versorgt werden.

Verschluß der Thoraxwunde, evtl. Saugdrainage. Beim Verschluß des Thorax darf keine zu starke Insufflation der Lunge erfolgen.

Nachbehandlung: Die Saugdrainage sollte nach Normalisierung der Atmung, ggf. nach 24 Stunden, entfernt werden. Chemotherapie.

Die Fäden der Hautnaht werden zwischen dem 8. und 12. Tag entfernt.

Lobektomie

Indikation: Auf einen Lungenlappen begrenzter Krankheitsprozeß (Abszeß, Tumor, Bronchiektasie, Verletzung).

Eine einseitige Pneumonektomie kommt selten in Frage.

Vorbereitung: Der Hund ist in rechter bzw. linker Seitenlage (kranke Seite oben!) zu fixieren. Unter den Thorax sollte ein Polster gelegt werden.

Vorgehen: Thorakotomie zur Exstirpation des

- Lobus cranialis im 4. oder 5. Interkostalraum rechts bzw. links;
- Lobus medius, Lobus accessorius, Lobus caudalis dexter im 6. oder 7. Interkostalraum rechts;
- Lobus caudalis sinister im 6. oder 7. Interkostalraum links.

Der erkrankte Lungenanteil ist zu identifizieren. Benachbarte Lungenanteile werden mit Tüchern, die mit warmer Elektrolytlösung getränkt sind, abgedeckt. Dann sind die seitlich des Haupt- bzw. des Lappenbronchus verlaufenden A. und V. pulmonalis bzw. deren die Bronchen begleitenden Äste frei zu präparieren, zu ligieren und zu durchtrennen (Vorsicht, die Gefäße reißen leicht ein!). Anschließend wird der Bronchus zur Durchtrennung und zur Versorgung des Stumpfes ausreichend von Lungengewebe befreit. Bei einem kleinen Bronchus, mit einem Durchmesser von nicht mehr als 5 mm, kann die Exzision des Lobus nach Ligatur des Stumpfes mit einem nicht resorbierbaren Faden erfolgen. Bei einem größeren Bronchus ist der Stumpf vor dem Absetzen mit einer weich

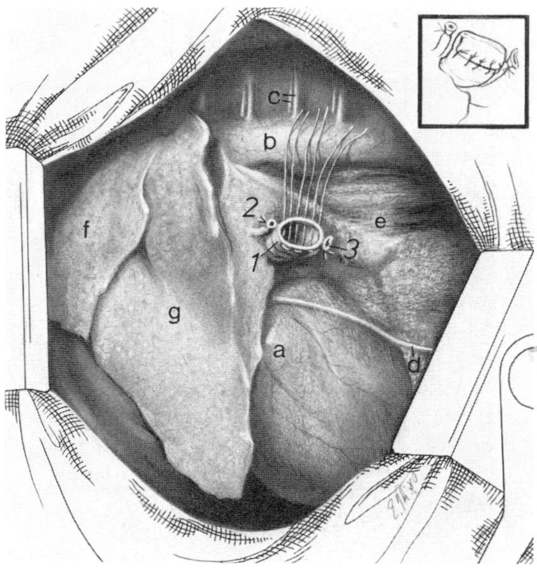

Abb. 234: Zustand nach Resektion des Lobus caudalis sinister

a Herz (im Herzbeutel); b Aorta thoracica; c A. und V. intercostalis dorsalis; d N. phrenicus sinister; e Oesophagus im Mediastinum caudale; f, g Lobus cranialis der linken Lunge: f Pars cranialis, g Pars caudalis
1 Bronchus lobaris caudalis mit vorgelegten Nähten; 2 Ast der A. pulmonalis, 3 Ast der V. pulmonalis, ligiert
Ausschnitt: Stumpf des Bronchus lobaris caudalis seitlich umgeschlagen und durch Naht fixiert

fassenden Klemme zu komprimieren. Der Verschluß des Bronchus erfolgt durch Matratzennaht (atraumatisches, nicht resorbierbares Nahtmaterial; Abb. 234). Der Stumpf wird mit einem aus der Pleura mediastinalis oder dem Herzbeutel präparierten Lappen übernäht.

Ist der Stumpf ausreichend lang, kann er nach der beschriebenen Abdichtung noch seitlich umgeschlagen und durch Naht fixiert werden (Abb. 234 — Ausschnitt).

Es muß dafür gesorgt werden, daß vor der Naht der Thoraxwunde der Stumpf des Bronchus luftdicht verschlossen ist. Dies kann durch Aufbringen einer Elektrolytlösung bei gleichzeitiger Insufflation überprüft werden.

Verschluß der Thoraxwunde, evtl. Saugdrainage.

Nachbehandlung: Chemotherapie. Die Saugdrainage ist nach Normalisierung der Atmung, ggf. nach 24 Stunden, zu entfernen. Die Fäden der Hautnaht werden zwischen dem 8. und 12. Tag entfert.

Komplikation: Bei einer Nahtdehiszenz am Bronchusstumpf, die gelegentlich durch eine Nekrose im Bereich der Naht zwischen dem 4. und 6. Tag post operationem verursacht wird, entsteht ein Pneumothorax. Eine nochmalige Versorgung des Bronchusstumpfes ist notwendig.

Ductus thoracicus

Unterbindung

Indikation: Chylothorax, falls wiederholte Thorakozentese nicht zur Spontanheilung führte.

Vorbereitung: Zum besseren Erkennen des Ductus thoracicus Fett- bzw. Sahnefütterung etwa zwei Stunden vor dem Eingriff oder Lymphangiographie durch subkutane Injektion von 5 bis 10 ml einer 1–3%igen Lösung Evans Blue an einer Bekkengliedmaße.

Vorgehen: Thorakotomie beim Hund im 10. Interkostalraum rechts, bei der Katze im 9. bzw. 10. Interkostalraum links oder rechts. Nach Spreizen der der Inzision benachbarten Rippen wird die Lymphflüssigkeit abgesaugt und die Brusthöhle ausgetupft. Die Pleura wird in Höhe des 10. oder 11. Brustwirbels beim Hund zwischen der V. azygos dextra und Aorta, bei der Katze dorsolateral der Aorta eingeschnitten. Durch vorsichtige stumpfe Präparation wird der Ductus thoracicus einschließlich häufig vorhandener kollateraler Zweige und Lymphgefäße freigelegt. Der Ductus thoracicus und die Kollateralgefäße werden ligiert. Kann die Öffnung identifiziert werden, erfolgt die Unterbindung kaudal und kranial des Defekts. Ggf. kann eine Anastomose mit einer Vene (V. intercostalis dorsalis, V. azygos dextra) versucht werden. Vor der 5. Rippe ist der Ductus thoracicus bei Hund und Katze nur linksseitig über Inzision im 4. Interkostalraum zugängig. Eine Saugdrainage sollte eingelegt werden.

Verschluß der Thoraxwunde.

Nachbehandlung: Chemotherapie. Die Saugdrainage ist bis zum 4. Tag, die Fäden der Hautnaht sind zwischen dem 8. und 12. Tag zu entfernen.

Zwerchfell

Naht des Zwerchfells

Indikation: Zwerchfellruptur, Zwerchfellhernie oder Perikardhernie, wenn Lokalisation des Defekts röntgenologisch möglich.

Vorbereitung: Der Patient ist in Seitenlage mit defektem Zwerchfellanteil nach oben auszubinden. Vorteilhaft ist Schräglagerung mit tiefliegendem Becken.

Vorgehen: Thorakotomie im 8., bei dorsal gelegenem Defekt auch im 9. Interkostalraum.

Der Lobus caudalis ist mit einem in warmer isotonischer Elektrolytlösung getränkten Tuch abzudecken und, falls notwendig, zur Verbesserung des Zugangs zu den vorgefallenen Baucheingeweiden nach kranial oder dorsal zu verschieben

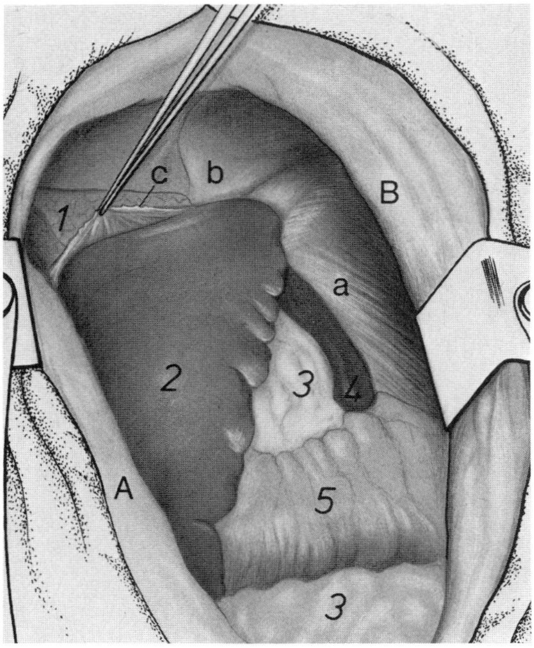

Abb. 235: Zwerchfellruptur, in das Cavum pleurae sinistrum vorgefallene Bauchhöhleneingeweide

A 8. Rippe; B 9. Rippe, von Weichteilen bedeckt
a–d Diaphragma: a Pars costalis, b Pars lumbalis, c Ränder des Zwerchfelldefekts, d Centrum tendineum
1 linke Lunge, Lobus caudalis; 2 Leber, Lobus sinister; 3 großes Netz, Omentum majus; 4 Milz; 5 Magen

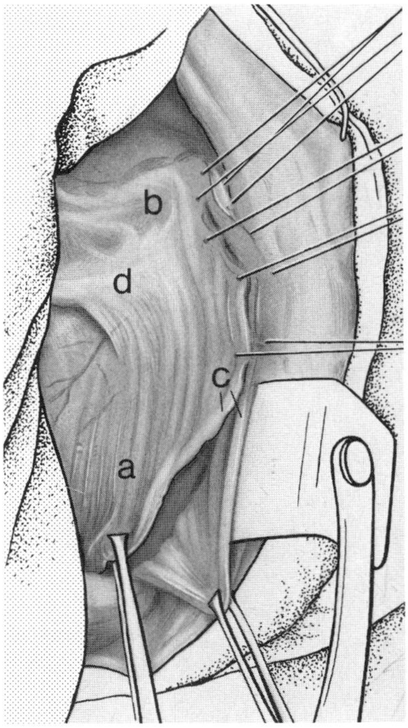

Abb. 237: Verschluß des Zwerchfelldefekts

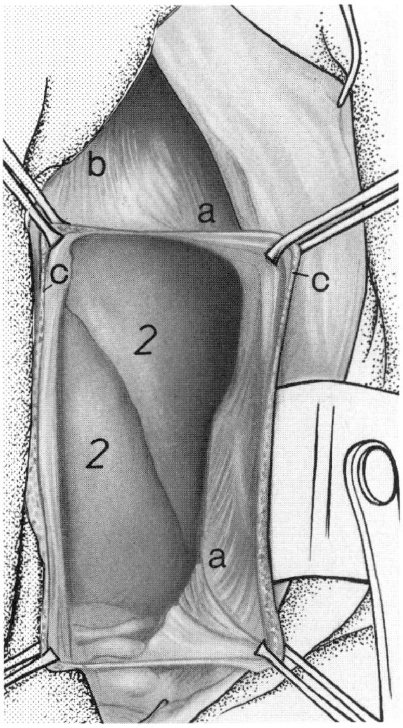

Abb. 236: Zwerchfelldefekt nach Reposition der Bauchhöhleneingeweide

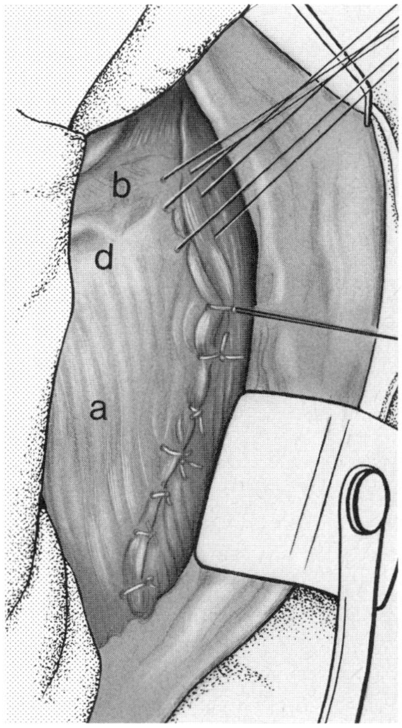

Abb. 238: Zwerchfellnaht

(Abb. 235). Danach werden die Ränder des Zwerchfelldefekts aufgesucht, mit ALLIS-Klemmen oder als Zügel gelegten Fäden fixiert und die vorgefallenen Eingeweide durch die Zwerchfellöffnung schonend in die Bauchhöhle zurückverlagert (Abb. 236). Selten vorhandene Verklebungen im Thorax sind sorgfältig zu lösen. Falls sich bei der Rückverlagerung Schwierigkeiten ergeben, sollte der Defekt durch Einschneiden des Diaphragmas vergrößert werden.

Anschließend werden die Wundränder mit rückläufigen oder diagonal gesetzten Heften adaptiert (Abb. 237, 238).

Bei Abriß des Zwerchfells von der seitlichen oder sternalen Brustwand ist die Naht um Rippe oder Rippenknorpel zu legen. Dies braucht nicht unbedingt an der Abrißstelle zu erfolgen, sondern kann zur Verminderung der Spannung dort geschehen, wo die Brustwand am einfachsten zu erreichen ist.

Ein größerer kongenitaler Defekt, dessen Ränder sich nicht ohne erhebliche Spannung adaptieren lassen, kann durch einen Lappen aus der Fascia lata verschlossen werden. Dieser wird ohne Spannung auf den Rand des Zwerchfelldefekts aufgenäht.

Verschluß der Thoraxwunde.

Nachbehandlung: Die Fäden der Hautnaht sind zwischen dem 8. und 12. Tag zu entfernen.

Bauchhöhle

Laparotomie

Der Zugang zur Bauchhöhle ist von der Indikation zur Operation abhängig.

Instrumente: Bauchdeckenspreizer.

Vorbereitung: Abhängig vom Zugang Rücken- oder Seitenlagerung.

• *Zugang in der Linea alba*

Der Hautschnitt wird in der Medianen gelegt. In gleicher Länge werden die oberflächliche Faszie und das Fett durchtrennt, mobilisiert und mit der Haut gespreizt.

Beim Rüden ist der Hautschnitt bei postumbilikalem Zugang 10 bis 15 mm vor dem Anulus praeputialis bogenförmig zur Seite und dann neben dem Präputium weiter nach kaudal zu führen. Der Ramus praeputialis der A. epigastrica caudalis superficialis wird doppelt ligiert (koaguliert) und durchtrennt. In Länge des Hautschnitts wird die Fascia trunci superficialis, der M. praeputialis cranialis und das lockere Bindegewebe durchtrennt, mobilisiert und mit der Haut so gespreizt, daß die Linea alba gut dargestellt ist.

Neben der Linea alba wird die Fascia trunci profunda zusammen mit dem äußeren Blatt der Rektusscheide gefaßt, etwas angehoben und die Bauchhöhle in der Linea alba geöffnet. Die Wunde ist ausreichend lang zu halten. Sie ist ggf. nach kranial und/oder nach kaudal zu verlängern.

Zwischen Schaufelknorpel und etwas kaudal des Nabels befindet sich das umbilikale Fettpolster im Lig. falciforme. Das Fettpolster wird reseziert. Dazu wird es vorgelagert und die Bandinsertion in der Linea alba und deren Nachbarschaft nach Koagulation der Gefäße mit der Schere abgesetzt. Nachdem am kranialen Wundwinkel eine Ligatur (Katgut) auf das von der ventralen Bauchwand abgelöste Fett gesetzt ist, wird es kaudal der Ligatur abgesetzt.

Wundverschluß: Bewährt haben sich

Adaptation der Wundränder von Peritoneum, Fascia transversalis, Rektusscheide und Fascia trunci profunda mit Knopf- oder Diagonalheften (langsam resorbierbares Material). Adaptation der Wundränder der oberflächlichen Faszie mit Knopfheften (Katgut). Hautnaht.

Adaptation der Wundränder aller Gewebsschichten durch rückläufige Achternaht mit Einzelheften (nicht resorbierbarer Faden).

• *Paramedianer Zugang (postumbilikal)*

Der Hautschnitt wird bei der Katze und der Hündin in der Medianen gelegt. In gleicher Länge werden die oberflächliche Faszie und das Fett durchtrennt, mobilisiert und mit der Haut gespreizt.

Beim Rüden ist der Hautschnitt neben dem Präputium zu legen. Der Ramus praeputialis der A. epigastrica caudalis superficialis ist zu ligieren (koagulieren) und zu durchtrennen. In Länge des Hautschnitts werden die Fascia trunci superficialis, der M. praeputialis cranialis und das lockere Bindegewebe durchtrennt, mobilisiert und mit der Haut so gespreizt, daß die Linea alba dargestellt ist.

10 bis 30 mm neben und parallel zur Linea alba werden die Fascia trunci profunda und das äußere Blatt der Rektusscheide mit dem Skalpell (Abb. 239) und der M. rectus abdominis stumpf im Faserverlauf (Abb. 240) durchtrennt. Nach Spreizen der Wundränder wird das innere Blatt der Rektusscheide zusammen mit der anliegenden Fascia transversalis und dem Peritoneum mit der Pinzette gefaßt, etwas angehoben, inzidiert und in Länge der Wunde mit der Schere durchtrennt (Abb. 241).

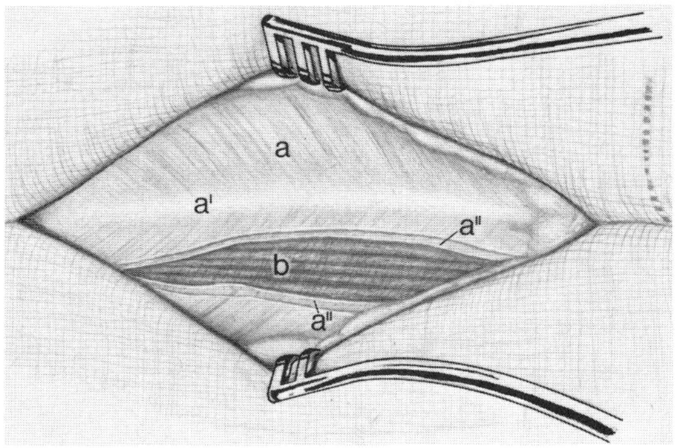

Abb. 239: Laparotomie; paramedianer Zugang. Haut- und Faszienwunde gespreizt, äußeres Blatt der Rektusscheide durchtrennt

a äußeres Blatt der Rektusscheide, a' Linea alba, a'' Aponeurose des M. obliquus internus abdominis; b M. rectus abdominis; c Fascia transversalis; d Peritoneum parietale; e Vesica urinaria; f Lig. vesicae medianum

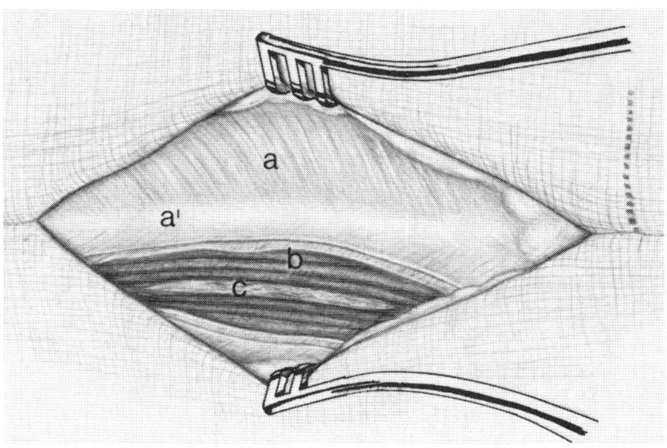

Abb. 240: M. rectus abdominis im Faserverlauf durchtrennt

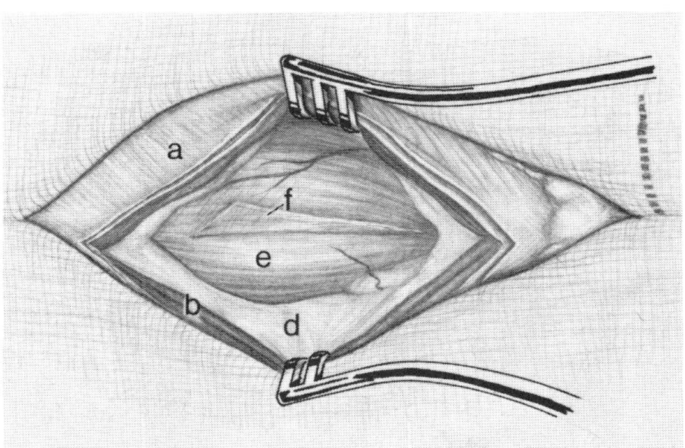

Abb. 241: Bauchhöhle geöffnet

Das Lig. vesicae medianum wird, falls notwendig, durchgeschnitten.

Wundverschluß: Adaptation der Wundränder des Peritoneums zusammen mit denen der Fascia transversalis und denen des inneren Blattes der Rektusscheide mit Knopfheften oder fortlaufender Naht (Chromkatgut).

Adaptation der Wundränder des M. rectus abdominis mit Knopfheften (Katgut).

Adaptation der Wundränder des äußeren Blattes der Rektusscheide zusammen mit der Fascia trunci profunda mit Knopfheften (langsam resorbierbares Nahtmaterial).

Adaptation der Wundränder der oberflächlichen Faszie mit Knopfheften (Katgut). Hautnaht.

- *Parakostaler Zugang (Rippenrandschnitt)*

Der Hautschnitt wird hinter und parallel zum Rippenbogen gelegt. Er beginnt etwa 15 mm ventral der Querfortsätze der Lendenwirbel und kann bis zur Medianen reichen. Die oberflächliche Faszie und der Hautmuskel werden in gleicher Länge durchtrennt und mit der Haut gespreizt (Abb. 242).

Der M. obliquus externus abdominis wird 5 bis 10 mm inzidiert, dann mit der Schere unterfahren und in Wundlänge durchtrennt. In gleicher Weise wird der M. obliquus internus abdominis durchgeschnitten (Abb. 243, 244).

Nun wird der M. transversus abdominis, dem die Fascia transversalis und das Peritoneum anliegen, einige Millimeter inzidiert und unter Fingerschutz in Länge der Wunde durchtrennt (Abb. 245).

Wenn es die Situation erfordert, kann der M. rectus abdominis quer zum Faserverlauf eingeschnitten oder durchtrennt werden. Wundverschluß siehe unten.

- *Schnittführung zur Darstellung der linken Niere*

Der Hautschnitt wird vertikal gelegt. Er beginnt ventral des Querfortsatzes vom 4. Lendenwirbel in Höhe der ventralen Kante der Lendenmuskulatur und reicht etwa bis zur Höhe der Fuge der 12. Rippe. In gleicher Länge werden die oberflächliche Faszie und der Hautmuskel durchtrennt und mit der Haut gespreizt. Jetzt werden der M. obliquus externus abdominis, der M. obliquus internus abdominis und der M. transversus abdominis durchtrennt und mit Wundhaken gespreizt. Das die Niere umgebende Fett ist stumpf auseinander zu drängen.

Wenn es zur besseren Darstellung der Niere erforderlich ist, kann der M. transversus abdominis im dorsalen Wundbereich 10 bis 20 mm nach kranial und/oder kaudal eingeschnitten werden. Wundverschluß siehe unten.

- *Zugang in der Flanke*

Der Hautschnitt wird etwa in der Mitte zwischen Rippenbogen und Hüfthöker schräg (dorsokaudal-ventrokranial) gelegt. Er beginnt ventral der Querfortsätze der Lendenwirbel und reicht etwa bis zur Höhe der Fuge der 10. Rippe. In gleicher Länge werden die oberflächliche Faszie und der Hautmuskel durchtrennt und mit der Haut gespreizt.

Der M. obliquus externus abdominis wird 5 bis 10 mm inzidiert, dann mit der Schere unterfahren

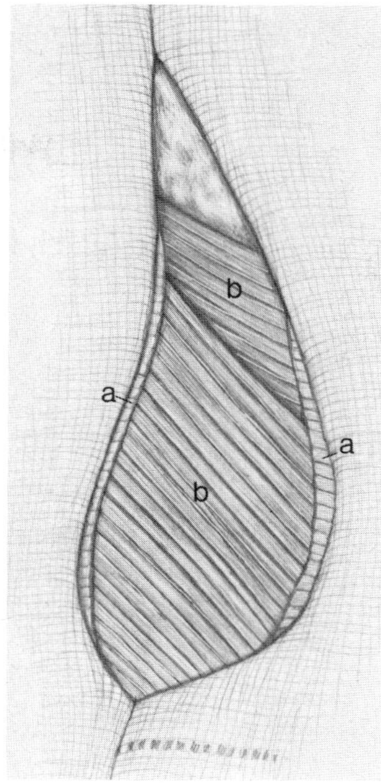

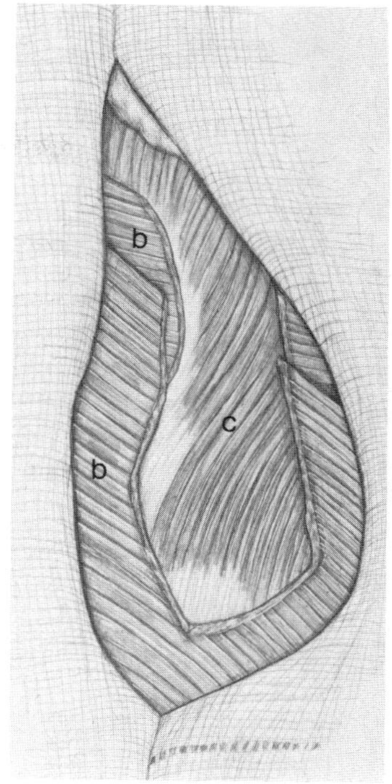

Abb. 242 (links): Laparotomie; parakostaler Zugang. Haut- und Faszienwunde gespreizt

a M. cutaneus trunci; b M. obliquus externus abdominis mit Lenden- und Rippenteil; c M. obliquus internus abdominis; d M. transversus abdominis; e Fascia transversalis und Peritoneum parietale; f großes Netz mit durchscheinenden Dünndarmschlingen
2 Muskelgefäß

Abb. 243 (rechts): M. obliquus externus abdominis durchtrennt

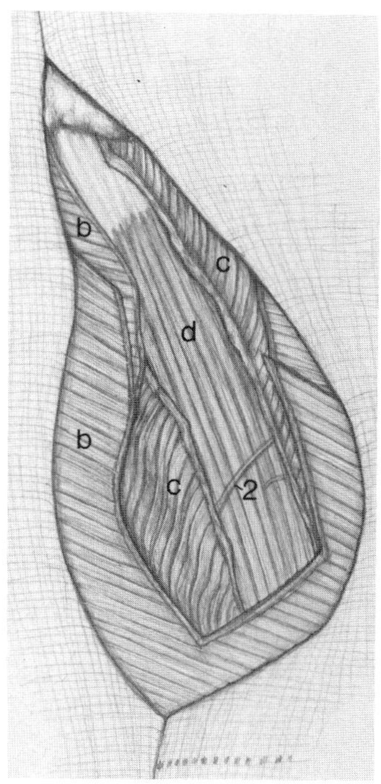

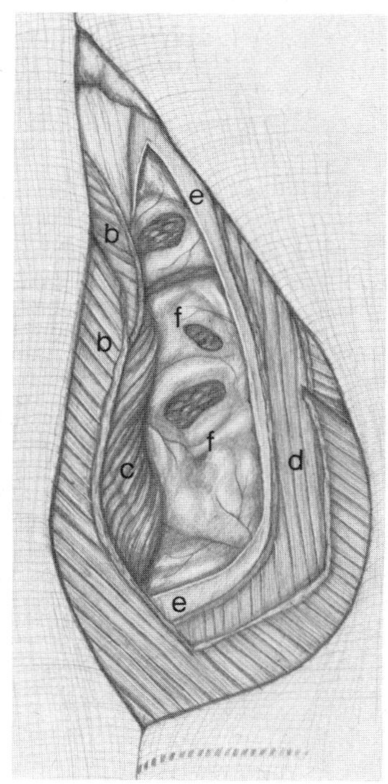

Abb. 244 (links): M. obliquus internus abdominis durchtrennt

Abb. 245 (rechts): M. transversus abdominis durchtrennt, Fascia transversalis und Peritoneum parietale gespalten

und, schräg zum Faserverlauf, in Wundlänge durchgeschnitten. In gleicher Weise wird der M. obliquus internus abdominis mobilisiert, aber im Faserverlauf durchtrennt.

Der M. transversus abdominis wird mit der anliegenden Fascia transversalis sowie dem Peritoneum nach einer kurzen Inzision schräg zum Faserverlauf unter Fingerschutz in Wundlänge durchgeschnitten.

Wundverschluß: Adaptation der Wundränder des Peritoneums zusammen mit der Fascia transversalis und denen des M. transversus abdominis mit Knopfheften (Chromkatgut).

Adaptation der Wundränder des M. obliquus internus abdominis mit Knopfheften oder fortlaufender Naht (Katgut). Adaptation der Wundränder des M. obliquus externus abdominis mit Knopfheften oder fortlaufender Naht (Katgut).

Wurde der M. rectus abdominis ein- oder durchgeschnitten, sind die Wundränder zweischichtig mit Knopfheften zu adaptieren:
- inneres Blatt der Rektusscheide und Muskel (Katgut),
- äußeres Blatt der Rektusscheide und Muskel (langsam resorbierbares Nahtmaterial).

Adaptation der Wundränder des Hautmuskels und der oberflächlichen Faszie mit Knopfheften (Katgut). Hautnaht.

Nachbehandlung: Die Wunde kann mit einem Spray, durch aufgeklebte Gaze, Hautfaltendecknaht oder einen Verband geschützt werden. Die Fäden der Hautnaht sind zwischen dem 8. und 10. Tag, die einer Achternaht zwischen dem 12. und 14. Tag zu entfernen.

Hernie

Operation der Hernia umbilicalis

Indikation: Nabelbruch. Bei Inkarzeration sofortiger Eingriff erforderlich.

Vorbereitung: Rückenlage.

Vorgehen: Die Haut des äußeren Bruchsacks wird ellipsenförmig so umschnitten, daß die Wundränder nach Beseitigung der Hernie ohne Totraumbildung adaptiert werden können. Der innere Bruchsack wird bis zur Bruchpforte freipräpariert, der Bruchinhalt durch massierende Bewegungen oder durch Aufdrehen des inneren Bruchsacks reponiert. Anschließend wird der innere Bruchsack in Höhe der Bauchdecke abgesetzt.

Falls die Bruchpforte für die Reposition zu eng ist, kann, nach Öffnen des inneren Bruchsacks, aus Netz und Fettgewebe bestehender Inhalt ligiert und abgesetzt werden. Die Reposition des Bruchinhalts kann auch durch Erweiterung der Bruchpforte in der Linea alba erfolgen.

Wundverschluß: Die Bruchpforte wird mit resorbierbaren Fäden unter Adaptation des Peritoneums vernäht. Naht von Subkutis und Haut. Zum Schutz kann eine Hautfaltendecknaht angelegt werden.

Nachbehandlung: Die Fäden der Hautfaltendecknaht werden am 3. oder 4., die der Hautnaht am 8. bis 10. Tag entfernt.

Operation der Hernia inguinalis der Hündin

Indikation: Leistenbruch (Inkarzeration erfordert unverzüglichen Eingriff).

Vorbereitung: Rückenlage mit nach hinten lokker ausgebundenen Beckengliedmaßen.

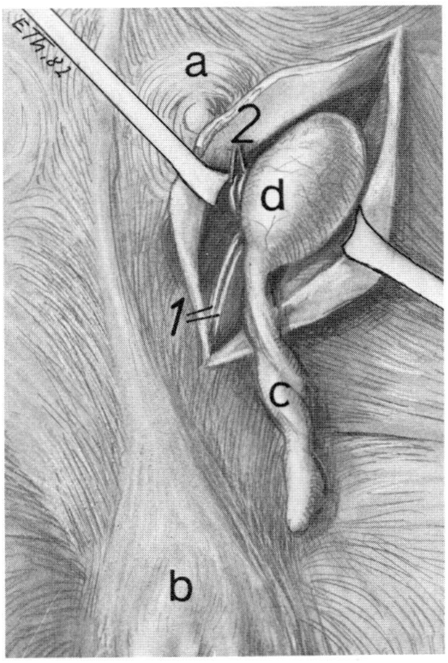

Abb. 246: Hernia inguinalis bei der Hündin

a inguinaler Mammakomplex; b Vulva; c freigelegter Proc. vaginalis, torquiert zur Reponierung des (d) Bruchsackinhalts
1 arterieller Ramus labialis ventralis und V. labialis ventralis; 2. A. und V. epigastrica caudalis superficialis der A. bzw. V. pudenda externa

Vorgehen: Kaudolateral des letzten Gesäugekomplexes wird über dem sicht- und palpierbaren Bruch der Hautschnitt gelegt. Der innere Bruchsack wird bis zur Bruchpforte unter dem Mammakomplex stumpf freipräpariert. Bei ausreichend weiter Bruchpforte kann der Inhalt durch Aufdrehen des Proc. vaginalis in die Bauchhöhle reponiert werden. Falls die Reposition auf diese Weise nicht möglich ist, wird der Bruchsack geöffnet und der Inhalt reseziert (Fett) oder entleert (Harnblase). Kann die Rückverlagerung auch dann noch nicht erfolgen (Uterus), wird der Leistenkanal kranial erweitert. Nach Reposition wird der Proc. vaginalis aufgedreht, an der Basis ligiert und abgesetzt (Abb. 246).

Der innere Bruchsack wird eingestülpt oder, wie beschrieben, zusammengedreht und nach Ligatur, ggf. Transfixation des Fadens, reseziert. Anschließend wird durch Naht mit langsam resorbierbaren Fäden der innere Leistenring zwischen dem Lig. inguinale sowie dem kaudalen Rand des M. obliquus internus abdominis und dem lateralen Rand des M. rectus abdominis verengt. Es schließt sich die Naht des äußeren Leistenrings in der Aponeurose des M. obliquus externus abdominis an. Dabei dürfen die im kaudalen Winkel liegenden A. und V. pudenda externa weder verletzt noch komprimiert werden.

Der abgehobene Mammakomplex wird durch einige Situationsnähte unter Vermeidung von Hohlraum in ursprünglicher Lage fixiert.

Naht der Subkutis und der Haut. Über die Hautnaht kann eine Hautfaltendecknaht gelegt werden.

Nachbehandlung: Die Fäden der Hautfaltendecknaht werden nach 3 bis 4, die der Hautnaht am 8. bis 10. Tag entfernt.

Operation der Hernia inguinalis sive scrotalis

Indikation: Leisten- oder Hodensackbruch. (Inkarzeration erfordert unverzüglichen Eingriff).

Vorbereitung: Rückenlage mit nach hinten lokker ausgebundenen Beckengliedmaßen.

Vorgehen: In der Inguinalgegend wird über dem Bruchsack bzw. dem in der Tiefe zu palpierenden äußeren Leistenring, Anulus inguinalis superficialis, in seiner Verlaufsrichtung der Hautschnitt geführt. Durch stumpfe Präparation wird der Proc. vaginalis bis zum inneren Leistenring freigelegt. Der Bruchinhalt wird in die Bauchhöhle zurückmassiert.

Der schlitzförmige äußere Leistenring in der Aponeurose des M. obliquus externus abdominis wird durch Knopfhefte mit langsam resorbierbaren Fäden von kranial her so weit eingeengt, daß die Blutgefäße im nach kaudal geschobenen Samenstrang nicht eingeschnürt werden.

Bei gleichzeitig gewünschter oder notwendiger Kastration wird der Proc. vaginalis ebenfalls bis zum inneren Leistenring dargestellt. Mit dem um den Scheidenhautfortsatz gelegten gekrümmten Zeigefinger wird dann der Proc. vaginalis unter Zug aus dem Skrotum gelöst. Der Bruchinhalt der Hernie wird durch Massage und Aufdrehen des Proc. vaginalis in die Bauchhöhle reponiert (Abb. 247). Der zusammengedrehte Proc. vaginalis wird in Höhe des Leistenrings ligiert und etwa 1 cm distal davon mit Samenstrang und Hoden abgesetzt. Die Ligatur kann durch Transfixation gesichert werden. Der äußere Leistenring wird unter Schonung der A. und V. pudenda externa durch Knopfhefte verkleinert. Naht von Subkutis und Haut. Eine Hautfaltendecknaht kann nützlich sein.

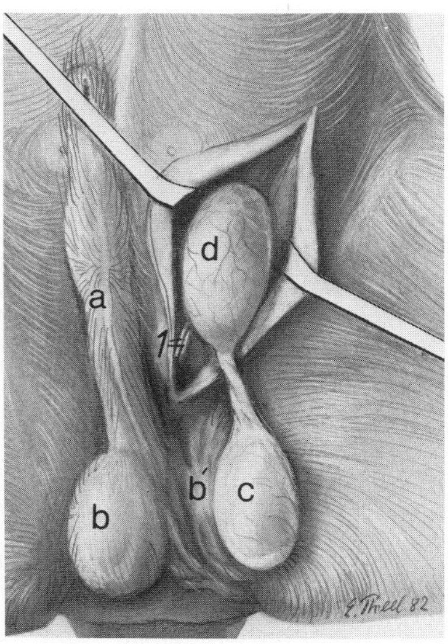

Abb. 247: Hernia scrotalis beim Hund

a Präputium; b Scrotum, rechte Hälfte mit Inhalt, b′ linke Hälfte nach Vorlagerung des Proc. vaginalis; c freigelegter Proc. vaginalis nach Aufdrehen und teilweiser Reposition des (d) Bruchinhalts
1 arterieller Ramus scrotalis ventralis und V. scrotalis ventralis der A. und V. pudenda externa

Nachbehandlung: Die Fäden der Hautfaltendecknaht werden am 3. oder 4., die der Hautnaht am 8. bis 10. Tag entfernt.

Operation der Hernia perinealis

Indikation: Perinealhernie.

Anmerkung: Vielfach ist gleichzeitige Kastration zweckmäßig.

Vorbereitung: Vorteilhaft ist mehrtägiger Nahrungsentzug. Rückenlage (Beckengliedmaße nach oben oder nach vorn, Schwanz nach dorsal ausgebunden) bzw. Bauchlage (Beckengliedmaßen hängend über Tischkante, Polster unter Regio abdominalis caudalis, Schwanz nach dorsal ausgebunden).

Verschluß des Anus mit Tabaksbeutelnaht oder Einlage eines Tampons.

Vorgehen: Der Hautschnitt verläuft seitlich des Anus im Abstand von 2 bis 3 cm in leichtem Bogen über der Ausdehnung des Bruchsacks. Nach Durchtrennen der dünnen subkutanen Faszie liegt der Bruchinhalt, gewöhnlich aus Netz, retroperitonealem Fettgewebe, Darm und auch der retroflexierten Blase bestehend, frei (Abb. 248). Im Netz befinden sich oft braunrot bis weißlich gefärbte Knötchen (organisierte Hämatome).

Der Bruchinhalt wird nach Lösung verwachsener Netzanteile in die Bauchhöhle geschoben. Die Reposition und Retention des Bruchinhalts wird mit Hilfe eines Tuches (Kompresse) erleichtert.

Bei stark gefüllter retroflexierter Harnblase ist die Rückverlagerung gelegentlich erst nach deren Punktion und Entleerung möglich. Zur Punktion wird ein Schlauch auf die Kanüle gesetzt, um ein Ablaufen des Urins in das Operationsgebiet zu verhindern.

Mit Fäden aus langsam oder nicht resorbierbarem Material, die um das Lig. sacrotuberale, dorsolateral durch den M. coccygeus lateralis und ggf. den M. obturator internus geführt werden, sind der M. sphincter ani externus und identifizierbare Teile des M. levator ani zu vernähen (Abb. 249).

Es ist ratsam, die Fäden vorzulegen und sie beim Entfernen des eingelegten Tuches nacheinander anzuziehen und zu knüpfen. Zum Verschluß der

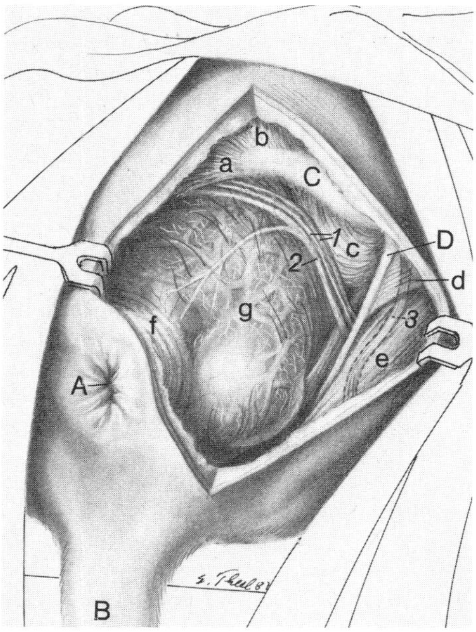

Abb. 248: Hernia perinealis; Haut und oberflächliche Faszie durchtrennt

A Anus; B Cauda; C Tuber ischiadicum; D Lig. sacrotuberale
a M. ischiocavernosus; b M. semimembranosus; c M. obturator internus; d M. biceps femoris; e M. glutaeus superficialis; f M. sphincter ani externus; g Bruchsack, bedeckt vom ausgefaserten M. levator ani, vom periproktalen Bindegewebe, von Teilen des Mesogastrium dorsale und vom Peritoneum der Beckenhöhle
1 A. und V. pudenta interna; 2 N. pudendus; 3 von Muskulatur überlagerter N. ischiadicus

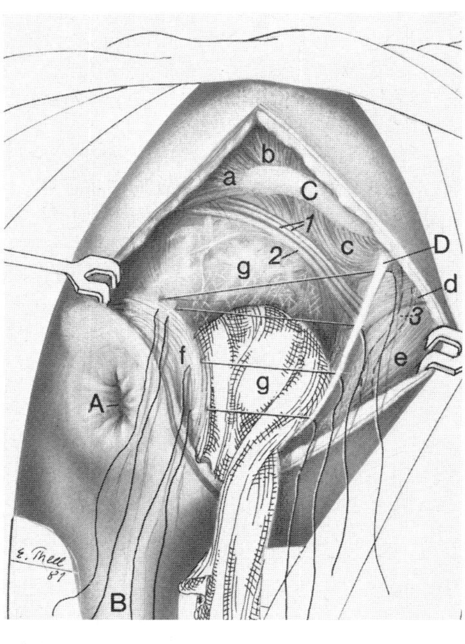

Abb. 249: Hernia perinealis; Zustand nach Reposition und Legen der Fäden

Bruchpforte sind etwa 6 Fäden erforderlich, die zur Vermeidung von Gefäßverletzungen um das Lig. sacrotuberale mit einem DESCHAMPS geführt werden können.

Bei der Naht der Bruchpforte sind der ventral auf dem M. obturator internus verlaufende N. pudendus und die A. und V. pudenda interna ebenso zu schonen wie der Paranalbeutel.

Wundverschluß: Adaptation der Faszie und des subkutanen Gewebes (Katgut). Hautnaht.

Bei beiderseitiger Perinealhernie schließt sich die Operation auf der anderen Seite an.

Bei erheblicher Ektasie des Rektums können, von kranial her beginnend, vertikal gelegte nicht oder schwer resorbierbare Fäden im Abstand von 5 bis 10 mm zur Einstülpung der Schleimhaut durch die Tunica muscularis geführt, angezogen und geknotet werden.

Nach Abschluß des Eingriffs wird die den Anus verschließende Tabaksbeutelnaht entfernt.

Nachbehandlung: Ein Halskragen schützt vor dem Belecken der Hautnaht. Die Defäkation wird durch Diätfütterung geregelt. Die Fäden der Hautnaht werden etwa am 10. Tag entfernt.

Naht des Zwerchfells

Indikation: Zwerchfellruptur; Hernia diaphragmatica; Hernia pericardialis.

Anästhesie: Narkose, Intubation mit positiver Druckbeatmung, ggf. zusätzlich Muskelrelaxans.

Vorbereitung: Der Patient wird zur Laparotomie in der Linea alba in Rückenlage, zur Laparotomie mit Rippenrandschnitt in Seitenlage ausgebunden.

Vorgehen: Laparotomie in der Linea alba präumbilikal oder, bei gesicherter Lokalisation, mit Rippenrandschnitt.

Die in den Thorax verlagerten Organe werden durch den Defekt im Zwerchfell zurückgezogen. Falls notwendig, kann zur Reposition die Zusammenhangstrennung im Zwerchfell verlängert werden. Um Platz zu schaffen, können Dünndarm und Milz durch die Laparotomiewunde vorgelagert werden. Der vorgelagerte Darm wird mit Gaze abgedeckt, die mit warmer physiologischer Kochsalzlösung angefeuchtet wurde. Im Thorax vorhandenes Blut oder Exsudat ist abzusaugen oder auszutupfen. Der Rand einer Bruchpforte bzw. die Wundränder einer alten Ruptur sind aufzufrischen.

Die Wundränder des Zwerchfells werden mit rückläufigen Heften (dünner, nicht resorbierbarer Faden) adaptiert. Die Naht wird an der entferntesten Stelle begonnen. Die Fäden werden zunächst lang belassen, um durch angepaßten Zug die Wundränder etwas vorzulagern. Evtl. ist der entfernte Wundrand mit einer Klemme zu fassen und an den zugehörigen Wundrand der Gegenseite zu ziehen.

Am oberen Wundrand werden die letzten Hefte zunächst nur vorgelegt und die Atelektasen durch kontrollierte Druckbeatmung beseitigt. Nach optimaler Insufflation der Lunge zur Entlüftung der Pleurahöhle werden die Fäden angezogen und geknüpft.

Vorteilhaft ist es, eine Saugdrainage zur Komplettierung des Unterdrucks in der Pleurahöhle einzulegen und anzuschließen.

Nach Verschluß der Zwerchfellwunde bzw. der Bruchpforte werden die Fäden abgeschnitten, die vorgelagerten Organe reponiert und die Wundränder der Laparotomiewunde durch Naht adaptiert. Der Schlauch der Saugdrainage wird in die Laparotomiewunde eingenäht. Er wird nach Stabilisierung der Spontanatmung entfernt.

Nachbehandlung: Die Fäden der Hautnaht werden zwischen dem 8. und 10. Tag, die einer rückläufigen Achternaht zwischen dem 12. und 14. Tag entfernt.

Magen

Gastrotomie, partielle Resektion der Magenwand

Indikation: Fremdkörper; Ulcus; Nekrose; Tumor.

Vorbereitung: Rückenlage.

Vorgehen: Laparotomie in der Linea alba präumbilikal. Nach Darstellung wird der Magen möglichst weit in die Laparotomiewunde hineingezogen. Der Fremdkörper wird durch die Magenwand hindurch in einer möglichst blutgefäßarmen Zone erfaßt und am weitesten vorgelagert. Er wird durch einen Assistenten gehalten oder, falls möglich, in der Position durch eine weich fassende Darmklemme, die hinter dem Fremdkörper auf die Magenwand gesetzt wird, fixiert.

Über dem Fremdkörper wird die Magenwand inzidiert. Nach Durchtrennen von Serosa, Tunica muscularis und Tela submucosa wölbt sich die Schleimhaut vor. Sie wird inzidiert und mit ALLIS-Klemmen gesichert. Der Fremdkörper wird unter Vermeidung von Verschmutzung der Serosa entfernt. Dabei bleibt die Inzisionsstelle zwischen zwei ALLIS-Klemmen angehoben. Flüssigkeit im Magen wird abgesaugt.

Ein pathologisch veränderter Bereich der Magenwand wird vorgelagert, fixiert und ellipsenförmig exzidiert.

Die Magenwand wird entweder in Form einer SCHMIEDEN- und abdeckenden LEMBERT-Naht oder durch eine doppelte LEMBERT-Naht verschlossen.

Nach Rückverlagerung des Magens Naht der Bauchwunde.

Nachbehandlung: Nahrungsentzug für 2 bis 3 Tage. Parenterale Flüssigkeitszufuhr für 2 bis 3 Tage.

Die Fäden der Hautnaht werden zwischen dem 8. und 10. Tag, die einer Achternaht zwischen dem 12. und 14. Tag entfernt.

Pylorusmyotomie

Indikation: Pylorusspasmus.

Vorbereitung: Der Patient ist, abhängig von der beabsichtigten Schnittführung, in Rücken- oder linker Seitenlage auszubinden.

Vorgehen: Laparotomie in der Linea alba in der Regio abdominis cranialis oder parakostal rechts. Nach Vorlagerung von Magen und Duodenum wird durch Palpation die Lage des Pylorus festgestellt. In diesem Bereich wird ein Längsschnitt durch die Tunica serosa und die oberflächliche Muskelschicht (Stratum longitudinale) auf der antimesenterialen Seite geführt. Der Schnitt erstreckt sich ein wenig über den Pylorus hinaus auf den Magen und das Duodenum. Die Dicke der Ringmuskelschicht (Stratum circulare) kann mit einer stumpfen Arterienklemme ermittelt werden. Unter Nutzung der dabei entstandenen Öffnung wird die Ringmuskulatur mit einer METZENBAUM-Schere durchtrennt, bis sich die Mukosa in der ganzen Schnittlänge vorwölbt. Ohne Naht können Magen und Darm zurückverlagert werden.

Bei zu starker Vorwölbung der Schleimhaut können die Wundränder der Muskularis quer zur Schnittführung mit Knopfheften, die in etwas grö-

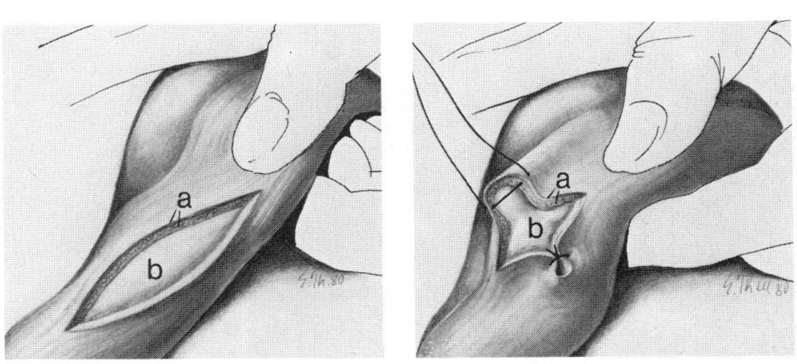

Abb. 250: Pylorusmyotomie

a Tunica serosa und Tunica muscularis; b Tunica mucosa

ßerem Abstand zu setzen sind, adaptiert werden (Abb. 250).

Bei akzidentieller Inzision der Tunica mucosa ist eine Pylorusplastik vorzunehmen. Dazu wird die Tunica mucosa in Schnittlänge durchtrennt, nachdem weichfassende Darmklemmen ober- und unterhalb aufgesetzt worden sind. Verschluß der Inzision quer zur Schnittführung mit Naht nach SCHMIEDEN (Katgut) und einer zweiten Naht nach CUSHING. Verschluß der Bauchdecke.

Nachbehandlung: Häufiges Angebot kleiner Futtermengen. Die Fäden der Hautnaht werden zwischen dem 8. und 10., die einer Achternaht zwischen dem 12. und 14. Tag entfernt.

Operation bei Torsio ventriculi

Indikation: Magendrehung — schnellstmögliche Intervention!

Anästhesie: Prämedikation, Atropin und Intubationsnarkose; evtl. nur Infiltrationsanästhesie.

Instrumente: Absaugtrokar oder weitlumige Kanüle mit ca. 25 cm langem Schlauch. Darmklemmen. Lange Kugelzange nach STADLER.

Vorbereitung: Schocktherapie. Bei Herzrhythmusstörung Applikation von Antiarrhythmikum und Herzglykosid. Dekompression des Magens mit der Magensonde versuchen. Kann die Sonde nicht in den Magen eingeführt werden, sollte sie belassen und nach Reposition vorgeschoben werden.

Rückenlage. Laparotomie in der Linea alba mit langem Schnitt (prä- und postumbilikal).

Vorgehen: Zunächst wird der stark aufgegaste Magen mit dem Absaugtrokar (Kanüle) dekomprimiert. Die schlaffer werdende Magenwand ist vom Assistenten mit Gazekompressen zu fassen und so zu halten, daß die Punktionsstelle mit einem Diagonalheft (Katgut) verschlossen und mit 2 oder 3 Heften (Katgut) eingestülpt werden kann.

Nach der Dekompression wird der Magen durch Drehen reponiert. Dazu wird er mit der flach zwischen Magenwand und Rippenbogen eingeführten Hand in Pylorusnähe gefaßt. Der Zug kann zunächst auch auf das pylorusnahe Duodenum ausgeübt werden. Die Lage von Milz, Duodenum und Netz ist zu prüfen und ggf. zu korrigieren.

Nach Reposition des Magens ist die Magensonde zur Entleerung und Spülung einzuführen. Können größere Futteranteile nicht über die Sonde oder mit einer langen Kugelzange entfernt werden, sollte der Magen vorgelagert und nach Abdichten der Bauchhöhle mit Tüchern (Gaze) inzidiert und entleert werden.

Gastrotomie: Ist die Magenwand im Bereich der großen Kurvatur infolge der durch die Magendrehung verursachten Kompression der V. gastroepi-

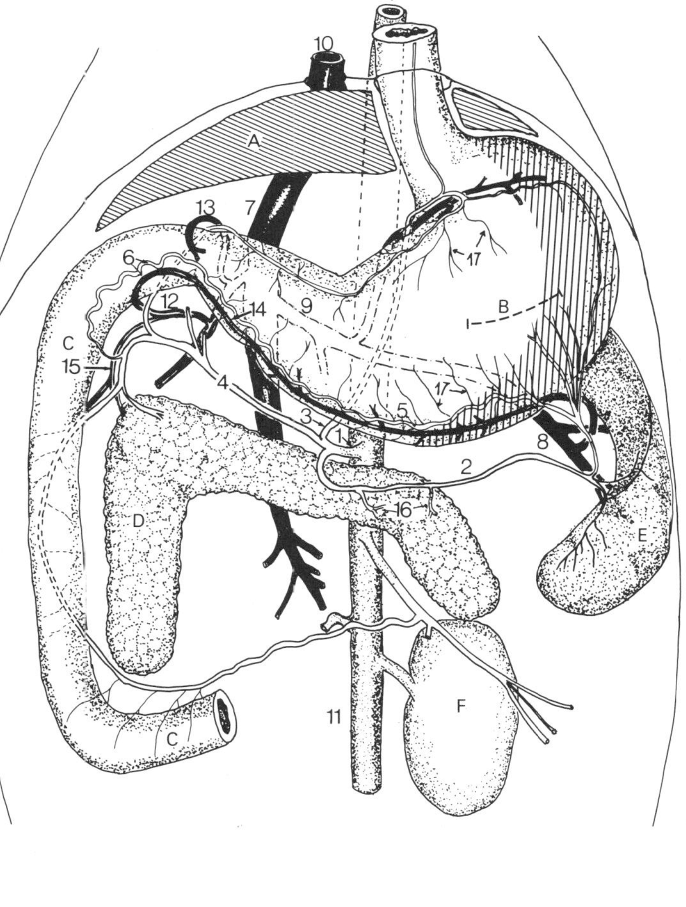

Abb. 251: Schematische Darstellung der Blutgefäße des Magens, nach Korrosionspräparaten gezeichnet; Rückenlage

A Leber; B Fundus ventriculi: Die günstigste Stelle zur Gastrotomie ist markiert. Das Gebiet der Magenwandnekrose ist senkrecht schraffiert; C Duodenum; D Pankreas; E Milz; F linke Niere
1 A. coeliaca; 2 A. lienalis; 3 A. gastrica sinistra; 4 A. hepatica; 5 A. und V. gastroepiploica sinistra; 6 A. gastroepiploica dextra; 7 V. portae; 8 Ramus lienalis der 9 V. lienalis; 10 V. cava caudalis; 11 Aorta abdominalis; 12 V. gastroduodenalis; 13 V. gastrica dextra; 14 V. gastroepiploica dextra; 15 V. pancreaticoduodenalis cranialis; 16 Rami pancreatici der A. lienalis; 17 Aa. gastricae breves

ploica sinistra farblich verändert, ist die Inzision auf der Facies parietalis in halber Höhe zwischen kleiner und großer Kurvatur zu legen (Abb. 251). Dieser Bereich wird über die A. gastrica sinistra von den Aa. gastricae breves mitversorgt. Die Inzision ist so zu legen, daß noch vorhandene Flüssigkeit aus dem Magen abgesaugt werden kann.

Naht: Die Wundränder werden durch eine fortlaufende Naht nach SCHMIEDEN (resorbierbares, atraumatisches Nahtmaterial) adaptiert und durch eine fortlaufende LEMBERT-Naht (Katgut, atraumatisches Nahtmaterial) eingestülpt.

Partielle Magenresektion: Ist die Magenwand im Bereich der großen Kurvatur livid (blaugrau) gefärbt, sollte die nicht mehr erholungsfähige Magenwand spindelförmig reseziert werden.

Naht: Die Wundränder werden durch eine fortlaufende Naht nach SCHMIEDEN (langsam resorbierbares, atraumatisches Nahtmaterial) adaptiert und durch eine fortlaufende LEMBERT-Naht (Katgut, atraumatisches Nahtmaterial) eingestülpt.

Die Milz ist zu exstirpieren, wenn die Kapsel des erheblich gestauten Organs verletzt ist, d. h. eine Blutung besteht, oder wenn als Folge einer längeren Kompression die A. lienalis thrombosiert ist.

Ob eine Gastropexie bei einem Rezidiv zweckmäßig ist, wird von der Ursache und der Situation abhängig zu machen sein.

Verschluß der Laparotomiewunde. Ggf. Verband.

Nachbehandlung: Kreislauf- und Chemotherapie sowie Flüssigkeitssubstitution. Bei Gastrotomie 2 Tage Nahrungsentzug. Aufteilung der Tagesfutterration in 4 Portionen. Verbandwechsel abhängig von der Situation. Die Fäden der Hautnaht werden etwa am 10. Tag, die einer Achternaht nach 12 bis 14 Tagen entfernt.

Gastropexie

Indikation: Prophylaxe rezidivierender Torsio ventriculi, evtl. im Anschluß an Beseitigung der Magentorsion.

Vorbereitung: Rechte Seiten- bzw. Rückenlage. Laparotomie parakostal links. Zugang auch über mediane Inzision zur Behebung der Magentorsion.

Vorgehen: Bei parakostalem Zugang wird der Magen kranial und parallel zum Ansatz des Netzes mit 6 bis 8 Knopfheften (langsam oder nicht resorbierbares Nahtmaterial) an den kranialen Rand der Laparotomiewunde genäht (Abb. 252).

Zur Gastropexie im Anschluß an die Behebung einer Magentorsion mit medianem Zugang wird der Magen am Rippenrand an den M. transversus abdominis nach Skarifizierung des Peritoneums genäht. Es muß vermieden werden, daß er durch die Naht zur Linea alba hin verlagert wird.

Verschluß der Laparotomiewunde.

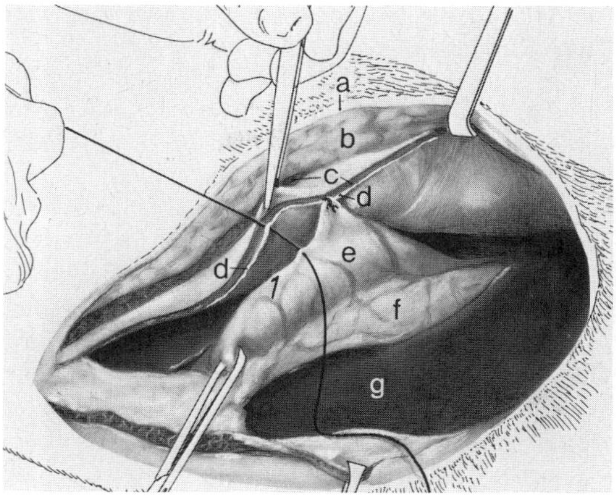

Abb. 252: Gastropexie

a äußere Haut, Schnittkante; b subkutanes Fettgewebe; c Bauchmuskulatur; d Fascia transversalis und Peritoneum; e Magen; f Omentum majus; g Milz
1 Ansatz des großen Netzes entlang der Curvatura major des Magens

Nachbehandlung: Kohlehydratarme Diätfütterung in kleinen Portionen. Die Fäden der Hautnaht werden zwischen dem 8. und 10. Tag entfernt.

Darm

Enterotomie

Indikation: Fremdkörperileus; Tumor.

Instrumente: Darmklemmen.

Vorbereitung: Rückenlage. Laparotomie in der Linea alba (präumbilikal).

Vorgehen: Nach Verlagerung des Netzes im Abdomen nach kranial wird der erkrankte Darmabschnitt vorgelagert, der gesunde vorgelagerte Darm abgedeckt und die Bauchhöhle mit Tüchern (Gaze) abgedichtet.

Einige Zentimeter vor und hinter der Obturationsstelle wird nun je eine Darmklemme angelegt und der Abschnitt so gehalten, daß das Lumen in der Längsachse des Darmes an der dem Ansatz des Mesenteriums gegenüberliegenden Seite geöffnet werden kann. Die Inzision ist so vorzunehmen, daß Darminhalt abgesaugt oder abgetupft werden kann.

Bei einem festen Fremdkörper ist der Schnitt über seine ganze Länge zu legen, damit die Enterotomiewunde beim Entfernen nicht ein- oder weiterreißt.

Bei der Auffädelung ist der Darm meist an mehreren Stellen zu öffnen, der Faden (Binde, Strumpf oder ähnliches) durchzuschneiden und jeweils nur ein kurzer Anteil mit ganz geringem Zug zu entfernen. Ist ein Faden die Ursache, sollte die

Mund- und Rachenhöhle untersucht werden, weil das Fadenende dort haften kann.

Bei einem wurstförmigen Bezoar ist die Inzision so zu legen und so lang zu halten, daß das Konglobat (Haare, Gras usw.) mit dem Péan aus beiden Schenkeln entfernt werden kann.

Darmnaht: Die Wunde ist mit einer zweireihigen einstülpenden Naht zu versorgen. Es hat sich bewährt, die Wundränder mit einer fortlaufenden Naht nach SCHMIEDEN (dünnes, resorbierbares, atraumatisches Nahtmaterial) zu adaptieren und durch eine fortlaufende LEMBERT-Naht (atraumatisches Nahtmaterial) einzustülpen. Nach Abnahme der Darmklemmen ist der vorgelagerte Darm, falls notwendig, mit nassen Kompressen vorsichtig abzutupfen. Abschließend sollte über die Darmnaht Netz gelegt und ggf. mit 2–3 Knopfheften (Katgut) fixiert werden. Nach Rückverlagerung des Darmes wird das Netz reponiert.

Naht der Laparotomiewunde.

Nachbehandlung: Chemotherapie und parenterale Flüssigkeitssubstitution. Ggf. Verband. 2 Tage Flüssigkeitsentzug per os; 3 Tage Nahrungsentzug. Die Fäden der Hautnaht werden zwischen dem 8. und 10. Tag, die einer Achternaht zwischen dem 12. und 14. Tag entfernt.

Enteroanastomose

Indikation: Nekrose der Darmwand; unlösbare Verwachsungen; Darmtumor.

Instrumente: Darmklemmen.

Vorbereitung: Rückenlage; Laparotomie in der Linea alba.

Vorgehen: Der zu resezierende Darmabschnitt ist ausreichend vorzulagern, der gesunde Darm abzudecken und die Bauchhöhle abzudichten. Danach werden die Mesenterialgefäße im Bereich des zu resezierenden Darmabschnitts ligiert und mit dem Mesenterium durchtrennt. Dabei sollte das Gekröse, entsprechend der Länge des zu resezierenden Darmabschnitts, keilförmig abgesetzt werden. Nun wird der zu resezierende Darmabschnitt an beiden Enden mit einer Ligatur abgedichtet. 10 bis 25 mm ober- bzw. unterhalb der Ligaturen wird je eine Darmklemme im sicher durchbluteten Bereich auf den zu- bzw. abführenden Schenkel gesetzt und der zu resezierende Abschnitt nahe der Ligaturen abgesetzt.

- *End-zu-End-Anastomose* (einreihig, nicht invertierend)

Ein unterschiedlich weites Lumen im zu- und abführenden Schenkel ist auszugleichen: Der Darm des zuführenden Schenkels wird quer und der des abführenden Schenkels so schräg abgesetzt, daß die Lumina auf »Stoß« adaptiert werden können. Zunächst wird mesenterial und dann antimesenterial je ein Heft (langsam resorbierbares,

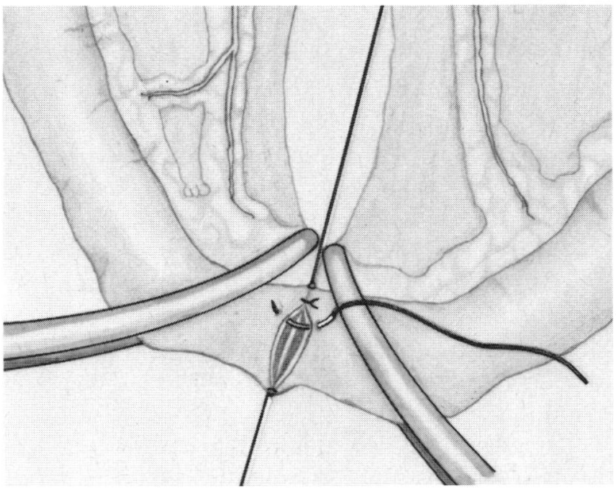

Abb. 253: End-zu-End-Anastomose; Hefte mesenterial und antimesenterial gesetzt, Naht auf der zugewandten Seite

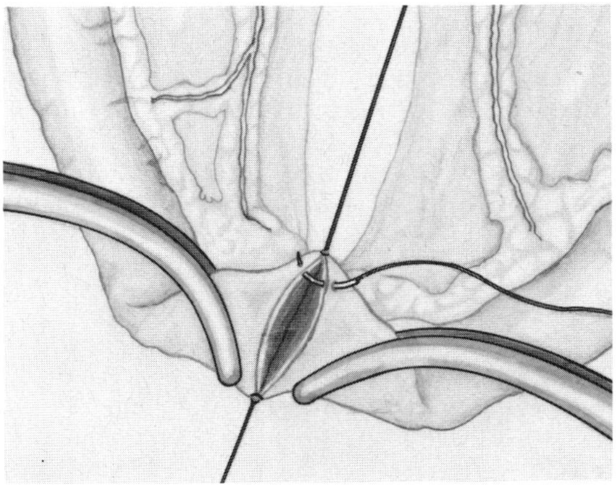

Abb. 254: Naht auf der Gegenseite

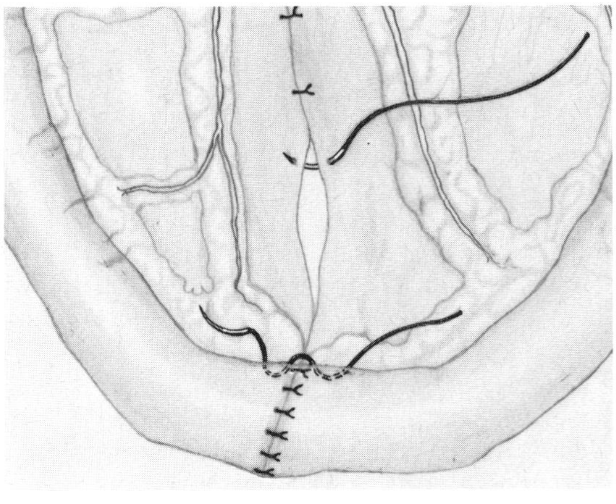

Abb. 255: Situation nach Adapation auf Stoß mit einstülpendem Heft am Gekröseansatz und zum Teil genähten Spalt im Gekröse

atraumatisches Nahtmaterial) gesetzt, geknüpft und der Darm zwischen den beiden Heften leicht gespannt (Abb. 253). Die Nadelführung für diese und die folgenden Knopfhefte ist: Tunica serosa, Tunica muscularis, Tela submucosa auf der einen und Tela submucosa, Tunica muscularis und Tunica serosa auf der anderen Seite (Abb. 256). Ein- und Ausstich sollten ca. 5 mm vom Wundrand liegen und der Abstand zwischen den Heften etwa 5 mm betragen.

Sind die Wundränder auf der zugewendeten Seite durch Knopfhefte adaptiert, wird der Darm um 180° gedreht und die Naht analog fortgesetzt.

Die Darmnaht ist durch je ein Heft beiderseits am Gekröseansatz zu sichern (Nadelführung nach Lembert, Abb. 255). Abschließend sind die Wundränder des Mesenteriums mit Knopfheften zu adaptieren und die Anastomose durch Anlagerung von Netz zu sichern.

- *Seit-zu-Seit-Anastomose*

Zunächst sind die beiden Darmenden mit einer

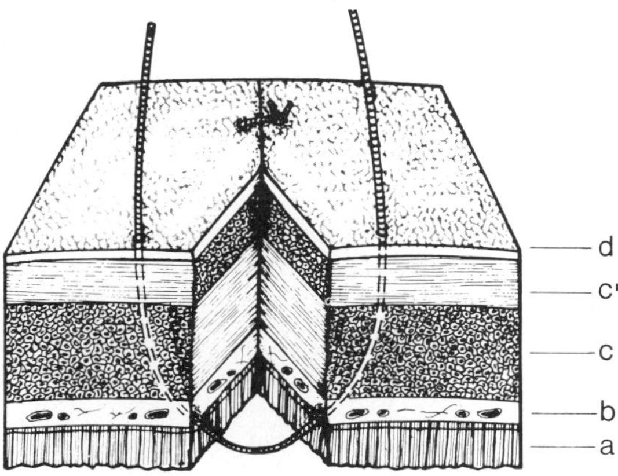

Abb. 256: End-zu-End-Anastomose; Nadelführung; Schema

a Tunica mucosa; b Tela submucosa; c und c′ Tunica muscularis: c Stratum circulare, c′ Stratum longitudinale; d Tunica serosa

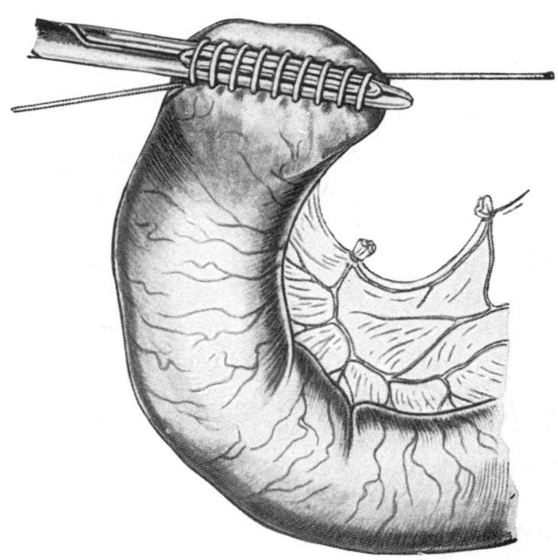

Abb. 257: Verschluß des Darmstumpfes mit modifizierter Cushing-Naht

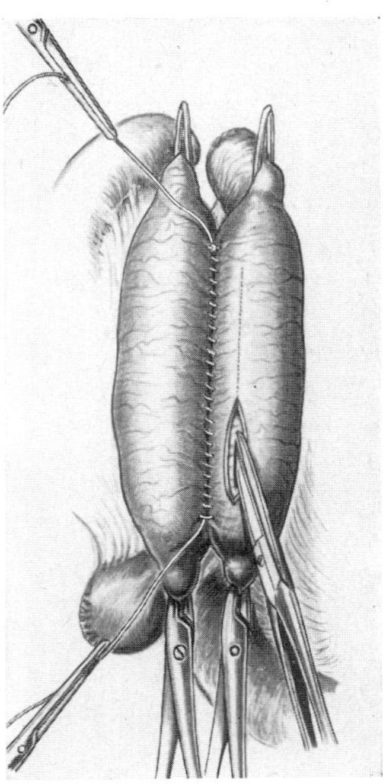

Abb. 258: Seit-zu-Seit-Anastomose; Enterotomie nach Fixation der beiden Stümpfe durch fortlaufende Lembert-Naht (»hintere Serosennaht«)

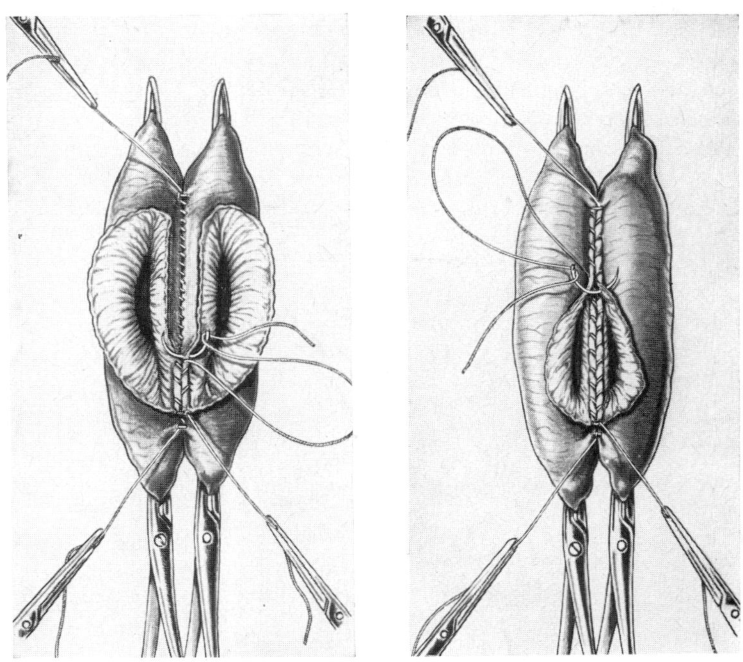

Abb. 259 (links) und 260 (rechts): Adaptation der Wundränder der beiden Enterotomiewunden mit fortlaufender Naht nach Schmieden

zweireihigen Naht zu verschließen. Einfach und sicher sind folgende Verfahren:

a) Die über die Darmklemme hinausragenden Wundränder des Darmes werden mit einer Naht nach SCHMIEDEN oder einer Kürschner-Naht adaptiert. Danach wird die Klemme abgenommen, der Stumpf etwas eingestülpt und die aneinander liegenden Flächen mit einer fortlaufenden LEMBERT-Naht adaptiert.

b) Es wird ein Faden zur CUSHING-Naht unter Einbeziehung der Klemme gelegt (Abb. 257). Ein- und Ausstich liegen 7 bis 10 mm links und rechts von der Klemme. Nach Legen des Fadens wird die Klemme entfernt, der Faden angezogen und geknüpft. Danach werden der Stumpf etwas eingestülpt und die aneinander liegenden Flächen mit einer fortlaufenden LEMBERT-Naht fixiert.

Nach Ausstreichen des Darminhalts aus den Stümpfen werden je eine Darmklemme 7 bis 10 cm vom Stumpfende entfernt angelegt und die beiden Darmstümpfe isoperistaltisch nebeneinander (mit übereinander liegendem Gekröse) gelegt. Sie werden mit einer 5 bis 10 mm vom Gekröseansatz entfernt gelegten fortlaufenden LEMBERT-Naht in einer Länge, die dem 2fachen Durchmesser des Darmlumens entspricht, aneinander genäht (»hintere Serosennaht«). Die Naht sollte bis an den eingestülpten Stumpf beider Schenkel reichen (Abb. 258).

Nun werden beide Darmstümpfe in der Längsachse, nach einer kurzen Inzision, mit der Schere geöffnet. Die Länge der beiden in gleicher Höhe gelegten Inzisionen sollte etwa das 1,5fache des Durchmessers des Lumens vom abführenden Schenkel betragen und an beiden Enden 10 bis 15 mm kürzer als die zuvor gelegte »hintere Serosennaht« sein. Die Wundränder der beiden Enterotomiewunden werden nun mit einer fortlaufenden Naht adaptiert (Abb. 259, 260). Danach wird die Vorderseite der Anastomose mit einer fortlaufenden LEMBERT-Naht, »vordere Serosennaht«, (Abb. 261) abgedichtet.

Nach Abnahme der Darmklemmen wird der Spalt im Mesenterium mit Knopfheften (Katgut) verschlossen und die Anastomose durch Anlagerung von Netz gesichert.

- *End-zu-Seit-Anastomose*

Der Stumpf des abführenden Schenkels wird, wie bei der Seit-zu-Seit-Anastomose beschrieben, verschlossen, der Darminhalt im Bereich der vorgesehenen Anastomose herausgestrichen und der Abschnitt mit Darmklemmen abgedichtet. Nun wird das offene Ende des zuführenden Schenkels an den Darm seitlich angelegt und mit einer fortlaufenden LEMBERT-Naht angenäht, »hintere Serosennaht« (Abb. 262). Die Naht sollte am zuführenden Schenkel 10 bis 15 mm vom offenen Darmende und am abführenden Schenkel 10 bis 20 mm vom

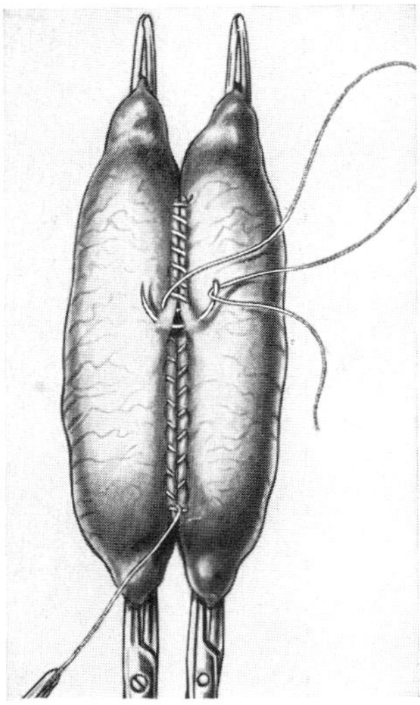

Abb. 261: Adaptation der Flächen an der Vorderseite der Anastomose (»vordere Serosennaht«) mit fortlaufender LEMBERT-Naht

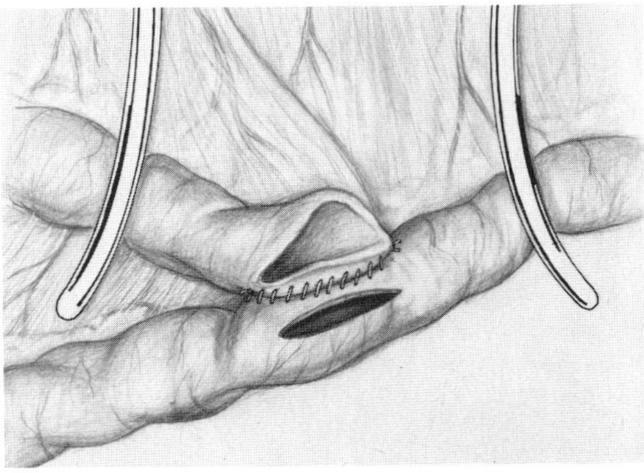

Abb. 262: End-zu-Seit-Anastomose; Fixation des Stumpfes mit fortlaufender Naht (»hintere Serosennaht«)

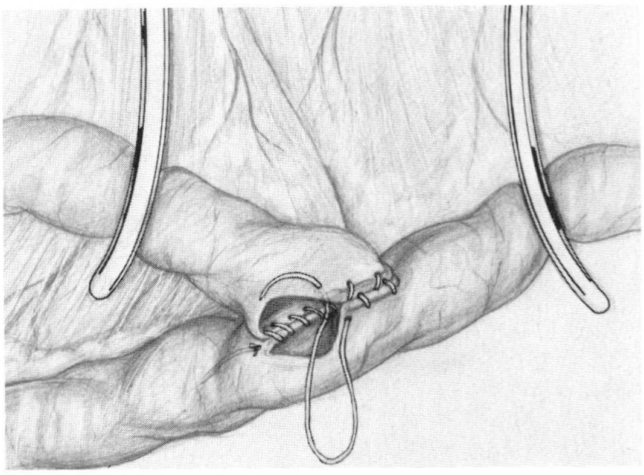

Abb. 263: Adaptation der Wundränder; Kürschner-Naht auf der gegenüberliegenden, vom Wundwinkel an SCHMIEDEN-Naht auf der zugewendeten Seite

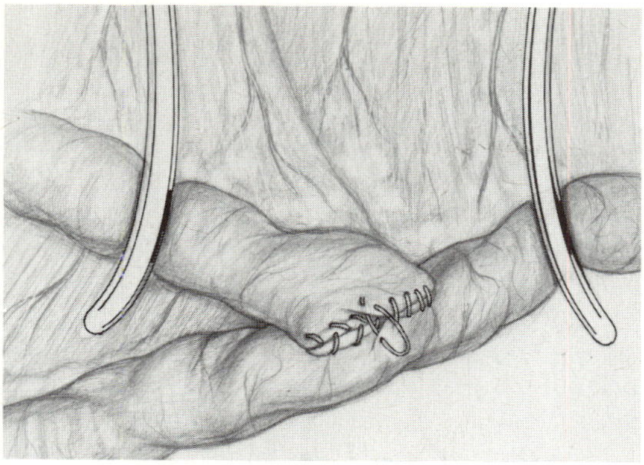

Abb. 264: Adaptation der Flächen an der Vorderseite der Anastomose (»vordere Serosennaht«) mit fortlaufender LEMBERT-Naht

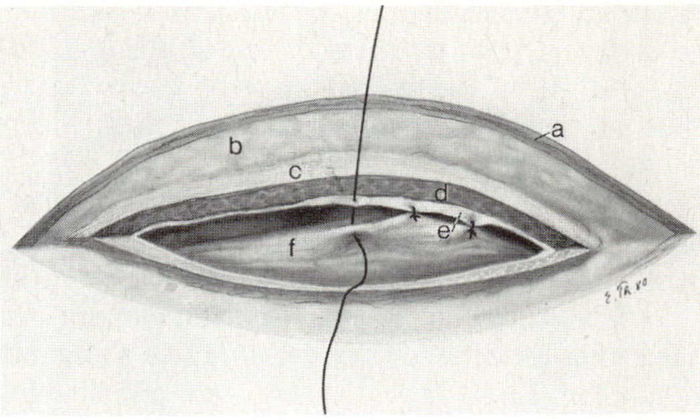

Abb. 265: Kolopexie

a äußere Haut, Schnittkante; b subkutanes Fettgewebe; c äußeres Blatt der Rektusscheide; d M. rectus abdominis; e Fascia transversalis und Peritoneum; f Colon descendens

Gekröseansatz entfernt liegen. Nun wird der abführende Darmschenkel gegenüber dem Gekröseansatz in Höhe des angenähten zuführenden Schenkels nach einer kurzen Inzision mit der Schere in der Längsachse geöffnet. Die Länge der Wunde sollte der Weite des offenen Darmendes entsprechen. Die Wundränder der beiden Enterotomiewunden werden mit einer fortlaufenden Naht adaptiert (Abb. 263). Danach wird die Vorderseite der Anastomose mit einer fortlaufenden LEMBERT-Naht, der »vorderen Serosennaht« (Abb. 264), abgedichtet.

Nach Abnahme der Darmklemmen wird der Spalt im Mesenterium mit Knopfheften (Katgut) verschlossen und die Anastomose durch Anlagerung von Netz gesichert.

Wundverschluß: Nach Reposition des Darmes Verschluß der Laparotomiewunde.

Nachbehandlung: Chemotherapie und Flüssigkeitssubstitution. Nahrungsentzug für 3 Tage. Die Fäden der Hautnaht werden zwischen dem 8. und 10. Tag, die einer Achternaht zwischen dem 12. und 14. Tag entfernt.

Rektopexie — Kolopexie

Indikation: Rezidivierender Rektumprolaps.

Vorbereitung: Vorbereitung des Operationsfeldes für Rektopexie in der linken Flanke und Lagerung auf der rechten Seite, für Kolopexie kaudal des Nabels und Rückenlage. Zur Rektopexie wird eine Gummi- oder Plastiksonde in das Rektum eingeführt, nachdem der Prolaps reponiert wurde.

• Vorgehen zur Rektopexie: Der Hautschnitt wird, etwas vor dem Hüfthöcker und ventral der Lendenmuskulatur beginnend, senkrecht zur Medianen auf einer Länge von etwa 5 cm gelegt. Nach Durchtrennen der Mm. obliqui externus et internus abdominis sowie des M. transversus abdominis wird das Peritoneum inzidiert. Der durch die Sonde kenntlich gemachte Enddarm wird gefaßt und, falls erforderlich, die Reposition durch Zug vervollständigt. Das nach kranial leicht gestreckte, aber nicht unter Spannung stehende Rektum wird mit Knopfheften, Serosa und Muskularis des Darmes fassend, im Wundbereich an mehreren Stellen an die Bauchwand genäht.

• Vorgehen zur Kolopexie: Die Öffnung der Bauchhöhle erfolgt in der Linea alba oder paramedian kaudal des Nabels in einer Länge von etwa 5 bis 7 cm. Das gestreckte Colon descendens wird unter geringer Spannung mit mehreren Knopfheften entlang der Inzision an Bauchfell und Bauchfaszie fixiert (Abb. 265). Durch Fassen beider Wundränder des Peritoneums und der Fascia transversalis können Serosa und Muskularis des Darmes mit in die Naht einbezogen werden.

Verschluß der Laparotomiewunde.

Nachbehandlung: Die Fäden der Hautnaht sind zwischen dem 8. und 10. Tag zu entfernen.

Rektumschleimhautresektion

Anatomie: Am Endabschnitt des Darmrohrs geht die Schleimhaut mit einschichtigem Darmepithel zonenweise in die äußere Haut mit mehrschichtigem Plattenepithel über. Beim Hund sind folgende makroskopisch sichtbaren Zonen zu unterscheiden:

• Die Zona cutanea, die mit der Haut der Afterregion in Verbindung steht und als ca. 4 cm breiter kutaner Streifen durch schütteren Haarbesatz und eine Pigmentierung, die eine blaurote Färbung hervorruft, auffällt. In ihr sind beiderseits die stecknadelkopfgroßen Mündungen der Analbeutel und die zahlreichen stichgroßen Mündungen der Zirkumanaldrüsen gelegen.

• Die Zona intermedia, auch Linea anocutanea genannt, folgt als ca. 1 mm breiter Saum.

• Die Zona columnaris ist als kutane Schleimhaut in zierliche, säulenartige Längsfalten gelegt. Sie bildet einen 5 bis 12 mm breiten Streifen, der dunkler als die Rektalschleimhaut ist. In ihr kommen die Analdrüsen vor.

● Die Rektumschleimhaut zeigt blaßrosarote Farbe und trägt verstreichbare Falten. Ihre Eigendrüsen und die Einzellymphknötchen liegen unter bzw. an der Grenze des makroskopisch Sichtbaren.

Indikation: Mastdarmdivertikel (Diverticulum recti); Mastdarmektasie (Ectasia recti); Schleimhauttumor.

Vorbereitung: Futterentzug 24 Stunden vor der Operation. 24 Stunden vor dem Eingriff sollte das Kolon durch Klysmen entleert, sein Füllungszustand vier bis sechs Stunden vor der Operation überprüft (Durchleuchtung, Leeraufnahme) und ggf. ein Reinigungseinlauf vorgenommen werden. Der Hund ist in Rückenlage mit hochgelagertem Becken und mit nach kranial an die Rumpfseiten gezogenen Beckengliedmaßen zu fixieren.

Vorgehen: Zur Darstellung der Linea anorectalis und der angrenzenden Rektumschleimhaut sollte der Anus durch vier nur die Haut fassende Haltefäden auseinanderzogen werden.

Etwa 5 mm kranial und parallel zur Linea anorectalis wird die Schleimhaut zirkulär durchtrennt, ohne die Muskularis zu verletzen (Abb. 266). Dann faßt man den proximalen Wundrand der Schleimhaut mit einigen Moskitoklemmen und präpariert ihn ringsherum mit Schere oder Skalpell von der Muskularis ab. Sind die Schichten korrekt voneinander getrennt, läßt sich die Mukosa weiterhin stumpf ablösen. Mit einer nun quer aufgesetzten Klemme wird das Schleimhautrohr aus der Analöffnung gezogen. Die sich wellenförmig vor dem Sphincter ani externus zusammenschiebende Muskelschicht wird mit einem Tupfer abgestreift. Die beim Nachlassen der Zugspannung an der ventralen Fläche des Darmes sichtbaren Gefäße sind zu ligieren oder zu koagulieren. Ist das Schleimhautrohr über den veränderten Bereich hinaus vorgelagert, wird zunächst ein Viertel seiner Zirkumferenz in Höhe des anfangs gelegten Zirkulärschnitts durchtrennt und der kraniale Schnittrand mit dem vor der Linea anorectalis gelegenen Mukosarand durch Knopfhefte (dünner, nicht resorbierbarer Faden) vereinigt. Vor dem Setzen der Naht ist sicherzustellen, daß das Schleimhautrohr nicht um die Längsachse gedreht wurde. Die Nadel muß tief in die geraffte Muskularis geführt werden, um ein Einreißen bzw. Durchschneiden der Schleimhaut zu vermeiden.

Analog wird dann das mobilisierte Schleimhautrohr abschnittsweise inzidiert und die Wunde geschlossen. Nach dem Absetzen stülpt sich der Analring wieder ein. Erst jetzt sollten die Fäden abgeschnitten werden, und zwar so, daß die Enden noch eben im Anus sichtbar sind.

Nachbehandlung: Infektionsprophylaxe. Der Kotabsatz ist während der ersten Tage nach der Operation sehr schmerzhaft. Zur Vermeidung einer stärkeren Eindickung des Darminhalts sollte

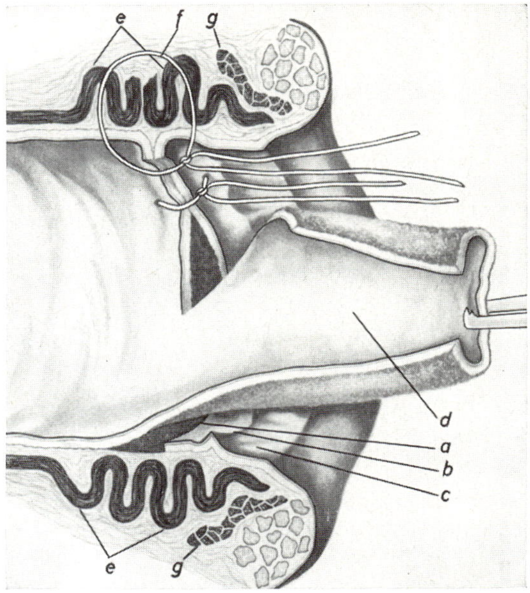

Abb. 266: Resektion der Rektumschleimhaut — Längsschnitt durch Rektum und Anus

a Schnitt durch die Schleimhaut parallel zur Linea anorectalis; b Linea anorectalis; c Zona columnaris; d abpräparierte Schleimhaut; e geraffte Muskularis; f Knopfheft; g M. sphincter ani externus

flüssig-breiiges Futter verabreicht und ggf. ein Klysma verabfolgt werden.

Die Fäden sind zwischen dem 10. und 14. Tag, ggf. in Neuroleptanalgesie, zu entfernen.

Verschluß des Anus — Rektumamputation

Indikation: Reponierbarer Vorfall des Anus oder des Anus und Rektums. Amputation: Tiefe Nekrose; perforierende Verletzung; Unmöglichkeit der Reposition.

Vorbereitung: Beckenhochlagerung. Der vorgefallene Darm ist mit Kompressen abzudecken und zu kühlen.

● Vorgehen bei reponierbarem Vorfall: Zur Retention des reponierten Vorfalls wird eine Tabaksbeutelnaht angelegt. Die Reposition wird durch großflächigen Druck mit angefeuchteten Tüchern oder Kompressen vorgenommen. Die Tabaksbeutelnaht wird mit einem relativ starken Kunststofffaden etwa 1 cm von der Zona columnaris entfernt durch die Haut des Afters geführt. Der Faden verläuft dabei abwechselnd jeweils etwa 1 cm unter und 1 cm über der Haut (Abb. 267). Die beiden Fadenenden werden so weit angezogen, daß der Anus noch etwas geöffnet werden kann. Die Fadenenden werden als Schleife geknüpft.

● Vorgehen bei Amputation: Zur Amputation werden mit gerader Nadel zwei stärkere, nicht re-

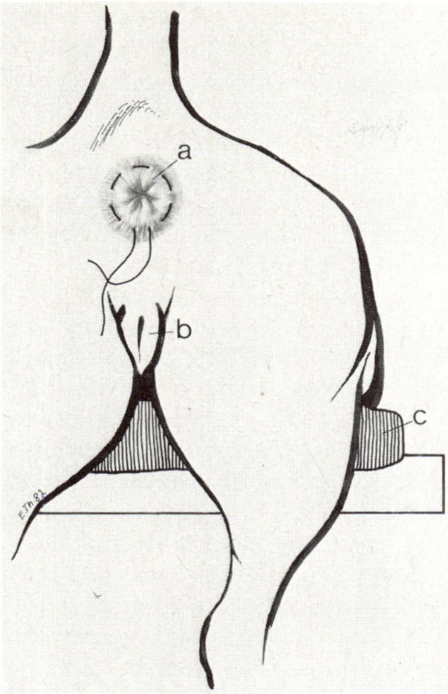

Abb. 267: Tabaksbeutelnaht

a Anus; b Vulva; c Sandsack zur Hochlagerung

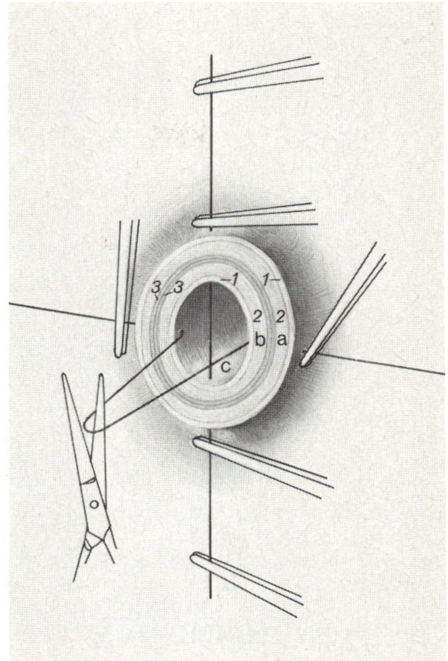

Abb. 268: Prolapsus ani et recti reseziert; Schema

a Schnittkante der Wand des ausgestülpten Canalis analis bzw. des Rektums; b Schnittkante des invaginierten Darmabschnitts; c Darmlumen, hier ohne Berücksichtigung der Ödematisierung
1 Tunica mucosa; 2 Tunica muscularis; 3 Tunica serosa

sorbierbare Fäden kreuzweise, einmal senkrecht und einmal waagerecht, 1 bis 2 cm von der Afteröffnung entfernt, durch den Prolaps gelegt. Die Fäden durchdringen dabei jeweils zweimal beide Lagen des Vorfalls (Abb. 268). Die Fäden werden so weit durchgezogen, daß die vier peripher des Vorfalls sichtbaren Enden gleich lang sind. Auf jedes Fadenende werden, dicht am Prolaps und etwa 10 cm davon entfernt, Arterienklemmen aufgesetzt. Der vorgefallene Darmanteil wird etwa 1 cm peripher des gelegten Fadenkreuzes amputiert. Einer der Fäden wird im Darmlumen mit einer Arterienklemme gefaßt und nach Lösen der dicht außen am Vorfall liegenden Klemmen vorgezogen. Nach Durchschneiden des vorgezogenen Fadens in der Mitte wird jedes der neu entstandenen Enden mit dem zugehörigen, peripher fixierten, geknüpft. In gleicher Weise wird mit dem anderen durchgestochenen Faden verfahren. Die Enden der geknüpften Nähte werden vorerst zum Halten benutzt, um — falls erforderlich — Blutgefäße zu ligieren und um zwischen die vier Haltefäden weitere Knopfhefte mit dünnen Fäden zur Ergänzung der Anastomose zu legen. Die Fadenenden werden etwa 3 cm lang belassen. Der Stumpf wird reponiert.

Nachbehandlung: Futterentzug für 48 Stunden. Anschließend knappe Diätfütterung mit wenig Ballaststoffen. Behandlung evtl. vorhandener Diarrhöe. Chemotherapie für eine Woche. Die Schleife der Tabaksbeutelnaht wird in Abständen von etwa 12 Stunden geöffnet, um den Mastdarm zu entleeren. Der Faden der Tabaksbeutelnaht wird nach 2 bis 4 Tagen, die der Anastomose werden zwischen dem 10. und 14. Tag (Epiduralanästhesie) entfernt.

Anus

Exstirpation des Analbeutels

Indikation: Rezidivierende Entzündung oder Verstopfung; Fistel; Tumor.

Vorbereitung: Der Patient ist in Bauchlage auf einem unter die Regio abdominis caudalis gelegten Polster auszubinden. Die Beckengliedmaßen hängen über die Tischkante herab. Die Rute wird nach dorsal und kranial gezogen und fixiert. Bei Rükkenlage werden die Beckengliedmaßen nach kranial gezogen und ausgebunden. Ein Gazetampon sollte in das Rektum eingelegt werden.

Vorgehen: Der Analbeutel wird, falls er nicht auf Grund krankhafter Veränderungen eindeutig palpiert werden kann, mit einer härtenden Masse oder mit einer Sonde dargestellt. Die Haut wird, 1 bis 2 cm von der Zona cutanea des Anus entfernt, über dem Analbeutel inzidiert. Der M. sphincter ani externus wird in Faserrichtung durchtrennt. Der gegen die Muskulatur sich durch seine bläulich-hellgraue Färbung abhebende Analbeutel

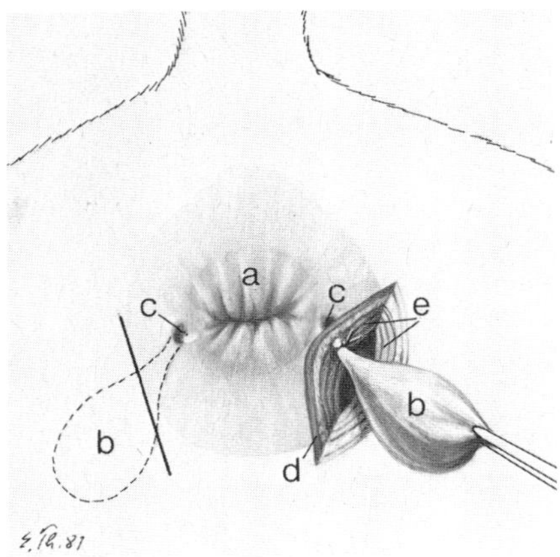

Abb. 269: Exstirpation des Analbeutels

a Anus; b Sinus paranalis; c Mündung des Ausführungsgangs von b; d Schnittkante der äußeren Haut; e M. sphincter ani externus. Der Strich kennzeichnet die Schnittführung

wird mit seinem Ausführungsgang weitgehend stumpf aus seiner Umgebung gelöst. Der Gang wird nahe seiner Ausführungsöffnung ligiert und zwischen Ligatur und einer aufgesetzten Gefäßklemme durchtrennt (Abb. 269). Anstelle der Ligatur kann der Stumpf von der Operationswunde aus mit einer einstülpenden Naht verschlossen werden. Falls die Wand des Analbeutels durch entzündliche Vorgänge teilweise zerstört ist oder bei der Präparation einreißt, sind alle Wandreste zu exstirpieren, damit kein sezernierendes Drüsengewebe verbleibt. Fistelgänge werden umschnitten.

Zur Vermeidung von Totraumbildung werden Muskelränder und Tela subcutanea mit dünnem resorbierbaren Nahtmaterial adaptiert. Die Hautwunde wird durch Knopfnaht geschlossen. Bei einer Infektion sollte in den unteren Wundwinkel eine Drainage eingelegt werden.

Nachbehandlung: Chemotherapie. Die gelegentlich notwendige Drainage wird nach 2 bis 3 Tagen gezogen. Die Fäden der Hautnaht werden nach 8 bis 10 Tagen entfernt.

Revision bei Fisteln im Perianalbereich

Indikation: Von den Zirkumanaldrüsen ausgehende Fisteln.

Vorbereitung: Futterentzug und Schur der Haare um den After sowie an der ventralen Schwanzwurzel am Tag vor der Operation. Einlauf etwa 2 Stunden vor dem Eingriff. Der Patient ist in Bauchlage auf einem unter die Regio abdominis caudalis gelegten Polster auszubinden. Die Beckengliedmaßen hängen über die Tischkante herab, die Rute wird nach dorsal und kranial gezogen und fixiert. Bei Rückenlage werden die Beckengliedmaßen nach kranial gezogen und ausgebunden. In das Rektum wird ein Gazetampon eingelegt.

Vorgehen: Bei Vorhandensein einzelner Fisteln werden diese jeweils umschnitten und einschließlich des Fistelgrundes ausgeschält. Alternativ kann das krankhaft veränderte Gewebe durch Elektrokoagulation zerstört werden. Der M. sphincter ani externus ist möglichst zu schonen.

Bei konfluierenden Fisteln kann die Elektrokoagulation noch versucht werden, wenn es möglich ist, einige Hautbrücken zwischen der gesunden Hautregion und der Schleimhaut der Zona columnaris des Anus unversehrt zu lassen. Falls dies undurchführbar ist, müssen zunächst die Analbeutel exstirpiert werden (siehe dort). Alsdann wird die Schleimhaut des Canalis analis im Bereich der Linea anorectalis zirkulär umschnitten und mit Allis-Faßzangen fixiert. Eine weitere zirkuläre Inzision erfolgt peripher des Fistelbereichs in der gesunden Haut. Das zwischenliegende fistelreiche Gewebe wird unter weitgehender Schonung des M. sphincter ani externus exzidiert.

Die Tela submucosa der Analschleimhaut wird durch einige radiär verlaufende Knopfnähte aus langsam resorbierbarem Material an die Subkutis der Hautinzision adaptiert. Schleimhaut des Anus und äußere Haut werden zirkulär durch Knopfnaht (dünne Seide) verbunden.

Nachbehandlung: Chemotherapie. Verhinderung des Beleckens durch Halskragen. Die Fäden der Haut- Schleimhautnaht werden nach 12 bis 14 Tagen entfernt.

Leber

Teilresektion

Indikation: Ruptur; Teilresektion der Leber wegen pathologischer Veränderung.

Anästhesie: Narkose, bei transthorakalem Zugang mit Intubation.

Vorbereitung: Rückenlage. Laparotomie median (präumbilikal), evtl. mit parakostaler Erweiterung des Zugangs.

Bei bekannter Lokalisation des Krankheitsprozesses und tiefbrüstigem Hund ist transthorakaler Zugang möglich. Thorakotomie im 9. Interkostalraum mit Inzision in der Pars costalis des Zwerchfells von Insertion an der Brustwand bis in Höhe der V. cava caudalis.

Vorgehen: Bei einer Verletzung ohne stärkere Blutung wird die Läsion mit Gaze aus regenerierter, oxidierter Zellulose abgedeckt. Anschließend werden mehrere Lagen des großen Netzes aufgelegt und mit Gewebekleber peripher der Zellulose-

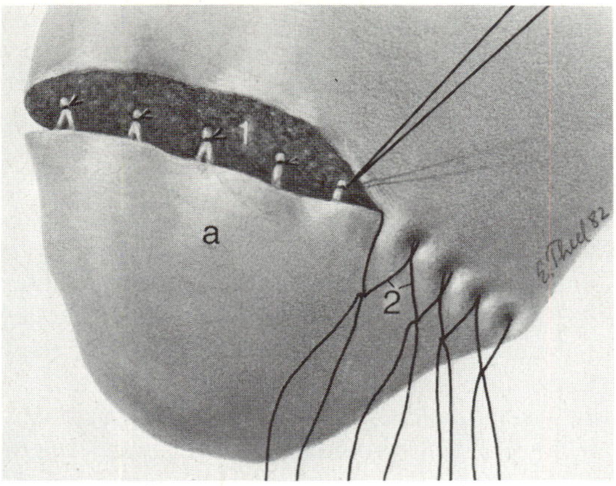

Abb. 270: Teilresektion eines Leberlappens durch überlappend gelegte Fäden

a Teil eines Lobus hepatis
1 intralobuläre Äste der A. und V. hepatica sowie Ductus hepatici, links ligiert, rechts vorgelegte Fäden (2), die das Leberparenchym durchtrennen

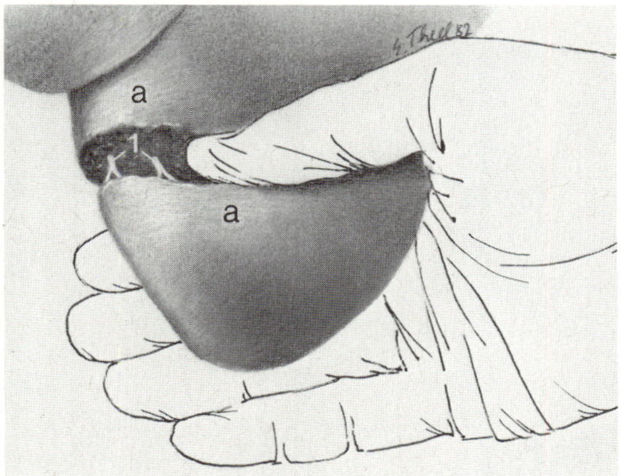

Abb. 271: Teilresektion eines Leberlappens durch »Fingerfraktur«

a Teil eines Lobus hepatis
1 intralobuläre Äste der A. und V. hepatica sowie Ductus hepatici

auflage auf der abgetrockneten Leberkapsel fixiert.

Bei einer nicht ausreichend durch Tamponade zu versorgenden Verletzung oder bei lokalisierter krankhafter Veränderung kann das veränderte Lebergewebe reseziert werden. Die Resektion erfolgt durch überlappend U-förmig durch den Leberlappen vorgelegte Fäden. Beim Anziehen durchschneiden sie das Leberparenchym und ligieren Blutgefäße und Gallengänge (Abb. 270).

Ein ähnlicher Effekt kann durch »Fingerfraktur« erzielt werden. Dabei wird der zu resezierende Anteil durch komprimierende und leicht reibende Bewegungen zwischen Daumen- und Zeigefinger abgequetscht. Die stärkeren Blutgefäße und Gallengänge werden dabei nicht verletzt. Sie sind identifizierbar und werden ligiert (Abb. 271).

Bei beiden Verfahren sind die Parenchymblutungen gering. Im Bedarfsfall kann die Leberwunde mit mehreren Lagen großen Netzes, evtl. unter Zwischenlagerung von oxidierter Zellulose, abgedeckt werden. Die Tamponade wird mit Gewebekleber auf der abgetrockneten Leberkapsel befestigt. Bei einer stärkeren Blutung kann die im Lig. hepatoduodenale verlaufende A. hepatica intermittierend mit weichfassenden Bulldog-Klemmen komprimiert werden. In ähnlicher Weise kann die V. portae im Lig. hepatorenale zwischen rechter Niere und Leber vorübergehend verschlossen werden.

Verschluß der Laparotomie- bzw. Zwerchfell- und Thorakotomiewunde.

Nachbehandlung: Chemotherapie. Die Fäden der Hautnaht werden etwa am 10. Tag, die einer Achternaht zwischen dem 12. und 14. Tag entfernt.

Cholezystduodenostomie

Indikation: Obstruktion des Ductus choledochus.

Vorbereitung: Prämedikation mit Vitamin K bei länger bestehender Erkrankung wegen unzurei-

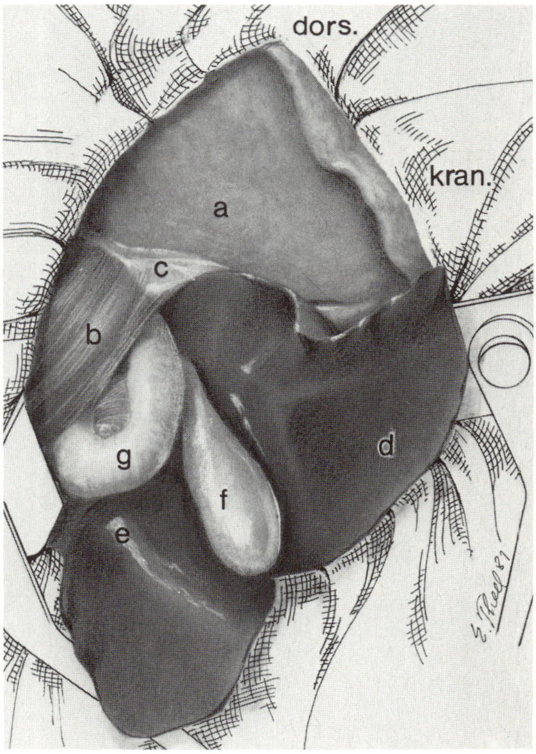

Abb. 272: Cholezystduodenostomie. Transthorakaler Zugang. Vorlagerung von Leber mit Gallenblase und Pars cranialis des Duodenums

a Lobus caudalis pulmonis dextrae; b, c Diaphragma: b Pars costalis, c Centrum tendineum; d Lobus dexter medialis hepatis; e Lobus quadratus hepatis; f Vesica fellea; g Duodenum, Pars cranialis

chender Resorption des fettlöslichen Vitamins aus dem Darm.

Rücken- oder Schräglage bei abdominalem Zugang. Laparotomie median (präumbilikal) oder parakostal rechts.

Linke Seitenlage bei tiefbrüstigen Hunden und transthorakalem Zugang. Thorakotomie im 9. Interkostalraum rechts. Inzision des Zwerchfells bis in Höhe der V. cava caudalis (Abb. 272).

Vorgehen: Mit weich fassender Klemme wird ein der Gallenblase leicht zu nähernder Teil des Duodenums abgeklemmt. Bei gefüllter Gallenblase wird in geringem Abstand vom Fundus nach Zurückstreichen des Inhalts eine Klemme auf die Blasenwand gesetzt. Der Fundus der Gallenblase wird mit zwei Fixationsnähten am freien Rand der Duodenumschlinge befestigt (Abb. 273). Zwischen diesen, etwa 2 cm auseinander liegenden Heften wird der Fundus mit fortlaufender Zweischichtnaht (Serosa, Muskularis) an das Duodenum genäht. Mit einer geraden Nadel wird ein dünner Seidenfaden etwa 3 mm parallel zur Naht durch das Lumen der Gallenblase und rückläufig so durch das Duodenum geführt, daß die Fadenenden in gleicher Höhe aus Zwölffingerdarm und Gallenblase austreten. Dieser Faden wird später durch sägenden Zug zum Durchtrennen von Gallenblasen- und Duodenumwand benutzt. Auf der anderen Seite und parallel zum »Sägefaden« werden wiederum in etwa 3 mm Abstand Gallenblasenwand und Duodenum durch eine Zweischichtnaht adaptiert. Durch sägende Bewegungen des durch das Lumen von Gallenblase und Duodenum vorgelegten Fadens unter mäßigem Zug wird die verbindende Öffnung zum direkten Abfluß von Galle in das Duodenum geschaffen. Nach Entfernen des

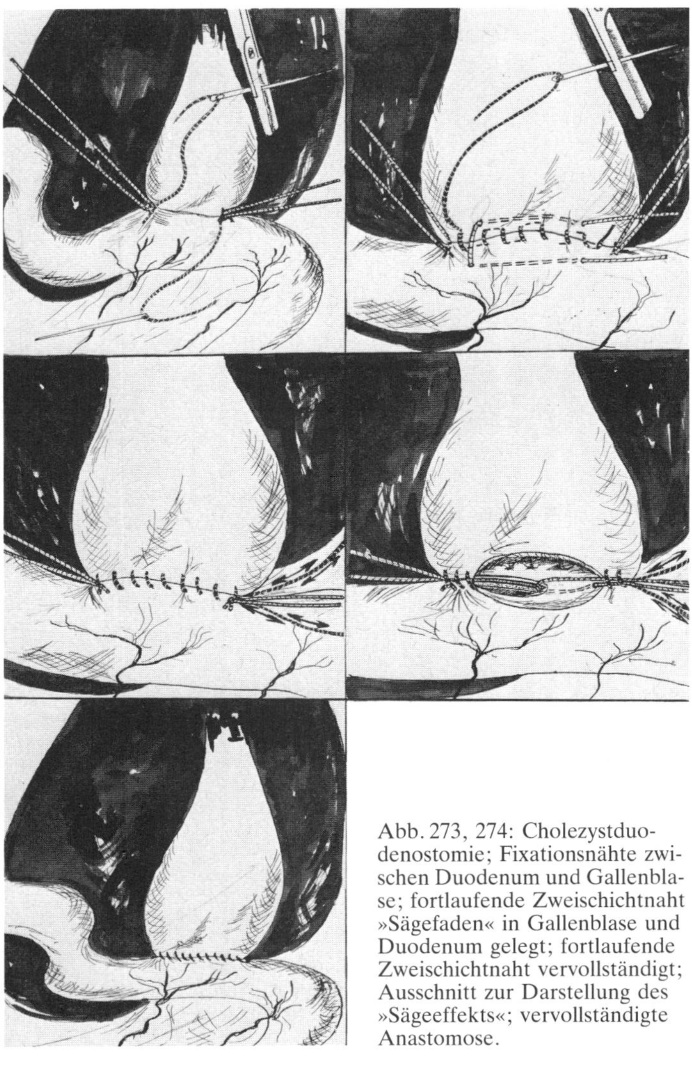

Abb. 273, 274: Cholezystduodenostomie; Fixationsnähte zwischen Duodenum und Gallenblase; fortlaufende Zweischichtnaht »Sägefaden« in Gallenblase und Duodenum gelegt; fortlaufende Zweischichtnaht vervollständigt; Ausschnitt zur Darstellung des »Sägeeffekts«; vervollständigte Anastomose.

Fadens wird die zirkuläre Naht der Anastomose durch ein Knopfheft vervollständigt.

Bei leerer Gallenblase kann die Verbindung auch in Form der Seit-zu-Seit-Anastomose (siehe Darmanastomose) hergestellt werden.

Bei abgerissenem Gallengang wird der Ductus choledochus proximal der Läsion unterbunden.

Verschluß der Laparotomie- bzw. der Zwerchfell- und Thorakotomiewunde.

Nachbehandlung: Chemotherapie. Entfernen der Fäden der Hautnaht nach etwa 10 Tagen.

Anastomose des Gallengangs

Indikation: Ruptur des Ductus choledochus communis.

Vorbereitung: Prämedikation mit Vitamin K bei länger bestehender Erkrankung. Ein dünner, in den Gallengang passender PVC-Schlauch wird an einem Ende unter Hitzeeinwirkung olivenartig verformt. Rückenlage bei Laparotomie in der Linea alba oder Seitenlage bei rechtem Rippenrandschnitt.

Vorgehen: Die Rupturstelle ist durch Abfließen von Galle bei Druck auf die Gallenblase oder beim Ausstreichen von Galle aus dem proximalen Abschnitt des Gallengangs zu erkennen. Nach Darstellung des proximalen und peripheren Gallengangstumpfes werden die Wundränder aufgefrischt und der PVC-Schlauch so weit eingeführt, daß er 5 bis 10 cm in das Duodenum reicht. Dann wird das olivenförmige Ende im proximalen Stumpf 1 bis 2 cm in Richtung Leber vorgeschoben. Die Gallengangstümpfe werden über dem Schlauch mit 4 bis 6 Knopfheften (atraumatisches, langsam resorbierbares Nahtmaterial 1 metric) adaptiert und die Naht mit Netz abgedeckt.

Naht der Laparotomiewunde.

Nachbehandlung: Chemotherapie. Die Fäden der Hautnaht werden zwischen dem 8. und 10., die einer Achternaht am 12. bis 14. Tag entfernt.

Der PVC-Schlauch wird nach einiger Zeit über den Darm ausgeschieden.

Pankreas

Partielle Pankreatektomie

Indikation: Tumor; akute Nekrose; Verletzung; Abszeß.

Vorbereitung: Rückenlage.

Vorgehen: Laparotomie median zwischen Schaufelknorpel und Nabel. Duodenum und Pylorus werden mit der Bauchspeicheldrüse vorgelagert. Der zu entfernende Anteil wird identifiziert. Die Serosa wird über dem benachbarten, zur Papille hin gelegenen gesunden Gewebe inzidiert und weiter mit Gefäßklemme oder Pinzette abgelöst. Die Durchtrennung des Parenchyms erfolgt durch Vorschieben einer Klemme oder Pinzette zwischen die Drüsenläppchen und deren vorsichtige Separierung ohne Einrisse. Dabei werden Pankreasgänge und Blutgefäße isoliert, ligiert und durchschnitten. Das verbleibende gesunde Parenchym sollte, um Traumatisierungen zu vermeiden, nicht mit Instrumenten gefaßt werden. Größere, für die Blutversorgung des Duodenums wichtige Gefäße, wie die im rechten Lappen anastomosierenden Aa. pancreaticoduodenalis cranialis et caudalis, sollten geschont werden. Das Drüsenparenchym wird mit einem Gazetupfer von den Blutgefäßen abgestreift. Bei Resektion von Anteilen des rechten Pankreaslappens, der dem Duodenum anliegt, wird die gleiche Technik zum Trennen von Bauchspeicheldrüse und Darm benutzt.

Die Resektionsstelle im Drüsenparenchym wird ebenso wie das vom Pankreas befreite Duodenum mit Netz abgedeckt.

Nach Rückverlagerung von Duodenum und verbliebenem Anteil der Bauchspeicheldrüse Verschluß der Laparatomiewunde.

Nachbehandlung: Wiederholte Kortikosteroidapplikation. Die Fäden der Hautnaht werden zwischen dem 8. und 10. Tag, die einer rückläufigen Achternaht zwischen dem 12. und 14. Tag entfernt.

Milz

Splenektomie

Indikation: Torsion; Ruptur; Tumor; Splenomegalie bei Plasmazellen-Retikulose und Anämie (Banti-Syndrom).

Vorbereitung: Rechte Seiten- oder Rückenlage.

Vorgehen: Laparotomie. Schnitt linksseitig parakostal bzw. in der Medianen (Regio abdominis cranialis).

Nach Öffnen der Bauchhöhle wird die Milz vorgelagert. Bei Milzruptur wird die A. lienalis mit ihren wesentlichen zur Milz führenden Ästen unter Schonung der A. gastroepiploica sinistra zunächst rasch abgeklemmt. Bei starker Blutfülle der Milz und Anämie des Patienten wird an mehreren Stellen mit dünner Nadel wenig Adrenalin in die Milz injiziert (nicht unter Halothannarkose!), um durch Kontraktion des Organs das angesammelte Blut für den Kreislauf zu mobilisieren. In der Nähe des Milzhilus werden dann die Gefäße einzeln oder in Form von Massenligaturen doppelt unterbunden (Abb. 275). Die milznahe Ligatur kann auch durch

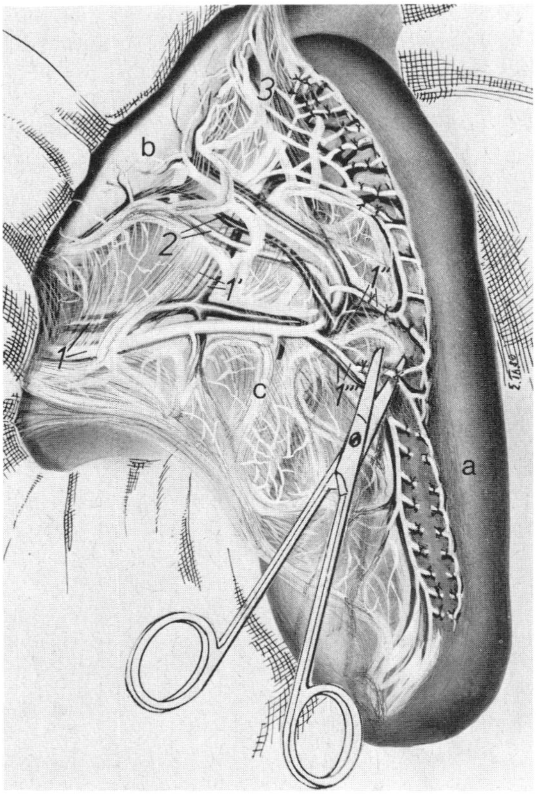

Abb. 275: Splenektomie. Durchtrennung der doppelt ligierten Gefäße entlang des Milzhilus

a Milz; b Magen; c Milznetz (Rec. lienalis) des Omentum majus

1 A. und V. lienalis, 1′ proximaler, 1″ mittlerer, 1‴ distaler Ast; 2 A. und V. gastroepiploica sinistra; 3 Aa. gastricae breves

Gefäßklemmen ersetzt werden. Zwischen den Ligaturen bzw. zwischen Ligatur und Klemme wird das Lig. gastrolienale durchtrennt. Nach Abdekken der Bauchorgane mit dem Netz erfolgt der Verschluß der Laparotomiewunde.

Nachbehandlung: Die Fäden der Hautnaht werden nach 8 bis 10 Tagen, die einer Achternaht nach 12 bis 14 Tagen entfernt.

Nebenniere

Exstirpation der Nebenniere

Indikation: Nebennierentumor; evtl. auch Hypertrophie bei Morbus CUSHING.

Vorbereitung: Der Hund ist in Rücken- oder Seitenlage auszubinden.

Vorgehen: Laparotomie in der Linea alba vom Schaufelknorpel über den Nabel hinaus nach kaudal oder Rippenrandschnitt. Ein kräftiger Wundspreizer wird eingesetzt. Durch Verlagerung der Bauchorgane und ihre Abdeckung mit feuchten Tüchern werden die Nieren sowie die Aorta und die V. cava caudalis dargestellt. Kraniomedial der Nieren liegen die Nebennieren der inneren Lendenmuskulatur auf. Die vergrößerten Nebennieren werden, falls sie nicht sichtbar sind, vom umgebenden Fettgewebe äußerst vorsichtig mit kleiner METZENBAUM-Schere und Moskitoklemme stumpf getrennt (Abb. 276). Die über der Nebenniere verlaufende Lendenvene wird nach Ligatur durchschnitten. Die zu- und abführenden Gefäße der Nebenniere werden einzeln ligiert oder mit Gefäßclips komprimiert. Peripher der Gefäße wird die Nebenniere abgesetzt. Nach sorgfältiger Hämostase erfolgt die Naht der Bauchwunde.

Nachbehandlung: Chemotherapie, Substitutionsbehandlung mit Cortisol; bei Mineralokortikosteroidinsuffizienz auch NaCl-Lösung, Desoxycorton.

Die Fäden der Hautnaht werden zwischen dem 8. und 10., die einer Achternaht zwischen dem 12. und 14. Tag entfernt.

Niere

Nephrotomie

Indikation: Urolithiasis; Dioctophyme renale; Biopsie unter Sichtkontrolle.

Instrumente: FRANKLIN-SILVERMAN-Biopsienadel zur Nadelbiopsie. Bulldog- oder gummigepolsterte weich fassende Klemmen.

Vorbereitung: Rückenlage, bei Ausschluß einer Pendelniere auch Seitenlage.

Vorgehen: Laparotomie in der Linea alba vom Schaufelknorpel über den Nabel hinaus nach kaudal. Ggf. retroperitonealer Zugang kaudal des Rippenbogens parallel zu den Querfortsätzen der Lendenwirbel unter dem M. iliocostalis oder hohe parakostale Inzision (Rippenrandschnitt).

Nach Darstellung der Niere wird die Blutzirkulation vom Assistenten durch Fingerkompression oder durch Aufsetzen weich fassender Gefäßklemmen (Abb. 277) unterbrochen. Von der großen Kurvatur her wird möglichst mit einem einzigen Schnitt, der knapp bis zu den Polen reicht, das Parenchym bis zum Nierenbecken durchtrennt. Nach Entfernen von Stein oder Parasit werden Nierenbecken und Schnittflächen ggf. mit warmer isotonischer Elektrolytlösung abgespült (nicht tupfen!), die Wundflächen korrekt adaptiert und fünf Minuten lang gleichmäßig aufeinander gedrückt.

Die Wundränder des Peritoneums werden mit Knopfheften (Katgut) adaptiert.

Bei unzureichender Blutstillung sollten 2 bis 3 rückläufige Situationshefte (resorbierbares, atraumatisches Nahtmaterial) etwa 1 cm vom Wundrand durch das Nierenparenchym gelegt werden. Ggf. wird zusätzlich Gelatineschaum oder oxidierte Zel-

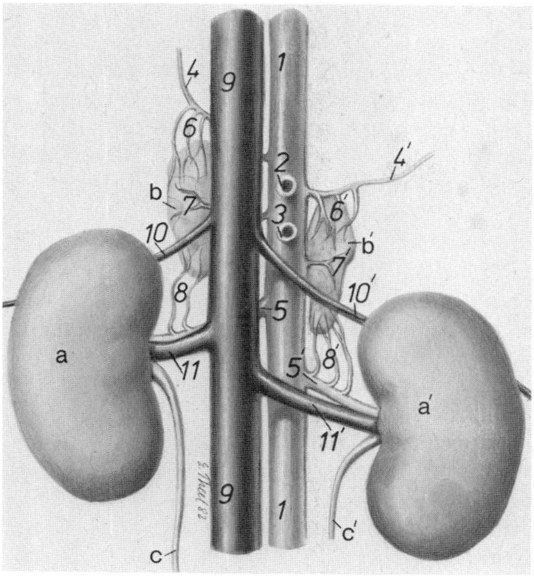

Abb. 276: Arterielle Versorgung der Gll. spurarenales. Halbschematisch

a, a' Ren dexter bzw. sinister; b, b' Gl. suprarenalis dextra bzw. sinistra; c, c' Ureter dexter bzw. sinister
1 Aorta abdominalis; 2 A. coeliaca, abgesetzt; 3 A. mesenterica cranialis, abgesetzt; 4, 4' A. phrenica caudalis dextra bzw. sinistra; 5, 5' A. renalis dextra bzw. sinistra; 6, 6' Rr. suprarenales craniales aus 4 bzw. 4'; 7, 7' A. suprarenalis media aus 1; 8, 8' Rr. suprarenales caudales aus 5 bzw. 5'; 9 V. cava caudalis; 10, 10' V. abdominalis cranialis dextra bzw. sinistra; 11, 11' V. renalis dextra bzw. sinistra

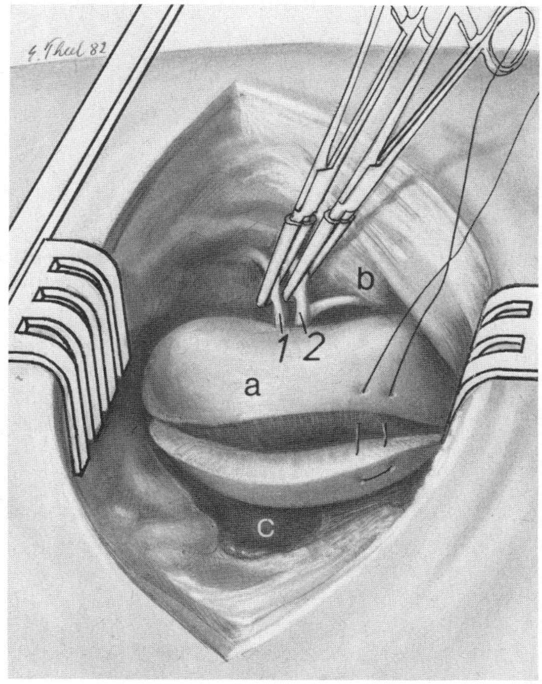

Abb. 277: Nephrotomie der linken Niere nach Rippenrandschnitt

a Ren sinister mit Längsschnitt entlang dem Margo lateralis bis zum Pelvis renalis; b Ureter; c Lien, Extremitas dorsalis
1 A. renalis; 2 V. renalis

lulose in Gazeform aufgelegt und mit einem Zipfel des großen Netzes am Peritoneum fixiert.

Nach Biopsie durch Entnahme eines scheibenförmigen Stückes aus dem Nierenparenchym werden die Wundflächen in der beschriebenen Weise adaptiert. Bei Nadelbiopsie genügt zur Blutstillung eine mäßige Kompression.

Verschluß der Laparotomiewunde.

Nachbehandlung: Chemotherapie, Nierendiät; Kontrolle der Harnausscheidung und des Elektrolythaushalts. Die Fäden der Hautnaht werden am 8. bis 10., die einer Achternaht zwischen dem 12. und 14. Tag entfernt.

Nephrektomie

Indikation: Erhebliche traumatische Läsion; Hydronephrose; Zyste; Tumor; irreversible Schädigung, wie bei Urolithiasis im Nierenbecken oder durch Dioctophyme renale u. a.; Anomalie bei ektopischem Ureter.

Vorbereitung: Ausscheidungsurographie zur Funktionsprüfung der anderen Niere kann zweckmäßig sein. Rücken- oder Seitenlage.

Vorgehen: Laparotomie in der Linea alba vom Schaufelknorpel über den Nabel hinaus nach kaudal oder Rippenrandschnitt, ggf. retroperitonealer Zugang kaudal des Rippenbogens parallel zu den Querfortsätzen der Lendenwirbel unter dem M. iliocostalis. Der Zugang zur Niere wird durch Verlagerung der benachbarten Organe und ihre Abdeckung mit feuchten Tüchern geschaffen. Der peritoneale Überzug der Niere wird lateral zwischen Niere und dem M. iliocostalis von kaudal her mit der METZENBAUM-Schere durchtrennt. Dann wird die Niere stumpf mit dem Finger vom Peritoneum und dem Fettgewebe im retroperitonealen Raum abgelöst. Dadurch werden die in den Hilus eintretenden A. und V. renalis sowie der Ureter dargestellt. Verklebungen des Peritoneums mit der Nierenkapsel werden mit der Schere gelöst.

Der Ureter wird weiterhin isoliert, nahe der Harnblase doppelt ligiert und zwischen den Ligaturen durchtrennt. A. und V. renalis werden unterbunden. Die Ligatur kann durch Transfixation gesichert werden. Die Niere wird distal dieser Ligatur abgesetzt.

Verschluß der Bauchwunde.

Nachbehandlung: Kontrolle der Harnausscheidung und des Elektrolythaushalts. Die Fäden der Hautnaht werden am 8. bis 10. Tag, die einer Achternaht zwischen dem 12. und 14. Tag entfernt.

Harnblase

Naht bei Dilazeration

Indikation: Ruptur der Harnblase.

Vorbereitung: Der Patient ist in Rückenlage auszubinden.

Vorgehen: Laparotomie in der Regio abdominis caudalis. Nach Öffnen der Bauchhöhle wird die im Abdomen befindliche Flüssigkeit abgesaugt und ausgetupft sowie die Harnblase vorgelagert. Die Wundränder werden unter Vermeidung größerer Gewebsverluste begradigt und dann unter Schonung der Tunica mucosa zweischichtig (Katgut, atraumatisches Nahtmaterial) adaptiert. Nach Rückverlagerung der Harnblase wird die Bauchhöhle mit isotonischer Elektrolytlösung gespült.

Verschluß der Laparotomiewunde. Beim Vorliegen einer ausgeprägten Peritonitis wird ein Schlauch zur kontinuierlichen Drainage durch eine Stichinzision in das Abdomen eingelegt.

Nachbehandlung: Chemotherapie. Evtl. Spülung des Abdomens mit isotonischer Elektrolytlösung. Die Drainage wird am 3. bis 5. Tag, die Fäden der Hautnaht werden zwischen dem 8. und 10. Tag entfernt.

Zystotomie

Indikation: Urolithiasis; Harnblasentumor.

Instrumente: Harnröhrenkatheter.

Vorbereitung: Rückenlage. Einlegen eines Harnblasenkatheters.

Vorgehen: Laparotomie postumbilikal, median oder paramedian. Die Inzision des Peritoneums hat bei stark gefüllter Harnblase vorsichtig zu erfolgen und wird tunlichst mit der Schere erweitert. Dabei kann das Lig. vesicae medianum mit durchtrennt werden.

Die Harnblase wird vom Fundus her durch die Laparotomieöffnung vorgelagert und nach kaudal umgeschlagen. Die Bauchwunde wird um die Blase herum sorgfältig mit saugfähigen Tüchern abgedeckt. Falls die Blase nicht durch den Katheter entleert werden konnte, wird der Harn nach Punktion oder einer Stichinzision abgesaugt.

- Weiteres Vorgehen bei Urolithiasis: Unter Schonung größerer Gefäße wird die Blasenwand im dorsalen Fundusbereich nach Fixierung durch Haltefäden oder ALLIS-Klemmen geöffnet. Noch vorhandener Restharn wird dabei abgesaugt. Blasensteine werden mit Pinzette oder Löffel entfernt. Harngrieß klebt am eingeführten trockenen Tupfer. Kleine Konkremente, besonders aus dem Blasenhals, werden über den etwas zurückgezogenen Katheter mit physiologischer Kochsalzlösung hervorgespült und gleichzeitig abgesaugt. Mit dem in das Lumen der Harnblase eingeführten Zeigefinger überzeugt man sich, daß alle Konkremente entfernt sind.
- Weiteres Vorgehen bei Harnblasentumor: Der Tumor der Blasenwand wird vor Öffnung der Harnblase palpatorisch lokalisiert. Die Inzision der Blase erfolgt nach Möglichkeit als Umschneidung der Neubildung.

Verschluß der Blase: Doppelreihige Naht mit Einzelheften oder fortlaufend als LEMBERT- oder CUSHING-Naht (Katgut, Chromkatgut, atraumatisches Material). Die Mukosa sollte nicht perforiert werden, damit die Fäden nicht als Kristallisationskern wirken können.

Bei verdickter Blasenwand, die sich schlecht einstülpen läßt, faßt die erste Naht mit dünnem, atraumatischen Material lediglich Tela submucosa und Tunica muscularis. Die zweite Naht vereinigt die oberflächliche Blasenmuskulatur und Serosa (Abb. 278).

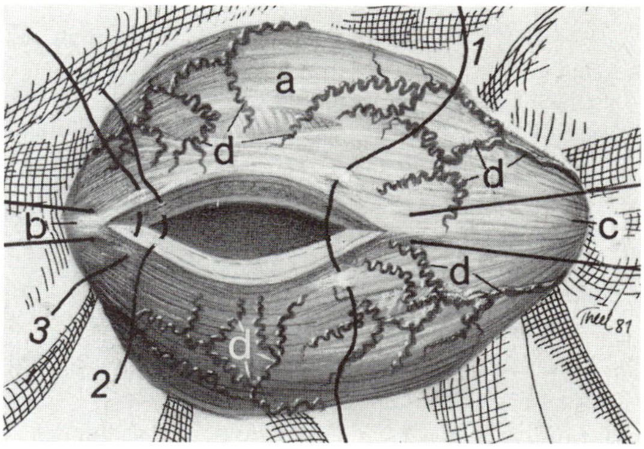

Abb. 278: Vorgelagerte, geöffnete Harnblase mit unterschiedlicher Nahttechnik

a Harnblase, retroflexiert; b Vertex vesicae; c Cervix vesicae; d stark gefüllte Gefäße
1 Fadenführung nach LEMBERT; 2 Knopfheft der Tela submucosa und Tunica muscularis; 3 Knopfheft der Tunica muscularis (oberflächlich) und Tunica serosa

Bei der Katze genügt eine LEMBERT- oder CUSHING-Naht zum Verschluß der Blasenwand.

Naht der Laparotomiewunde.

Nachbehandlung: Chemotherapie. Die Fäden der Hautnaht werden am 8. bis 10., die einer Achternaht zwischen dem 12. und 14. Tag entfernt. Reichliche Flüssigkeitszufuhr zur Vorbeugung gegen Rezidiv bei Urolithiasis.

Anlegen einer Harnblasenfistel

Indikation: Vorübergehende Störung der Harnblasenentleerung; Verletzung der Harnröhre; Entlastung und Sicherung der Naht nach Blasenabriß oder Prostatektomie.

Vorbereitung: Rückenlage mit nach hinten ausgebundenen Beckengliedmaßen.

Vorgehen: Nach Laparotomie (Regio abdominis caudalis) werden die Wundränder des Peritoneums und der Fascia transversalis vor dem Schambein mit fortlaufender Naht (Katgut) ellipsenförmig auf einer Länge von 3 bis 4 cm an die ventrale Fläche der Harnblase genäht. Nach Absaugen des Harnes wird die Blasenwand in einer Länge von 1 bis 2 cm durchtrennt. Ihre Wundränder werden mit Knopfheften (nicht resorbierbarer Faden) an die der Haut genäht.

Naht der Laparotomiewunde.

Nachbehandlung: Die Haut in der Umgebung der Fistelöffnung ist mit einer Salbe abzudecken und mehrfach täglich zu säubern. Ggf. Spülung der Harnblase. Chemotherapie.

Nach Behebung der Miktionsstörung bzw. etwa 2 Wochen nach Naht der Urethra wird die Fistel operativ beseitigt.

Harnröhre

Naht der Urethra bei Verletzung

Indikation: Partielle oder totale Zusammenhangstrennung der Urethra.

Instrumente: Harnröhrenkatheter, evtl. Knochenschere (LISTON), Meißel und Hammer bzw. oszillierende Säge.

Vorbereitung: Lokalisation der Verletzung durch retrograde Urethrographie. Rückenlage mit nach hinten, bei Verletzung im perinealen Bereich mit nach vorn ausgebundenen Beckengliedmaßen.

Vorgehen: Nach Revision der Wunde bzw. nach Inzision über der lokalisierten Verletzung wird die Harnröhre dargestellt. Der in der Beckenhöhle gelegene Anteil kann über eine (supra-)präpubische Laparotomie oder nach Osteotomie der Bekkensymphyse erreicht werden. Unter Palpations- oder Sichtkontrolle wird ein dem Durchmesser der Harnröhre angepaßter Katheter bis in die Harnblase eingeführt. Bei vollständig durchtrennter Urethra ist dies nur unter Sichtkontrolle möglich, vielfach erst dann, wenn die auseinandergewichenen Stümpfe isoliert und durch mäßigen Zug adaptiert worden sind. Vor der Naht ist es erforderlich, die unregelmäßigen Wundränder der Harnröhre zu glätten bzw. aufzufrischen. Dabei müssen noch vorhandene brückenartige Verbindungen der Tunica mucosa unbedingt erhalten bleiben.

Die Naht der Harnröhre erfolgt mit dünnem atraumatischen Chromkatgut (1,5 metric). Die Knopfhefte fassen Tunica muscularis und Tunica mucosa. Bei einer längs verlaufenden Verletzung sind die Wundränder, falls sich eine zu starke Spannung ergibt, nur auf 1 bis 2 mm zu nähern. Bei quer durchtrennter Harnröhre werden zunächst zwei Positionsnähte, um 180° versetzt, angebracht. Danach wird die Naht durch weitere Knopfhefte ergänzt.

Die Entlastung der Naht durch Entspannungsnähte im periurethralen Gewebe, evtl. auch unter Einbeziehung von Prostata und Harnblase, ist angebracht. Eine Harnblasenfistel begünstigt die Heilung. Nach Versorgung einer Harnröhrenverletzung sollte ein Ballonkatheter eingelegt werden. Er kann ggf. an dem Präputium bzw. der Vulva durch Naht fixiert werden.

Bei einer infizierten Verletzung wird nach der Naht der Harnröhre eine Drainage der Wunde für etwa drei Tage sichergestellt. Die durchtrennte Beckensymphyse wird mit Drahtligaturen adaptiert.

Nachbehandlung: Chemotherapie. Täglich mehrfache Kontrolle des Katheters. Entfernen des Katheters nach 3 bis 5 Tagen, der Fäden der Hautnaht am 8. bis 10. Tag.

Urethrotomia — Urethrostomia distalis (Hund)

Indikation: Konkrement in der Harnröhre am kaudalen Ende des Penisknochens.

Instrumente: Schlingenkatheter, Konkrementlöffel.

Vorbereitung: Rückenlage mit nach hinten ausgebundenen Beckengliedmaßen. Einführen der Knopfsonde in die Urethra bis zum Konkrement.

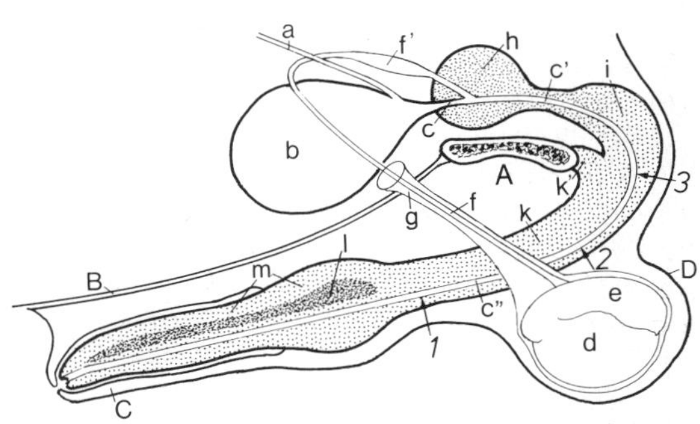

Abb. 279: Urethra des Rüden mit Lokalisationen zur Urethrostomie

A Knöcherner Beckenboden; B ventrale Bauchwand; C Präputium; D Scrotum
a linker Ureter; b Vesica urinaria; c, c', c″ Urethra masculina: c Pars praeprostatica, c' Pars prostatica der Pars pelvina, c″ Pars spongiosa; d Testis; e Epididymis; f Ductus deferens, f' Ampulla ductus deferentis; h Prostata; i Bulbus penis; k Corpus penis, k' rechtes Crus penis; l Os penis; m Glans penis
1 Urethrostomia distalis; 2 Urethrostomia scrotalis; 3 Urethrostomia perinealis

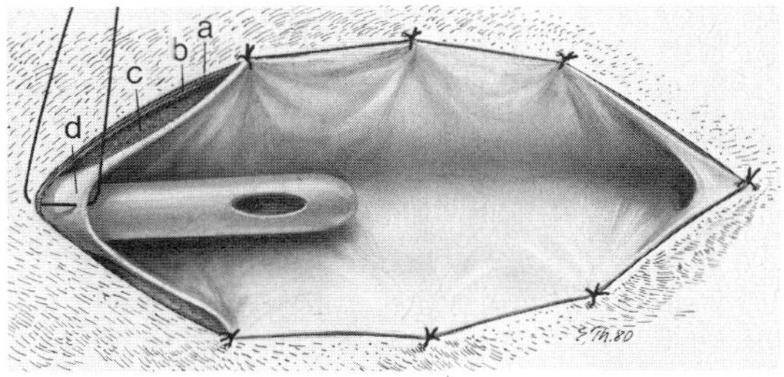

Abb. 280: Urethrostomia distalis

a äußere Haut; b M. retractor penis; C Corpus spongiosum penis; d Schleimhaut der Urethra

Vorgehen: Die äußere Haut wird kaudal des Penisknochens gestrafft und zusammen mit dem Penis angehoben. Gewöhnlich kann dann der Stein oder der terminale Knopf der Sonde durch die Haut hindurch palpiert werden. Die Schnittführung erfolgt in der Raphe über der Obstruktionsstelle exakt in der Medianen unter wiederholter Palpationskontrolle des Steines bzw. Sondenknopfs (Abb. 279). Dabei wird die Haut und nach Spaltung des paarigen M. retractor penis das Corpus spongiosum penis sowie die Schleimhaut in einer Länge von 2 bis 3 cm durchtrennt. Die kaudal der Inzision liegenden Harnröhrensteine werden vielfach spontan unter dem Druck der gefüllten Harnblase ausgespült, ggf. mit dem Schlingenkatheter entfernt. Die kranial gelegenen werden mit der Sonde herausgedrückt. Festsitzende Steine können mit dem kleinen, in das Harnröhrenlumen passenden Löffel entfernt werden.

Durch Einschieben des elastischen Harnröhrenkatheters und Spülung mit kalter Elektrolytlösung bis zur Harnblase wird die freie Passage der Harnröhre überprüft.

Bei Verzicht auf eine Naht heilt die Urethrainzision im Verlaufe einiger Wochen in der Regel ohne Stenosenbildung aus. Zur Vermeidung stärkerer Nachblutungen aus dem Schwellkörper und subkutaner Harninfiltration sollte jedoch vorübergehend der Rand der Harnröhrenschleimhaut mit dünnem atraumatischen Nahtmaterial zirkulär an den Wundrand der Haut genäht werden (Abb. 280).

Bei der Urethrostomie bleiben zur Erzielung einer Dauerfistel die Fäden bis zur vollständigen Vernarbung liegen.

Nachbehandlung: Geringere Blutungen mit jeweils spontaner Hämostase während der ersten Tage nach dem Eingriff bedürfen keiner Behandlung. Bei stärkeren Blutungen aus dem Corpus spongiosum penis ist die Applikation eines Antiandrogens angezeigt. Die Fäden der Haut-Schleimhautnaht werden bei der Urethrotomie am 5. oder 6. Tag, bei der Urethrostomie zwischen dem 10. und 12. Tag entfernt.

Urethrostomia scrotalis

Indikation: Harnröhrenstriktur im distalen Bereich; Urolithiasis.

Instrumente: Schlingenkatheter, Konkrementlöffel.

Vorbereitung: Rückenlage mit seitlich ausgebundenen Beckengliedmaßen. Nach Möglichkeit Einführen eines dünnen Katheters.

Vorgehen: Nach Kastration wird durch ellipsenförmige Umschneidung der Raphe scroti so viel von der Haut des Skrotums exzidiert, daß ohne sackartige Ausbuchtung des verbleibenden Anteils der Wundrand spannungsfrei adaptiert werden kann. Im kaudalen Wundbereich wird die dargestellte Urethra nach stumpfem Freilegen auf einer Länge von etwa 3 cm inzidiert (Abb. 279). Die Naht des Mukosarandes an der Haut erfolgt mit atraumatischem, nicht resorbierbaren Nahtmaterial. Kranial davon werden die Hautränder durch Naht adaptiert.

Nachbehandlung: Die Fäden der Haut-Schleimhautnaht und die der Hautnaht werden zwischen dem 10. und 12. Tag entfernt.

Urethrotomia — Urethrostomia perinealis

Indikation: Konkrement in der Harnröhre im Perinealbereich.

Instrumente: Schlingenkatheter, Konkrementlöffel.

Vorbereitung: Rückenlage mit nach vorn ausgebundenen Beckengliedmaßen. Einführen eines Katheters in die Harnröhre bis zum Konkrement.

Vorgehen: Der Anus sollte mit einer Tabaksbeutelnaht oder durch Übernähen eines Tupfers verschlossen werden. Nach Inzision der Haut in der Medianen in Höhe des Sitzbeinausschnitts ist die durch den Katheter dargestellte Urethra zu palpieren (Abb. 279). Sie wird durch stumpfe Präparation zwischen dem paarigen M. retractor penis und dem gleichfalls paarigen M. bulbospongiosus dargestellt. Nach Spalten der Urethra auf einer Länge von etwa 3 cm werden die Steine durch Spülen, mit dem kleinen Löffel oder dem Schlingenkatheter entfernt. Der Harnröhrenkatheter wird bis zur Harnblase vorgeschoben.

Mit atraumatischem, nicht resorbierbaren Nahtmaterial werden die Wundränder der Schleimhaut an die der Haut genäht.

Nachbehandlung: Die Fäden der Haut-Schleimhautnaht werden bei der Urethrotomie am 5. oder 6. Tag, bei der Urethrostomie, also zur Schaffung einer Dauerfistel, am 10. bis 12. Tag entfernt.

Urethrostomia perinealis (Katze)

Indikation: Obstructio urethrae.

Instrumente: Feine (Augen-)Instrumente.

Anästhesie: Inhalationsnarkose. Ketamin-Xylazin-Kombination ist kontraindiziert!

Vorbereitung: Der Kater wird in Rückenlage mit hochgelagertem Becken gebracht und durch Ausbinden der Schultergliedmaßen nach kaudal sowie der Beckengliedmaßen nach kranial fixiert (Abb. 281). Ein in die Harnblase eingeführter Katheter erleichtert die Darstellung. Der Penis ist mit einer Moskitoklemme an der Spitze der Glans zu fassen und unter leichtem Zug vorzulagern.

Vorgehen: Der Hautschnitt wird am Ostium präputiale zirkulär und in der Raphe scroti bis etwa 15 mm ventral des Anus gelegt (Abb. 282). Es folgt beim nicht kastrierten Kater die Kastration bei bedecktem Hoden und bedecktem Samenstrang. Nun ist der Penis frei zu präparieren und bis proximal der Bulbourethraldrüsen darzustellen (Abb. 283). Zunächst wird der M. ischiocavernosus mit dem M. ischiourethralis auf beiden Seiten durchtrennt und das blutende Gefäß am Muskelstumpf koaguliert. Dann wird der M. retractor penis direkt distal der ventralen Mastdarm-

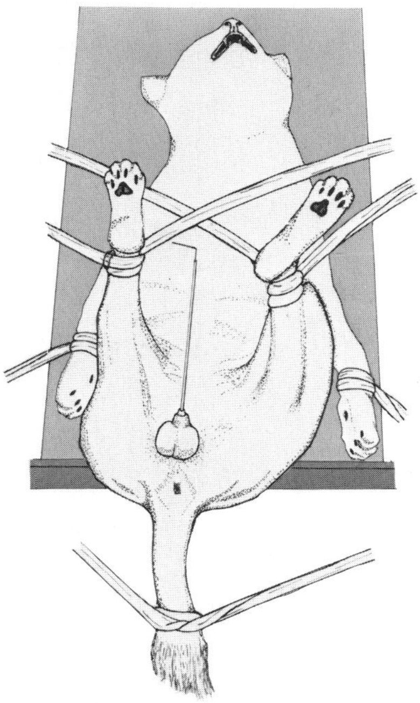

Abb. 281: Urethrostomia perinealis (Katze); Lagerung

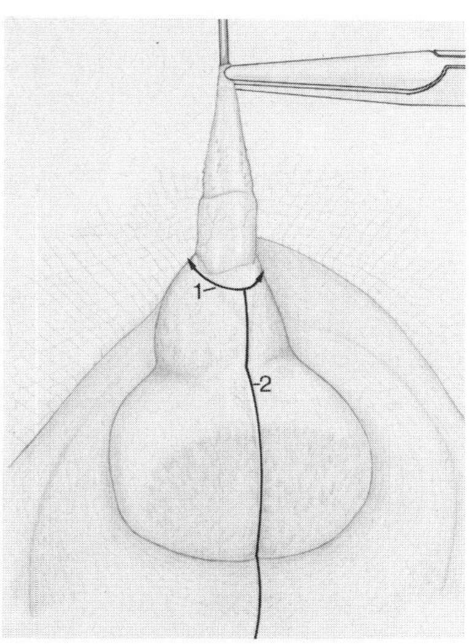

Abb. 282: Hautschnitt

1 Zirkulärschnitt; 2 Medianschnitt

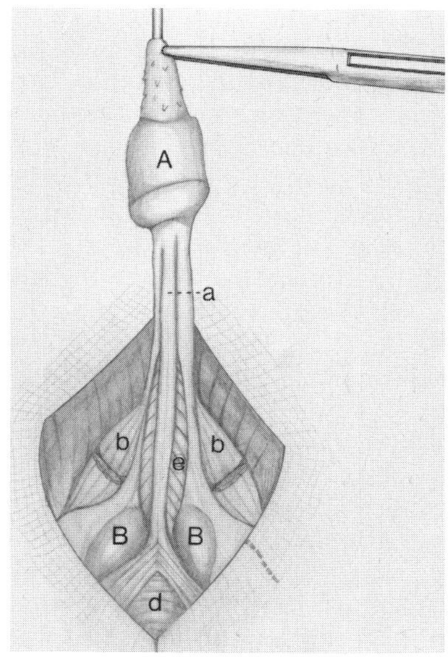

Abb. 283: Darstellung des Penisschafts

A Glans penis, A′ Penisschaft; B Glandula bulbourethralis; C Urethra; D Penisstumpf; E Haut
a M. retractor penis; b M. ischiocavernosus; c M. ischiourethralis; d M. sphincter ani externus; e M. bulbospongiosus
1 Katheter; 2 Schwellkörper der Harnröhre

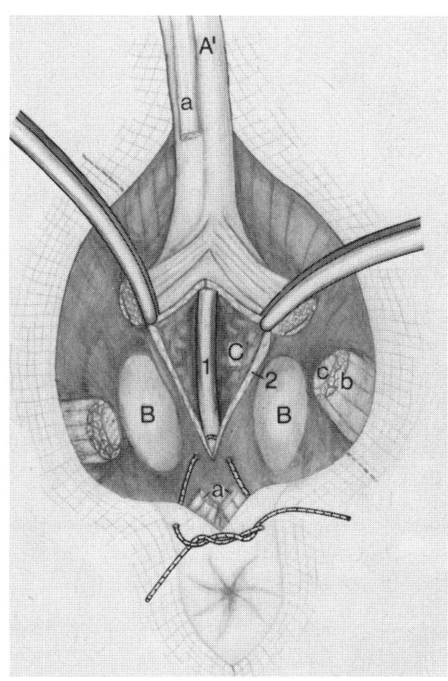

Abb. 284: Lage des ersten Heftes am proximalen Wundwinkel

schleife sowie nahe der Glans durchtrennt und die Harnröhre über dem Katheter inzidiert. Die Öffnung ist auf ca. 25 mm Länge bis proximal der Bulbourethraldrüsen mit der Schere zu erweitern und die Harnröhrenwunde auf beiden Seiten mit je einer Moskitoklemme zu fixieren (Abb. 284).

War der Katheter zuvor nicht einführbar, wird er, nach Entfernen der Konkremente mit einem kleinen stumpfen Löffel, bis in die Harnblase vorgeschoben. Sorgfältig ist darauf zu achten, daß Harn nicht in die Wunde fließt.

Nun sind die Wundränder der Harnröhre an die der Haut zu nähen (langsam resorbierbarer Kunststoffaden). Das erste Heft ist im proximalen Wundwinkel zu legen. Die Nadel wird schräg zum Wundrand durch die Haut sowie senkrecht durch die Harnröhrenwand von außen nach innen gestochen und auf der anderen Seite von innen nach außen durch die Harnröhrenwand sowie schräg durch die Haut zurückgeführt. Anschließend wird die Harnröhrenwand in Länge der Inzision mit Knopfheften an die Haut genäht. Um einen ungleichmäßigen Zug an den Wundrändern zu vermeiden, sollten die Hefte alternierend auf der einen und der anderen Seite gesetzt werden.

Am peripheren Ende der Harnröhreninzision wird der Penis ligiert (Katgut) und abgesetzt (Abb. 285). Danach wird der distale Wundwinkel der Harnröhre wie der proximale mit einem rückläufigen Heft versorgt.

Wundverschluß: Adaptation der Wundränder der oberflächlichen Faszie und der Subkutis über

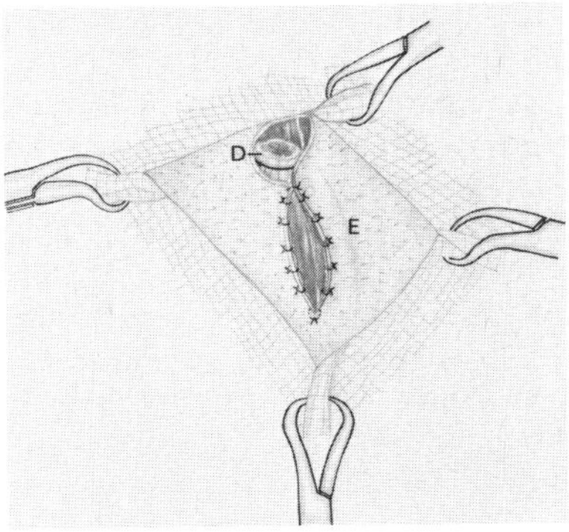

Abb. 285: Naht der Harnröhrenwand an die Haut

dem Penisstumpf mit Knopfheften (Katgut). Hautnaht.

Nachbehandlung: Chemo- und Infusionstherapie.

Penis

Amputation (Hund)

Indikation: Trauma; Neoplasie; Prolaps.

Vorbereitung: Rückenlage. In die Urethra wird ein Katheter eingeführt.

Vorgehen: Der Penis wird bis zum Bulbus glandis aus dem Präputium vorgelagert. Hinter dem Bulbus wird eine Staubinde angelegt. Der Penis wird unter Schonung der Urethra keilförmig bis

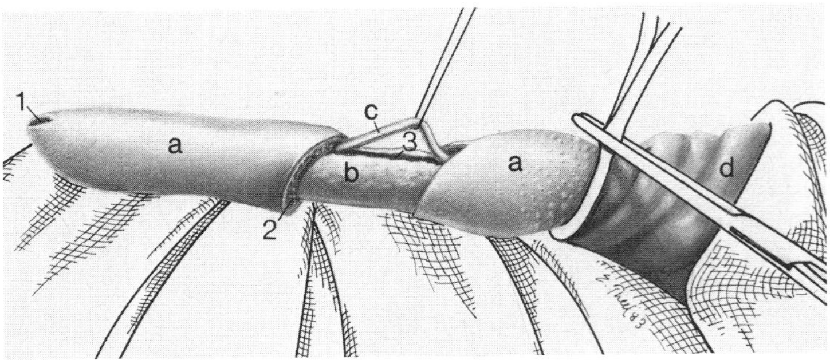

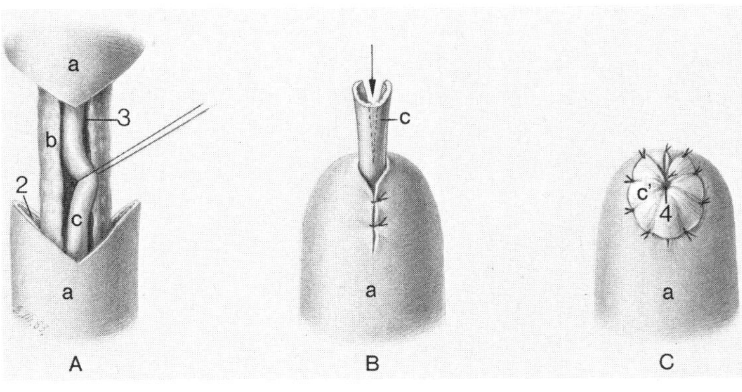

Abb. 286, 287: Partielle Amputation der Glans penis

A Keilschnitt durch das Corpus spongiosum glandis; B Verschluß des Corpus spongiosum glandis, mit überstehender Urethra; C flächenhafte Ausbreitung und Fixierung der dorsal gespaltenen Urethra
a Glans penis, Pars longa; b Os penis; c Urethra, Pars externa (Harnsamenröhre); c' flächenhafte Ausbreitung der Tunica mucosa der Urethra; d Bulbus glandis;
1 Ostium urethrae externum; 2 Corpus spongiosum glandis; 3 Sulcus urethralis; 4 künstlich angelegte Mündung der Urethra
Pfeil in B kennzeichnet dorsalen Einschnitt in der Urethra

Abb. 288: Amputation des Penis in der Regio perinealis

A Amputierter Penis, Urethra freipräpariert; B Verschluß des Corpus cavernosum durch Einzelhefte, Urethra gespalten; C Flächenhafte Ausbreitung der Urethra
a Integumentum commune; b Penis, Tunica albuguinea; c Corpus cavernosum; d Urethra, Pars externa; e Corpus spongiosum; f flächenhafte Ausbreitung der Tunica mucosa der Urethra; h Mündung der Urethra

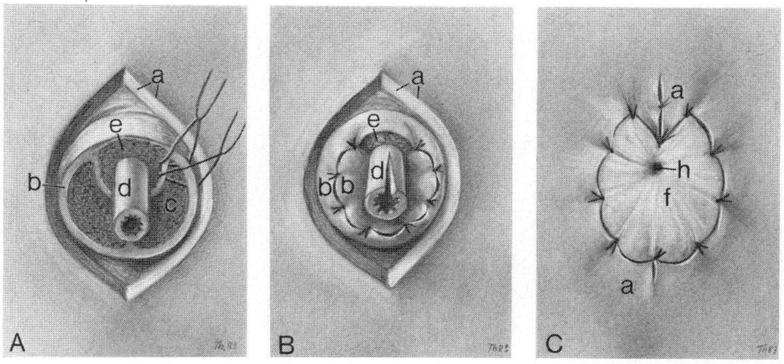

auf das Os penis so durchtrennt, daß die Spitze des Keiles nach proximal weist. Die Urethra wird distal der Inzision in einer Länge von etwa 1 bis 2 cm freipräpariert und abgesetzt (Abb. 286). Der Penisknochen wird nach leichtem Zurückschieben des Penisstumpfes osteotomiert. Nach Lockerung der Staubinde werden blutende Gefäße ligiert. Die Tunica albuginea des Corpus spongiosum glandis wird am freien Rand der keilförmigen Inzision durch Knopfhefte mit sehr dünnem, atraumatischen, langsam resorbierbaren Material adaptiert. Der überstehende freie Urethrastumpf wird dorsal gespalten, auf den Penisstumpf umgeschlagen und durch Naht fixiert (Abb. 287).

Bei weiter proximal notwendiger Amputation wird der Penis einschließlich des Präputiums von der Bauchwand abgetrennt. Die beiderseits des Präputiums geführten Längsschnitte beginnen dorsal der Präputialöffnung und laufen vor dem Skrotum zusammen. Bei gleichzeitig vorzunehmender Kastration schließt die Schnittführung mediane Abschnitte des Skrotums ein. In Höhe der Amputationsstelle, die dann gewöhnlich im Perineum liegt, wird die Haut median über der Peniswurzel inzidiert. Die Peniswurzel wird isoliert und proximal durch eine Staubinde komprimiert. Unter Schonung der Urethra, die auch in diesem Fall in einer Länge von 1 bis 2 cm nach distal freipräpariert wird, ist die Peniswurzel schräg von kaudal nach kranial und distal abzusetzen. Nach Lösen der Staubinde werden blutende Gefäße ligiert. Die Ränder der Tunica albuginea werden über dem Corpus cavernosum durch Naht adaptiert. Der Penisstumpf wird zirkulär an die Haut genäht, die Urethra nach kaudaler Längsspaltung ebenfalls an die Hautränder (Abb. 288).

Wundverschluß: Adaptation der Wundränder der tiefen und der oberflächlichen Faszie mit Knopfheften (Katgut). Hautnaht. Ein in die Urethra eingelegter Katheter wird durch Fixationsnähte gesichert.

Nachbehandlung: Chemotherapie. Der Katheter wird nach 2 bis 3 Tagen, die Fäden der Hautnaht werden zwischen dem 8. und 10. Tag entfernt.

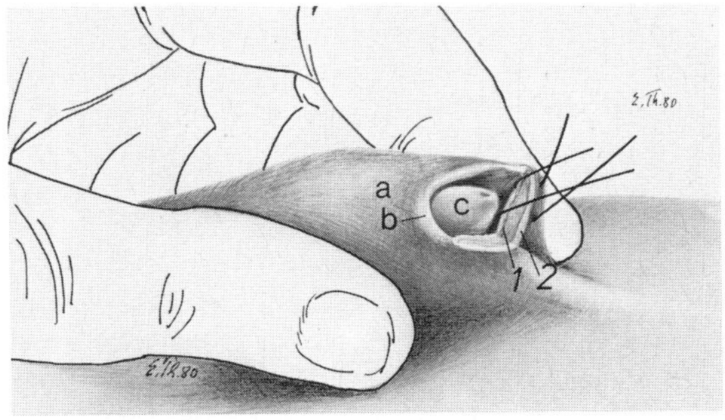

Abb. 289: Naht der erweiterten Präputialöffnung

a Praeputium; b Ostium praeputiale; c Glans penis, Spitze mit Ostium urethrae externum
1 Schleimhaut, Tunica mucosa; 2 äußere Haut, Integumentum commune

Präputium

Erweiterung des Ostium praeputiale

Indikation: Phimose; Paraphimose, falls Penis nicht reponierbar oder rezidivierend.

Vorbereitung: Reinigung der Präputialblätter.

Vorgehen: Die Präputialöffnung wird nach dorsal zur Bauchwand hin mit Schere oder Skalpell unter Durchtrennung von Haut und Schleimhaut erweitert. Die Haut wird alsdann mit der Schleimhaut durch Knopfhefte aus nicht oder langsam resorbierbarem Material vernäht (Abb. 289).

Nachbehandlung: Ggf. Spülung des Präputialschlauchs. Die Fäden der Hautnaht werden zwischen dem 8. und 10. Tag entfernt.

Prostata

Prostatektomie

Indikation: Tumor; Hyperplasie; Zyste; Abszeß; Prostatitis, die durch Chemotherapie und Kastration nicht beeinflußt werden konnten.

Instrumente: Bulldog-Klemmen. Bei Notwendigkeit der Osteotomie des Beckens oszillierende Säge oder Meißel und Hammer sowie Bohrer.

Vorbereitung: Nach Prüfung der Keimresistenz im Urin präoperativ Chemotherapie für einige Tage. Nahrungsentzug 2 Tage vor dem Eingriff, am Vortag Klysma.

Rückenlage mit gespreizt nach kaudal ausgebundenen Beckengliedmaßen. Einführen eines Harnröhrenkatheters in die Harnblase.

Vorgehen: Laparotomie in der Linea alba vom Schambein bis kranial des Nabels. Die pathologisch vergrößerte Prostata liegt oft vor dem Bekkenrand und ist dann von der Laparotomiewunde aus gut zugängig. In manchen Fällen kann der Eingriff dadurch erleichtert werden, daß die Bekkensymphyse gespalten wird (Abb. 290).

Zur Trennung in der Beckensymphyse wird die Hautinzision nach kaudal verlängert. Die Aponeurosen der Mm. graciles und Mm. adductores werden im Verlauf der Symphyse gespalten. Bei jüngeren und kleinen Hunden kann die Symphyse mit starker Schere oder Meißel getrennt, bei älteren Hunden muß sie aufgesägt werden. Beiderseits der Symphyse werden Bohrlöcher zur späteren Fixation mit einer Drahtligatur angebracht. Die Bekkenhälften werden dann auseinandergedrückt, ohne die Iliosakralgelenke zu stark zu strapazieren.

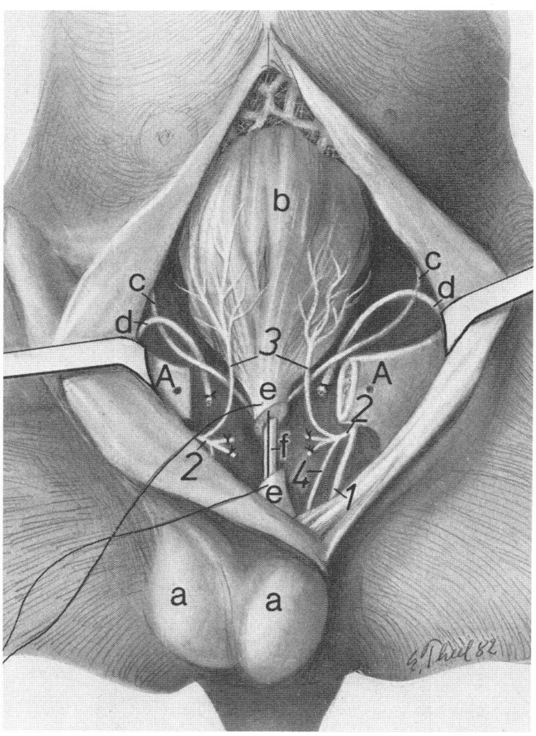

Abb. 290: Prostatektomie

A Os pubis, mit Bohrlöchern für die Fixierung des entfernten Pfannen- und Fugenastes
a Scrotum; b Vesica urinaria; c Ureter; d Ductus deferens, abgesetzt und ligiert; e Urethra, schräg abgesetzte Stümpfe nach Prostatektomie; f Katheter in Urethra
1 A. pudenda interna; 2 A. prostatica, Äste an die Prostata abgesetzt und ligiert; 3 A. vesicalis caudalis; 4 A. rectalis media

Bei großen alten Hunden hat sich das Aussägen einer Platte aus dem Schambein bewährt. Dazu werden die Aponeurosen der Mm. graciles und Mm. adductores nach lateral hin abgelöst. Mit Säge oder Fräse werden jeweils etwa 2 bis 3 cm seitlich der Symphyse Schnitte vom Schambeinkamm zu den Forr. obturata geführt. Im kaudalen Drittel der Forr. obturata wird durch einen diese Löcher verbindenden Transversalschnitt die Schambeinplatte gelöst.

Beiderseits der Sägeschnitte werden Löcher zur späteren Fixation der Platte mit Drahtligaturen gebohrt.

Nach Öffnen der Bauch- und evtl. der Beckenhöhle wird das Darmkonvolut abgedeckt und nach kranial geschoben. Das Lig. vesicoumbilicale wird durchtrennt, so daß die Harnblase frei bewegt werden kann. Zunächst werden die Ureteren in den freien Rändern der Ligg. lateralia vesicae identifiziert und mit dicken Fäden angeschlungen. Die zur Prostata führenden Gefäße werden in der Nähe der Drüse doppelt ligiert und zwischen den Ligaturen durchschnitten. Bei der Unterbindung der von dorsolateral an die Prostata heranführenden Äste der Aa. und Vv. prostaticae ist darauf zu achten, daß die zur Blase führenden Aa. vesicae caudales intakt bleiben. Nach Retroflexion der Harnblase werden die Ductus deferentes ebenfalls doppelt ligiert und durchtrennt.

Der Blasenhals ist so weit wie möglich zur Prostata hin und die Urethra von kaudal her frei zu präparieren. Restharn in der Blase wird abgesaugt und der Katheter in den Beckenteil der Urethra zurückgezogen. Blasenhals und Urethra werden mit gummigepolsterten, weich fassenden oder Bulldog-Klemmen komprimiert und an der Prostata mit dem Skalpell durchtrennt. Die Prostata wird in toto von ihren Verbindungen mit dem umliegenden Gewebe gelöst und entfernt. Der Katheter wird wieder in das blasenhalsseitige Stück der Urethra eingeführt und in die Harnblase vorgeschoben.

Über dem Katheter erfolgt die Naht der Urethra. Zunächst werden in gleichen Abständen zirkulär 3 Fixationshefte gesetzt, um Verziehungen zu vermeiden (sehr dünnes atraumatisches, nicht oder langsam resorbierbares Nahtmaterial). Zwischen diesen Fäden wird die Naht komplettiert. Dabei sollte die Mukosa nicht perforiert werden. Zusätzlich kann die Anastomose mit einem Netzzipfel übernäht werden.

Die die Urethra und den Blasenhals komprimierenden Klemmen werden abgenommen sowie die Zügel an den Ureteren entfernt. Nach Reposition und Fixation des knöchernen Beckenbodens werden die Wundränder der Aponeurosen (Mm. graciles und Mm. adductores) mit Knopfheften (Katgut) adaptiert.

Verschluß der Laparotomiewunde.

Der Katheter wird vor der Präputialöffnung in eine Heftpflasterduplikatur gelegt, die an die Haut angenäht wird.

Nachbehandlung: Chemotherapie für etwa 2 Wochen mit Präparat, das hohen Urinspiegel gewährleistet. Der Katheter wird etwa 4 Tage belassen. Die Fäden der Hautnaht werden zwischen dem 8. und 10. Tag entfernt.

Hoden

Kastration des Rüden

Indikation: Hodentumor; Orchitis; Verletzung; Prostatahypertrophie; Beseitigung des Geschlechtstriebs.

Vorbereitung: In Rückenlage sind die Schultergliedmaßen nach kranial und die Beckengliedmaßen gespreizt nach kaudal auszubinden.

Vorgehen: Die Hoden können durch einen Hautschnitt in der Medianen kranial des Skrotums (Abb. 291) oder durch je eine Inzision über den Hoden dargestellt werden. Bei letzterem Vorgehen werden beide Hoden nach kranial gedrückt und so fixiert (Abb. 292). Der Hautschnitt reicht etwa von der Mitte des Hodens bis über den Nebenhodenkopf. Nach stumpfem Abpräparieren des lockeren Fett- und Bindegewebes wird der Proc. vaginalis gefaßt und mit dem Hoden vorgelagert. Jetzt ist das Lig. scroti zu durchtrennen (Abb. 293) und das lockere Gewebe von der Fascia spermatica interna des Proc. vaginalis ausreichend weit nach proximal abzustreifen. Weit proximal, d. h. möglichst nahe am äußeren Leistenring, wird eine Katgutligatur auf den bedeckten Samenstrang gelegt und ggf. durch Transfixation gesichert.

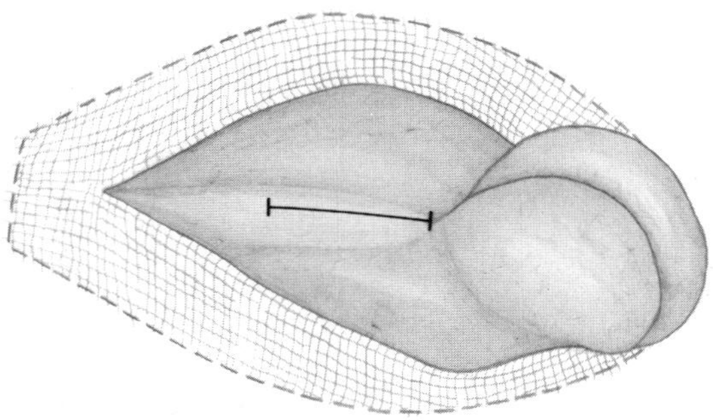

Abb. 291: Hautschnitt in der Medianen

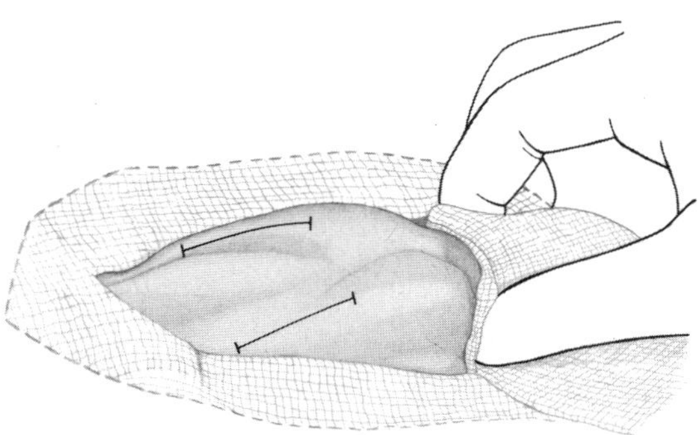

Abb. 292: Schnittführung bei nach kranial verlagerten Hoden

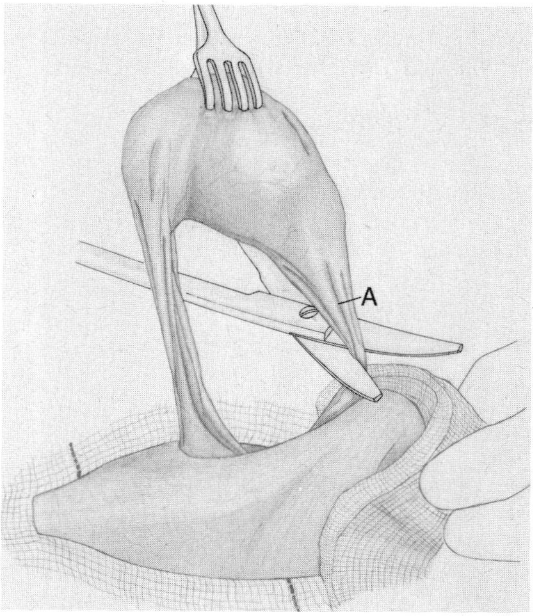

Abb. 293: Der im Proc. vaginalis vorgelagerte Hoden
A Lig. scroti

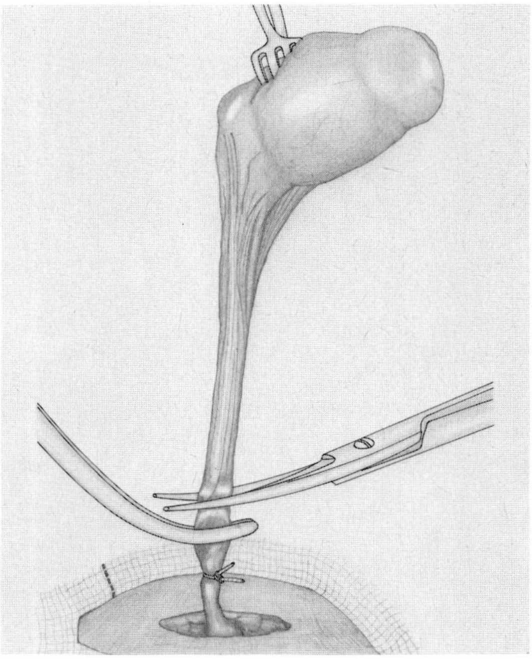

Abb. 294: Durchtrennen des vom Proc. vaginalis bedeckten Samenstrangs

Nach Abschneiden der Fadenenden wird der Samenstrang distal der Ligatur durchtrennt.

Das Legen der Ligatur und Absetzen des Samenstrangs sind einfacher und sicherer, wenn zunächst eine Klemme auf den bedeckten Samenstrang gesetzt wird (Abb. 294).

Wundverschluß: Adaptation der Subkutis mit Einzelheften (Katgut). Hautnaht.

Nachbehandlung: Bei Verwendung von nicht resorbierbarem Nahtmaterial Entfernen der Fäden der Hautnaht zwischen dem 8. und 10. Tag.

Kastration des Katers

Indikation: Beseitigung des Geschlechtstriebs; Erkrankung oder Verletzung des Hodens.

Vorbereitung: Die Beckengliedmaßen des in Rückenlage befindlichen Tieres sind gespreizt zu

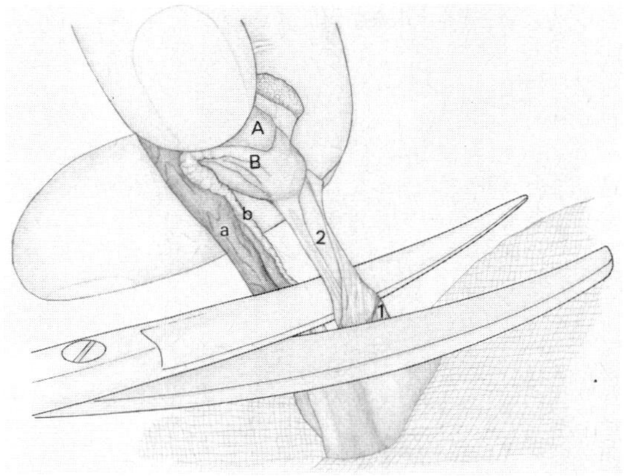

Abb. 297: Absetzen des Lig. caudae epididymidis mit dem größten Teil des Proc. vaginalis

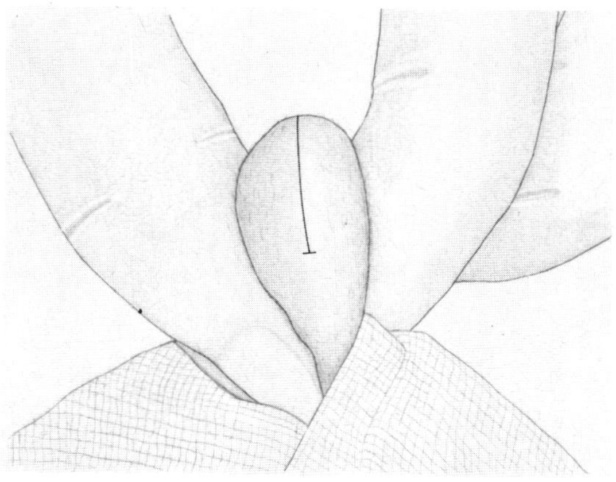

Abb. 295: Halten des Hodens und Schnittführung

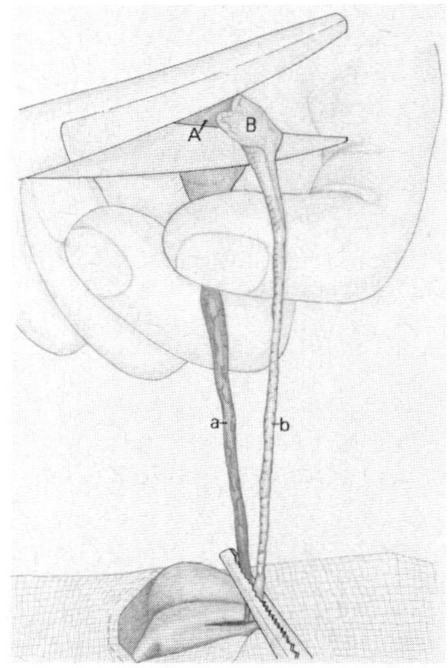

Abb. 298: Absetzen des Nebenhodens vom Hoden

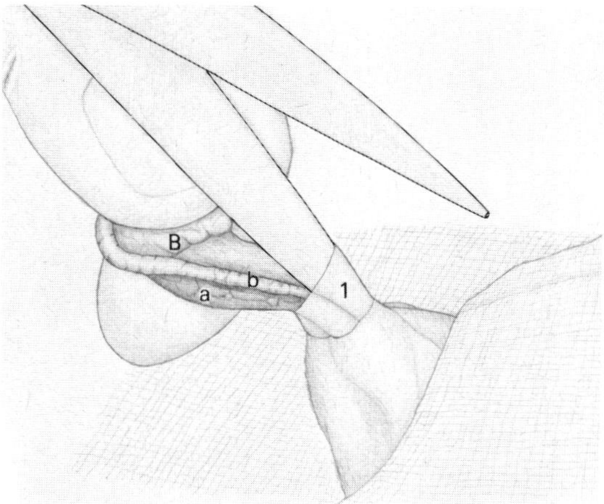

Abb. 296: Einschneiden des Proc. vaginalis

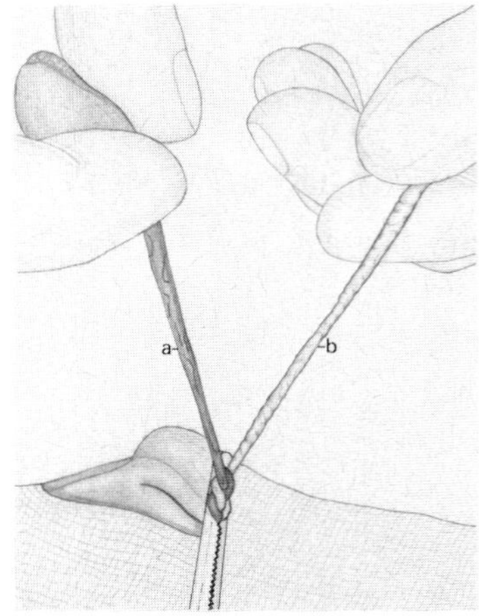

Abb. 299: Verknoten des Gefäßstrangs und Samenleiters

Abb. 296–299: A Hoden; B Nebenhoden; a Gefäßstrang; b Samenleiter; 1 Scheidenhautfortsatz (Proc. vaginalis); 2 Nebenhodenschwanzband (Lig. caudae epididymidis)

fixieren. Die Präputialöffnung ist mit einer Klemme zu verschließen.

Vorgehen: Daumen und Zeigefinger der linken Hand fassen einen Hoden so, daß die Haut über dem Hoden straff gespannt ist (Abb. 295). Mit einem kurzen, etwa 2 cm langen Schnitt parallel zur Raphe scroti werden Haut und Proc. vaginalis gerade so weit gespalten, daß der Hoden vorfällt. Nun wird der Hoden, zwischen Daumen und Zeigefinger gefaßt, etwas vorgezogen, der Proc. vaginalis mit einer Schere möglichst weit nach proximal eingeschnitten (Abb. 296) und das Lig. caudae epididymidis mit dem größten Teil des Proc. vaginalis abgesetzt (Abb. 297). Anschließend wird eine Klemme weit proximal auf den unbedeckten Samenstrang gesetzt, der Samenleiter distal der Klemme vom Gefäßstrang getrennt und der Nebenhoden vom Hoden abgesetzt (Abb. 298). Samenleiter und Gefäßstrang werden schließlich miteinander verknotet (3 Schlingen — Abb. 299) und peripher des Knotens durchtrennt. In gleicher Weise wird der andere Hoden abgesetzt. Kein Wundverschluß.

Anstatt des mit Gefäßstrang und Samenleiter geschürzten Knotens kann der Samenstrang proximal der Klemme mit einem dünnen Katgutfaden ligiert werden.

Kastration des Kryptorchiden (Rüde, Kater)

Indikation: Entfernung des extraskrotal gelegenen Hodens.

Vorbereitung: Rückenlage mit locker gespreizten nach kaudal ausgebundenen Beckengliedmaßen.

Vorgehen: Bei extraabdominalem Kryptorchismus wird der Hoden durch Palpation im Inguinalbereich identifiziert. Über dem Hoden wird die Haut inzidiert. Durch stumpfe Präparation wird der Hoden mit seinem Nebenhoden im Proc. vaginalis entwickelt. Nach Spalten der Scheidenhaut werden der Samenstrang ligiert, ggf. der Ligaturfaden transfixiert und Hoden mit Nebenhoden abgesetzt. Das subkutane Gewebe wird zur Vermeidung von Hohlraum durch Naht (Katgut) adaptiert. Hautnaht.

Bei intraabdominal gelegenem Hoden Laparotomie postumbilikal in der Linea alba. Seitlich und dorsal von Blasenhals und Prostata wird, vom Samenleiter ausgehend, der Hoden, falls nicht sofort sichtbar, gesucht. Samenleiter und die den Hoden versorgenden Blutgefäße werden ligiert und Hoden mit Nebenhoden abgesetzt. Verschluß der Bauchwunde.

Nachbehandlung: Die Fäden der Hautnaht werden zwischen dem 8. und 10. Tag entfernt.

Ovar und Uterus

Ovariektomie der Hündin

Indikation: Aufheben der Fortpflanzungsfähigkeit; permanente Verhinderung des Oestrus.

Vorbereitung: Entleerung stark gefüllter Harnblase durch Katheterisierung. Der Patient wird in Rückenlage fixiert.

Vorgehen: Laparotomie median vom Nabel ab nach kaudal. Mit dem leicht gekrümmten Zeigefinger oder dem zur Katzenkastration entwickelten Haken, der entlang der Bauchwand nach dorsal geführt wird, ist zunächst das linke Uterushorn zu erfassen und mit dem Ovar in die Laparotomiewunde vorzuziehen (Abb. 300). Falls durch stetigen vorsichtigen Zug der Eierstock mit der Eierstocktasche nicht ausreichend vorzulagern ist, kann das kraniale Keimdrüsenband durch Spannen über der Fingerkuppe des Zeigefingers gedehnt bzw. eingerissen werden. Mit einem DESCHAMPS wird ein Katgutfaden über dem Lig. ovarii proprium zwischen Eierstocktasche und Hornspitze durch das Mesovar geführt und das Band zusammen mit dem Ramus uterinus der A. und V. ovarica ligiert. Ein weiterer Faden wird ebenfalls in Form einer Massenligatur dorsal der Bursa ova-

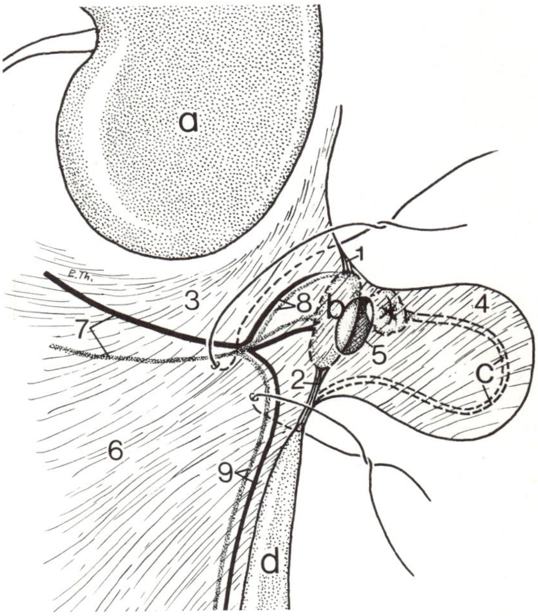

Abb. 300: Ovariektomie der Hündin. Schematisch. Arterien Punktraster; Venen Vollstrich

a Niere mit Harnleiter, b Eierstock, c Eileiter, Verlauf in der Wand der Bursa ovarica gestrichelt; d Uterushorn
1 kraniales Keimdrüsenband; 2 Lig. ovarii proprium des kaudalen Keimdrüsenbands; 3 Mesovar; 4 Bursa ovarica; 5 Zugang zur Bursa ovarica von der medialen Seite; 6 Mesometrium; 7 A. bzw. V. ovarica, 8 R. tubarius, 9 R. uterinus

rica mit dem DESCHAMPS zur Ligatur der A. und V. ovarica, evtl. proximal einer vorher gesetzten Arterienklemme, gelegt und im Abstand von etwa 1 cm von der Eierstocktasche geknüpft. Zwischen den Ligaturen wird im Abstand von mindestens je 0,5 cm das Ovar und meistens auch die Eierstocktasche mit der Schere exzidiert.

Das Entfernen des rechten Eierstocks mit gewöhnlich kürzerer Aufhängung erfolgt in analoger Weise. Verschluß der Laparotomiewunde.

Nachbehandlung: Die Fäden der Hautnaht werden nach 8 bis 10 Tagen entfernt.

Ovariektomie der Katze

Indikation: Unterbindung der Fortpflanzungsfähigkeit.

Instrument: Kastrationshaken.

Vorbereitung: Entleerung der Harnblase, Fixation in Rücken-Hängelage.

Vorgehen: Laparotomie in der Medianen. Der Schnitt sollte wenige Millimeter hinter dem Nabel beginnen und etwa 1,5 cm lang sein. Abtrennen der Reste des Lig. vesicoumbilicale medium mit Pinzette und Schere. Der Kastrierhaken wird durch die Wunde entlang der rechten bzw. linken Bauchwand schräg nach kaudodorsal geführt, das jeweilige Uterushorn in den Haken gebracht, aus der Bauchhöhle hervorgezogen und der Eierstock vorgelagert. Nach Anlegen je einer Ligatur über und unter der Bursa ovarica (resorbierbarer Faden) wird der Eierstock abgesetzt.

Wundverschluß: Zwei Achternähte mit seitlicher Knüpfung oder schichtweise Adaptation.

Nachbehandlung: Die Fäden der Hautnaht werden zwischen dem 8. und 10. Tag entfernt.

Ovariohysterektomie

Anatomie: Die Eierstöcke der Fleischfresser sind in Höhe des 3. bis 4. Lendenwirbels an einem häufig sehr kurzen, gelegentlich etwas längeren Mesovarium aufgehängt und beim Hund vollständig, bei der Katze zum Teil von der Bursa ovarica umhüllt. Nach kranial zieht das strangförmige kraniale Keimdrüsenband an den Nieren vorbei zum Zwerchfell; nach kaudal wird der Eierstock durch das beim Hund sehr kurze, bei der Katze etwas längere Lig. ovarii proprium mit der Uterushornspitze verbunden. Die Mesosalpinx bildet den Hauptanteil der Bursa ovarica; sie ist beim Hund zu einem „Fettkörper", bei der Katze zu einem weitgehend fettgewebsfreien Beutel ausgezogen; sie enthält den Eileiter.

Die Fleischfresser besitzen einen zweihörnigen Uterus. Die Hörner sind bei der Katze 10 cm lang und 4 mm dick, beim Hund 10 bis 14 cm lang und 5 bis 10 mm dick. Sie vereinigen sich zu einem kurzen Uteruskörper von 2 bis 3 cm Länge, dem sich der mit 5 bis 10 mm sehr kurze Gebärmutterhals anschließt, dessen Mündung, Ostium uteri externum, in das Scheidengewölbe noch im peritonealen Teil der Beckenhöhle erfolgt.

Das Mesometrium (Lig. latum uteri) wird durch zwei breite Bauchfellplatten repräsentiert, die bei gut genährten Hunden reichlich Fettgewebe enthalten. Ihnen ist lateral die gleichfalls breite Gekrösefalte für das Lig. teres uteri angefügt, das von der Gegend der Uterushornspitze in Richtung auf den inneren Leistenring zieht und bei der Hündin gelegentlich in einen hier ausgebildeten Scheidenhautfortsatz eintritt.

Der gravide Uterus zeigt die bekannten Größen-, Form- und Lageveränderungen. Die Fleischfresser gehören zu den deziduaten Vollplazentaliern; sie besitzen eine Gürtelplazenta, Placenta zonaria.

Die inneren Geschlechtsorgane der Hündin und der Katze werden durch die A. und V. ovarica (direkte Zweige der Aorta abdominalis bzw. Zuleitungen zur V. cava caudalis und zur V. renalis sinistra) sowie durch die A. und V. uterina (Abzweigungen der A. und V. vaginalis) versorgt.

Die Steuerung der Organe erfolgt neurohormonal; das vegetative Nervensystem bildet die Plexus ovaricus und Plexus uterovaginalis.

Indikation: Zyklusstörungen mit Pyometra; glandulärzystische Hyperplasie des Endometriums; Dysfunktion der Ovarien mit Haut- und/oder Fellveränderungen; Ovarial-, Uterus- oder Zervixtumor; Unterbindung der Fortpflanzungsfähigkeit; Unterbrechung der Trächtigkeit bis zum 35. Tag post conceptionem.

Vorbereitung: Der Patient ist in Rückenlage zu fixieren und evtl. eine Tropfinfusion einzuleiten.

Vorgehen: Laparotomie in der Linea alba. Der Schnitt in der Linea alba sollte etwa 1 cm kaudal des Nabels beginnen und bis etwa 2 bis 3 fingerbreit kranial des vorderen Schambeinrands reichen. Ggf. ist der Schnitt nach kranial bis zum oder über den Nabel hinaus zu verlängern. Blutungen sind zu versorgen und Reste des Lig. vesicae medianum sowie das Nabelfett ausreichend abzusetzen.

Ist der Uterus stark vergrößert (Pyometra, Trächtigkeit), liegt er gelegentlich nicht vom Netz bedeckt der Bauchwand direkt an. Sollte die Harnblase stark gefüllt sein, ist sie durch Kompression zu entleeren und in der Bauchhöhle seitlich der Gebärmutter zu lagern. Nach Verlagern des Netzes nach kranial wird die Gebärmutter, am Corpus uteri beginnend, ganz aus der Bauchhöhle vorgelagert.

Ist die Gebärmutter nicht oder nur gering vergrößert, sucht man mit dem Finger zwischen Harnblase und Rektum vor dem Beckeneingang das Corpus uteri auf, gleitet mit der Fingerspitze zunächst am linken Uterushorn entlang, faßt das Horn im vorderen Drittel und lagert es vor. Auf die gleiche Weise wird das rechte Horn eventriert. Durch Einlegen einer Gazekompresse oder eines Tuches in den vorderen Wundwinkel kann der Darm weitgehend aus dem Operationsbereich zurückgedrängt werden.

Die erste Ligatur sollte am linken Mesovar gelegt werden, weil dieses in der Regel etwas länger als das rechte ist. Der Operateur erfaßt mit der rechten Hand die linke Hornspitze und streift das hier ansetzende Lig. teres uteri nach kaudal. Bei langem Eierstockband kann durch leichten Zug die Bursa ovarica vorgelagert werden. Bei kurzem Band sollte man zusätzlich die Eierstocktasche mit der linken Hand fassen, das kranial zum Eierstock verlaufende, straffe Lig. suspensorium ovarii vorsichtig zwischen Zeigefinger und Daumen durchtrennen und es unter leichtem gleichmäßigem Zug nach medial zunächst in den Wundspalt ziehen und dann bei gleichzeitigem Niederdrücken des linken Wundrands Bursa und Hornspitze vorlagern. In dieser Position ist das Mesovar gut überschaubar. Mit einer Klemme wird das Eierstockband kaudal des oberen Bursa-Ansatzes an einer hier deutlich fettärmeren Stelle durchstoßen, ein resorbierbarer Faden durchgezogen und an der medialen Seite des Bandes ca. 1 cm über dem Ansatz an der Eierstocktasche geknotet (Massenligatur). Dann wird eine Klemme oder eine Ligatur über die Hornspitze und das Lig. latum uteri gelegt. Es sollen die vom Uterus kommenden Gefäße komprimiert, nicht aber das Lig. teres uteri erfaßt werden. Dann wird das Mesovar ca. 1 cm distal der Ligatur von kaudal her mit der Schere durchtrennt. Blut ist sofort zu entfernen und jede, also auch eine geringe Blutung sorgfältig zu versorgen. Das Lig. latum uteri und das von diesem abzweigende Lig. teres uteri werden etwa in ihrer Mitte bis dicht an die Zervix stumpf durchtrennt.

Das rechte Uterushorn mit Eierstock und Eierstocktasche wird in gleicher Weise abgesetzt. Dann ist der Uterus so weit vorzulagern, daß mit einer Darmklemme die Vagina kaudal der Zervix fixiert werden kann. Kranial der Klemme wird eine Ligatur im Bereich der Vagina gelegt. Um ein Abgleiten der Ligatur zu vermeiden, kann der Faden mit einem Stich dorsal oder ventral durch die Tunica muscularis der Vagina geführt und dann geknüpft werden. Wichtig ist, daß beim Knüpfen die Klemme gelockert und nach Fertigstellung des Knotens wieder fixiert wird. Mit der Klemme kann nach der Amputation des Uterus der Stumpf ohne Zug an der Ligatur für die weitere Versorgung fixiert werden.

Etwas kranial der Ligatur wird eine 2. Klemme angelegt und der Uterus nach Abdecken der Bauchhöhle kaudal der Zervix abgesetzt. Am Vaginalstumpf werden die Schleimhaut exzidiert oder koaguliert, ggf. die restliche Schleimhaut mit Jodtinktur touchiert und die Wundflächen des Stumpfes durch Diagonalhefte adaptiert.

Bei einer Peritonitis wegen eines Pyometradurchbruchs sollte nach der Ovariohysterektomie die Bauchhöhle mit körperwarmer physiologischer Kochsalzlösung gespült und ggf. drainiert werden. Verschluß der Laparotomiewunde mit Achterrückstichheften (nicht resorbierbarer Faden) oder schichtweiser Wundverschluß.

Nachbehandlung bei Infektion: Chemotherapie. Die Fäden der Hautnaht werden zwischen dem 8. und 10. Tag, die einer Achternaht zwischen dem 12. und 14. Tag entfernt.

Sectio caesarea conservativa

Indikation: Geburtsstörungen im Austreibungsstadium; Übertragung; Einfrüchtigkeit.

Anästhesie: Allgemeinnarkose (Beeinflussung der Welpen beachten!); Neuroleptanalgesie mit Infiltrations- oder Epiduralanästhesie.

Vorbereitung: Der Patient ist in Rückenlage zu fixieren.

Vorgehen: Laparotomie in der Linea alba. Die Laparotomiewunde sollte etwa 1 cm kaudal des Nabels beginnen und ausreichend weit nach kaudal reichen, um den Uterus gefahrlos vorlagern zu können. Blutungen sind zu versorgen. Die Reste des Lig. vesicae medianum und das Nabelfett sind abzusetzen.

Beide Uterushörner sollten an der Bifurkation beginnend und dann das Corpus uteri vorgelagert sowie die Bauchhöhle mit Tüchern abgedichtet werden. Der Einschnitt in den Uterus sollte in der Mitte des Corpus uteri parallel zur Längsachse bis kurz vor die Zervix oder in der großen Kurvatur nahe des Corpus uteri, ggf. auch in beiden Uterushörnern erfolgen. Die Inzision sollte keine Plazentationsstelle treffen und so lang sein, daß beim Entwickeln der Welpen kein Einriß entsteht. Der zu entwickelnde Welpe wird an die Uteruswunde massiert und, nach Öffnen der Fruchtblase und Abfließen der Fruchtwässer, entwickelt.

Bei lebenden Welpen sind sofort die Fruchthüllen vom Kopf zu streifen. Die Nabelschnur ist durch weiteres Hervorziehen aus dem Uterus darzustellen, mit einer Klemme etwa 2 cm unterhalb des Nabelansatzes zu quetschen und mit der Schere abzusetzen. Der Welpe sollte sofort trockengerieben und in eine Wärmeschale (38 °C) gelegt werden.

Bei leicht zu lösender Plazenta sind die Fruchthüllen nach der Entbindung jedes Welpen zu entfernen. Eine zu kräftige Massage oder ein zu starker Zug beim Ablösen der Plazenta kann zu unstillbaren Blutungen führen, die nur durch die Hysterektomie zu beherrschen sind. Das Belassen noch festhaftender Plazenten verursacht nur selten Komplikationen. Nach Entbindung aller Welpen sollten beide Uterushörner mit einem Antibiotikum und die Uteruswunde mit zwei Nahtreihen (SCHMIEDEN- und LEMBERT-Naht oder doppelte LEMBERT-Naht) versorgt werden.

Vor Rücklagerung des Uterus sollten Blutkoagula durch Auftropfen von körperwarmer physiologischer Kochsalzlösung und durch schonendes Tupfen entfernt und bei ausbleibender Spontankontraktion 1 bis 5 I. E. Oxytocin intramural injiziert werden. Nach der Reposition ist das Netz über den Uterus nach kaudal zu ziehen.

Verschluß der Laparotomiewunde.

Nachbehandlung: Infektionsprophylaxe bei langer Operationsdauer. Entfernen der Fäden der Hautnaht zwischen dem 8. und 10. Tag.

Sectio caesarea radicalis

Indikation: Tote, infizierte Feten; Uterusruptur; zur Fortpflanzung nicht geeignetes Muttertier.

Vorbereitung: Der Patient ist in Rückenlage zu fixieren und evtl. eine Tropfinfusion einzuleiten.

Vorgehen: Laparotomie in der Linea alba. Die Laparotomiewunde sollte etwa 1 cm kaudal des Nabels beginnen und bis nahe an den vorderen Schambeinrand geführt werden. Blutungen sind zu versorgen. Die Reste des Lig. vesicae medianum und das Nabelfett sind abzusetzen. Beide Uterushörner sollten an der Bifurkation beginnend und dann das Corpus uteri vorgelagert werden. Lebende Feten werden wie bei der Sectio caesarea conservativa entwickelt und versorgt. Bei toten, infizierten oder unerwünschten Feten wird der Uterus nicht geöffnet.

Die Amputation des Uterus sollte mit der Unterbindung der A. und V. uterina auf beiden Seiten im Bereich der Vagina begonnen werden. Danach sind das linke Ovar vorzulagern, die A. und V. ovarica oberhalb der Bursa ovarica zu ligieren, das Uterushorn und der Ramus uterinus der A. und V. ovarica abzuklemmen und von kaudal beginnend das Eierstockband oberhalb der Eierstocktasche abzusetzen. Das Lig. latum uteri und das Lig. teres uteri werden stumpf bis zur Zervix durchtrennt. In gleicher Weise werden rechtes Ovar und Uterushorn vorgelagert und abgesetzt. Zur Amputation sollte eine Darmklemme kaudal der Zervix in Höhe der anfangs gesetzten Ligaturen (A. und V. uterina) und eine Klemme zwei fingerbreit kranial davon gesetzt werden. Nach Abdecken der Bauchhöhle wird der Uterus dicht hinter der kranial liegenden Klemme abgesetzt. Die Schleimhaut des Stumpfes ist zu resezieren oder zu koagulieren. Danach werden die Wundränder mit zwei Nahtreihen (Knopf- und LEMBERT-Naht) versorgt. Nach Versorgung des Stumpfes wird die Klemme abgenommen, der Stumpf reponiert und das Netz nach kaudal unter die Laparotomiewunde gezogen.

Verschluß der Laparotomiewunde.

Nachbehandlung: Chemotherapie bei Infektion. Entfernen der Fäden der Hautnaht zwischen dem 8. und 10. Tag.

Ovariohysterektomie bei Prolapsus uteri post partum

Indikation: Erhebliche Verletzung; irreparable Stauung oder Infektion der vorgefallenen Gebärmutter.

Vorbereitung: Der Patient ist in Rückenlage zu fixieren und evtl. eine Tropfinfusion einzuleiten.

Vorgehen: Laparotomie in der Linea alba. Die Laparotomiewunde sollte etwa 1 cm kaudal des Nabels beginnen und ausreichend weit nach kaudal reichen. Blutungen sind zu versorgen. Reste des Lig. vesicae medianum und das Nabelfett sind abzusetzen.

Proximal der Bursa ovarica ist zunächst auf der einen, dann auf der anderen Seite auf das meist straff gespannte Mesovar eine Ligatur mit einem resorbierbaren Faden zu legen sowie das Band zwischen Bursa und Ligatur mit der Schere zu durchtrennen.

- *Intraabdominale Amputation:* Durch Ziehen an den Uterushornspitzen kann die Reposition des Organs versucht werden. Gelingt die Reposition, sollten kaudal der Zervix eine Darmklemme angelegt, etwas kranial dieser Klemme die A. und V. uterina beiderseits ligiert, der Uterus mit einer 2., auf den Bereich der Zervix gesetzten Klemme verschlossen und, nach Abdecken der Bauchhöhle, kaudal der Zervix abgesetzt werden. Danach sind die Schleimhaut des Stumpfes zu resezieren oder zu koagulieren und die Wundränder mit einer doppelten Naht (Knopf- und LEMBERT-Naht) zu adaptieren. Nach der Versorgung des Stumpfes ist die Klemme abzunehmen und das Netz unter die Laparotomiewunde möglichst weit nach kaudal zu ziehen.

- *Extravaginale Amputation:* Ist die Reposition des prolabierten Uterus nicht möglich oder nicht zweckmäßig, sind die Uterushörner nacheinander, ggf. unter Zuhilfenahme eines stumpfen Instruments, vollkommen umzustülpen. Wenn sich beide Uterushornspitzen kaudal der Zervix befinden (Kontrolle durch Öffnen der prolabierten Uterushornabschnitte!), wird die Vagina am prolabierten Uterus möglichst weit nach kaudal gezogen, kaudal des äußeren Muttermunds eine Ligatur mit einem kräftigen, nicht resorbierbaren Faden gesetzt, der Uterus ausreichend weit peripher der Ligatur abgesetzt und schließlich der Stumpf in die Vagina zurückgestülpt.

Abschließend wird nochmals das Abdomen kontrolliert und das Netz möglichst weit nach kaudal unter die Laparotomiewunde gezogen.

Verschluß der Laparotomiewunde.

Nachbehandlung: Chemotherapie. Die Fäden der Hautnaht werden zwischen dem 8. und 10. Tag entfernt.

Bei extravaginaler Amputation sollte der Stumpf nach 10 bis 14 Tagen demarkiert sein.

Vagina

Episiotomie bei der Hündin

Indikation: Neubildung in der Vagina; Läufigkeitsprolaps.

Vorbereitung: Der Patient ist in Rücken- oder Bauchlage mit Beckenhochlagerung zu fixieren und ggf. der Anus mit einer Tabaksbeutelnaht zu verschließen.

Vorgehen: Das Vestibulardach wird von der dorsalen Kommissur der Vulva in Richtung auf den Afterschließmuskel mit Skalpell und Schere durchtrennt, um den Introitus vaginae zugänglich zu machen. Vor jedem weiteren Vorgehen sollte ein Harnröhrenkatheter zur Orientierung eingelegt werden.

Im perivaginalen Raum liegende Tumoren (meist Fibrome) werden nach Inzision der Schleimhaut exzidiert. Blutungen sind zu versorgen. Es sollten alle Tumoren entfernt werden.

Wundverschluß: Die Schleimhautwunden sind mit resorbierbarem Nahtmaterial zu adaptieren. Die Wunde des Perineums ist schichtweise – Subkutis, Haut – zu nähen.

Nachbehandlung: Die Fäden der Hautnaht sind zwischen dem 8. und 10. Tag zu entfernen. Gelegentlich bestehen während der ersten Tage nach der Operation Beschwerden beim Harn- oder Kotabsatz. Sie sind ggf. symptomatisch zu behandeln.

Episioplastik

Indikation: Intertriginöse Dermatitis lateral und dorsal der Schamlippen.

Vorbereitung: Sternallage mit hochgebundenem Schwanz.

Vorgehen: Die Abschätzung der Breite des Hautstreifens, dessen Entnahme erforderlich ist, um die seitlich und gelegentlich dorsal der Schamlippen ausgeprägten Falten zu straffen, erfolgt durch Hochziehen der peripher davon gelegenen Haut. Bei Entzündung lateral der Labien wird beiderseits ein halbmondförmiges Hautstück ausgeschnitten, das unterhalb der ventralen Kommissur beginnt und bis über die dorsale Kommissur reicht. Bei Faltenbildung oberhalb der dorsalen Kommissur werden die beiden halbmondförmigen Ausschnitte durch eine entsprechend breite Exzision vereinigt. Die Wundränder werden durch Naht der subkutanen Faszie mit resorbierbarem Material (3 oder 2 metric) adaptiert. Da der periphere Hautwundrand bei der halbmondförmigen Ausschneidung länger ist, kann er durch keilförmige Exzisionen, die getrennt zu vernähen sind, gekürzt werden. Der den Labien nächstliegende Wundrand kann evtl. durch kleine keilförmige Ausschnitte und subkutane Mobilisierung verlängert werden. Die Hautnaht erfolgt mit nicht resorbierbarem Nahtmaterial.

Nachbehandlung: Schutz der Wunde vor dem Belecken. Die Fäden der Hautnaht werden zwischen dem 8. und 10. Tag entfernt.

Milchdrüse

Mastektomie

Indikation: Abszeß; Zyste; Tumor.

Anmerkung: Bei Abszeß oder Zyste wird der betroffene Drüsenkomplex exstirpiert.

Beim Mammatumor ist es zweckmäßig, die Gesäugeleiste zu exstirpieren. Sind Tumoren in beiden Gesäugeleisten vorhanden, sollte die zweite nach 4 bis 6 Wochen exstirpiert werden. Falls erforderlich, werden zunächst die drei kranialen Mammarkomplexe auf der einen und die zwei kaudalen Drüsenkomplexe auf der anderen Seite entfernt. Bei der zweiten Operation, 4 bis 6 Wochen später, werden die restlichen Drüsenkomplexe exstirpiert.

Vorbereitung: Der Patient ist in Rückenlage auszubinden.

Vorgehen: Die Haut wird elliptisch über dem Drüsengewebe durchtrennt. Der Schnitt verläuft medial 10 bis 20 mm neben der Medianen und lateral über dem Rand der Drüsenkomplexe. In gleicher Länge wird die Fascia trunci superficialis durchtrennt. Der erste Mammarkomplex wird von kranial her vom M. pectoralis profundus abgelöst, mit einer Billroth-Zange gefaßt und nach kaudal gezogen. Die Gefäße — Rami mammarii der A. und V. epigastrica cranialis superficialis und Rami perforantes der A. und V. thoracica interna — sind zu ligieren bzw. zu koagulieren.

Die übrigen Mammarkomplexe können weitgehend stumpf von der Fascia trunci profunda abgelöst werden. Mit dem letzten Drüsenkomplex ist der Proc. vaginalis verbunden. Der Proc. vaginalis ist frei zu präparieren sowie die ihm anliegende V. pudenda externa zu isolieren, zu unterbinden (Katgut) und zu durchtrennen. Der Proc. vaginalis wird im Leistenspalt ligiert (langsam resorbierbarer Faden) und abgesetzt.

Beim Absetzen des kaudalen Drüsenkomplexes kommen die A. und V. epigastrica caudalis superficialis in die Schnittführung. Sie sind zu ligieren oder zu koagulieren.

Nach Exstirpation der Gesäugeleiste sind noch vorhandene Blutungen aus den feinen Gefäßen — Hautäste der Aa. intercostales und der A. abdominalis cranialis — sorgfältig zu stillen.

Wundverschluß: Es ist zweckmäßig, zunächst die Wundränder der Haut mit einigen BACKHAUS-Klemmen zu adaptieren, so die Wunde zu unterteilen und vor dem Austrocknen zu schützen.

Adaptation der Wundränder der Fascia trunci superficialis mit Knopfheften (Katgut). Bei jedem zweiten oder dritten Heft ist die Bauchdecke oberflächlich mitzufassen, um der Bildung von Hohlraum vorzubeugen. Hautnaht.

Nachbehandlung: Die Wunde sollte während einiger Tage durch aufgeklebte Gaze oder einen Verband geschützt werden. Die Fäden der Hautnaht sind zwischen dem 8. und 10. Tag zu entfernen.

Wirbelsäule

Halswirbelsäule

Stabilisierung des atlantoaxialen Gelenks

Indikation: Atlantoaxiale Subluxation.

Instrumente: Bohrer 1 mm, Hohlmeißelzange nach Lüer, Cerclagendraht.

Anästhesie: Intubationsnarkose.

Vorbereitung: Glukokortikosteroid subkutan bzw. intramuskulär 24 und etwa 2 Stunden vor dem Eingriff. Tropfinfusion mit Mannit 20 %. Hyperventilation. Sternallage mit Polster unter dem Hals.

Vorgehen: Der Hautschnitt erfolgt in der dorsalen Medianlinie zwischen der Protuberantia occipitalis externa und dem 3. Halswirbel. Nach Inzision der Faszie und des Hautmuskels werden die paarigen Halsmuskeln weitgehend stumpf bis zu den Wirbelbögen von Axis und Atlas getrennt und seitlich gespreizt. In den Dornfortsatz des Axis werden von der Seite her zwei etwa 1 mm starke Löcher im Abstand von 5 bis 10 mm gebohrt. Der Wirbelbogen des Atlas wird einseitig von kaudolateral her mit der Hohlmeißelzange nach Lüer bis zu etwa einem Drittel abgetragen. Danach wird die Membrana atlantooccipitalis kranial des Wirbelbogens des Atlas inzidiert. Von kaudal her wird eine etwas nach aufwärts gebogene Drahtschlinge zwischen Rückenmark und Wirbelbogen des Atlas bis zur Öffnung in der Membrana atlantooccipitalis vorgeschoben und dort herausgezogen. Die Drahtschlinge wird durchgeschnitten. Die bei Durchschneidung entstandenen Drahtenden werden durch das kraniale, die anderen durch das kaudale Bohrloch im Dornfortsatz des Axis geführt und verdrillt (Abb. 301). Dabei wird der dorsale Wirbelbogen des Atlas an den kranialen Rand des Proc. spinosus axis adaptiert. Bei dem Vorgehen darf das Halsmark nicht komprimiert werden.

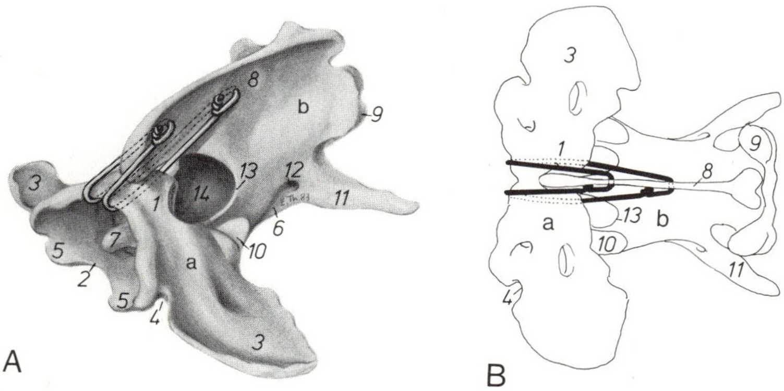

Abb. 301: Stabilisierung des atlantoaxialen Gelenks

A Ansicht von kraniolateral; B Ansicht von dorsal, Schema
a Atlas; b Axis
1 Arcus dorsalis; 2 Arcus ventralis; 3 Ala atlantis; 4 Inc. alaris; 5 Fovea articularis cranialis; 6 Corpus vertebrae; 7 Dens; 8 Proc. spinosus (Kamm des Axis); 9 Proc. articularis caudalis; 10 Proc. articularis cranialis; 11 Proc. transversus; 12 For. transversarium; 13 Inc. vertebralis cranialis; 14 Canalis vertebralis

Die Halsmuskulatur wird durch die Naht der tiefen Faszie (Katgut) adaptiert. Naht des Hautmuskels und der oberflächlichen Faszie (Katgut). Hautnaht.

Nachbehandlung: Glukokortikosteroid, evtl. noch für 12 bis 24 Stunden Osmotherapie mit Mannit. Die Fäden der Hautnaht werden zwischen dem 8. und 10. Tag entfernt.

Zervikale Diskusfenestration

Indikation: Diskopathie im Halsbereich.

Instrumente: Kleiner Löffel nach VOLKMANN oder Exkavator, schmales oder lanzettförmiges Skalpell.

Vorbereitung: Glukokortikosteroid subkutan oder intramuskulär 24 und etwa 2 Stunden vor dem Eingriff. Rückenlage mit nach kaudal ausgebundenen Schultergliedmaßen und gestreckt fixiertem Kopf. Unter den Hals ist ein Polster zu lagern.

Vorgehen: Der Hautschnitt wird in der Medianlinie vom Larynx bis zum Sternum gelegt. Nach Durchtrennen des Hautmuskels werden die paarigen Mm. sternocephalici und die Mm. sternohyoidei in der Mittellinie getrennt. Die Trachea wird mit dem Oesophagus nach links verlagert. Durch stumpfe Präparation wird zwischen den Mm. longi capitis der paarige M. longus colli mit seinen schräg an den Halswirbeln inserierenden Muskelfasern erreicht. Die V-förmig auseinanderstrebenden Muskelfasern erlauben ebenso wie die Palpation der Querfortsätze die Bestimmung der Mittellinie mit den höckerartig hervortretenden kaudalen Enden der Crista ventralis der Halswirbel. Unmittelbar kaudal dieses Höckers werden die über dem Lig. longitudinale ventrale und der Bandscheibe liegenden Muskelfasern stumpf getrennt. Mit einer schmalen oder lanzettförmigen Skalpellklinge wird in das Lig. longitudinale ventrale und den Anulus fibrosus des Diskus eine transversal verlaufende Öffnung geschnitten. Mit dem kleinen Löffel oder dem Exkavator wird der Nucleus pulposus möglichst vollständig herausgeschabt (Abb. 302).

Die Bandscheiben von C_{2-3} bis C_{6-7} werden auf diese Weise erreicht und, von Ausnahmen abgesehen, in einer Sitzung fenestriert. Die Identifizierung erfolgt palpatorisch von den deutlich erkennbaren Atlasflügeln ab, zwischen denen das bandscheibenlose Atlantoaxialgelenk liegt, ggf. unter Bildverstärkerkontrolle.

Wundverschluß: Adaptation der Mm. sternohyoidei mit Knopfheften (Katgut). Vereinigung der Wundränder der oberflächlichen Faszie mit Knopfheften (Katgut). Hautnaht.

Nachbehandlung: Verband. Glukokortikosteroid, Osmotherapie über 2 bis 3 Tage hinweg. Die Fäden der Hautnaht werden zwischen dem 8. und 10. Tag entfernt.

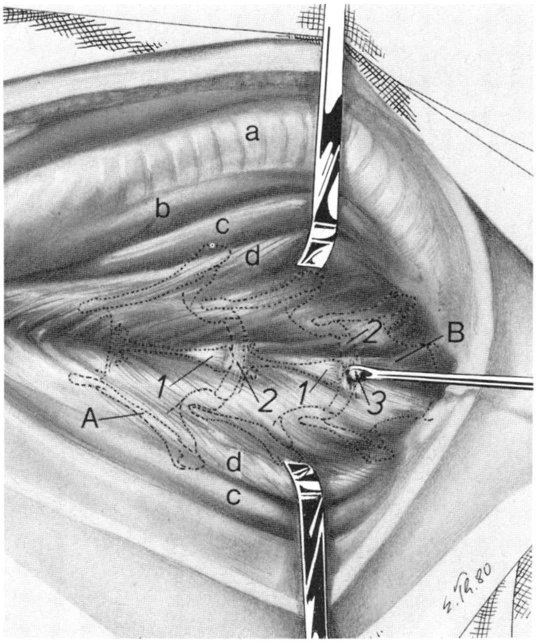

Abb. 302: Zervikale Diskusfenestration

A 3. Halswirbel; B 5. Halswirbel
a Trachea; b Oesophagus; c M. longus capitis; d M. longus colli
1 höckerartig verstärktes kaudales Ende der Crista ventralis; 2 Discus intervertebralis; 3 im Löffel liegend: Anteil des Nucleus pulposus

Spondylodese

Indikation: Spondylolisthesis.

Instrumente: Osteosynthesebesteck.

Vorbereitung: Glukokortikosteroid subkutan oder intramuskulär 24 und etwa 2 Stunden vor dem Eingriff. Rückenlage mit gestrecktem Kopf und mit nach hinten ausgebundenen Schultergliedmaßen. Polster unter dem Hals.

Vorgehen: Der Hautschnitt erfolgt in der Medianlinie vom Larynx bis zum Sternum. Nach Durchtrennen des Hautmuskels werden die paarigen Mm. sternocephalici und die Mm. sternohyoidei in der Mittellinie getrennt. Die Trachea wird zusammen mit dem Oesophagus nach links verlagert. Durch stumpfe Präparation wird zwischen den Mm. longi capitis der paarige M. longus colli mit seinen schräg an den Halswirbeln inserierenden Muskelfasern erreicht. Die V-förmig auseinanderstrebenden Muskelfasern erlauben ebenso wie die Palpation der Querfortsätze die Bestimmung der Mittellinie mit den höckerartig hervortretenden kaudalen Enden der Crista ventralis der Halswirbel.

Die Identifizierung der betroffenen Wirbel geschieht durch Abzählen vom Axis ab, dessen kraniale Begrenzung in Höhe des kaudalen Randes

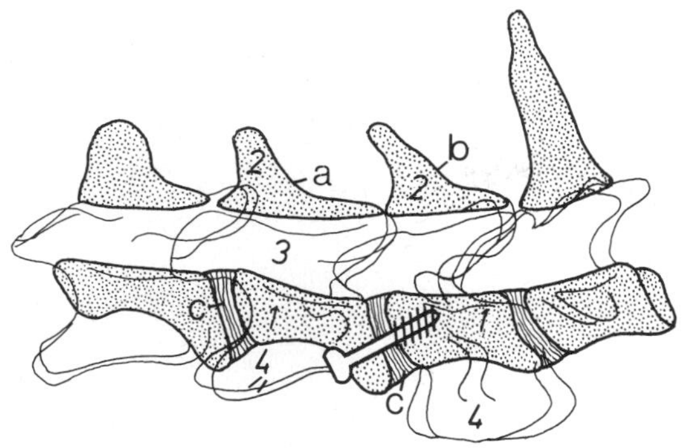

Abb. 303: Spondylodese

a 5. Vertebra cervicalis; b 6. Vertebra cervicalis; c Discus intervertebralis
1 Corpus vertebrae; 2 Proc. spinosus; 3 Canalis vertebralis überlagert von Procc. articulares craniales et caudales; 4 Proc. transversus

der Atlasflügel liegt. Zur Orientierung kann auch der 6. Halswirbel mit seinen großen deutlich nach ventral gerichteten Querfortsätzen dienen. Die Fixierung der beiden Wirbel erfolgt nach Fenestrierung der sie verbindenden Bandscheibe und Entfernung des Nucleus pulposus mit einer Zugschraube (Abb. 303). Der Bohrer wird an der Crista ventralis des vorderen Wirbels kranial des hökkerartigen kaudalen Endes der Crista ventralis in spitzem, nach kaudal gerichtetem Winkel angesetzt. Die Bohrung erfolgt durch das Spatium intervertebrale in das Zentrum des kaudalen Wirbelkörpers. Der Bohrkanal wird mit dem Gewindeschneider hergerichtet und die Schraube eingedreht. Vor dem Setzen der Schraube sollte der durch die Fenestrierung entstandene Hohlraum mit autogener Spongiosa ausgefüllt werden.

Wundverschluß: Adaptation der Mm. sternohyoidei mit Knopfheften (Katgut). Vereinigung der Wundränder der oberflächlichen Faszie (Katgut). Hautnaht.

Nachbehandlung: Die Fäden der Hautnaht werden am 8. bis 10. Tag entfernt.

Partielle zervikale Spondyl- und Diskektomie

Indikation: Diskopathie im Halsbereich mit Ansammlung einer größeren Menge kalzifizierten Materials im Wirbelkanal; Spondylolisthesis.

Instrumente: Kleiner Löffel nach Volkmann; Rundkopfbohrer, Fräse, Trepan oder schmale Hohlmeißelzange nach Lüer.

Anästhesie: Intubationsnarkose.

Vorbereitung: Glukokortikosteroid subkutan bzw. intramuskulär 24 und etwa 2 Stunden vor dem Eingriff. Nach Einleitung der Narkose Tropfinfusion mit Mannit 20%. Hyperventilation zur Erzielung einer mäßigen respiratorischen Alkalose. Bereitstellung von gefrorener Ringer-Laktatlösung.

Rückenlage mit Polster unter dem Hals. Der Kopf wird gestreckt fixiert, die Schultergliedmaßen sind nach kaudal auszubinden.

Vorgehen: Der Hautschnitt wird in der Medianlinie vom Larynx bis zum Sternum gelegt. Nach Durchtrennen des Hautmuskels werden die paarigen Mm. sternocephalici und die Mm. sternohyoidei in der Mittellinie getrennt. Die Trachea wird mit dem Oesophagus nach links verlagert. Durch stumpfe Präparation wird zwischen den Mm. longi capitis der paarige M. longus colli mit seinen schräg an den Halswirbeln inserierenden Muskelfasern erreicht. Die V-förmig auseinanderstrebenden Muskelfasern erlauben ebenso wie die Palpation der Querfortsätze die Bestimmung der Mittellinie mit dem höckerartigen kaudalen Ende der Crista ventralis der Halswirbel. Unmittelbar kaudal dieses Höckers werden die über dem Lig. longitudinale ventrale und der Bandscheibe liegenden Muskelfasern stumpf getrennt. Mit einer schmalen oder lanzettförmigen Skalpellklinge wird in das Lig. longitudinale ventrale und den Anulus fibrosus des Diskus eine transversal verlaufende Öffnung geschnitten. Mit dem kleinen Löffel oder dem Exkavator wird der Nucleus pulposus möglichst vollständig herausgeschabt.

Nach Ausräumen des Nucleus pulposus wird in der Medianlinie kranial und kaudal der Diskusprotrusion mit Bohrer, Fräse, Trepan oder schmaler

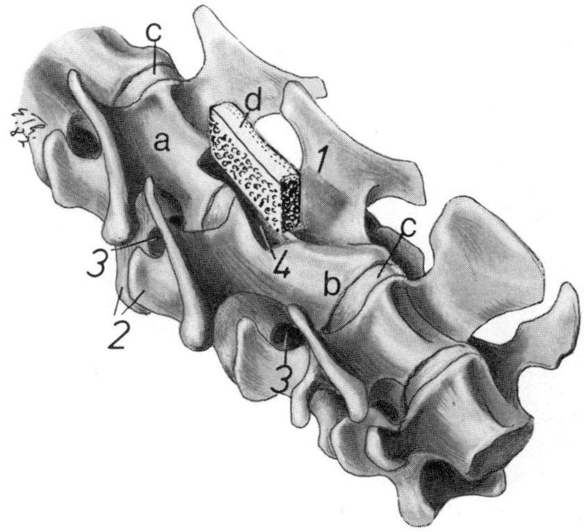

Abb. 304: Partielle zervikale Spondyl- und Diskektomie, Ansicht von ventral

a 4. Vertebra cervicalis; b 5. Vertebra cervicalis; c Discus intervertebralis; d Transplantat aus Os ilium
1 Proc. costotransversarius; 2 Procc. articulares cranialis et caudalis; 3 For. intervertebrale; 4 Fensterung des Corpus vertebrae des 4. und 5. Halswirbels

Hohlmeißelzange nach Lüer ein Spalt in den Wirbelkörpern angebracht. Die Spaltlänge beträgt jederseits etwa ¼ bis ⅓ der Länge des Wirbelkörpers, die Breite je nach Größe des Hundes 5 bis 8 mm. Die Tiefe reicht bis zum rückenmarkseitigen Anulus fibrosus bzw. Lig. longitudinale dorsale. Beim Herrichten des Zugangs zum Wirbelkanal ist mit Ringer-Laktatlösung zu kühlen. Der Anulus fibrosus und ggf. das Lig. longitudinale dorsale werden reseziert. Vorgefallenes Diskusmaterial wird vorsichtig unter Schonung des extradural lateral gelegenen Plexus venosus vertebralis internus mit dem Löffel entfernt. Danach ist zerstoßenes Ringer-Laktateis für 10 bis 20 Minuten einzulegen.

Eine Arthrodese zwischen den beiden Wirbeln wird dadurch erzielt, daß ein Knochenstück aus dem Darmbeinflügel oder einer Rippe in den Spalt eingesetzt wird (Abb. 304). Das Transplantat sollte etwas länger als der Spalt sein. Bei überstreckter Halswirbelsäule implantiert, wird es zwischen den Wirbelkörpern festgeklemmt. Das Implantat wird zusätzlich durch Adaptation der Mm. longi colli und der Mm. longi capitis mit Knopfheften (Katgut) fixiert.

Wundverschluß: Adaptation der Mm. sternohyoidei mit Knopfheften (Katgut). Vereinigung der Wundränder der oberflächlichen Faszie (Katgut). Hautnaht.

Nachbehandlung: Glukokortikosteroid, Osmotherapie über 2 bis 3 Tage. Die Fäden der Hautnaht werden am 8. bis 10. Tag entfernt.

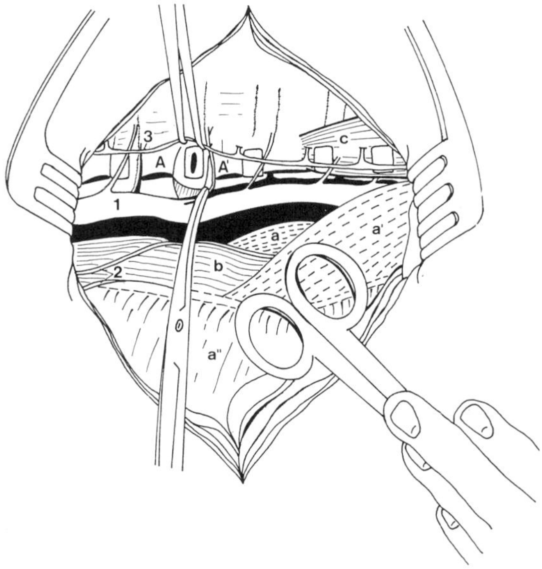

Abb. 305: Darstellung der Disci intervertebrales vom 9. Brust- bis 1. Lendenwirbel

A 10. Brustwirbel, A′ 11. Brustwirbel
a–a″ Zwerchfell: a sein Crus mediale dextrum, a′ sein Crus mediale sinistrum, a″ seine Pars costalis; b Oesophagus; c M. psoas minor
1 Aorta thoracica; 2 N. vagus; 3 Truncus sympathicus

Brust- und Lendenwirbelsäule

Transthorakale und transabdominale Fenestration der Disci intervertebrales

Allgemeines: Die Fenestration der Bandscheiben vom Th_{10-11} bis L_{3-4} dürfte meist zweckmäßig sein. Brust- und Bauchhöhle müssen geöffnet werden.

Indikation: Enchondrosis intervertebralis.

Instrumente: Um in der Tiefe der Körperhöhle besser operieren zu können, sollten die Instrumente etwa 20 cm lang sein! Exkavator, Bandscheibenräumer, breiter Spatel (nach Tuffier).

Anästhesie: Narkose, Intubation mit positiver Druckbeatmung, evtl. zusätzlich Muskelrelaxans. Mit der Prämedikation sollten 0,1–0,2 mg Dexamethason/kg KM intravenös appliziert werden. Dauertropf mit Elektrolytlösung, 10–20 ml/kg KM und Stunde.

Vorbereitung: Der Hund ist in rechter Halbrücken-Halbseitenlage auszubinden. Ein Polster im

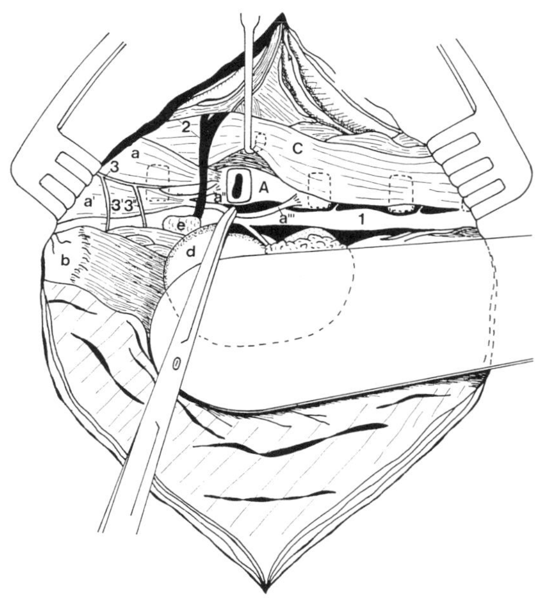

Abb. 306: Darstellung der Disci intervertebrales vom 2. bis 5. Lendenwirbel

A 3. Lendenwirbel
a–a‴ Zwerchfell: a Sonderportion, a′ Pfeiler, a″ kurze und a‴ lange Ursprungssehne; b Magen; c M. psoas minor; d linke Niere; e linke Nebenniere
1 Aorta abdominalis; 2 V. abdominalis cranialis; 3 Truncus sympathicus, 3′ N. splanchnicus major, 3″ N. splanchnicus minor

Bereich der letzten Brust- und ersten Lendenwirbel untergelegt, erleichtert die Darstellung. Der Kopf des Patienten ist zur linken Hand des Operateurs.

Vorgehen: Über dem linken Rippenbogen wird ein ausgedehnter nach kaudal leicht geschwungener Hautschnitt angelegt. Die Thorakotomie erfolgt im 11. Interkostalraum. Bei diesem Zugang können die Disci intervertebrales Th_{9-10} bis Th_{13}–L_1 fenestriert werden.

Nach Spreizen der Rippen wird der Lungenlappen mit einem in warmer isotoner Kochsalzlösung angefeuchteten Tuch nach kranial und ventral abgedrängt (Abb. 305).

Zuerst wird die wulstig vorgewölbte ventrale Fläche der Bandscheibe getastet und darüber mit der METZENBAUM-Schere die Pleura inzidiert. Durch diese Lücke wird die Bandscheibe mit der BROPHY-Pinzette und der METZENBAUM-Schere dargestellt. Es muß schonend präpariert werden, weil die zarten segmentalen Blutgefäße sehr leicht lädierbar sind. Mit der kleinen Messerklinge sticht man etwa 5–6 mm tief in die Bandscheibe ein und dreht das Messer um 360° vor und zurück, so daß ein konisch zylindrisches Stück aus dem Anulus fibrosus herausgeschnitten wird. Mit Krallenhaken und Bandscheibenräumer wird so viel wie möglich vom Nucleus pulposus entfernt. Nicht immer kann Nucleus-pulposus-Gewebe entfernt werden. Dennoch wird eine Druckentlastung erreicht.

Nach Verschluß der Thoraxwunde (siehe Thorakotomie) wird zwei bis drei Zentimeter kaudal des Rippenbogens über denselben Hautschnitt parakostal laparotomiert. Der selbsthaltende Wundspreizer wird eingesetzt und die linke Niere stumpf nach ventral mit vorsichtiger Digitalpräparation abgeschoben. Die Bandscheiben L_{2-3} bis L_{4-5} werden ebenso von Fettgewebe freigemacht. Ein gut angefeuchtetes Tuch wird über die Bauchorgane gebreitet und mit dem Spatel jedes Bandscheibensegment der Reihe nach dargestellt (Abb. 306).

Eine wichtige Orientierungshilfe ist die über den 2. Lendenwirbel verlaufende V. abdominalis cranialis. L_{1-2} ist knapp kranial der V. abdominalis cranialis und etwas dorsal der Nebenniere durch die Zwerchfellpfeiler tastbar. Die weiteren Bandscheiben von L_{2-3} bis L_{4-5} sind nach vorheriger Palpation und stumpfer Präparation ohne Schwierigkeiten darstellbar.

Die Fenestrationstechnik entspricht der oben beschriebenen Vorgangsweise.

Wundverschluß: Adaptation der Wundränder des Peritoneums und des M. transversus abdominis mit Knopfheften, des M. obliquus internus abdominis, des M. obliquus externus abdominis (langsam resorbierbares Nahtmaterial), der oberflächlichen Faszie (Katgut). Hautnaht.

Nachbehandlung: Dexamethason (0,1–0,2 mg/kg KM) iv. oder sk. 2–5 Tage; Vitamin B_{12}; keine Bewegungseinschränkung; ggf. ab dem 2. Tag Massage und Bewegungsübungen bei Querschnittslähmung; 2mal täglich Entleerung der Harnblase durch Massage oder über Katheter und jeden 2. Tag Entleerung des Enddarms.

Die Fäden der Hautnaht sind zwischen dem 8. und 10. Tag zu entfernen.

Dorsolaterale Diskusfenestration

Indikation: Enchondrosis intervertebralis.

Instrumente: Schmales oder lanzettförmiges Skalpell, kleiner scharfer Löffel nach VOLKMANN, Exkavator.

Anästhesie: Intubationsnarkose.

Vorbereitung: Glukokortikosteroid subkutan bzw. intramuskulär 24 und etwa 2 Stunden vor dem Eingriff. Tropfinfusion mit Mannit 20 %. Hyperventilation zur Erzielung einer mäßigen respiratorischen Alkalose. Bereitstellung von gefrorener Ringer-Laktatlösung.

Halbseiten-Halbsternallage oder Bauchlage mit Sandsack unter betroffenem Wirbelsäulenabschnitt.

Vorgehen: Der Hautschnitt erfolgt 2 bis 3 cm paramedian der Dornfortsätze. Nach Inzision der oberflächlichen Faszie und stumpfer Freilegung der Fascia lumbodorsalis wird diese etwa 1 cm seitlich der Procc. spinosi durchtrennt. Die Rükken- bzw. Lendenmuskulatur wird an dieser Seite weitgehend stumpf von den Dornfortsätzen bis zu den Querfortsätzen abgelöst. Dabei sind die aus den Forr. intervertebralia austretenden Spinalnerven und Blutgefäße zu schonen.

Im Thoraxbereich liegt die Bandscheibe 1 bis 2 mm vor dem Rippen-Wirbelgelenk, im Lumbalbereich ist sie direkt kranial des Ansatzes des Proc. transversus am Wirbelkörper unterhalb des Proc. accessorius erreichbar. Die Bandscheibe wird

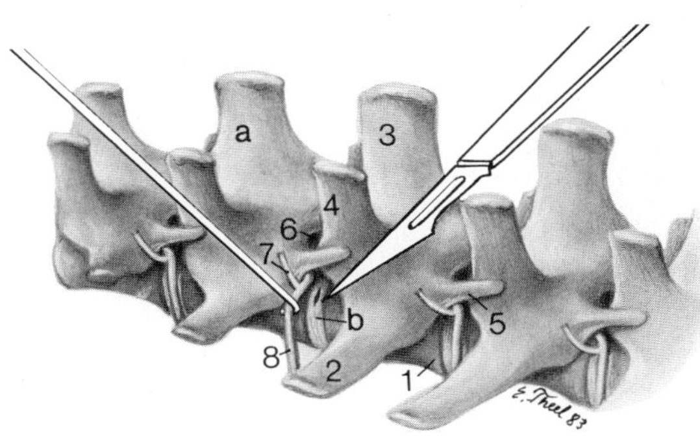

Abb. 307: Dorsolaterale Diskusfenestration

a 1. Vertebra lumbalis; b Discus intervertebralis
1 Corpus vertebrae; 2 Proc. transversus; 3 Proc. spinosus; 4 Proc. mamilloarticularis; 5 Proc. accessorius; 6 Inc. vertebralis caudalis; 7, 8 N. lumbalis: 7 Ramus dorsalis, 8 Ramus ventralis

durch vorsichtige stumpfe Präparation erreicht. Spinalnerv und -gefäße werden mit einem Häkchen nach kranial verschoben (Abb. 307). Der Anulus fibrosus des Diskus wird von dorsolateral mit einem schmalen Skalpell, einer Injektionsnadel oder einem Exkavator perforiert. Mit dem scharfen Löffel oder dem Exkavator wird soviel wie möglich vom Nucleus pulposus entfernt. Nach Fenestration der betroffenen, verdächtigen und tunlich auch der benachbarten Bandscheiben werden die Wundränder der Fascia lumbodorsalis und die der oberflächlichen Faszie mit Knopfheften (Katgut) adaptiert. Hautnaht.

Nachbehandlung: Osmotherapie und Glukokortikosteroide für 2 bis 3 Tage. Chemotherapie. Kontrolle der Harnblasenentleerung. Die Fäden der Hautnaht werden zwischen dem 8. und 10. Tag entfernt.

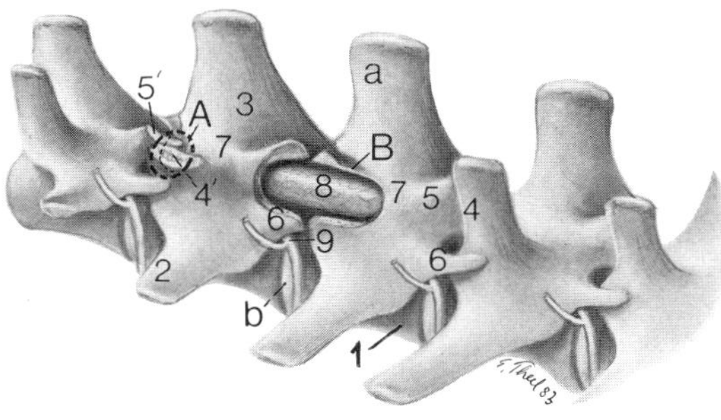

Abb. 308: Dorsolaterale Hemilaminektomie

A Trepanationsstelle nach partiellem Absetzen des Proc. mamilloarticularis und des Proc. articularis caudalis; B nach Hemilaminektomie freigelegtes Rückenmark
a 1. Vertebra lumbalis; b Discus intervertebralis
1 Corpus vertebrae; 2 Proc. transversus; 3 Proc. spinosus; 4 Proc. mamilloarticularis, 4′ abgesetzt; 5 Proc. articularis caudalis, 5′ abgesetzt; 6 Proc. accessorius; 7 Arcus vertebrae; 8 Medulla spinalis; 9 N. spinalis, 2. N. lumbalis

Dorsolaterale Hemilaminektomie

Indikation: Diskusprotrusion im Brust-Lendenbereich; Dekompression des Rückenmarks bei traumatischer Schädigung; raumfordernder Prozeß im Wirbelkanal.

Instrumente: Trepan oder Air-Drill, Knochensplitterzange nach Liston, schmale Hohlmeißelzange nach Lüer, Exkavator, kleiner scharfer Löffel nach Volkmann.

Anästhesie: Narkose, Intubation.

Vorbereitung: Glukokortikosteroid subkutan bzw. intramuskulär 24 und etwa 2 Stunden vor dem Eingriff. Tropfinfusion mit Mannit 20 %. Hyperventilation zur Erzielung einer mäßigen respiratorischen Alkalose. Bereitstellung von gefrorener Ringer-Laktatlösung.

Halbseiten-Halbsternallage mit Sandsack unter betroffenem Wirbelsäulenabschnitt.

Vorgehen: Der Hautschnitt erfolgt 2 bis 3 cm paramedian der Dornfortsätze. Nach Inzision der oberflächlichen Faszie und stumpfer Freilegung der Fascia lumbodorsalis wird diese etwa 1 cm seitlich der Procc. spinosi durchtrennt. Die Rükken- bzw. Lendenmuskulatur wird an dieser Seite weitgehend stumpf von den Dornfortsätzen bis zu den Querfortsätzen abgelöst. Dabei sind die aus den Forr. intervertebralia austretenden Spinalnerven und Blutgefäße zu schonen. Der Proc. mamilloarticularis wird mit der Liston-Zange oder der Hohlmeißelzange nach Lüer so tief wie möglich abgesetzt (Abb. 308). Auf dieser Stelle wird der Trepan bzw. Rundkopfbohrer angesetzt und vorsichtig im Winkel von etwa 45° zur Sagittalebene eine Öffnung von etwa 5 bis 10 mm Durchmesser zum Wirbelkanal geschaffen. Epidurales Fett oder auch prolabiertes Bandscheibenmaterial wird sichtbar. Mit der kleinen Hohlmeißelzange nach Lüer wird die Öffnung vor allem nach kranial und kaudal zur Schaffung einer besseren Übersicht über das Ausmaß der Rückenmarkschädigung erweitert. Dabei darf kein Druck auf das Rückenmark ausgeübt werden. Eine Erweiterung in ventraler Richtung birgt die Gefahr stärkerer Blutungen aus den Plexus vertebrales.

Im Ausnahmefall kann die Hemilaminektomie über mehrere Wirbel hinweg vorgenommen werden, evtl. unter Anbringung neuer Bohrlöcher über den abgesetzten Gelenkfortsätzen. Prolabierte Diskusanteile werden unter Schonung des am Boden des Wirbelkanals verlaufenden Venenplexus entfernt. Die freigelegte Medulla wird bis zu 20 Minuten kontinuierlich mit einer Ringer-Laktateislösung gekühlt.

Es ist empfehlenswert, im Anschluß an die Hemilaminektomie die benachbarten Bandscheiben unter Ausnutzung des geschaffenen dorsolateralen Zugangs zu fenestrieren (siehe dorsolaterale Diskusfenestration).

Nach vollständiger Hämostase wird ggf. das freigelegte Rückenmark mit Fett abgedeckt. Die Wundränder der Fascia lumbodorsalis und die der oberflächlichen Faszie werden mit Knopfheften (Katgut) adaptiert. Hautnaht.

Nachbehandlung: Osmotherapie und Glukokortikosteroid für 2 bis 3 Tage. Chemotherapie. Kontrolle der Harnblasenentleerung. Die Fäden der Hautnaht werden zwischen dem 8. und 10. Tag entfernt.

Dorsale Laminektomie

Indikation: Diskusprotrusion im Brust-Lendenbereich; Dekompression des Rückenmarks bei traumatischer Schädigung; raumfordernder Prozess im Wirbelkanal.

Instrumente: Knochensplitterzange nach Liston, schmale Hohlmeißelzange nach Lüer, Rundkopfbohrer und Knochenfräse, evtl. Air-Drill, kleiner Löffel nach Volkmann, Exkavator.

Anästhesie: Narkose, Intubation.

Vorbereitung: Glukokortikosteroid subkutan bzw. intramuskulär 24 und etwa 2 Stunden vor dem Eingriff. Tropfinfusion mit Mannit 20 %. Hyperventilation zur Erzielung einer mäßigen respiratorischen Alkalose. Sternallagerung mit Polster unter dem Bauch. Bereitstellung von gekühlter und gefrorener Ringer-Laktatlösung.

Vorgehen: Der Hautschnitt erfolgt knapp paramedian der Dornfortsätze. Nach Inzision der oberflächlichen Faszie und stumpfer Freilegung der Fascia lumbodorsalis von Fettgewebe wird diese etwa 0,5 bis 1 cm beiderseits der Procc. spinosi durchtrennt. Die Mm. multifidi und die Mm. longissimi dorsi werden stumpf von den Dornfortsätzen bis lateral der Procc. articulares und der Procc. mamillares abgelöst. Die Rückenmuskulatur wird durch Wundspreizer auseinander gehalten.

Die kranial und kaudal des Krankheitsprozesses gelegenen Dornfortsätze werden mit der Knochensplitter- oder Hohlmeißelzange bis zu den Wirbelbögen abgetragen. Dabei sind stärkere Torsions- und Hebelkräfte auf die betroffenen Wirbel zu vermeiden. Mit Rundkopfbohrer, Knochenfräse oder der Hohlmeißelzange nach Lüer werden median die Wirbelbögen abgetragen (Abb. 309). Zur Orientierung dient die rötliche Färbung der spongiösen Knochenschicht und die weißliche der darunter liegenden dünnen inneren Kortikalis. Das die Wirbelbögen dorsal verbindende und an dickerer Kortikalis inserierende Lig. flavum wird exzidiert. Die Festigkeit der bei dem schrittweisen Vorgehen dünner werdenden Knochenschicht wird durch leichten Druck mit einer Arterienklemme wiederholt geprüft. Spülungen mit kalter Ringer-Lösung reduzieren die Bohrhitze und dienen zur Beseitigung des entstehenden Knochenmehls. Die schließlich hauchdünne Knochenlamelle wird mit einer Arterienklemme abgehoben.

Der dekomprimierende Spalt sollte annähernd die Breite des Abstands der medialen Gelenkflächen der kranialen Gelenkfortsätze haben. Die kaudalen Gelenkfortsätze sind daher bis auf einen schmalen artikulierenden Anteil oder vollständig zu entfernen. Die Dekompression muß so weit nach kranial und kaudal erfolgen, bis Fett im Epiduralraum sichtbar wird. (Durch Drucksteigerung wird das Fettgewebe nach kranial und kaudal abgedrängt!)

Vorgefallenes Bandscheibenmaterial kann mit einem kleinen Löffel, einem Exkavator oder einem Spatel nach vorsichtigem seitlichen Verschieben oder Anheben des Rückenmarks entfernt werden (Abb. 310). Anschließend wird der Laminektomiespalt bis zu 20 Minuten mit zerstoßenem Ringer-Laktateis gekühlt. Im Bereich eines erkennbaren Oedems oder einer Blutung im Rückenmark ist eine longitudinale Spaltung der Dura mater dorsal zur zusätzlichen Dekompression angezeigt. Außer der Durotomie kann noch die Myelotomie in Betracht kommen, bei der das Rückenmark von der dorsalen Mittellinie bis zum Zentralkanal gespalten wird.

Der Wundverschluß geschieht schichtweise durch Naht der Fascia lumbodorsalis, des subkutanen Gewebes und der Haut.

Nachbehandlung: Osmotherapie und Glukokor-

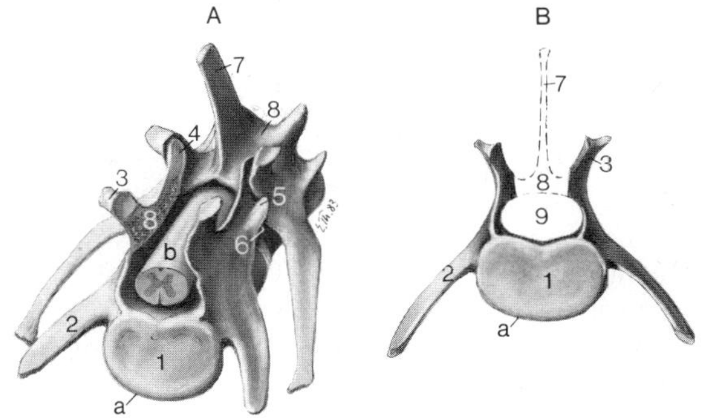

Abb. 309: Dorsale Laminektomie

A Dornfortsatz, Teil des Wirbelbogens abgetragen; B Lendenwirbel, abgetragene Wirbelanteile gestrichelt
a 2. Vertebra lumbalis; b Medulla spinalis im Canalis vertebralis
1 Extremitas cranialis; 2 Proc. transversus; 3 Proc. mamilloarticularis; 4 Proc. articularis caudalis; 5 Proc. accessorius; 6 For. intervertebrale; 7 Proc. spinosus; 8 Arcus dorsalis; 9 For. vertebrale

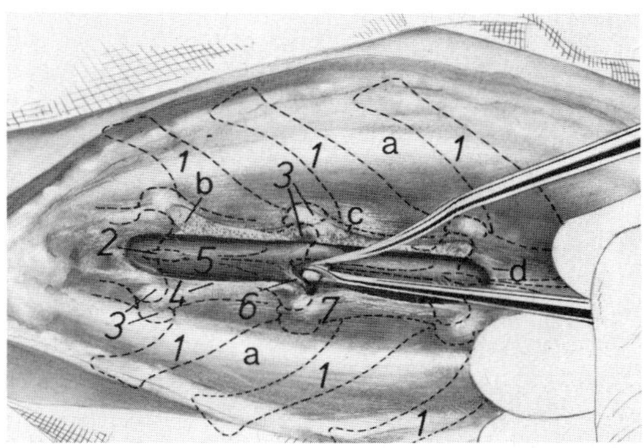

Abb. 310: Dorsale Laminektomie

a Muskulatur der Stammzone; b, c, d 2., 3. bzw. 4. Vertebra lumbalis
1 Proc. transversus; 2 Proc. spinosus mit Arcus dorsalis entfernt; 3 Procc. articulares caudalis und cranialis; 4 Canalis vertebralis, dorsal geöffnet; 5 Medulla spinalis, von Dura mater spinalis bedeckt; 6 N. spinalis, Radix dorsalis; 7 Nucleus pulposus, mit Löffel nach Volkmann herausgehoben

tikosteroid für 2 bis 3 Tage. Chemotherapie. Kontrolle der Harnblasenentleerung. Die Fäden der Hautnaht werden am 8. bis 10. Tag entfernt.

Immobilisierung von Brust- und Lendenwirbeln

Indikation: Wirbelfraktur, -luxation, -subluxation.

Instrumente: Schmale Hohlmeißelzange nach LÜER. Metall- oder Kunststoffplatten mit Schrauben und Schraubenmuttern.

Vorbereitung: Sternallage mit Polster unter dem Bauch.

Vorgehen: Der Hautschnitt wird über den Dornfortsätzen gelegt. Er beginnt und endet mindestens 3 Wirbellängen kranial bzw. kaudal des zu versorgenden Wirbels. Nach Inzision der oberflächlichen Faszie wird die Fascia lumbodorsalis etwa 1 cm beiderseits der Procc. spinosi durchtrennt. Die Mm. multifidi und der M. longissimus dorsi werden auf beiden Seiten stumpf von den Dornfortsätzen bis lateral der Procc. articulares und Procc. mamillares abgelöst und zur Seite gespreizt. Nach Reposition des verlagerten Wirbels wird, falls erforderlich, durch Abtragen medialer Anteile der Gelenkfortsätze mit der Hohlmeißelzange die Anlagerung der Platten an die Dornfortsätze verbessert.

Die Platten sollten so lang sein, daß sie 3 Wirbellängen nach kranial und kaudal über den betroffenen Abschnitt hinausragen. Die Schrauben werden durch die Löcher der Platten zwischen den Dornfortsätzen geführt. Beim Festschrauben ist zu beachten, daß der Druck auf die Dornfortsätze nicht zu stark wird und eine Fraktur verursacht.

Der Wundverschluß geschieht schichtweise durch Naht der Fascia lumbodorsalis und der oberflächlichen Faszie mit Knopfheften (Katgut). Hautnaht.

Nachbehandlung: Käfigruhe für etwa 3 Wochen. Die Fäden der Hautnaht werden zwischen dem 8. und 10. Tag entfernt.

Schwanzwirbel

Kupieren der Rute

Indikation: Rassestandard; Schwanzspitzennekrose; Tumor. In der Bundesrepublik Deutschland ist Kupieren ohne Schmerzausschaltung bis zum Alter von 8 Tagen erlaubt, später nur bei medizinischer Indikation unter Anästhesie.

Für die angestrebte Länge der Rute im Vergleich zur ursprünglichen gelten jeweils nach Absprache mit dem Besitzer folgende Hinweise:

Boxer, Pinscher, Schnauzer, Griffon: kurz (3–4 Wirbel), After bedeckt;

Deutsch-Kurzhaar, Deutsch-Drahthaar, Stichelhaar, Pudelpointer, kurzhaariger Weimaraner: ⅓, Hoden oder Vulva bedeckt;

Deutscher Wachtel: ½ bis ⅔;

Cocker-, Springer-, Field-Spaniel: ⅓ bis ¾;

Königspudel, Pudel mit Standardschur: ½; Karakulschur: kürzer, Hoden- oder Vulvaansatz bedeckt;

Terrier (außer Kerry-Blue, Sealyham): ⅔;

Kerry-Blue-Terrier: ½ oder etwas kürzer;

Sealyham-Terrier: ⅔ oder etwas kürzer.

Anästhesie: Bei älteren Hunden Narkose oder Epiduralanästhesie.

Vorgehen: Beim Welpen wird in Höhe der vorgesehenen Rutenlänge die Haut gefaßt und in Richtung der Schwanzwurzel gezogen. Die Rute wird mit einem Scherenschlag im Discus intervertebralis abgesetzt. Ggf. ist ein Wirbelfragment bis zur Zwischenwirbelscheibe abzutragen. Blutungen werden durch Kauterisation oder durch komprimierende Naht der Hautwunde mit dünnen resorbierbaren Fäden gestillt.

Beim älteren Hund wird ein ESMARCH um den Schwanz gelegt. Nach Verschieben der Haut nach kranial wird in Höhe der Zwischenwirbelscheibe, an der die Amputation erfolgen soll, durch halbmondförmige Schnitte ein dorsaler und ventraler Hautlappen gebildet. Die Rute wird im Discus

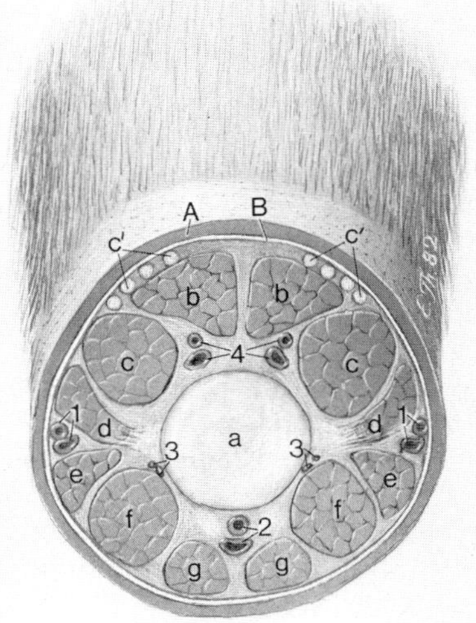

Abb. 311: Kupierter Schwanz eines Hundes.

A Integumentum commune; B Fascia caudae
a Facies terminalis caudalis der 6. Vertebra caudalis; b M. sacrocaudalis dorsalis medialis; c M. sacrocaudalis dorsalis lateralis; c′ Sehnenbündel von c; d Mm. intertransversarii dorsales caudae; e Mm. intertransversarii ventrales caudae; f M. sacrocaudalis ventralis lateralis; g M. sacrocaudalis ventralis medialis;
1 A. und V. caudalis lateralis (superficialis); 2 A. und V. caudalis mediana; 3 A. und V. caudalis ventrolateralis; 4 A. und V. caudalis dorsolateralis

intervertebralis abgesetzt (Abb. 311). Die Blutgefäße werden ligiert. Nach Abnahme des ESMARCH werden die Hautlappen mit Knopfheften adaptiert.

Nachbehandlung: Die Fäden der Hautnaht werden zwischen dem 8. und 10. Tag entfernt.

Korrektur der Rutenhaltung

Indikation: Unerwünschte Krümmung der Rute nach dorsal oder dorsolateral (Ringelrute); überzogene Rute bei Terriern.

Vorbereitung: Markierung des Bereichs der stärksten Krümmung nach dorsal bzw. dorsolateral. Bauchlagerung. An der Schwanzwurzel ist ein ESMARCH anzulegen.

Vorgehen: In Höhe der stärksten Krümmung wird die Haut und die Schwanzfaszie dorsal in der Medianen in einer Länge von 2 bis 3 cm durchtrennt. Die Fasern der Sehnen des beiderseitig der Inzision verlaufenden M. sacrocaudalis dorsalis lateralis werden freipräpariert und von lateral her mit der METZENBAUM-Schere unterfahren (Abb. 312). Über der Schere werden die Sehnen quer durchtrennt, die Stümpfe mit einer Arterienklemme erfaßt und von dem darunter liegenden M. sacrocaudalis dorsalis medialis stumpf unter Zug freipräpariert. Die isolierten Sehnenbündel werden um 1 bis 2 cm reseziert.

Bei ausgedehnter Krümmung kann der Eingriff an verschiedenen Stellen vorgenommen werden.

Bei dorsolateraler Krümmung der Rute werden zunächst nur die Sehnen der der Krümmung zugewandten Seite reseziert. Falls eine stärkere Krümmung nach dorsal bestehen bleibt, kann nach einigen Wochen eine bilaterale Resektion der Sehnen noch durchgeführt werden. Hautnaht.

Nachbehandlung: Klebeverband mit Schiene für 1 Woche. Die Fäden der Hautnaht werden am 8. bis 10. Tag entfernt.

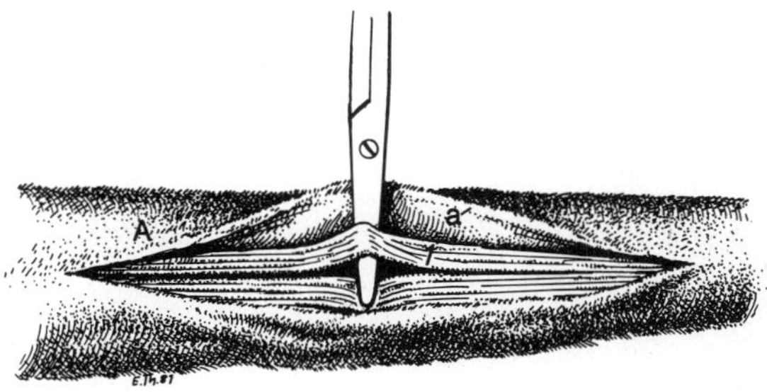

Abb. 312: Korrektur der Rutenhaltung

A Cauda
a Integumentum commune, Schnittkante
1 Sehnen des M. sacrocaudalis dorsalis lateralis

Schultergliedmaße

Amputation der Schultergliedmaße

Indikation: Unheilbare Schädigung infolge Verletzung, Infektion, Nekrose, Tumor oder Paralyse.

Vorbereitung: Der Patient ist in Seitenlage, die zu amputierende Gliedmaße oben liegend, auszubinden.

Vorgehen: Der Hautschnitt wird über der Spina scapulae gelegt und vom Akromion kranial um das Schultergelenk, in der Achselhöhle entlang und wieder zum Schnitt über dem Akromion verlängert. In der gleichen Schnittführung wird die oberflächliche Faszie durchtrennt, dann mobilisiert und mit der Haut zur Seite gezogen (Abb. 313). Der M. omotransversarius (b) und der M. trapezius (a) werden mit der Schere unterfahren, im Bereich der Insertion an der Spina scapulae abgesetzt und die Stümpfe nach kranial bzw. dorsal gezogen. Danach wird der M. rhomboideus (m) am dorsalen Rand des Schulterblatts und, nach Abplatten des Schulterblatts, der M. serratus ventralis (l) im Insertionsbereich der Facies serrata durchtrennt. Bei Innenrotation des Schulterblatts stellen sich der M. cutaneus trunci (h) und der M. latissimus dorsi (g) dar. Sie werden am kaudalen Rand des Schulterblatts entlang und am Caput mediale des M. triceps brachii abgesetzt.

Nach Innenrotation und Abplatten (Abb. 314) sind jetzt Nerven und Gefäße unter dem Schulterblatt sichtbar und zugängig. Die vom Plexus brachialis kommenden Nerven werden am Thorax durchgeschnitten. Die Gefäße — A. und V. axillaris, A. und V. cervicalis superficialis — werden doppelt ligiert und zwischen den Ligaturen durchtrennt.

Nach starkem Abplatten werden jetzt die Mm. pectorales superficialis (g) et profundus (p) sowie der M. cleidobrachialis (d) im Bereich der Insertion am Humerus abgesetzt.

Wundverschluß: Nach sorgfältiger Blutstillung werden die Muskelstümpfe mit Knopf- oder Diagonalheften (langsam resorbierbarer Faden) adaptiert (Abb. 315):

- der Stumpf des M. pectoralis profundus (p) auf den M. scalenus (n);
- der Stumpf des M. cleidobrachialis (d) an den des M. pectoralis superficialis (q) und an den ventralen Abschnitt des M. latissimus dorsi (j);

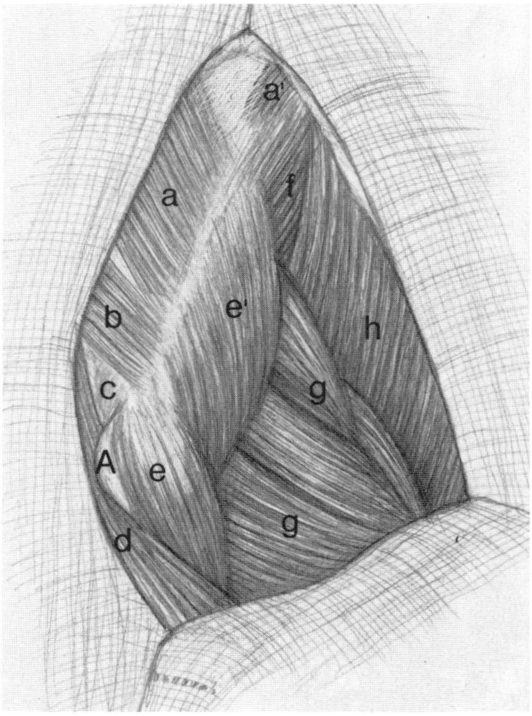

Abb. 313: Haut und Faszie durchtrennt und gespreizt

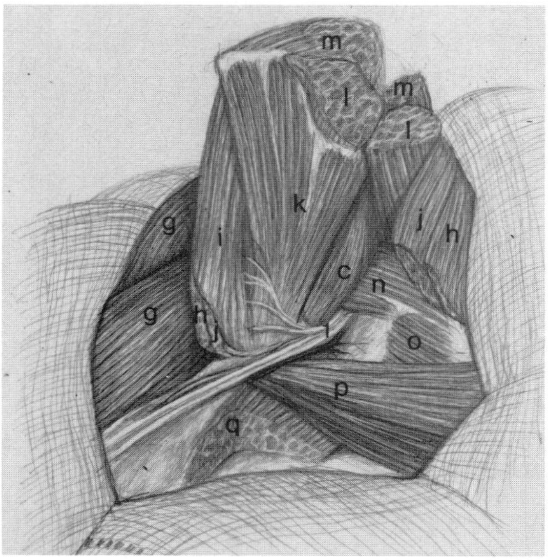

Abb. 314: Schulterblatt abgeplattet, innenrotiert und zum Teil abgesetzt

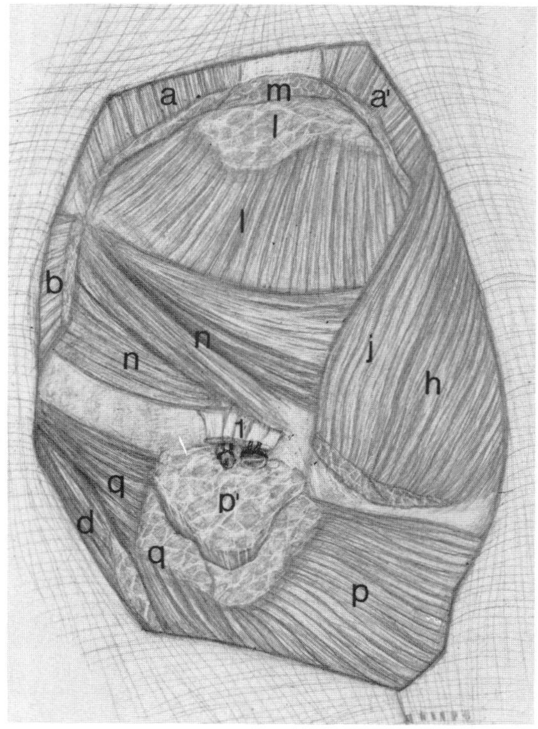

Abb. 315: Muskelstümpfe am Thorax nach Absetzen der Gliedmaße

a M. trapezius, Pars cervicalis, a' Pars thoracalis; b M. omotransversarius; c M. supraspinatus; d M. cleidobrachialis; e M. deltoideus, Pars acromialis, e' Pars scapularis; f M. infraspinatus; g M. triceps brachii; h M. cutaneus trunci; i M. teres major; j M. latissimus dorsi; k M. subscapularis; l M. serratus ventralis; m M. rhomboideus; n M. scalenus; o M. rectus thoracis; p M. pectoralis profundus, Pars abdominalis, p' Pars humeralis; q M. pectoralis superficialis
1 Plexus brachialis mit A. u. V. axillaris

- die Stümpfe des M. omotransversarius (b) und des M. trapezius (a) an den des dorsalen Bereichs des M. latissimus dorsi (j).

Zur Vermeidung von Hohlraumbildung sollten wiederholt Hefte das unterliegende Gewebe ausreichend mitfassen. Gegebenenfalls ist eine REDON-Saugdrainage einzulegen.

Schichtweise Adaptation der Wundränder des Hautmuskels und der oberflächlichen Faszie mit Knopfheften (Katgut). Hautnaht.

Nachbehandlung: Die Wunde sollte für einige Tage durch aufgeklebte Gaze oder durch einen Brustverband geschützt werden. Die Saugdrainage ist nach 2 bis 3 Stunden, die Fäden der Hautnaht sind nach 8 bis 10 Tagen zu entfernen.

Amputation der Schultergliedmaße im Schultergelenk

Indikation: Nicht heilbare Schädigung infolge Verletzung, Infektion, Nekrose, Tumor oder Paralyse.

Vorbereitung: Der Patient ist in Seitenlage, die zu amputierende Gliedmaße oben liegend, auszubinden.

Vorgehen: Der Hautschnitt wird zunächst auf der lateralen Seite gelegt. Er beginnt am kranialen Rand des Schultergelenks und wird in weit nach distal gerichtetem Bogen zum kaudalen Rand der Achselhöhle geführt. Nach Anheben der Gliedmaße werden die Enden des Hautschnitts mit einem geraden Schnitt auf der medialen Seite verbunden. Die Haut wird nach proximal mobilisiert. Dabei wird die V. cephalica freigelegt, doppelt ligiert und zwischen den Ligaturen durchtrennt.

Auf der lateralen Seite (Abb. 316) werden

1. der M. cleidobrachialis proximal seines Ansatzes am Humerus durchtrennt und bis zum Schultergelenk mobilisiert;
2. der M. deltoideus an der Insertion abgesetzt und bis zum Schultergelenk mobilisiert und
3. das Caput longum und Caput laterale des M. triceps brachii im Muskelspalt getrennt. Dann wird das Caput longum mit dem medial anliegenden M.

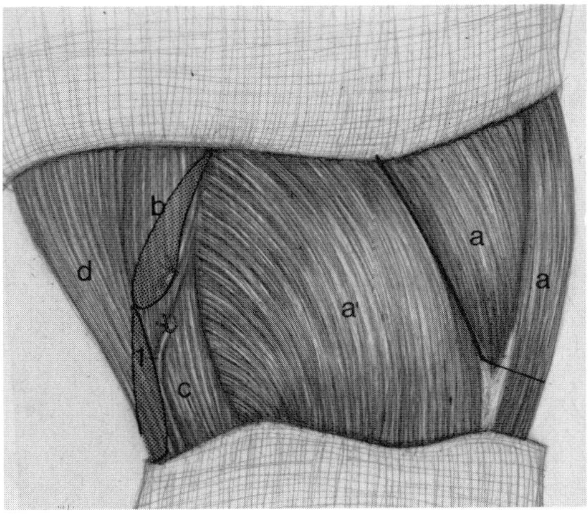

Abb. 316: Haut und Fascia profunda durchtrennt, laterale Seite

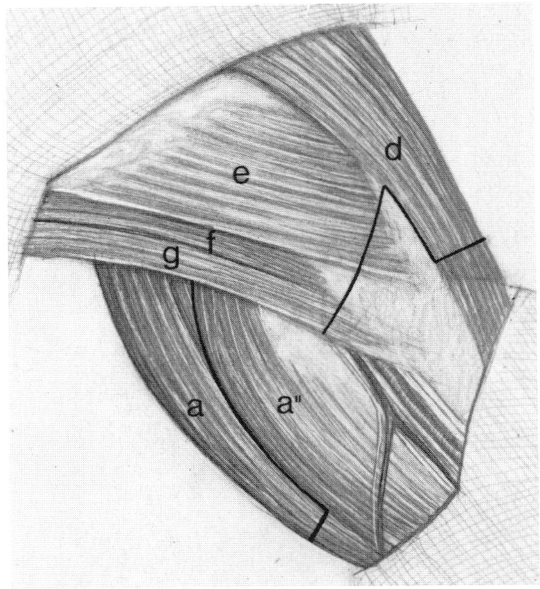

Abb. 317: Haut und Fascia brachii durchtrennt, mediale Seite

A Cavitas glenoidalis
a M. triceps brachii, Caput longum, a′ Caput laterale, a″ Caput mediale; b M. deltoideus; c M. brachialis; d M. cleidobrachialis; e M. pectoralis superficialis; e′ M. pectoralis profundus; f M. latissimus dorsi; g M. cutaneus trunci; h M. supraspinatus; i M. infraspinatus; j M. teres minor; k M. teres major mit M. latissimus dorsi; l M. coracobrachialis
I von oben nach unten: V. brachialis, N. musculocutaneus, N. medianus, A. brachialis; nahe der Cavitas glenoidalis: N. ulnaris, V. subcapsularis und N. radialis
1 V. cephalica; 2 V. axillobrachialis

tensor fasciae antebrachii, etwa am Übergang vom mittleren zum distalen Oberarmdrittel, durchtrennt.

Nach Abduzieren der Gliedmaße werden auf der medialen Seite (Abb. 317) die A. und V. brachialis dargestellt, doppelt ligiert und zwischen den Ligaturen durchgeschnitten. In gleicher Höhe werden die Nerven (N. medianus, N. ulnaris, N. musculocutaneus) durchtrennt. Schließlich werden der M. cutaneus trunci, der M. latissimus dorsi und die Mm. pectorales superficialis et profundus im Bereich der Insertion am Humerus abgesetzt.

Die durchtrennten Muskeln werden nach proximal gezogen und der Humeruskopf exartikuliert. Dazu werden über dem Rand der Cavitas glenoidalis die Gelenkkapsel, der M. supraspinatus, der M. infraspinatus, kaudal des Gelenks die Mm. teres major et minor und der N. radialis sowie die medial dem Gelenk anliegenden Mm. subscapularis et coracobrachialis und die Ursprungssehne des M. biceps brachii am Tuberculum supraglenoidale scapulae durchgeschnitten. Die hierbei auftretenden Blutungen sind mit Ligatur bzw. durch Koagulation sorgfältig zu stillen. Schließlich wird die Cavitas glenoidalis nach Abtragen ihres Gelenkknorpels mit den Muskelstümpfen überdeckt (Abb. 318). Dabei wird der M. deltoideus (b) an den M. cleidobrachialis (d) und das Caput longum des M. triceps brachii (a) an den M. pectoralis

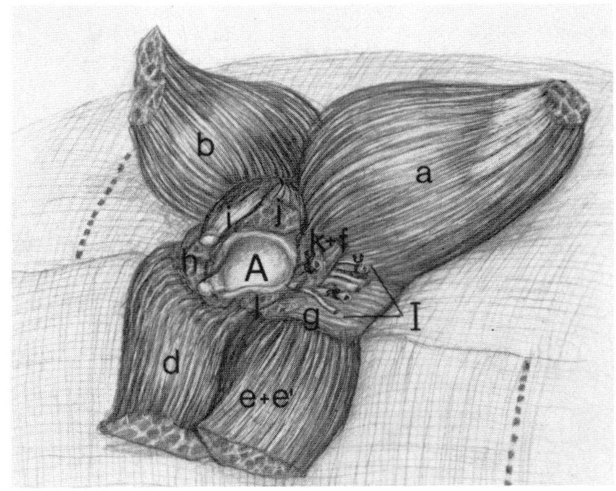

Abb. 318: Zustand nach Exartikulation des Humerus

superficialis (e) und den M. cutaneus trunci (g) unter Vermeidung von Hohlraumbildung mit Knopf- oder Diagonalheften (langsam resorbierbares Material) genäht. Die Wundränder der oberflächlichen Faszie und das subkutane Gewebe werden mit Knopfheften (Katgut) adaptiert. Hautnaht.

Nachbehandlung: Die Wunde sollte für einige Tage durch aufgeklebte Gaze geschützt werden. Die Fäden der Hautnaht sind zwischen dem 8. und 10. Tag zu entfernen.

Schulterblatt und Schultergelenk

Zugang zum Schulterblatt und Schultergelenk von lateral

Indikation: Fraktur des Akromions; Kontraktur des M. infraspinatus; Osteochondrosis dissecans; Luxatio humeri medialis sive lateralis; Fraktur des Tuberculum supraglenoidale scapulae; Fraktur der Scapula; Segmentalfraktur des Collum scapulae; Quer- oder Schrägfraktur des Collum scapulae; Fraktur des Tuberculum infraglenoidale scapulae.

Instrumente: Osteotomie-, Osteosynthesebesteck.

Vorbereitung: Der Hund ist in Seitenlage zu fixieren. Die zu versorgende (oben liegende) Schultergliedmaße wird nicht angebunden, damit passive Bewegungen und Lageveränderung möglich sind.

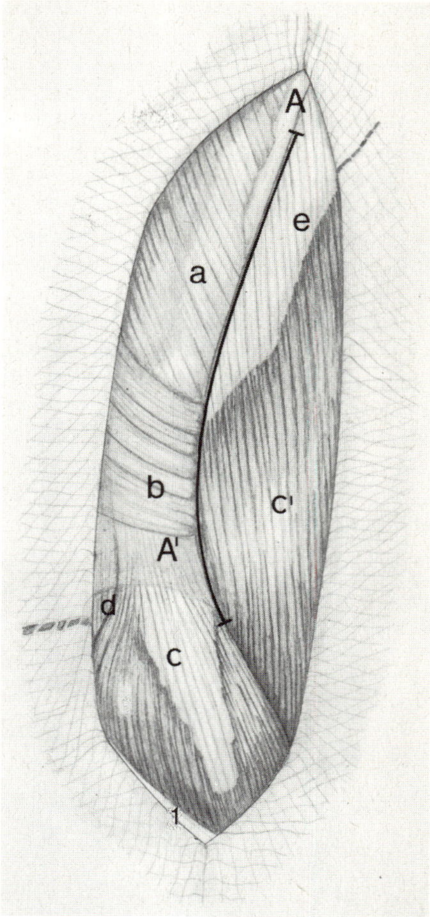

Abb. 320 (rechts): Situation nach Haut- und Faszienschnitt

A Spina scapulae; A' Akromion
a M. trapezius cervicis; b M. omotransversarius; c M. deltoideus, Pars acromialis, c' Pars scapularis; d M. teres minor; e M. infraspinatus
1 V. omobrachialis

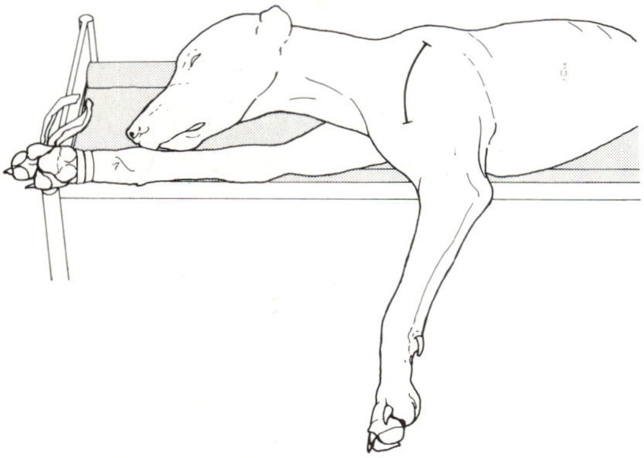

Abb. 319: Lagerung und Schnittführung

Vorgehen: Der Hautschnitt reicht vom Übergang des proximalen zum mittleren Drittel der Spina scapulae bis zur Schaftmitte des Humerus (Abb. 319). Der Schnitt sollte über der Spina scapulae, im Schultergelenkbereich kranialwärts leicht geschwungen, lateral über dem Schultergelenk und lateral über dem Humerus liegen. Die oberflächliche Faszie und das interfasziale Fett sind in gleicher Länge zu durchtrennen, zu mobilisieren und mit der Haut zu spreizen. Die tiefe Faszie wird über der Spina scapulae und über dem kaudalen Rand der Ursprungssehne der Pars acromialis des M. deltoideus inzidiert (Abb. 320).

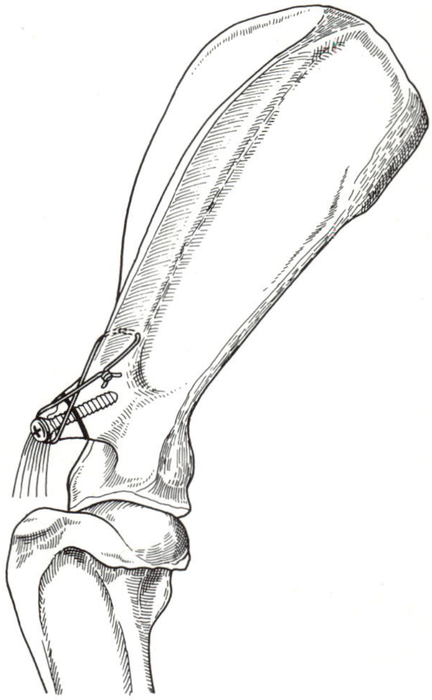

Abb. 321: Fixation des Akromions mit Zugschraube; Schema

● *Weiteres Vorgehen bei Fraktur des Akromions:* An der Spina scapulae ist an der kranialen Seite die Insertion des M. omotransversarius und an der kaudalen Seite der Ursprung der Pars scapularis des M. deltoideus mit der Schere zu unterfahren, abzusetzen und zu spreizen. In das distale Fragment sollten zwei Bohrdrähte (ggf. nur ein Bohrdraht) für die Zuggurtung von der Bruchfläche aus eingedrillt werden. Nach Reposition des Fragments werden die Bohrdrähte in das proximale Fragment vorgetrieben und eine Zuggurtung angelegt. Ist die Adaptation bei ausreichend großem Fragment mit einer Zugschraube vorgesehen, wird das Gleitloch im Akromion von der Bruchfläche her angelegt. Nach Reposition des Fragments ist das Gewindeloch in die Spina scapulae zu bohren, mit dem Gewindeschneider herzurichten, die Zugschraube einzudrehen und mit einer Zuggurtung zu stabilisieren (Abb. 321).

● *Weiteres Vorgehen bei Kontraktur des M. infraspinatus:* Zur Darstellung der Sehne des M. infraspinatus wird die Pars scapularis des M. deltoideus mit der Schere an der kaudalen Seite der Spina scapulae abgelöst. Danach werden die beiden Anteile des M. deltoideus, die Pars acromialis und die Pars scapularis, im Muskelspalt getrennt, mobilisiert und gespreizt (Abb. 322). Der unter diesem Muskel liegende M. infraspinatus (Abb. 323) ist von kaudal her mit der gebogenen Schere stumpf in Höhe des Akromions zu unterfahren und am Übergang des Muskelbauches in seine Endsehne quer zum Faserverlauf zu durchschneiden. Der unter dem Akromion über dem Schulterblatthals liegende N. suprascapularis ist zu schonen.

● *Weiteres Vorgehen ohne Osteotomie des Akromions:* Nach Spreizen der Wundränder sind die beiden Anteile des M. deltoideus (Abb. 322), die

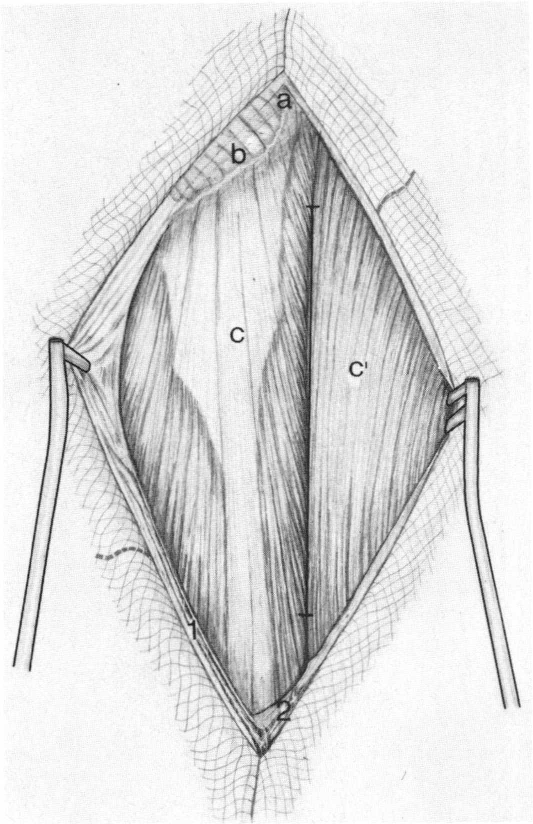

Abb. 322–324: Zugang zum Schultergelenk ohne Osteotomie des Akromions

Abb. 322: Situation nach Haut- und Faszienschnitt; Zugang zwischen Pars acromialis und Pars scapularis des M. deltoideus

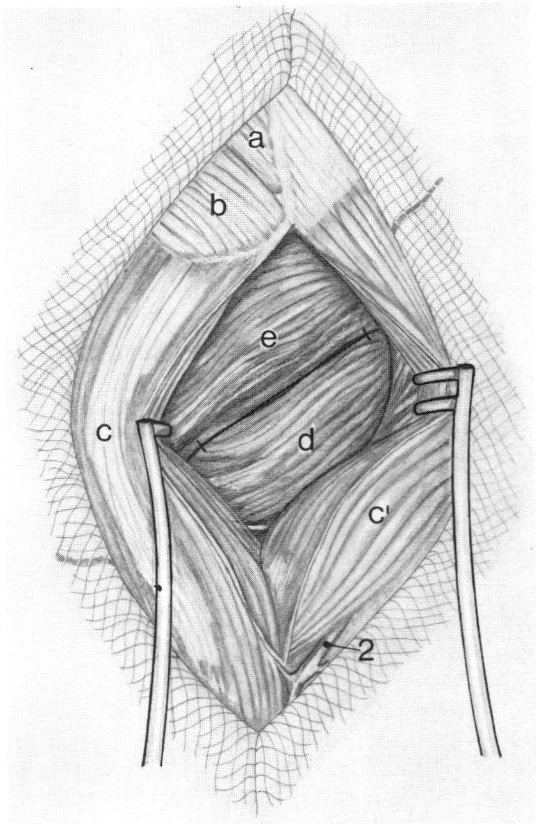

Abb. 323: Situation nach Spreizen der Pars acromialis und der Pars scapularis des M. deltoideus; Zugang zwischen dem M. infraspinatus und M. teres minor

A Spina scapulae; A' Akromion
a M. trapezius cervicis; b M. omotransversarius; c M. deltoideus, Pars acromialis, c' Pars scapularis; d M. teres minor; e M. infraspinatus
1 V. omobrachialis; 2 V. axillobrachialis; 3 Gelenkkapsel; 4 Caput humeri; 5 Scapula, Pfannenrand

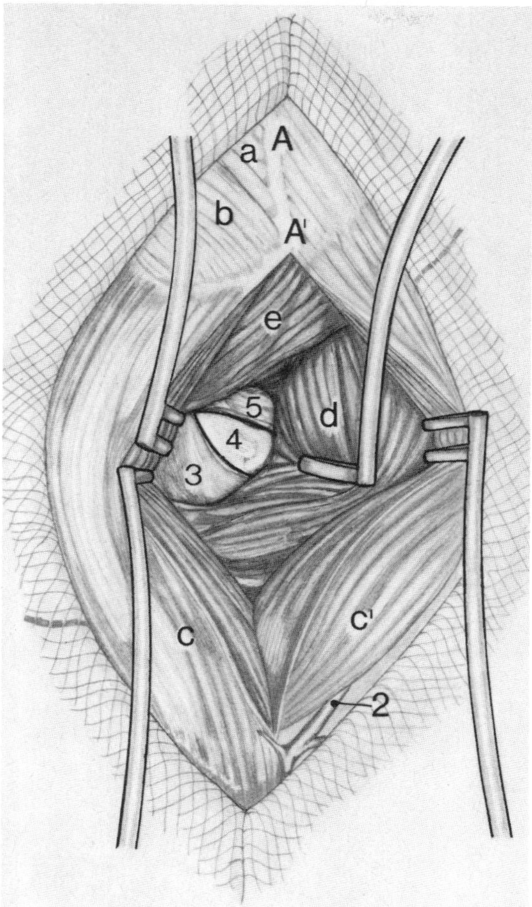

Abb. 324: Situation nach Spreizen des M. infraspinatus sowie des M. teres minor und Inzision der Gelenkkapsel Legende bei Abb. 322

kranial gelegene Pars acromialis mit der silbern glänzenden Sehnenplatte und die kaudal gelegene dunklere Pars scapularis, zu erkennen. Die beiden Anteile des M. deltoideus werden im intermuskulären Septum stumpf getrennt und gespreizt.

In der Tiefe sind nun der M. infraspinatus und der M. teres minor (Abb. 323) sichtbar. Durch stumpfes Trennen und Auseinanderspreizen dieser beiden Muskeln wird die hintere Hälfte der lateralen Gelenkkapsel dargestellt (Abb. 324). Der laterale Rand der Gelenkpfanne ist bei passiven Bewegungen mit dem Finger zu lokalisieren. Die Gelenkkapsel wird einige Millimeter distal und parallel zum Pfannenrand mit einer spitzen Schere durchtrennt. Zur Darstellung der kaudalen Gelenkfläche des Caput humeri sind eine angepaßte Innenrotation und Adduktion der Gliedmaße notwendig.

• *Weiteres Vorgehen bei Luxatio humeri medialis sive lateralis:* An der kranialen Seite der Spina scapulae ist die Insertion des M. omotransversarius und auf der kaudalen Seite der Ursprung der Pars scapularis des M. deltoideus mit der Schere zu unterfahren, abzusetzen und zu spreizen.

Nach ausreichender Darstellung wird die Spina scapulae etwa 10 bis 15 mm proximal des Akromions durchbohrt und durch das Tuberculum majus humeri ein Bohrkanal horizontal von lateral nach medial gelegt. Danach werden mehrere nicht resorbierbare Fäden durch den Tunnel im Tuberculum majus humeri gezogen, auf der medialen Seite des Gelenks entlang um den Margo caudalis scapulae herum, dann durch das Bohrloch in der Spina scapulae und weiter über das Akromion und unter dem M. deltoideus, Pars acromialis, hinweg geführt. Nach Reposition des Caput humeri werden die Fäden einzeln so straff angezogen, daß das Gelenk ausreichend stabilisiert ist, und dann geknotet (Abb. 325).

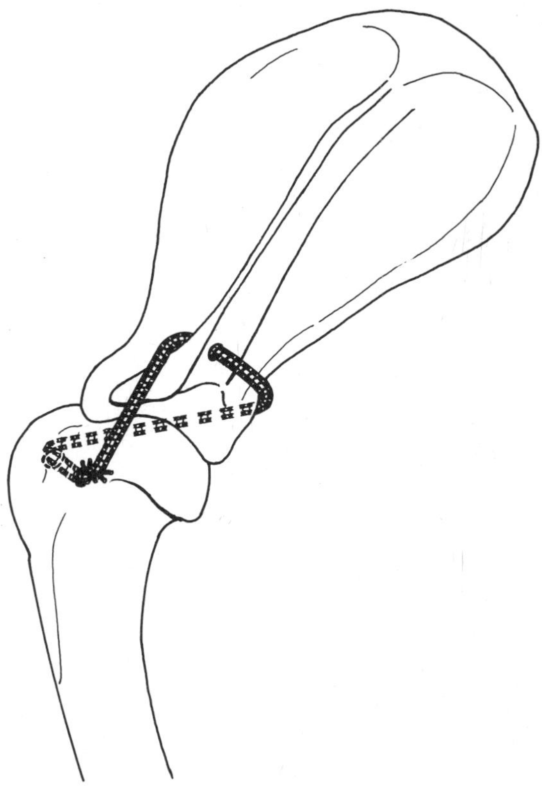

Abb. 325: Fadenführung bei Luxatio humeri medialis sive lateralis; Schema

• *Weiteres Vorgehen bei Fraktur des Tuberculum supraglenoidale:* An der kranialen Seite der Spina scapulae sind die Insertionen des M. omotransversarius und die Pars cervicalis des M. trapezius mit der Schere zu unterfahren und abzusetzen. Nun ist der M. supraspinatus von kaudal und kranial her stumpf zu mobilisieren, mit dem Wundhaken anzuheben und nach kaudal zu ziehen (Abb. 326).

Nach ausreichender Darstellung ist das Frag-

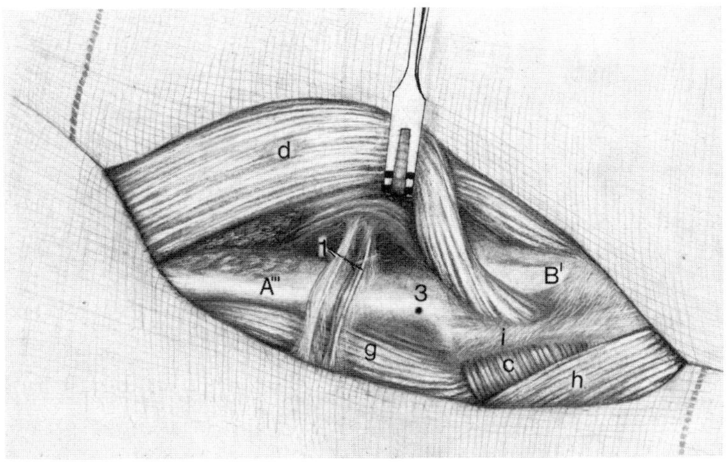

Abb. 326: Linke Schulter, kraniale Ansicht, M. supraspinatus angehoben

A Spina scapulae; A′ Akromion; A″ Fossa supraspinata; A‴ Scapula, Margo cranialis; B Caput humeri (in der Gelenkkapsel); B′ Tuberculum majus humeri
a M. trapezius; b M. omotransversarius; c M. deltoideus, Pars acromialis, c′ Pars scapularis; d M. supraspinatus; e M. infraspinatus; f M. teres minor; g M. subscapularis; h M. brachiocephalicus; i Ursprungssehne des M. biceps brachii
1 N. suprascapularis; 2 V. omobrachialis; 3 Bohrloch

ment (Tuberculum supraglenoidale) zu reponieren und mit der Zweipunktzange zu fixieren. Der Bohrkanal für die Zugschraube ist über der Ursprungssehne des M. biceps brachii zu legen (Abb. 327).

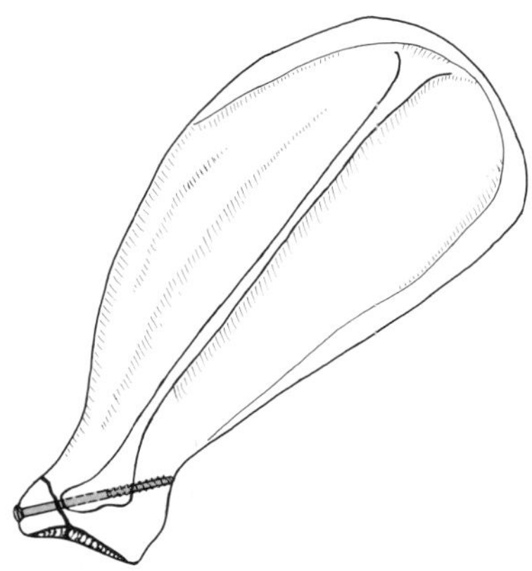

Abb. 327: Fraktur des Tuberculum supraglenoidale; Osteosynthese mit Zugschraube; Schema

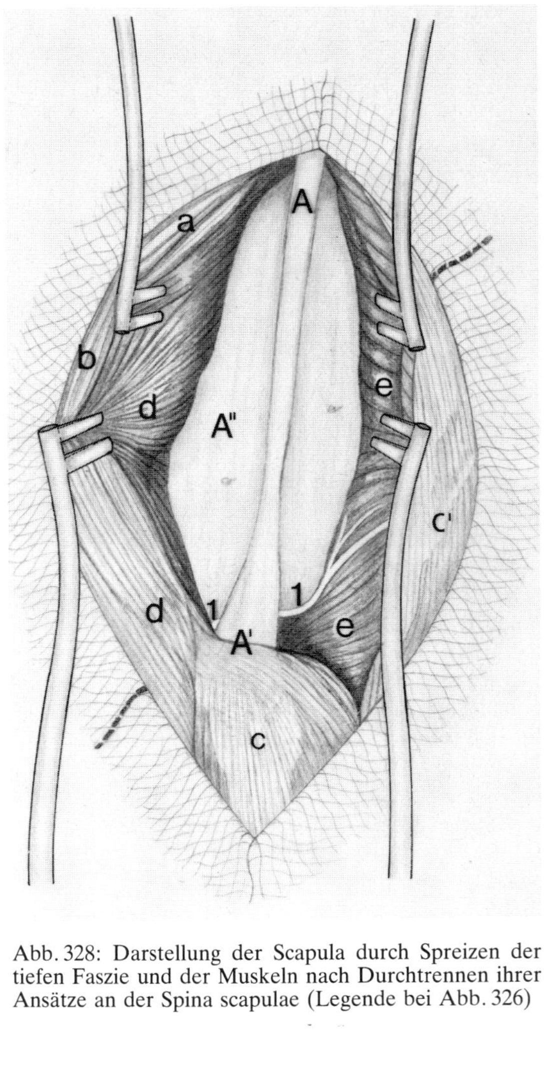

Abb. 328: Darstellung der Scapula durch Spreizen der tiefen Faszie und der Muskeln nach Durchtrennen ihrer Ansätze an der Spina scapulae (Legende bei Abb. 326)

• *Weiteres Vorgehen bei Fraktur des Schulterblatts, Fraktur des Collum scapulae und Osteochondrosis dissecans:* An der kranialen Seite der Spina scapulae sind die Insertionen des M. omotransversarius und der Pars cervicalis des M. trapezius sowie auf der kaudalen Seite der Spina scapulae der Ursprung der Pars scapularis des M. deltoideus mit der Schere zu unterfahren, abzusetzen und zu spreizen.

Von der Spina scapulae her sind nun der M. supraspinatus und der M. infraspinatus zu mobilisieren und mit einem Wundsperrer nach kranial bzw. kaudal zu spreizen (Abb. 328).

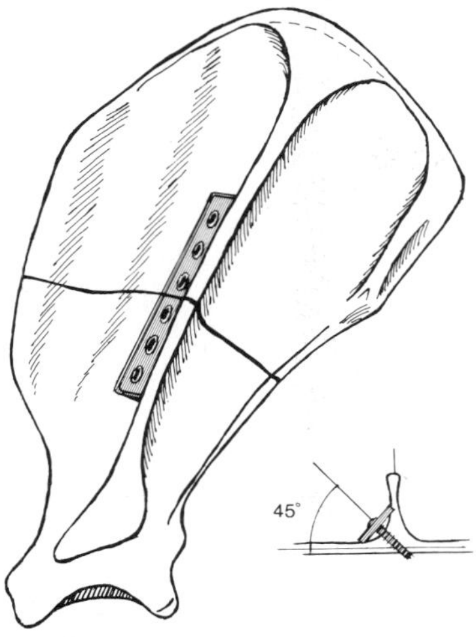

Abb. 329: Fraktur der Scapula; Osteosynthese mit Platte in der Fossa supraspinata; Schema

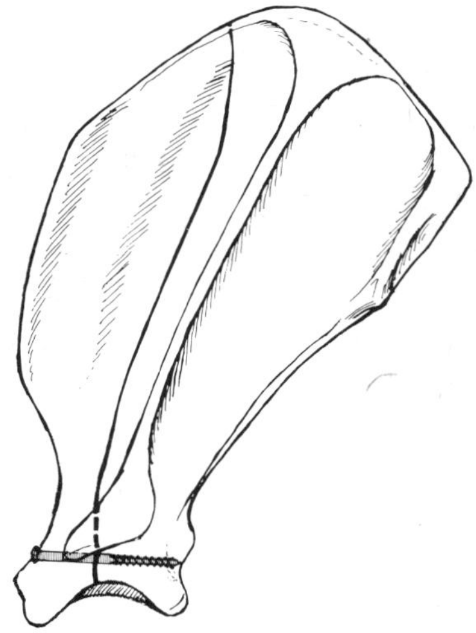

Abb. 330: Segmentalfraktur der Scapula; Osteosynthese mit Zugschraube; Schema

● *Weiteres Vorgehen bei Fraktur der Scapula:* Die Fragmente sind zu reponieren und mit einer an der Basis der Spina scapulae anmodellierten Platte in der Fossa supraspinata zu fixieren (Abb. 329). Die Bohrungen für die Schrauben sind im Winkel von ca. 45° zum Corpus scapulae zu legen, damit die Schrauben im dünnen Corpus scapulae ausreichend Halt finden. In jedes Fragment sollten drei Schrauben gesetzt werden.

● *Weiteres Vorgehen bei Segmentalfraktur des Collum scapulae:* Die Fragmente werden reponiert und fixiert. Nach Entfernen des Wundsperrers kann der M. supraspinatus von kranial her stumpf mobilisiert, mit dem Wundhaken angehoben und nach kaudal gezogen werden (Abb. 326). Der Bohrkanal ist über der Ursprungssehne des M. biceps brachii senkrecht zur Fraktur zu legen und die (Zug-)Schraube einzudrehen (Abb. 330).

● *Weiteres Vorgehen bei Quer- oder Schrägfraktur des Collum scapulae:* Der unter dem Akromion horizontal über den Schulterblatthals ziehende N. suprascapularis ist darzustellen und zu mobilisieren, damit die Platte bzw. die Platten unter dem Nerv angelegt werden können.

Ist die Darstellung des schultergelenknahen Bereichs der Scapula nicht ausreichend, kann das Akromion mit der Insertion des M. deltoideus osteotomiert werden (Abb. 331).

Osteosynthese: Nach Reposition der Fragmente sollte bei Hunden kleinwüchsiger Rassen eine 5-Loch-Winkelplatte in der Fossa supraspinata (Abb. 332), bei Hunden großwüchsiger Rassen zusätzlich in der Fossa infraspinata je eine Platte

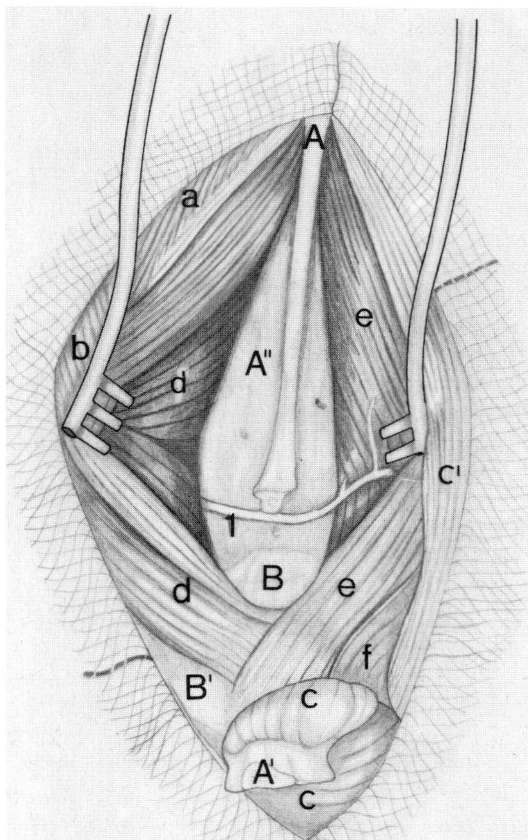

Abb. 331: Darstellung des schultergelenknahen Bereichs der Scapula nach Osteotomie des Akromions (Legende bei Abb. 326)

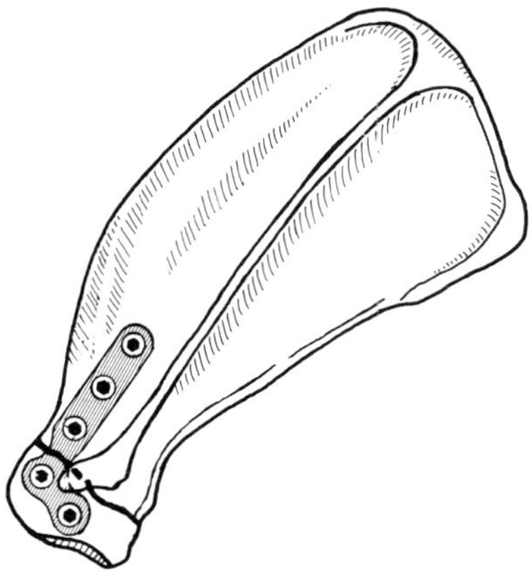

Abb. 332: Fraktur des Collum scapulae; Osteosynthese mit Winkelplatte; Schema

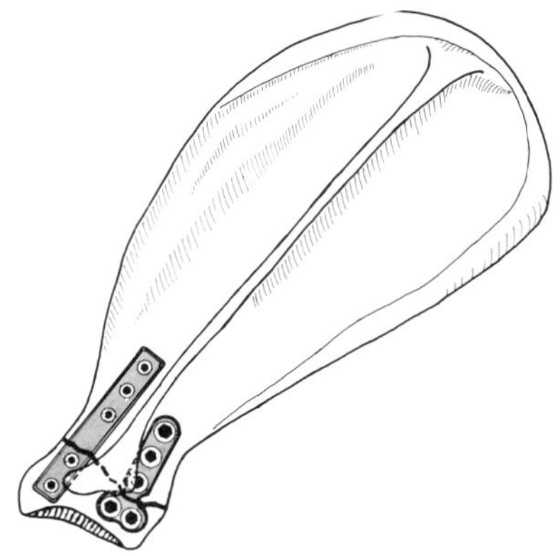

Abb. 333: Fraktur des Collum scapulae; Osteosynthese mit 2 Platten; Schema

(Abb. 333) anmodelliert und fixiert werden. Bei einer Schrägfraktur ist an der Seite, an der das Fragment kurz ist, eine Winkelplatte anzulegen. Wurde das Akromion osteotomiert, wird es nach Versorgung der Fraktur reponiert, fixiert und mit einer Zuggurtung stabilisiert.

● *Weiteres Vorgehen bei Osteochondrosis bzw. Fraktur des Tuberculum infraglenoidale scapulae mit Osteotomie des Akromions:* In das Akromion sind die Kanäle für die Bohrdrähte zu legen bzw. ist das Gewindeloch für die Zugschraube zu bohren und mit dem Gewindeschneider herzurichten. Danach wird das Akromion oberhalb des Ursprungs der Pars acromialis des M. deltoideus mit dem Meißel abgesetzt (Abb. 334). Dabei darf der unter dem Akromion fast horizontal auf dem Schulterblatthals liegende N. suprascapularis nicht verletzt werden. Der nun herausklappbare M. deltoideus ist ausreichend zu isolieren und ggf. der Bohrkanal im abgesetzten Teil des Akromions zum Gleitloch zu erweitern.

Nach Vorlagern des mobilisierten M. deltoideus (Abb. 335) sind der über dem Schultergelenk liegende Anteil des M. infraspinatus und seine Sehne zugängig. Die Sehne des M. infraspinatus ist etwa in der Mitte quer zu durchtrennen. Die Gelenkkapsel ist bei Lagerung der Gliedmaße in geringer Abduktionsstellung mit der Pinzette zu fassen, anzuheben und mit einem kurzen Schnitt zu durchtrennen. Die Inzision ist mit der Schere parallel zum Rand der Cavitas glenoidalis kranial und kaudal zu verlängern.

a) Weiteres Vorgehen bei Osteochondrosis dissecans: Zur Darstellung des Knorpel-Knochendefekts am Caput humeri ist die Gliedmaße entsprechend zu lagern (Adduktion und Innenrotation).

Der der Unterlage nicht fest aufsitzende Gelenkknorpelanteil ist zu entfernen und der Defekt am Knochen zu glätten.

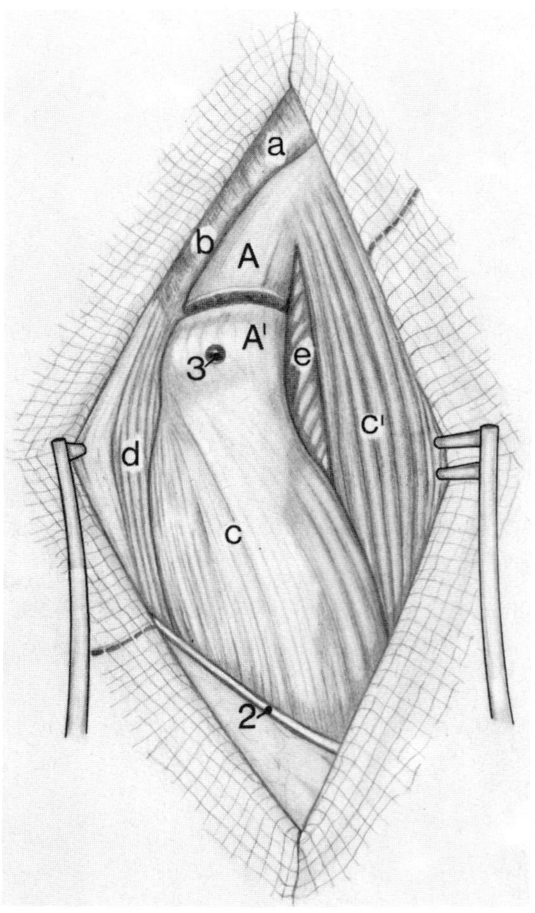

Abb. 334: Situation nach Anlegen des Bohrlochs und Osteotomie des Akromions

A Spina scapulae; A′ Akromion
a M. trapezius; b M. omotransversarius; c M. deltoideus, Pars acromialis, c′ Pars scapularis; d M. supraspinatus; e M. infraspinatus, e′ Sehne (durchtrennt); f M. teres minor
1 N. suprascapularis; 2 V. omobrachialis; 3 Bohrloch; 4 Bursa subtendinea n. infraspinati

b) Weiteres Vorgehen bei Fraktur des Tuberculum infraglenoidale: Nach Vorlagern des M. deltoideus werden der M. infraspinatus und der M. teres minor mobilisiert und zur Seite gespreizt. Jetzt wird das Fragment (Tuberculum infraglenoidale) reponiert und mit einer Zweipunktzange fixiert. Dann ist der Bohrkanal oberhalb des kaudalen Pfannenrands zu legen und die Spongiosaschraube einzudrehen (Abb. 336).

Wundverschluß zu a und b: Naht der Gelenkkapsel mit Knopfheften (Katgut), die nur das Stratum fibrosum fassen.

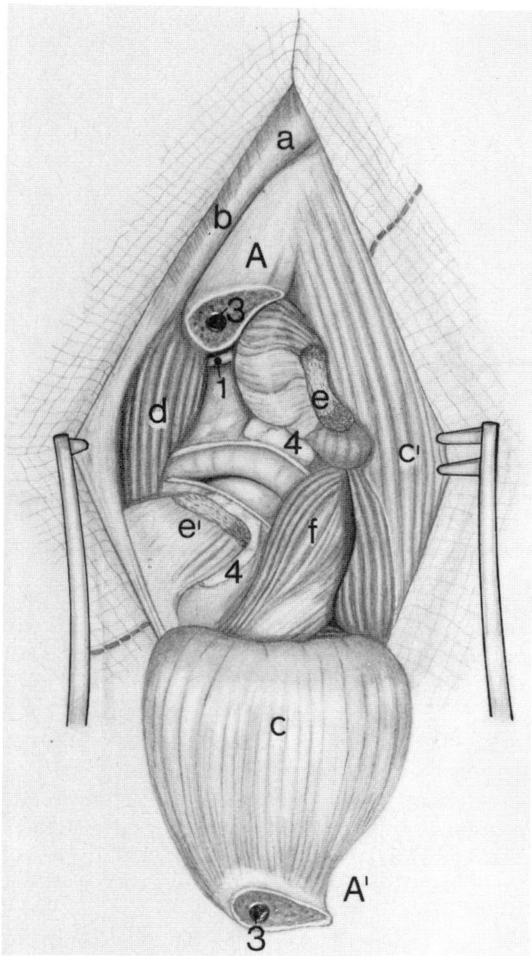

Abb. 335: Situation nach Tenotomie der Sehne des M. infraspinatus und Inzision der Gelenkkapsel (Legende bei Abb. 334)

Durchflochtene Naht der Sehne des M. infraspinatus mit nicht resorbierbarem Faden (Naht nach Bunnell oder Lange). Adaptation des abgesetzten Akromions mit einer (Zug-)Schraube bzw. mit zwei Bohrdrähten und Zuggurtung.

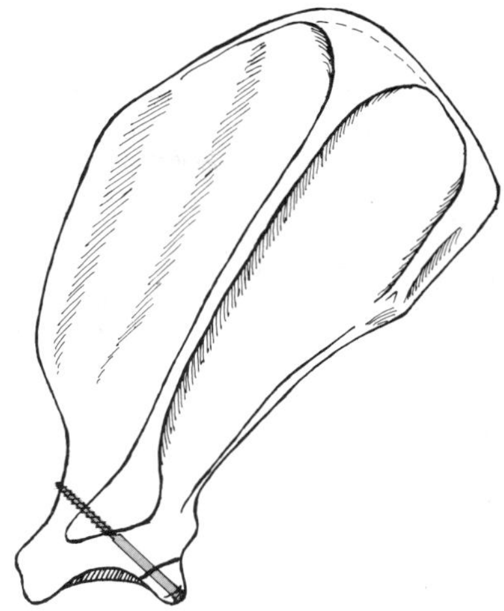

Abb. 336: Fraktur des Tuberculum infraglenoidale; Osteosynthese mit Zugschraube; Schema

Wundverschluß: Getrennte Naht der tiefen und oberflächlichen Faszie mit Knopfheften (Katgut). Hautnaht.

Die Wunde sollte für einige Tage durch aufgeklebte Gaze geschützt werden.

Nachbehandlung: Die Fäden der Hautnaht sind zwischen dem 8. und 10. Tag zu entfernen.

Zugang zum Schultergelenk von kraniomedial

Indikation: Luxation der Ursprungssehne des M. biceps brachii; Abriß der Ursprungssehne des M. biceps brachii am Tuberculum supraglenoidale; Luxatio humeri.

Instrumente: Osteosynthesebesteck (Kleinfragment-Instrumentarium).

Vorbereitung: Der Patient ist in Rückenlage auszubinden. Die zu versorgende Schultergliedmaße wird gestreckt an einem über dem Brustkorb angebrachten Bügel befestigt (Abb. 337).

Vorgehen: Der Hautschnitt ist kraniomedial über dem distalen Drittel des Schulterblatts und

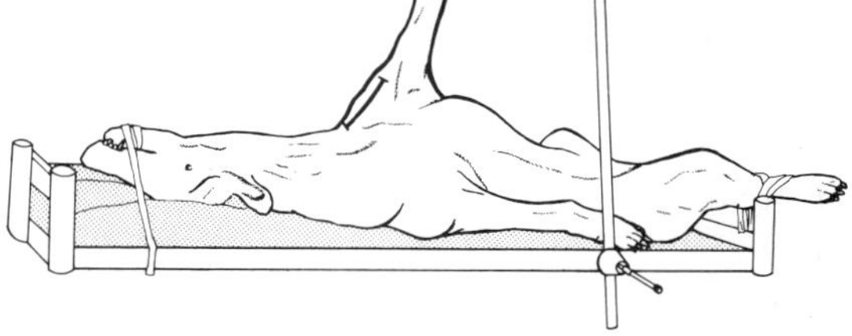

Abb. 337: Lagerung und Hautschnittführung

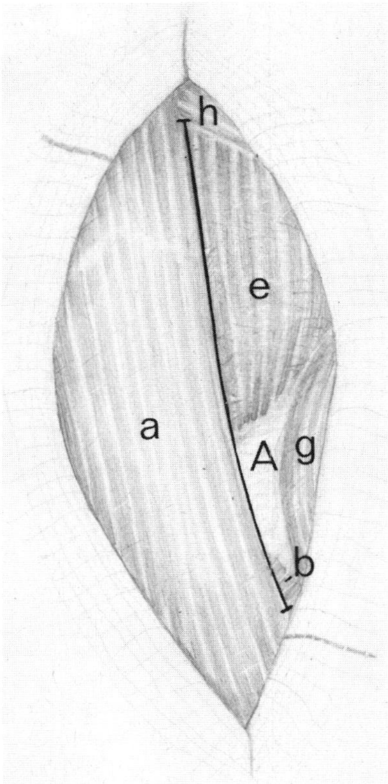

Abb. 338: Haut und Faszien durchtrennt; Schnittführung zum Trennen der Muskeln eingezeichnet

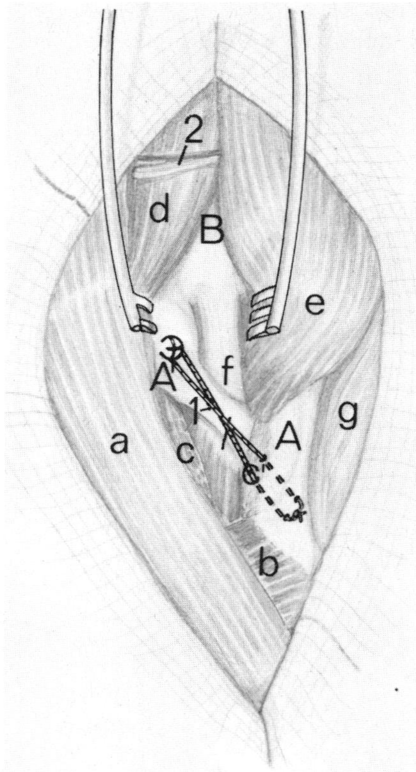

Abb. 339: Muskeln gespreizt; Naht und Verstärkung des Lig. transversum intertuberculare

A Tuberculum majus humeri; A′ Tuberculum minus humeri; B Tuberculum supraglenoidale scapulae
a M. brachiocephalicus; b M. pectoralis superficialis; c M. pectoralis profundus, c′ Ansatzfläche am Humerus; d M. subscapularis; e M. supraspinatus; f Ursprungssehne des M. biceps brachii; g M. deltoideus, Pars acromialis; h M. omotransversarius
1 Lig. intertuberculare transversum humeri; 2 N. suprascapularis mit Begleitgefäß

dem proximalen Drittel des Oberarms zu legen. Über dem Schultergelenk sollte er etwa fingerbreit medial vom Tuberculum majus verlaufen. In gleicher Länge werden die oberflächliche und tiefe Faszie durchtrennt, mobilisiert und gespreizt (Abb. 338). In der Muskelspalte am kaudalen Rand des M. brachiocephalicus werden die Muskeln vom M. omotransversarius bis zu den Mm. pectorales superficiales getrennt und zur Seite gespreizt. Der unter dem M. brachiocephalicus quer verlaufende M. pectoralis profundus ist jetzt mit dem Skalpell am Humerus abzusetzen. Werden nun der M. pectoralis profundus zusammen mit dem distal ziehenden M. subscapularis und der M. supraspinatus gespreizt, ist der kraniomediale Bereich des Schultergelenks dargestellt.

● *Weiteres Vorgehen bei Luxation der Ursprungssehne des M. biceps brachii:* Nach Reposition der Bizepssehne in den Sulcus intertubercularis sind die Stümpfe des rupturierten Lig. transversum intertuberculare durch Naht zu adaptieren (atraumatisches, nicht resorbierbares Nahtmaterial) und die Naht mit zwei über das Band gespannten Fäden zu sichern. Zur Befestigung des Fadens werden 2 Bohrkanäle parallel zueinander vom Ansatz des Lig. transversum intertuberculare durch das Tuberculum majus zum Ansatz der Endsehne des M. infraspinatus gelegt und am Tuberculum minus eine Spongiosaschraube senkrecht zur Längsachse des Humerus eingedreht. Nun wird ein Faden um die Schraube gelegt, über dem genähten Band gekreuzt und die Fadenenden durch die entsprechenden Bohrkanäle geführt und dort geknotet (Abb. 339).

● *Weiteres Vorgehen bei Abriß der Ursprungssehne des M. biceps brachii:* Durch das dargestellte Tuberculum supraglenoidale ist in lateromedialer Richtung ein Bohrkanal zu legen. Die rupturierte Ursprungssehne des M. biceps brachii ist zweimal mit einer Sehnennaht nach Bunnell zu durchflechten (atraumatisches, nicht resorbierbares Nahtmaterial) und durch den vom Sulcus intertu-

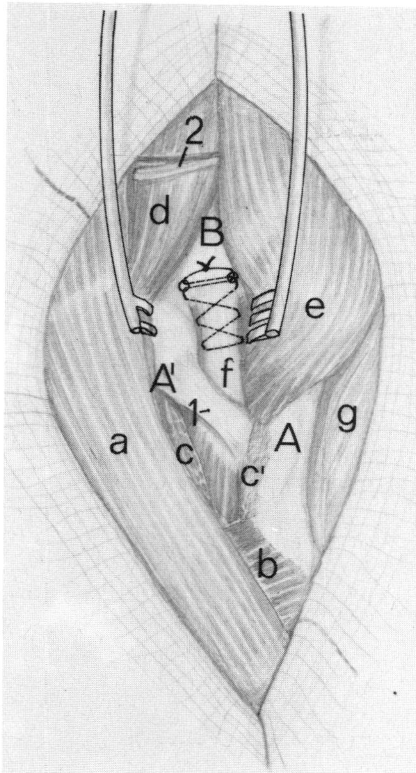

Abb. 340: Muskeln gespreizt; Fixation der Ursprungssehne am Tuberculum supraglenoidale. Nur eine Sehnennaht ist eingezeichnet
Legende bei Abb. 338

Oberarm

Zugang zum proximalen und mittleren Drittel des Humerus von kraniolateral

Indikation: Epiphysiolysis proximalis; Fraktur des Tuberculum majus; Fraktur im proximalen Schaftdrittel; Fraktur im mittleren und distalen Schaftdrittel bei der Katze; Fraktur im mittleren Schaftdrittel, die zur Osteosynthese mit intramedullärem Kraftträger geeignet ist.

Instrumente: Osteosynthesebesteck.

Vorbereitung: Der Patient ist in Seitenlage auszubinden und mit einem durch die Achselhöhle und über die Brustwand geführten Band zusätzlich zu fixieren (Abb. 341, 342). Die zu versorgende oben liegende Gliedmaße sollte auf einem Polster gelagert, aber nicht fixiert werden.

Vorgehen: Der leicht kranial geschwungene Hautschnitt reicht bei der Epiphysiolysis proximalis vom Akromion über das gut tastbare Tuberculum majus bis zum mittleren, bei einer Fraktur im proximalen Schaftdrittel bis zum distalen Drittel des Oberarms und bei einer Fraktur im mittleren oder distalen Schafdrittel (Katze) bis zum Epicondylus lateralis. Die oberflächliche Faszie, das interfasziale Fettgewebe und die tiefe Faszie werden in gleicher Länge kraniolateral über dem Humerus durchtrennt, mobilisiert und mit der Haut zur Seite gespreizt (Abb. 343 bzw. 346). Die interfaszial ge-

bercularis und dem Lig. transversum intertuberculare gebildeten Tunnel durchzuziehen. Zur Verankerung der Sehne am Tuberculum supraglenoidale wird ein Fadenende von medial, das andere von lateral her durch den Bohrkanal geführt und dann miteinander verknotet. Analog werden die Fadenenden der 2. Naht fixiert (Abb. 340).

Wundverschluß: Der M. pectoralis profundus wird an seinem Ansatz am Periost mit Knopfheften (Katgut) reinseriert. Die Wundränder der tiefen und der oberflächlichen Faszie sind getrennt mit Knopfheften (Katgut) zu adaptieren. Hautnaht.

Nachbehandlung: Die Wunde sollte für einige Tage durch aufgeklebte Gaze geschützt werden. Die Fäden der Hautnaht sind zwischen dem 8. und 12. Tag zu entfernen.

Die Bewegung sollte für die Dauer von vier Wochen eingeschränkt werden (Käfigruhe, Leinenzwang).

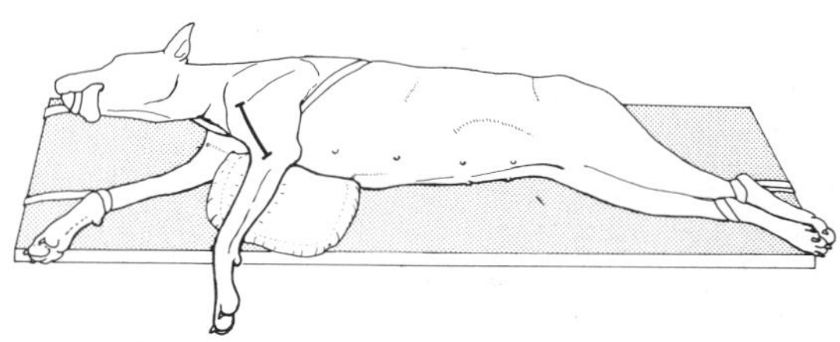

Abb. 341: Lagerung des Hundes und Schnittführung

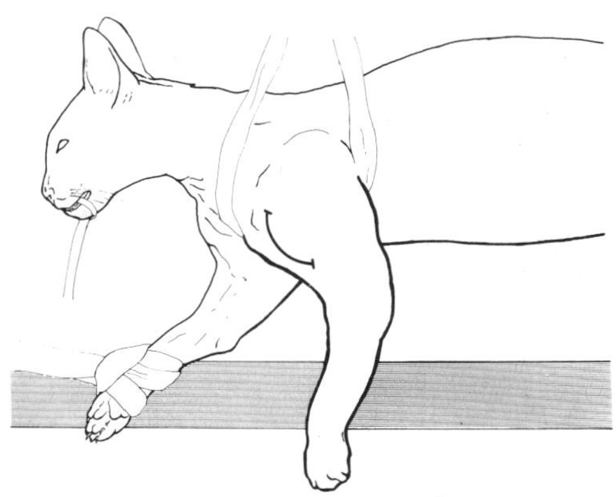

Abb. 342: Lagerung der Katze und Schnittführung

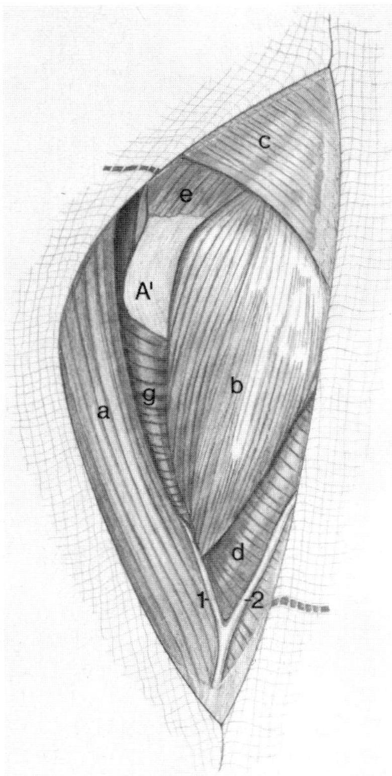

Abb. 343: Haut und Faszie gespreizt, Hund

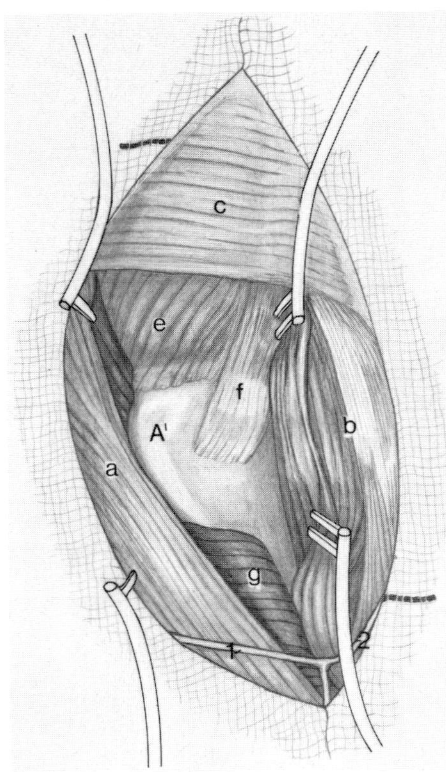

Abb. 344: Muskeln gespreizt, Hund

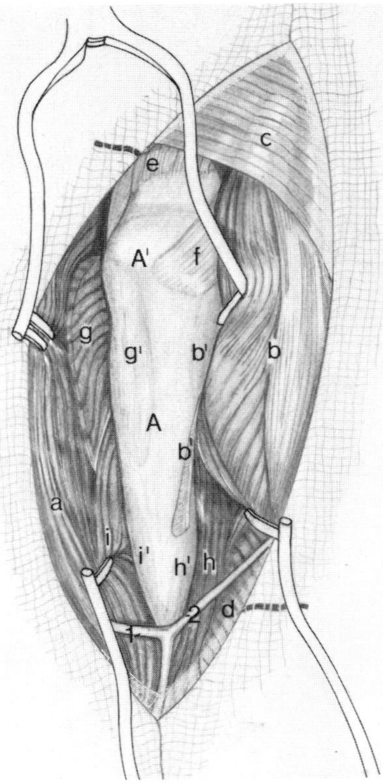

Abb. 345: Muskeln nach Ablösen der Mm. deltoideus et pectoralis superficialis gespreizt, Hund

A Humerus, A′ Tuberculum majus
a M. cleidobrachialis des M. brachiocephalicus; b M. deltoideus, Pars acromialis, b′ Ansatz am Humerus; c M. omotransversarius; d M. triceps brachii, Caput laterale; e M. supraspinatus; f M. infraspinatus; g M. pectoralis superficialis, g′ Ansatz am Humerus; h M. brachialis, h′ Ansatz am Humerus; i M. biceps brachii, i′ Ansatz am Humerus
1 V. omobrachialis; 2 V. axillobrachialis

legene V. omobrachialis und die V. axillobrachialis sind zu schonen. Nun werden der M. cleidobrachialis des M. brachiocephalicus und die Pars acromialis des M. deltoideus im Muskelspalt getrennt und gespreizt (Abb. 344 bzw. 347).

● *Weiteres Vorgehen bei der Epiphysiolysis proximalis:* Das dislozierte distale Fragment wird reponiert, mit einer am Tuberculum majus und am kaudalen Rand des distalen Fragments angesetzten Zweipunktzange gehalten und mit zwei Bohrdrähten fixiert (Abb. 349). Die Bohrdrähte sind vom Tuberculum majus aus parallel zueinander bis an die Kortikalis der kaudalen Fläche des distalen Fragments zu bohren.

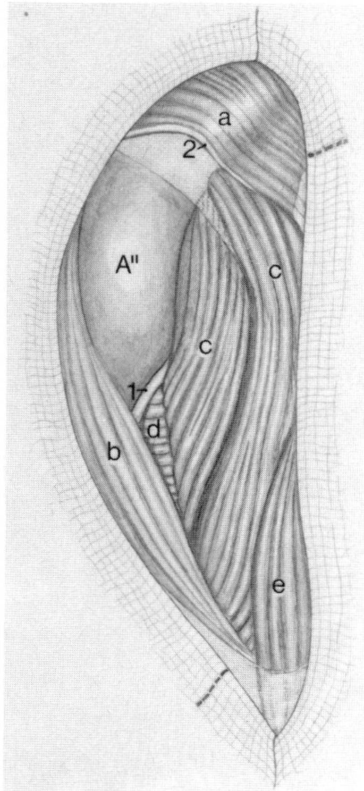

Abb. 346: Haut, oberflächliche und tiefe Faszie durchtrennt, Katze

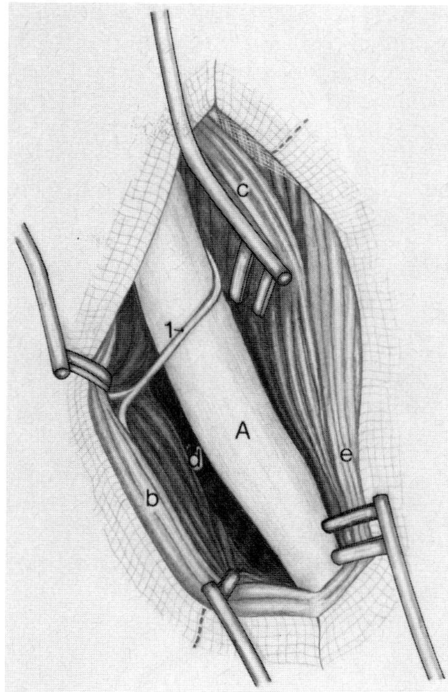

Abb. 348: Proximales und mittleres Schaftdrittel nach Mobilisieren und Spreizen der Muskeln, Katze

A Humerus, mittleres, A″ proximales Schaftdrittel
a M. omotransversarius; b M. cleidobrachialis des M. brachiocephalicus; c M. deltoideus; d M. pectoralis profundus; e M. triceps brachii, Caput laterale
1 N. axillaris; 2 V. omobrachialis

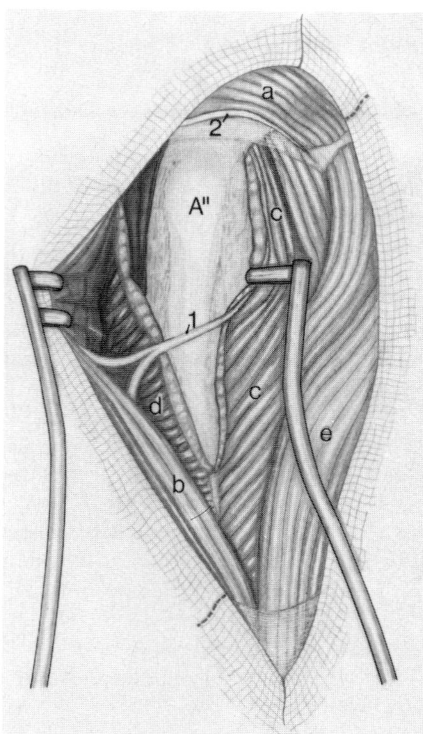

Abb. 347: Proximales Schaftdrittel nach Ablösen und Spreizen des M. pectoralis profundus und des M. deltoideus (Pars acromialis), Katze

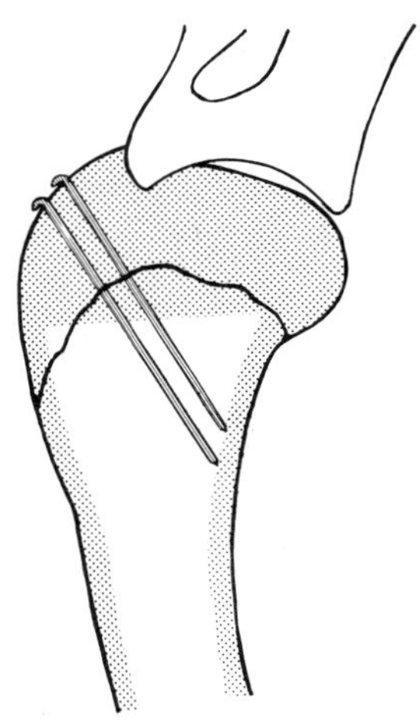

Abb. 349: Epiphysiolysis proximalis; Osteosynthese mit 2 Bohrdrähten; Schema

● *Weiteres Vorgehen bei einer Fraktur des Tuberculum majus:* Nach Fixation des reponierten Fragments mit einer Zweipunktzange wird das Fragment mit einer senkrecht zur Fraktur gesetzten Zugschraube adaptiert. Um der Rotation des Fragments sicher vorzubeugen, wird entweder eine zweite Zugschraube gesetzt oder ein Bohrdraht eingedrillt (Abb. 350, 351).

● *Weiteres Vorgehen bei einer Fraktur im proximalen Schaftdrittel:* Die Insertion des M. pectoralis superficialis (Hund) bzw. des M. pectoralis profundus (Katze) und die der Pars acromialis des M. deltoideus werden subperiostal vom Humerus abgelöst und mit dem Wundsperrer gespreizt (Abb. 345 bzw. 347). Nun sind Koagula und Gewebsreste von den Bruchflächen zu entfernen, die Fragmente zu reponieren und mit einer kraniolateral anmodellierten Platte zu fixieren (Abb. 352).

Eine REDON-Saugdrainage sollte eingelegt werden.

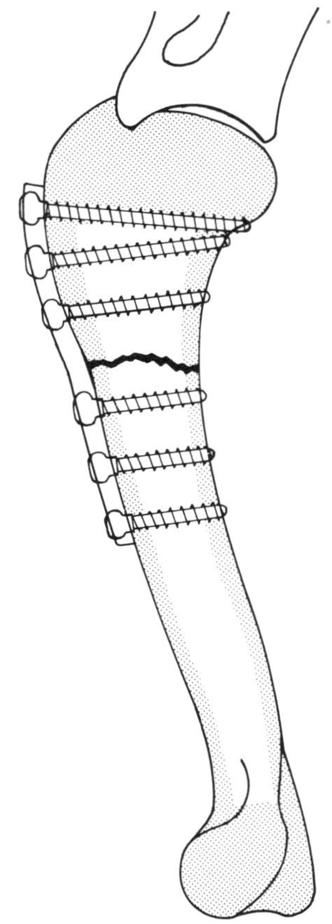

Abb. 352: Fraktur im proximalen Schaftdrittel; Osteosynthese mit Abstützplatte; Schema

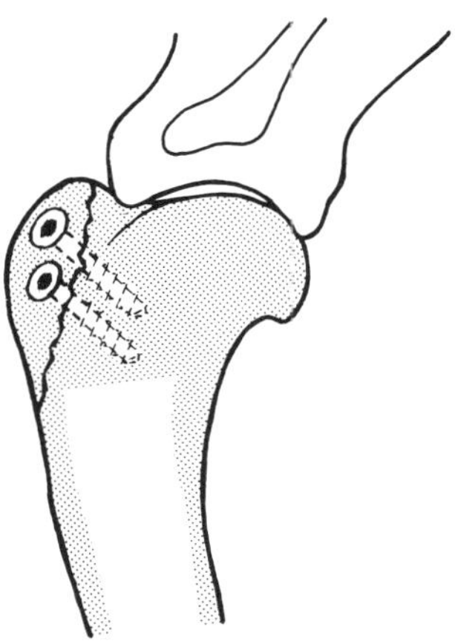

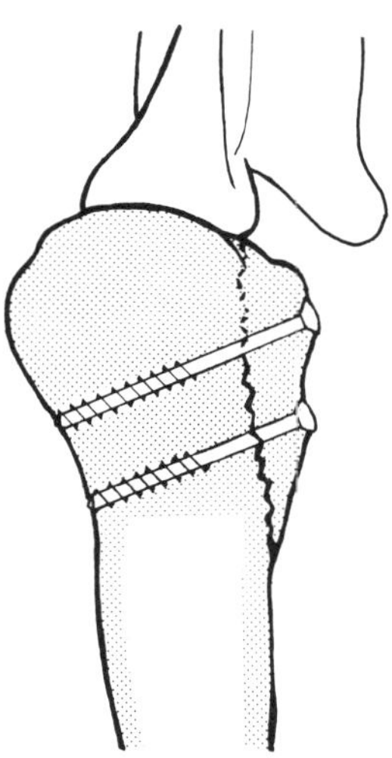

Abb. 350 (oben) und 351 (unten): Fraktur des Tuberculum majus; interfragmentäre Kompression mit zwei Schrauben; Schema

● *Weiteres Vorgehen bei einer Fraktur im mittleren und distalen Schaftdrittel bei der Katze:* Der M. cleidobrachialis des M. brachiocephalicus, der M. pectoralis profundus, der M. deltoideus und das Caput laterale des M. triceps brachii sind im Muskelspalt zu trennen, subperiostal vom Humerus abzulösen und zur Seite zu spreizen (Abb. 348). Bei der Präparation ist auf den N. axillaris zu achten!

Da die Knochenoberfläche relativ plan ist, können die reponierten Fragmente mit einer kraniolateral anmodellierten Platte adaptiert werden. Mit intramedullärem Kraftträger sollte nur eine dafür geeignete Fraktur im mittleren Schaftdrittel versorgt werden. — Vorgehen wie im folgenden beschrieben.

● *Weiteres Vorgehen bei einer Fraktur im Bereich des Übergangs vom mittleren zum distalen Drittel der Diaphyse beim Hund, die zur Osteosynthese mit intramedullärem Kraftträger geeignet ist:* Der M. brachialis und das Caput laterale des M. triceps brachii werden, unter sorgfältiger Schonung des N. radialis und seiner Äste, stumpf im Muskelspalt

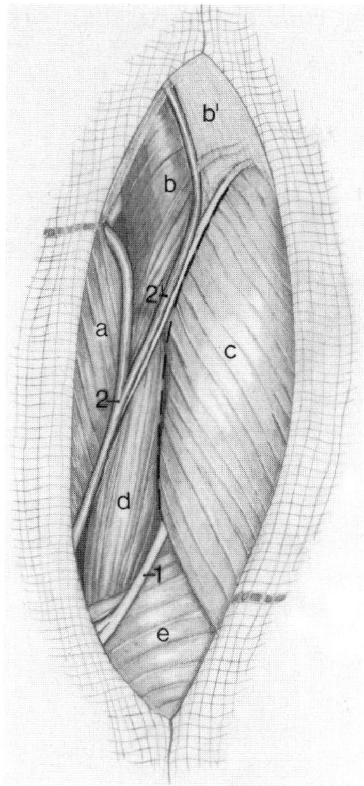

Abb. 353–355: Zugang zum mittleren Schaftdrittel des Humerus beim Hund von kraniolateral

Abb. 353: Haut und Faszien durchtrennt

A Humerus, Lateralfläche
a M. cleidobrachialis des M. brachiocephalicus; b M. deltoideus, b′ von Faszie bedeckt; c M. triceps brachii, Caput laterale, c′ Caput longum; d M. brachialis; e M. extensor carpi radialis
1 N. radialis; 2 V. cephalica humeri; 2′ V. axillobrachialis

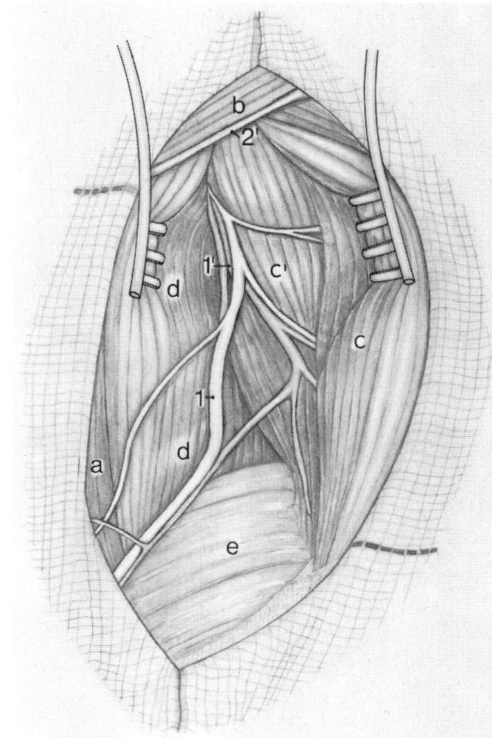

Abb. 354: Oberflächliche Muskelschicht gespreizt

getrennt und zur Seite gespreizt (Abb. 353, 354). Dadurch ist die laterale Fläche des Humerus ausreichend dargestellt (Abb. 355).

Nach Darstellung der Fraktur kann die Markhöhle mit dem Pfriem am Tuberculum majus, dem Durchmesser des Nagels entsprechend, aufgebohrt werden. Bei den Manipulationen ist darauf zu achten, daß die aus dem Druck auf das Tuberculum majus resultierenden Bewegungen des proximalen Fragments keine zusätzlichen Alterationen im Frakturbereich verursachen. Die Öffnung kann auch mit einem von der Fraktur aus in die Markhöhle eingeführten Markraumbohrer geschaffen werden.

Der Nagel wird zunächst bis zur Bruchfläche eingeführt. Dann sind die Fragmente mit Knochenfaßzangen zu reponieren, zu fixieren und schließlich der Nagel ausreichend weit in das distale Fragment vorzutreiben (Abb. 356).

Zur Bündelnagelung können die Bohrdrähte vom Tuberculum majus aus in die Markhöhle ge-

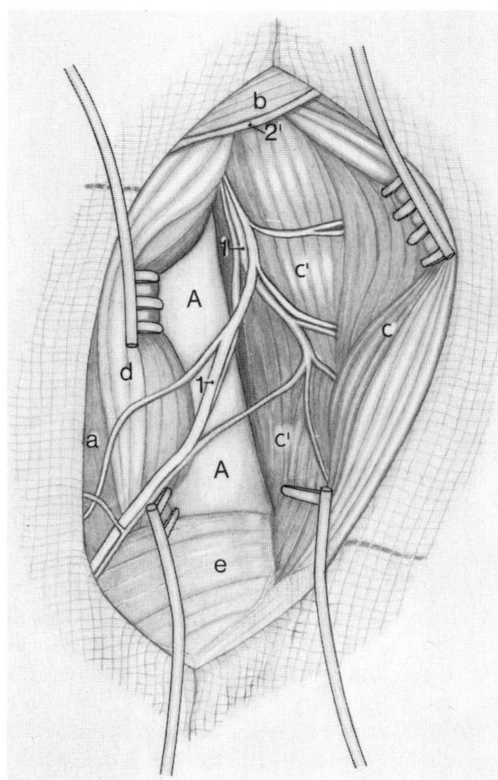

Abb. 355: Laterale Fläche des Humerus nach Spreizen des M. brachialis und des M. triceps brachii

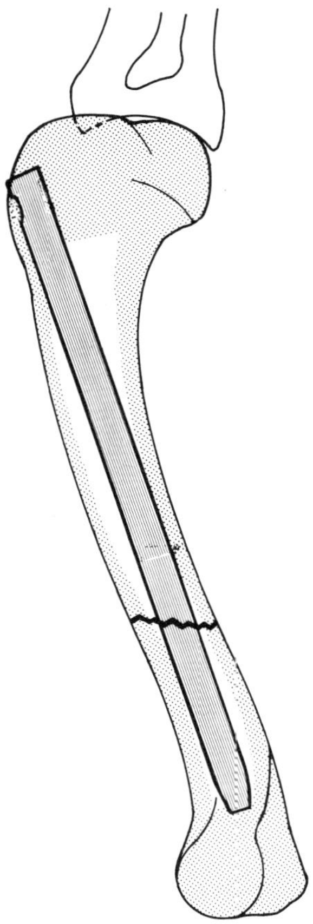

Abb. 356: Querfraktur im Bereich zwischen mittlerem und distalem Drittel des Humerusschafts; Osteosynthese mit KÜNTSCHER-Nagel; Schema

drillt oder von der Bruchfläche aus in die Markhöhle des proximalen Fragments eingeführt und durch das Tuberculum majus gebohrt werden. Nach Reposition der Fragmente werden dann die Bohrdrähte in das distale Fragment — beim Hund bis in den Bereich des For. supratrochleare, bei der Katze bis an das For. supracondylare — gedrillt.

Eine REDON-Saugdrainage sollte eingelegt werden.

Wundverschluß: Reinsertion der subperiostal abgelösten Muskeln durch Adaptation der Wundränder des Periosts mit Knopfheften (Katgut). Die Wundränder der tiefen und der oberflächlichen Faszie sind getrennt mit Knopfheften (Katgut) zu adaptieren. Hautnaht.

Nachbehandlung: Die Wunde sollte für einige Tage durch aufgeklebte Gaze geschützt werden. Die Saugdrainage ist nach einigen Stunden, die Fäden der Hautnaht sind zwischen dem 8. und 10. Tag zu entfernen.

Zugang zum Humerus von medial

Indikation: Fraktur im mittleren oder distalen Drittel der Diaphyse.

Instrumente: Osteosynthesebesteck.

Vorbereitung: Der Patient ist in Seitenlage auszubinden. Die zu versorgende, unten liegende Gliedmaße ist etwas vorzuziehen. Sie wird nicht fixiert, damit passive Bewegungen zur Reposition der Fragmente möglich sind. Die oben liegende Schultergliedmaße ist gestreckt nach kaudal über den Rücken hin zu fixieren. Außerdem sollte der Patient mit einem über die Brustwand, durch die Achselhöhle und über den Hals gespannten Band angebunden werden (Abb. 357).

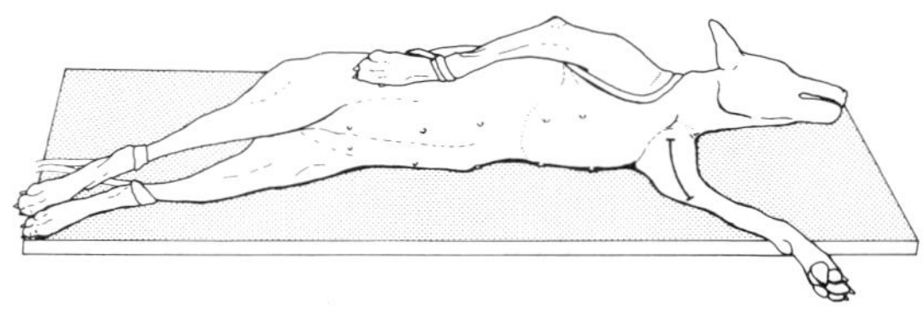

Abb. 357: Lagerung und Hautschnitt

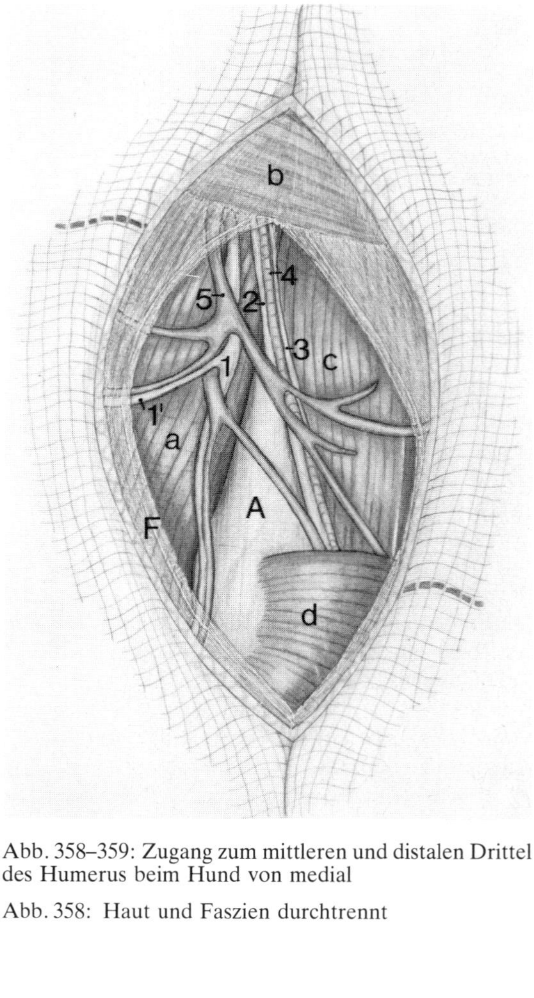

Abb. 358–359: Zugang zum mittleren und distalen Drittel des Humerus beim Hund von medial

Abb. 358: Haut und Faszien durchtrennt

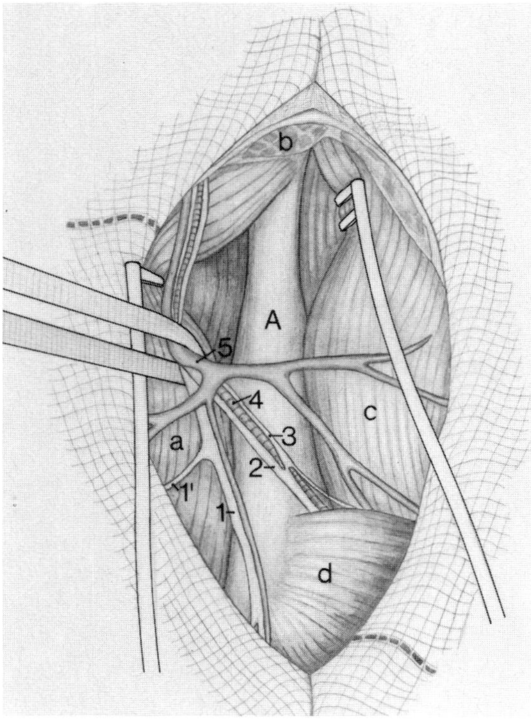

Abb. 359: Blutgefäße und Nerven mit einem Band nach kaudal abgehoben

A Humerus, mediale Schaftfläche
a M. triceps brachii, sein Caput mediale; b Mm. pectorales, z. T. durchtrennt; c M. biceps brachii; d Karpal- und Zehenbeuger, Ursprünge
1 N. ulnaris, 1′ Hautast; 2 N. medianus; 3 N. musculocutaneus; 4 A brachialis; 5 V. brachialis

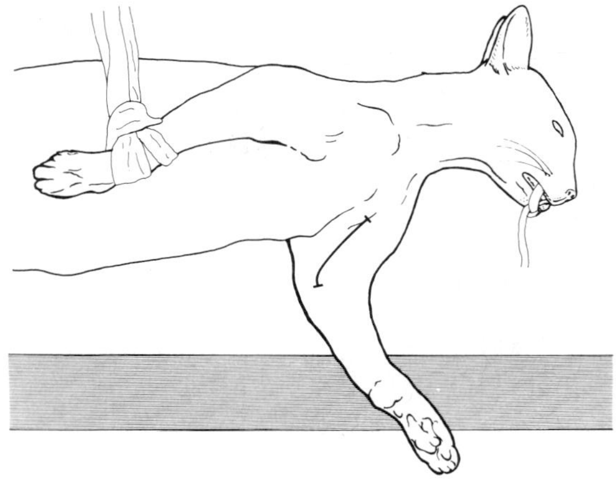

Abb. 360: Lagerung und Hautschnitt

• *Vorgehen beim Hund:* Der leicht kaudal geschwungene Hautschnitt reicht von der Ulna etwa fingerbreit distal des Ellbogengelenks bis zur Achselhöhle. Die oberflächliche Faszie, das interfasziale Fettgewebe und die tiefe Faszie sind in gleicher Länge entlang der gut tastbaren Vorderkante des Caput mediale des M. triceps brachii zu durchtrennen, zu mobilisieren und mit der Haut zur Seite zu spreizen. Zur besseren Darstellung sind im proximalen Wundbereich die Mm. pectorales superficialis et profundus zu inzidieren (Abb. 358).

Die unter der tiefen Faszie bzw. der Pektoralismuskulatur, zwischen dem Caput mediale des M. triceps brachii und dem M. biceps brachii verlaufenden Nerven und Gefäße werden freipräpariert und gemeinsam mit einem Band angeschlungen. Sie können nun bei den folgenden Manipulationen, je nach Situation, schonend verlagert werden (Abb. 359). Nach Spreizen des Caput mediale des M. triceps brachii und des M. biceps brachii ist der Humerus dargestellt.

• *Vorgehen bei der Katze:* Der Hautschnitt wird über der kaudalen Kante des M. pectoralis descendens, über den Epicondylus medialis und bogenförmig über das Ellbogengelenk gelegt. Er liegt über dem mittleren und distalen Schaftdrittel und reicht bis zur Ulna etwa fingerbreit distal des Ellbogengelenks (Abb. 360). In gleicher Länge wird die oberflächliche Faszie und das interfasziale Fett durchtrennt, mobilisiert und gespreizt. Die

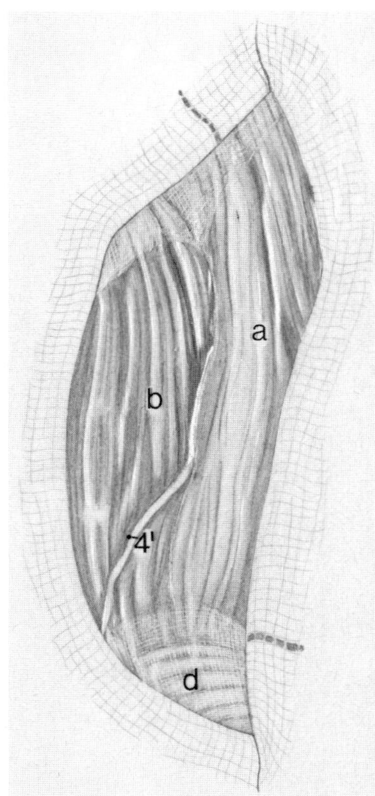

Abb. 361: Zugang zum mittleren und distalen Schaftdrittel des Humerus bei der Katze von medial; Haut, oberflächliche und tiefe Faszie durchtrennt (Legende bei Abb. 364)

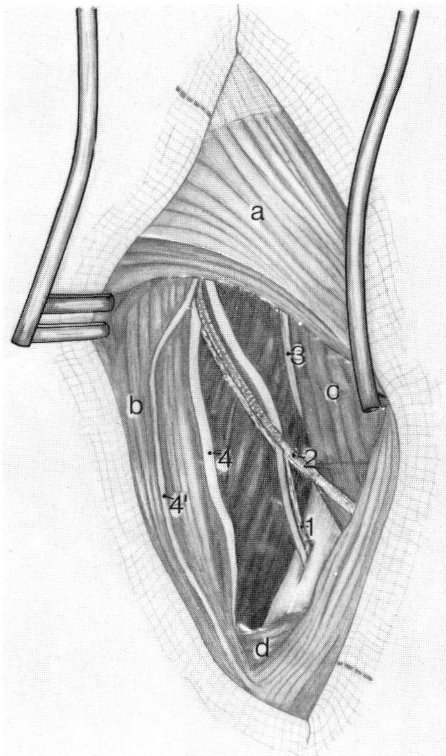

Abb. 362: M. pectoralis und Caput mediale des M. triceps brachii mobilisiert und gespreizt

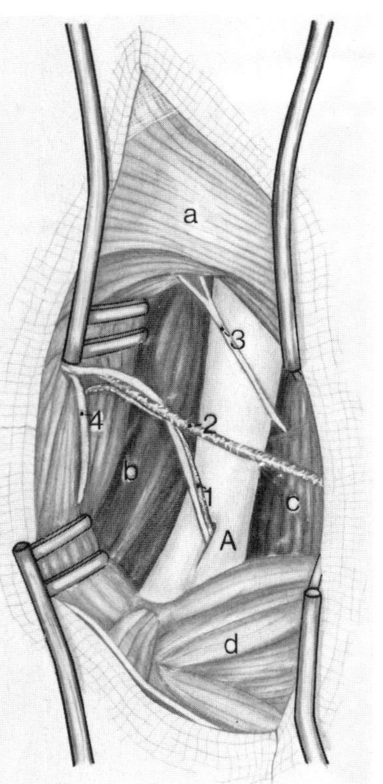

Abb. 363: Situation im Bereich des For. supracondylare

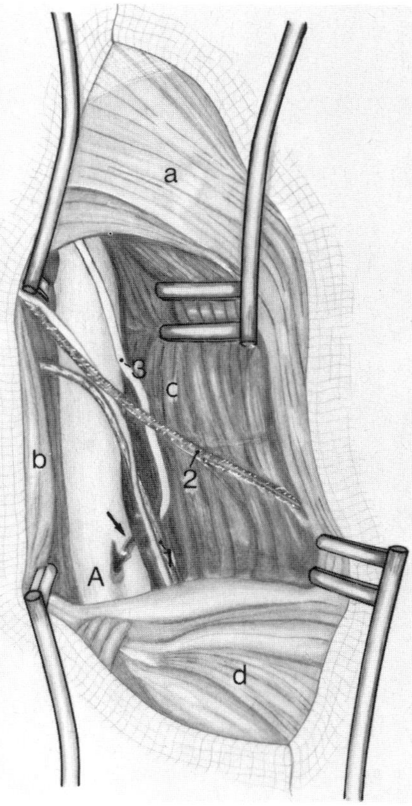

Abb. 364: Situation im Bereich des For. supracondylare nach Osteotomie des Knochenstegs

Abb. 362–364: Zugang zum mittleren und distalen Schaftdrittel des Humerus bei der Katze von medial

A Humerus, mittleres und distales Schaftdrittel
a M. pectoralis descendens; b M. triceps brachii, in Abb. 361 von M. tensor fasciae antebrachii überlagert; c M. biceps brachii; d Karpal- und Zehenbeuger
1 N. medianus und A. brachialis; 2 V. brachialis; 3 N. musculocutaneus, distale Muskeläste; 4 N. ulnaris, 4′ Hautast

tiefe Faszie wird über dem kranialen Rand des M. tensor fasciae antebrachii inzidiert (Abb. 361). Jetzt ist der M. pectoralis stumpf zu mobilisieren und nach kranial zur Seite zu ziehen (Abb. 362). Die Nerven (N. ulnaris, N. musculocutaneus, N. medianus) und Gefäße (A. und V. brachialis) werden vorsichtig mobilisiert, das Caput mediale des M. triceps brachii nach kaudal und der M. biceps brachii nach kranial zur Seite gespreizt. Durch das For. supracondylare ziehen der N. medianus und die A. brachialis (Abb. 363). Um ihre Verletzung bei der Rekonstruktion des Knochens und durch die anzubringende Platte zu vermeiden, wird der das For. supracondylare medial begrenzende Knochensteg durchgesägt sowie Nerv und Gefäß befreit (Abb. 364).

Osteosynthese (Hund, Katze): Blutkoagula und Gewebsreste werden von den Bruchflächen entfernt, der Knochen wird rekonstruiert und mit einer an der nahezu planen medialen Fläche des Humerus anmodellierten Platte fixiert. Eine REDON-Saugdrainage sollte eingelegt werden (Abb. 365).

Wundverschluß: Beim Hund sind die Wundränder des M. pectoralis profundus und des M. pectoralis superficialis getrennt und jeweils zweischichtig (Abb. 366) mit Knopfheften (Katgut) zu adaptieren. Bei Hund und Katze werden die Wundränder der tiefen und der oberflächlichen Faszie schichtweise mit Knopfheften (Katgut) adaptiert. Hautnaht.

Nachbehandlung: Die Wunde sollte für einige Tage durch aufgeklebte Gaze geschützt werden. Die REDON-Saugdrainage ist nach einigen Stunden, die Fäden der Hautnaht sind nach 8 bis 10 Tagen zu entfernen.

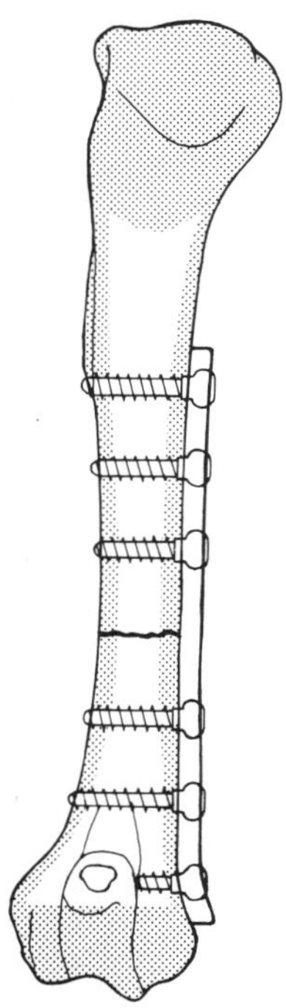

Abb. 365: Querfraktur im mittleren Drittel der Diaphyse; Osteosynthese mit medial angelegter Abstützplatte; Schema

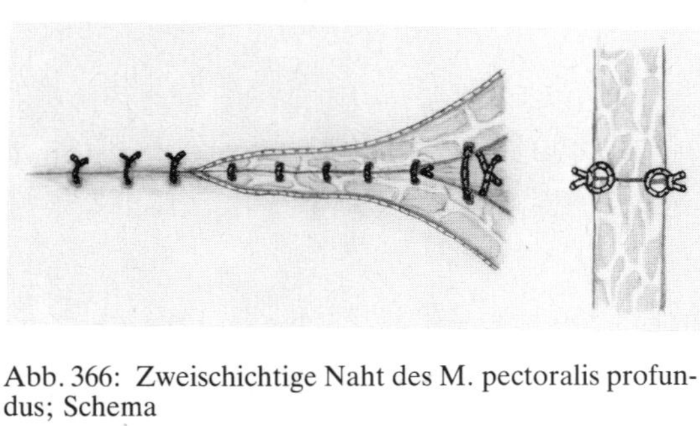

Abb. 366: Zweischichtige Naht des M. pectoralis profundus; Schema

Ellbogengelenk

Zugang zum Ellbogengelenk von lateral

Indikation: Ruptur des Lig. collaterale laterale; offene Reposition einer Luxatio antebrachii; isolierter Proc. anconaeus; Corpus liberum im kaudolateralen Rezessus; Fraktur des Capitulum humeri; Chondrosis sive Osteochondrosis dissecans — übersichtliche Darstellung des Gelenks.

Instrumente: Osteosynthesebesteck bei Fraktur bzw. Osteotomie des Epicondylus lateralis.

Vorbereitung: Der Patient ist in Seitenlage auszubinden. Die zu versorgende, oben liegende Gliedmaße sollte auf ein Polster gelagert, aber nicht fixiert werden, damit sie der jeweiligen Situation entsprechend gehalten werden kann (Abb. 367, 368).

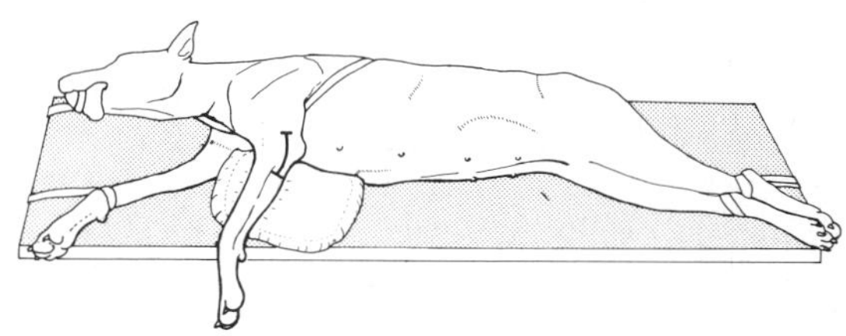

Abb. 367: Lagerung und Hautschnittführung

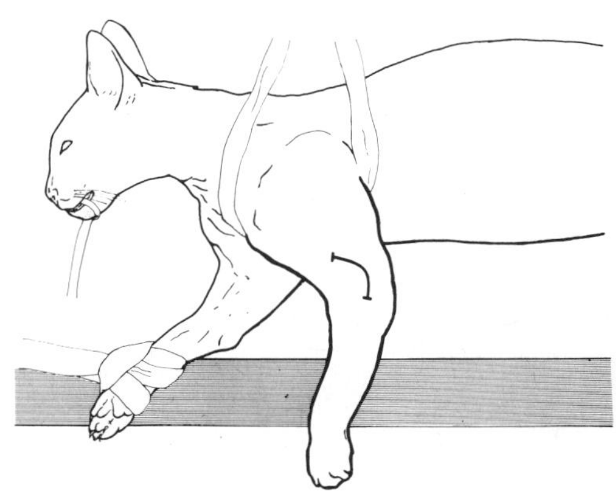

Abb. 368: Lagerung und Hautschnittführung

Vorgehen: Der Hautschnitt wird bogenförmig entlang der kranialen Kante des Caput laterale des M. triceps brachii sowie zwischen Epicondylus lateralis und Olekranon über das Gelenk geführt. Er liegt über dem ellbogengelenknahen Drittel des Ober- und Unterarms. Im gleichen Verlauf wird die subkutane Faszie und das interfasziale Gewebe durchtrennt. Wenn Haut und oberflächliche Faszie ausreichend mobilisiert und gespreizt sind, ist das Caput laterale des M. triceps brachii sichtbar (Abb. 369). An seiner Vorderkante wird die Fascia brachii inzidiert, dann das Caput laterale stumpf mobilisiert und nach kaudal beiseite gezogen. Durch das Hochklappen des Vorderrands des Caput laterale des M. triceps brachii werden der Epicondylus lateralis und der M. anconaeus (Abb. 370, 371) dargestellt.

● *Weiteres Vorgehen bei Ruptur des Lig. collaterale laterale und offene Reposition einer Luxatio antebrachii:* Zur Darstellung des Lig. collaterale laterale wird der M. extensor digitalis lateralis im Muskelspalt vom M. extensor digitalis communis und/ oder vom M. extensor carpi ulnaris getrennt und gespreizt.

Naht des Bandes mit atraumatischem, nicht resorbierbaren Material. Bei Bandausriß Reinsertion des nach Bunnell durchflochtenen Bandes durch Verankerung des Fadens in einem quer durch den Epicondylus lateralis gebohrten Tunnel oder knüpfen der Fadenenden über einer kurzen, senkrecht zur Knochenfläche eingedrehten Schraube, bei knöchernem Bandausriß Fixation des Fragments mit einem Bohrdraht und Zuggurtung.

Naht der Gelenkkapsel mit Knopfheften (Katgut).

● *Weiteres Vorgehen bei isoliertem Proc. anconaeus, Corpus liberum im kaudolateralen Rezessus und Fraktur des Capitulum humeri:* Der M. anconaeus wird an seinem Ansatz am Humerus subperiostal abgelöst bzw. zwischen Epicondylus lateralis und Olekranon myotomiert.

Um bei der Katze die laterale Fläche des distalen Schaftdrittels mit der Fraktur im Bereich des Epicondylus lateralis einsehen zu können, ist zusätzlich der M. extensor carpi radialis longus an seinem Ursprung abzusetzen und nach kranial zur Seite zu spreizen (Abb. 372).

Nach breiter Öffnung des Gelenks kann das Corpus liberum entfernt bzw. bei abgebeugtem Ellbogengelenk der Proc. anconaeus isolatus exstirpiert werden.

Bei der Fraktur des Capitulum humeri wird zunächst das Fragment herausgeklappt und in seinem Zentrum, von der Bruchfläche her, ein Gleitloch gebohrt; danach wird reponiert. Die anatomisch korrekte Lage der Fragmente ist am Bruchspalt oberhalb des Epicondylus lateralis zu überprüfen. Unter Wahrung der korrekten Reposition mit einer an den Epikondylen angesetzten Zweipunktzange ist das Gewindeloch zu bohren, mit dem Gewindeschneider herzurichten und schließlich die Zugschraube einzudrehen (Abb. 373). Tendiert das Capitulum humeri, sich um die Schraubenachse zu drehen, wird zusätzlich ein

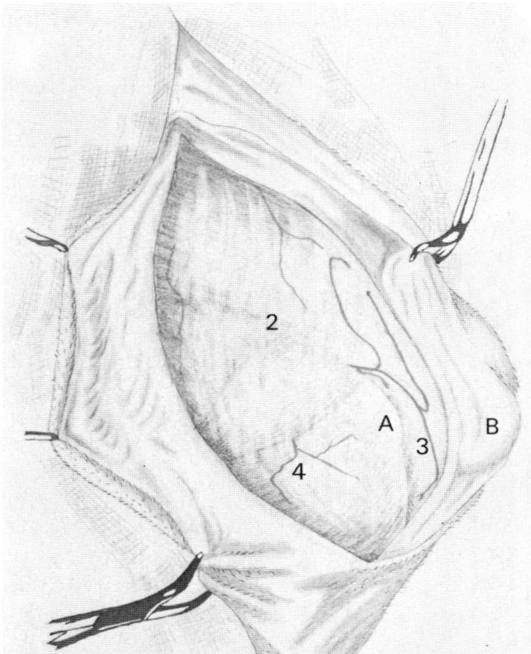

Abb. 369: Hautwunde gespreizt (Hund)
Legende bei Abb. 371

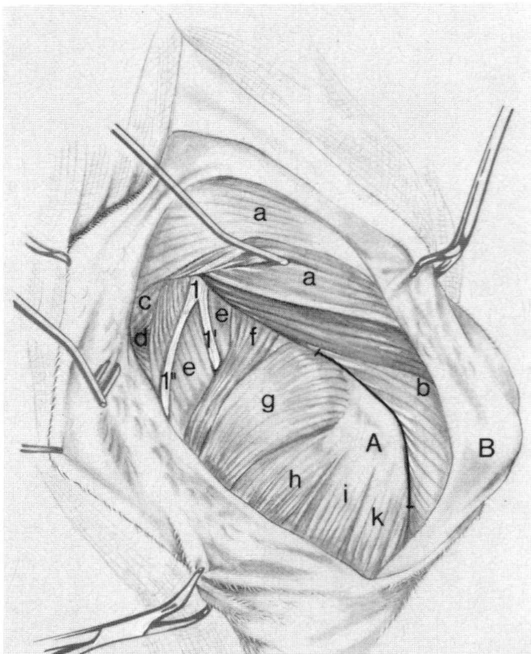

Abb. 370: Haut- und Faszienschnitt (Hund)
Legende bei Abb. 371

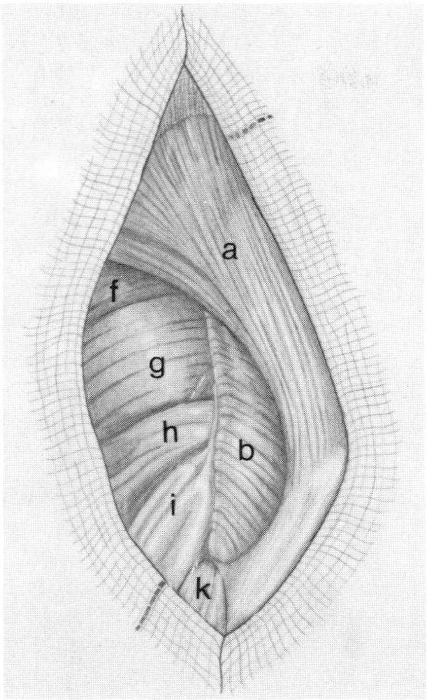

Abb. 371: Haut und Faszien durchtrennt (Katze)

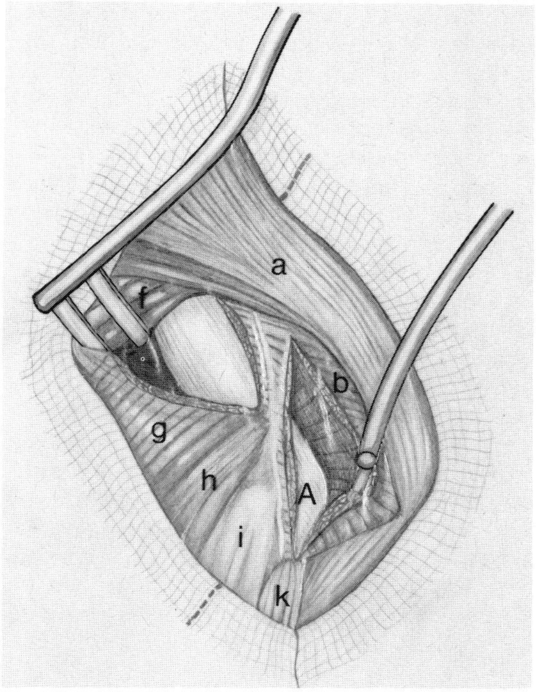

Abb. 372: Muskeln durchtrennt und gespreizt (Katze)

A Epicondylus lateralis humeri; B Tuber olecrani
a Caput laterale des M. triceps brachii; b M. anconaeus (mit Schnittführung zur Öffnung der kaudolateralen Ausbuchtung des Ellbogengelenks); c M. cleidobrachialis; d M. biceps brachii; e M. brachialis; f M. brachioradialis (supinator longus); g M. extensor carpi radialis, bei der Katze M. extensor carpi radialis longus; h M. extensor digitalis communis; i M. extensor digitalis lateralis; k M. extensor carpi ulnaris
1 N. radialis, 1′ Ramus profundus, 1″ Ramus superficialis; 2 Fascia brachii lateralis (an der Vorderkante des Caput laterale des M. triceps brachii); 3 Fascia antebrachii lateralis (über dem M. anconaeus); 4 Fascia antebrachii lateralis (über den Zehenstreckmuskeln)

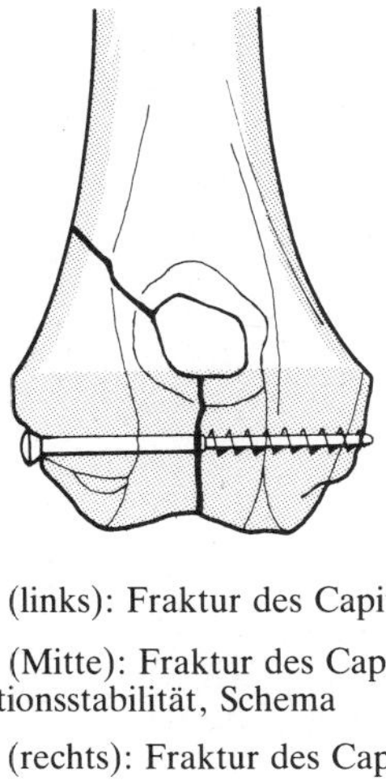

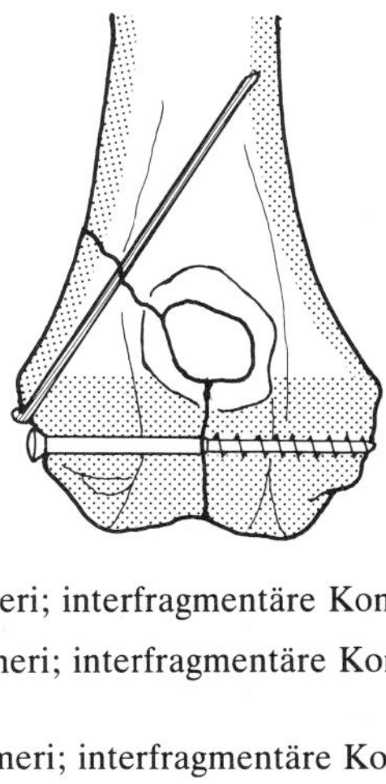

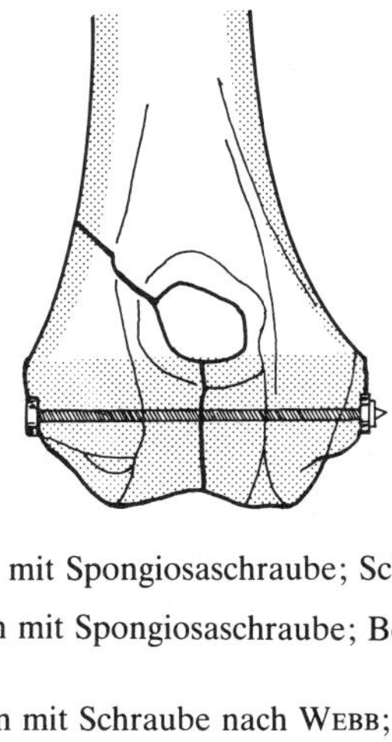

Abb. 373 (links): Fraktur des Capitulum humeri; interfragmentäre Kompression mit Spongiosaschraube; Schema

Abb. 374 (Mitte): Fraktur des Capitulum humeri; interfragmentäre Kompression mit Spongiosaschraube; Bohrdraht zur Rotationsstabilität, Schema

Abb. 375 (rechts): Fraktur des Capitulum humeri; interfragmentäre Kompression mit Schraube nach Webb; Schema

Bohrdraht von kaudodistal des Epicondylus lateralis in das proximale Fragment gedrillt (Abb. 374).

Bei Tieren im Alter bis zu etwa 8 Monaten ist das Knochengewebe relativ weich. Deshalb kann die Schraube leicht durchdrehen oder der Schraubenkopf zu tief eingedreht werden.

Ggf. ist eine Schraubenmutter gegenzusetzen oder eine Schraube nach Webb zu verwenden (Abb. 375).

Das Ellbogengelenk wird durch Reinsertion des M. anconaeus bzw. bei Myotomie mit Knopfheften (Katgut) zweireihig geschlossen.

Bei der Katze sind außerdem die Wundränder des M. extensor carpi radialis mit Knopfheften (Katgut) zu adaptieren.

● *Weiteres Vorgehen bei Osteochondrosis dissecans beim Hund:* Zusammen mit der Gelenkkapsel wird die distale Hälfte des M. anconaeus mit dem Skalpell vom Capitulum humeri gelöst und mit dem Wundspreizer am stumpf mobilisierten M. extensor carpi radialis zur Seite gedrückt (Abb. 376).

Jetzt kann der Meißel oberhalb des Ursprungs der Strecker an der Crista supracondylaris lateralis angesetzt und der Epicondylus lateralis abgesetzt werden. Nach Vorlagern des abgesetzten Epicondylus lateralis und ausreichender Mobilisierung der Muskeln sind die Gelenkflächen bei entsprechender Lagerung gut zugänglich (Abb. 377). Der der Unterlage nicht fest aufsitzende Gelenkknorpelanteil ist zu entfernen und der ggf. entstandene Defekt mit dem scharfen Löffel zu glätten.

Nach der Gelenkrevision wird der abgesetzte Epicondylus lateralis reponiert und mit zwei parallel nach proximal in den Humerus gedrillten Bohrdrähten und einer Zuggurtung fixiert.
(Abb. 378). Die Wundränder der Gelenkkapsel sind mit Knopfheften (Katgut) zu adaptieren bzw. zusammen mit dem M. anconaeus am Capitulum humeri zu reinserieren.

● Wundverschluß: Die Wundränder der tiefen und der oberflächlichen Faszie werden getrennt mit Knopfheften (Katgut) adaptiert. Hautnaht.

Nachbehandlung: Die Wunde sollte für einige Tage durch aufgeklebte Gaze oder mit einem lokker sitzenden Verband geschützt werden. Die Hefte der Hautnaht sind zwischen dem 8. und 10. Tag zu entfernen.

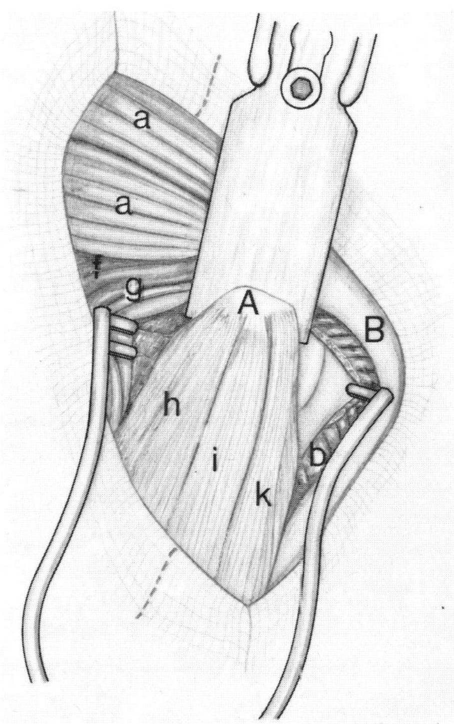

Abb. 376: Osteotomie des Epicondylus lateralis humeri

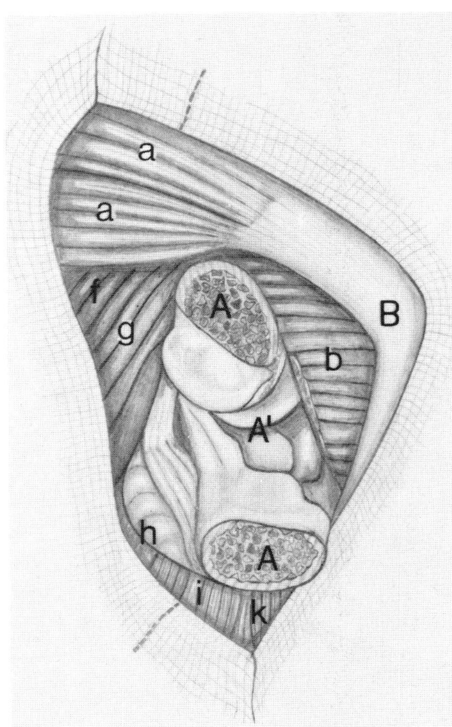

Abb. 377: Ellbogengelenk nach Absetzen des Epicondylus lateralis humeri

A Epicondylus lateralis humeri; A′ distales Ende des Humerus, Gelenkfläche; B Tuber olecrani
a Caput laterale des M. triceps brachii; b M. anconaeus (mit Schnittführung zur Öffnung der kaudolateralen Ausbuchtung des Ellbogengelenks); c—e entfällt; f M. brachioradialis (supinator longus); g M. extensor carpi radialis; h M. extensor digitalis communis; i M. extensor digitalis lateralis; k M. extensor carpi ulnaris

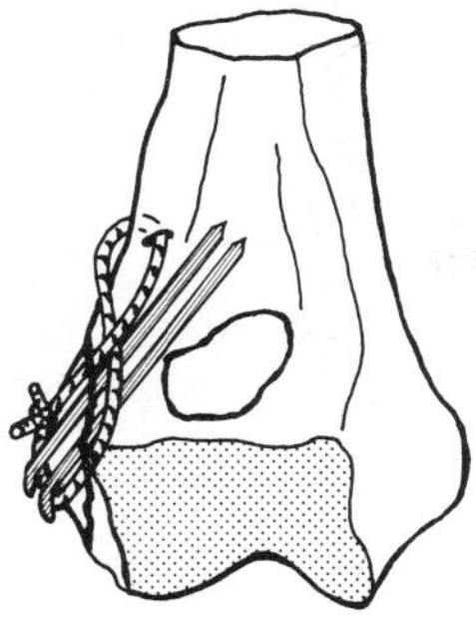

Abb. 378: Fixation des Epicondylus lateralis humeri mit Zuggurtung; Schema

Zugang zum Ellbogengelenk von medial

Indikation: Ruptur oder knöcherner Bandausriß des Lig. collaterale mediale; isolierter Proc. coronoideus medialis ulnae; Fraktur der Trochlea humeri; Y-, T- und suprakondyläre Humerusfraktur; Corpus liberum in der kaudomedialen Ausbuchtung.

Instrumente: Osteosynthesebesteck bei Fraktur.

Vorbereitung: Der Patient ist auf der kranken Seite zu lagern. Die zu operierende Gliedmaße ist etwas vorzuziehen und provisorisch zu fixieren. Die oben liegende Schultergliedmaße sollte nach kaudal gezogen und über den Rücken hin ausgebunden werden (Abb. 379).

Bei der T-Fraktur und der suprakondylären Fraktur des Humerus mit kurzem distalen Fragment wird der Patient in Rückenlage ausgebunden. Die zu versorgende Gliedmaße ist, leicht nach kranial gezogen und im Ellbogengelenk abgebeugt, auf einem Bügel zu fixieren. Die andere Schultergliedmaße ist seitlich am Thorax anliegend nach kaudal gezogen zu befestigen (Abb. 380).

Vorgehen: Der Schnitt durch Haut und subkutane Faszie ist im leichten Bogen über das ellbogengelenknahe Drittel von Ober- und Unterarm so zu legen, daß er dicht kaudal des Epicondylus medialis humeri den Gelenkspalt kreuzt. Nach Unterminieren der subkutanen Faszie ist die Wunde zu spreizen (Abb. 381). Beim Hund ist die tiefe Faszie (Fascia brachii) am Rand des M. triceps brachii (Caput mediale) zu inzidieren, bei der Katze der M. tensor fasciae antebrachii faserparallel zu durchtrennen. Im Schnittbereich liegen unter der Faszie (Abb. 382) bzw. unter dem Muskel

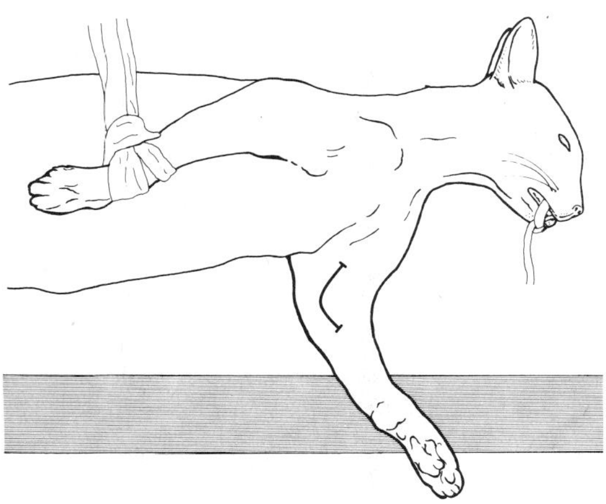

Abb. 379: Lagerung und Hautschnittführung

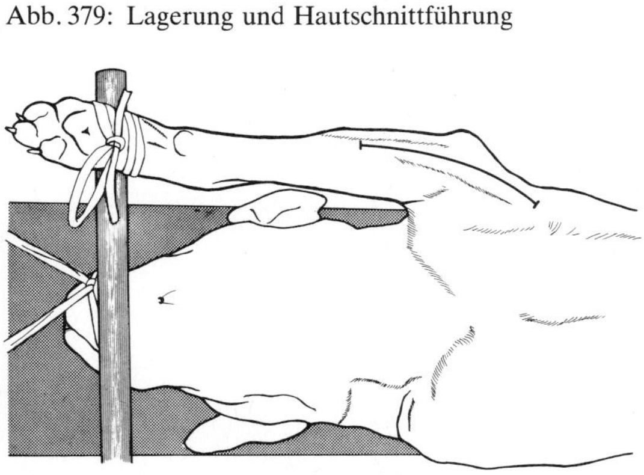

Abb. 380: Lagerung und Hautschnittführung für kombinierten Zugang von medial und lateral

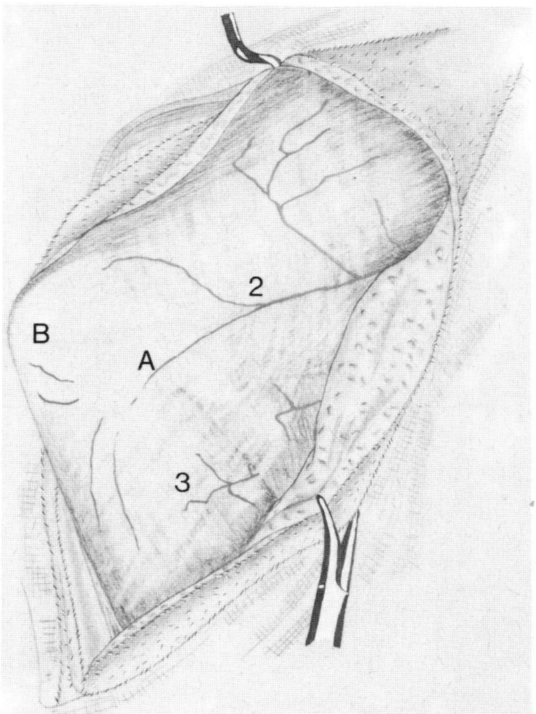

Abb. 381: Zugang zum Ellbogengelenk des Hundes von medial; Haut für den kombinierten Zugang über das Olekranon nach lateral mobilisiert und gespreizt

A Epicondylus medialis humeri; B Tuber olecrani 2, 3 Fascia antebrachii medialis; 2 an der Vorderkante des Caput mediale des M. triceps brachii, 3 über den Flexoren

(Abb. 384) der N. ulnaris und die ihn begleitenden Gefäße. Um Nerv und Gefäße nicht zu verletzen, müssen sie isoliert und vorsichtig beiseite gezogen werden.

• *Weiteres Vorgehen bei Ruptur des Lig. collaterale mediale:* Das Seitenband ist dargestellt, wenn der M. flexor digitalis profundus im Muskelspalt vom M. flexor digitalis superficialis und/oder dem M. flexor carpi radialis getrennt und gespreizt wird.

Naht des Bandes mit atraumatischem, nicht resorbierbarem Material.

Bei Bandausriß: Reinsertion des nach Bunnel durchflochtenen Bandes durch Verankerung des Fadens in einem quer durch den Epicondylus medialis gebohrten Kanal oder Knüpfen der Fadenenden über einer kurzen, senkrecht zur Knochenoberfläche eingedrehten Schraube bei knöchernem Bandausriß Fixation des Fragments mit einem Bohrdraht und Zuggurtung.

• *Weiteres Vorgehen bei isoliertem Proc. coronoideus medialis ulnae:* Der Proc. coronoideus medialis ulnae ist dargestellt, wenn der M. pronator teres und der M. flexor carpi radialis im Muskelspalt getrennt und gespreizt werden und die Gelenkkapsel unter der Muskelspalte inzidiert wird. Der Proc. coronoideus medialis isolatus wird exstirpiert.

• *Weiteres Vorgehen bei Corpus liberum in der kaudomedialen Ausbuchtung, bei Fraktur der Trochlea humeri, Y-, T- und suprakondylärer Fraktur:* Das Caput mediale des M. triceps brachii ist so weit zu mobilisieren und nach kaudal zur Seite zu ziehen, daß die kaudomediale Ausbuchtung des Ellbogengelenks und das distale Viertel des Humerus dargestellt sind. Das Gelenk wird durch einen parallel zum Epicondylus medialis gelegten Schnitt, beim Hund durch den M. anconaeus (Abb. 383), bei der Katze durch die kurze Portion des Caput mediale (Abb. 385), geöffnet.

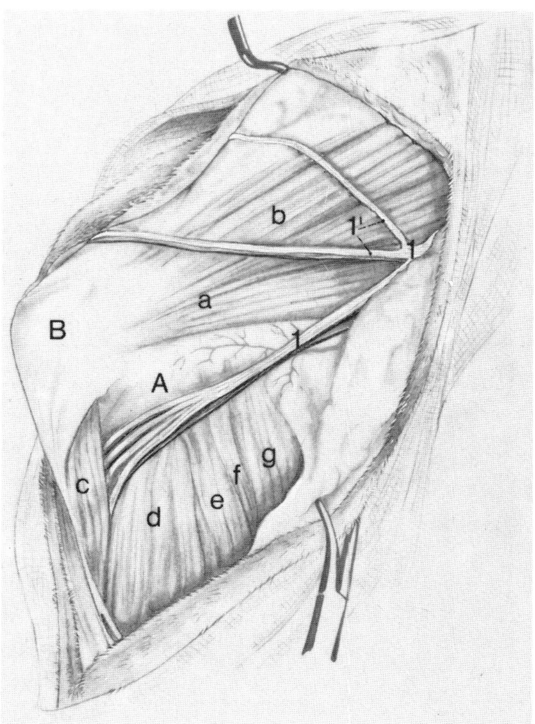

Abb. 382: Zugang zum Ellbogengelenk des Hundes von medial; Haut und Faszie gespreizt

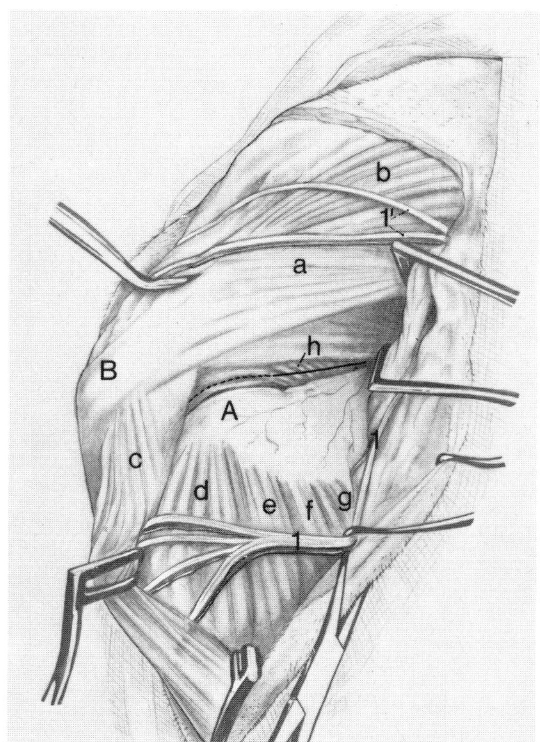

Abb. 383: N. ulnaris mobilisiert und zur Seite gezogen; Gelenkkapselschnitt eingezeichnet

A Epicondylus medialis humeri; B Tuber olecrani
a Caput mediale des M. triceps brachii; b Caput longum des M. triceps brachii; c M. flexor carpi ulnaris; d M. flexor digitalis superficialis; e M. flexor digitalis profundus; f M. flexor carpi radialis; g M. pronator teres; h M. anconaeus (mit Schnittführung)
1 N. ulnaris, 1′ Hautäste (N. cutaneus antebrachii caudalis)

Jetzt kann das Corpus liberum entfernt werden.

Zur Osteosynthese ist das Trochleafragment seitlich herauszuklappen und von der Bruchfläche her, im Zentrum der Gelenkwalze, ein Gleitloch zu bohren; danach wird reponiert. Die anatomisch korrekte Lage der Fragmente ist am Bruchspalt oberhalb des Epicondylus medialis zu überprüfen. Unter Wahrung der korrekten Reposition mit einer an den Epikondylen angesetzten Zweitpunktzange ist das Gewindeloch zu bohren, mit dem Gewindeschneider herzurichten und die Zugschraube einzudrehen. Tendiert die Trochlea humeri, sich um die Schraubenachse zu drehen, wird zusätzlich ein Bohrdraht vom Epicondylus medialis in das proximale Fragment gedrillt.

Beachte: Bei Tieren im Alter bis zu 8 Monaten ist das Knochengewebe relativ weich. Durch zu kräftiges Andrehen kann die Schraube leicht durchdrehen oder der Schraubenkopf zu tief eingedreht werden. Ggf. ist eine Schraubenmutter gegenzusetzen oder eine Schraube nach Webb zu verwenden.

Wundverschluß nach Entfernen des Corpus liberum bzw. nach Rekonstruktion der Gelenkrolle bei Fraktur der Trochlea humeri.

Weiteres Vorgehen bei Y-, T- und suprakondylärer Fraktur: Bei der Y- und T-Fraktur wird die inzidierte Gelenkkapsel erst nach Rekonstruktion des Humerus genäht. Bei suprakondylärer Fraktur ist die Inzision der kaudomedialen Ausbuchtung der Ellbogengelenkkapsel nicht notwendig.

Die Adaptation der Gelenkrolle an das proximale Fragment kann bei ausreichend langen, schrägen Bruchflächen durch interfragmentäre Kompression mit Schrauben erfolgen. Können 3 Zugschrauben (Abb. 386) angebracht werden, ist die Belastbarkeit bei kleinen und nicht übergewichtigen Tieren ausreichend. In anderen Fällen sollte eine Platte medial angebracht werden (Abb. 387, 391).

Bei der T-Fraktur und der suprakondylären Fraktur mit kurzem distalen Fragment ist, nachdem die Haut ausreichend mobilisiert und über das Olekranon hinweg bis proximal des Epicondylus

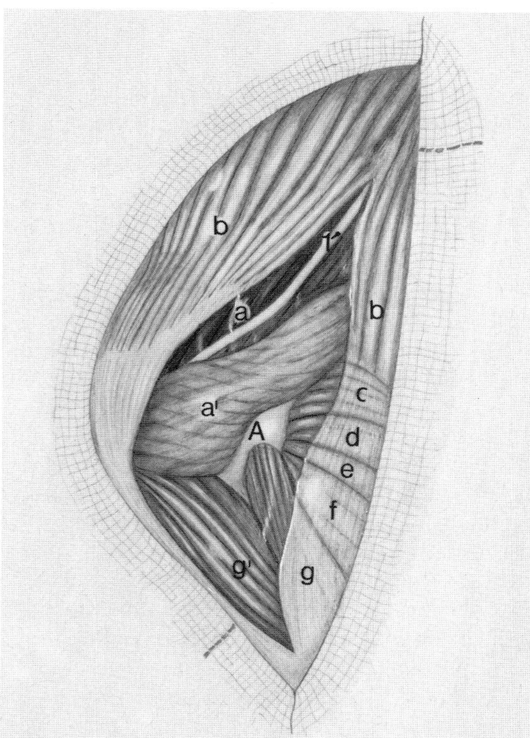

Abb. 384: Zugang zum Ellbogengelenk der Katze von medial; Haut, Faszie und M. tensor fasciae antebrachii durchtrennt

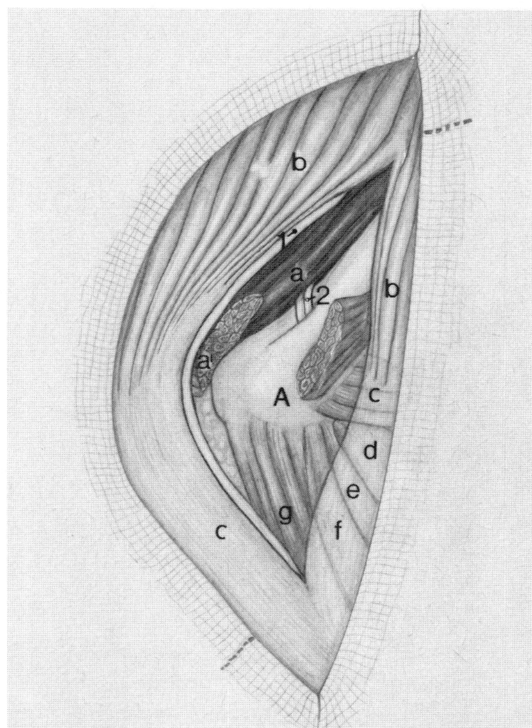

Abb. 385: M. triceps brachii, kurze Portion des Caput mediale durchtrennt

A Epicondylus medialis humeri
a M. triceps brachii, Caput mediale, a′ kurze Portion des Caput mediale; b M. tensor fasciae antebrachii; c M. pronator teres; d M. flexor carpi radialis; e M. flexor digitorum profundus; f M. flexor digitalis superficialis; g M. flexor carpi ulnaris, g′ Caput ulnare
1 N. ulnaris; 2 N. medianus und A. brachialis

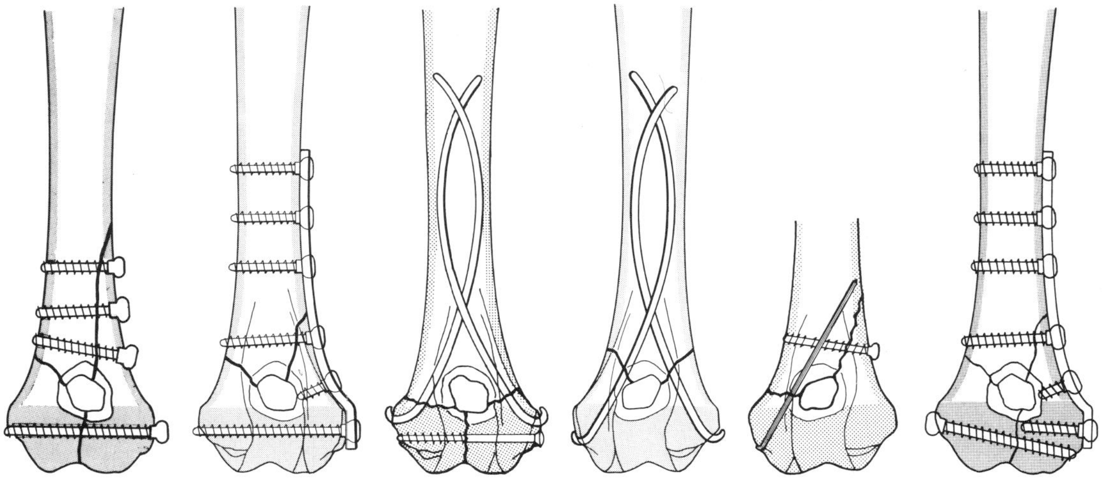

386 387 388 389 390 391

Abb. 386: Y-Fraktur; interfragmentäre Kompression mit Kortikalisschrauben; Schema

Abb. 387: Suprakondyläre Fraktur; interfragmentäre Kompression, Neutralisationsplatte (medial angelegt); Schema

Abb. 388: T-Fraktur; Gelenkrolle von medial her mit Spongiosaschraube aufgebaut; Fixation an das proximale Fragment mit 2 RUSH-Pins; Schema

Abb. 389: Suprakondyläre Fraktur; Osteosynthese mit 2 RUSH-Pins; Schema

Abb. 390: Suprakondyläre Fraktur mit einseitig langer Bruchfläche; interfragmentäre Kompression mit Kortikalisschraube, Rotationsstabilisierung mit Bohrdraht; Schema

Abb. 391: Y-Fraktur; Osteosynthese mit Kortikalisschraube (lateral) und Neutralisationsplatte (medial); Schema

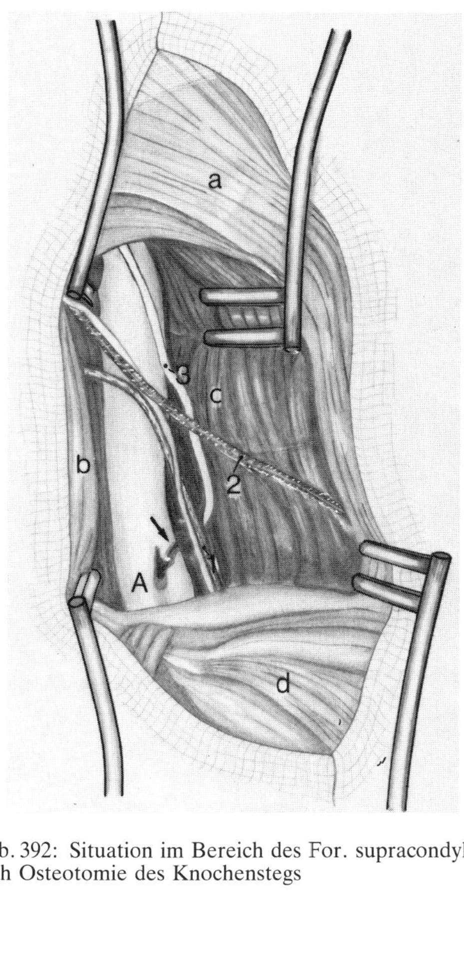

Abb. 392: Situation im Bereich des For. supracondylare nach Osteotomie des Knochenstegs

A Humerus, mittleres und distales Schaftdrittel
a M. pectoralis descendens; b M. triceps brachii; c M. biceps brachii; d Karpal- und Zehenbeuger
1 N. medianus und A. brachialis; 2 V. brachialis; 3 N. musculocutaneus

lateralis gespreizt wurde, zusätzlich das Ellbogengelenk von lateral her darzustellen.

Die Gelenkrolle wird, nach Reposition und provisorischer Fixation mit Zweipunktzange(n), mit je einem von den Epikondylen aus in die Markhöhle des proximalen Fragments vorgetriebenen RUSH-Pin bzw. Bohrdraht an das proximale Fragment fixiert (Abb. 388, 389). Bei einseitig langer Schrägfraktur kann bei kleinen und nicht übergewichtigen Tieren die Adaptation mit einer Zugschraube und zur Rotationsstabilisierung mit einem vom Epikondylus der Gegenseite in die Markhöhle des proximalen Fragments vorgetriebenen Bohrdraht vorgenommen werden (Abb. 390).

Bei der Katze ziehen der N. medianus und die A. brachialis durch das For. supracondylare. Um sie vor einer Verletzung durch das Anbringen einer Platte zu schützen, sind Nerv und Gefäß nach Osteotomie des schmalen, das Foramen medial begrenzenden Knochenstegs, vorzulagern (Abb. 392).

Am Oberarm der Katze kann die Platte auch lateral angebracht werden, weil hier die Seitenfläche des Humerus relativ plan ist. Beim Hund dagegen ist das Anmodellieren lateral kompliziert, weil die Platte geschränkt und gebogen werden muß.

• Wundverschluß: Naht der Gelenkkapsel bzw. des M. anconaeus, bei der Katze Naht des M. triceps brachii (kurze Portion des Caput mediale) mit Knopfheften (Katgut). Bei zusätzlicher Darstellung von lateral sind auf der lateralen Seite beim Hund die Wundränder der tiefen Faszie, bei der Katze die des M. extensor carpi radialis longus mit Knopfheften (Katgut) zu adaptieren und die Haut nach medial zurückzuverlagern. Die Wundränder der tiefen Faszie — bei der Katze des M. tensor fasciae antebrachii — und der oberflächlichen Faszie werden getrennt mit Knopfheften (Katgut) adaptiert. Hautnaht.

Nachbehandlung: Die Wunde sollte für 2 bis 3 Tage mit einem die Pfote einbeziehenden Verband geschützt werden. Die Fäden der Hautnaht sind zwischen dem 8. und 10. Tag zu entfernen.

Zugang zum Ellbogengelenk von kaudal mit Osteotomie der Ulna

Allgemeines: Der Zugang ist mit einer zusätzlichen, nicht unerheblichen Traumatisierung des Gelenks verbunden, die im Hinblick auf Heilung und Spätergebnis mit einem Risiko belastet ist.

Indikation: Rekonstruktion der Gelenkwalze des Humerus unter extrem ungünstigen Bedingungen bei Y-, T- oder Splitterfraktur und bei in Fehlstellung geheilter Fraktur.

Instrumente: Osteosynthesebesteck, Knochensäge (Gigli).

Vorbereitung: Rückenlage. Die zu versorgende Gliedmaße ist leicht nach kranial gezogen und im Ellbogengelenk angebeugt auf einem Bügel zu fixieren. Die andere Schultergliedmaße wird seitlich dem Thorax anliegend nach kaudal gezogen und angebunden (Abb. 393).

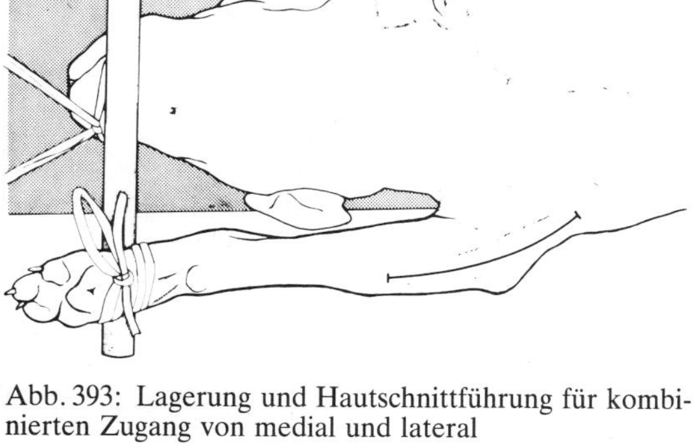

Abb. 393: Lagerung und Hautschnittführung für kombinierten Zugang von medial und lateral

Vorgehen: Der Hautschnitt ist kaudal über dem ellbogengelenknahen Drittel des Ober- und Unterarms etwas medial von der Mitte zu legen. Die Schnittführung über dem Ellbogengelenk sollte im leichten Bogen zwischen dem Epicondylus medialis und dem Olekranon erfolgen. Im gleichen Verlauf ist die subkutane Faszie zu inzidieren. Nach ausgiebiger Mobilisierung kann der kaudale Wundrand bis über die Crista supracondylaris lateralis zur Seite gezogen werden.

Die Fascia brachii wird an der kranialen Kante des Caput mediale des M. triceps brachii inzidiert (Abb. 394), der N. ulnaris und die ihn begleitenden Gefäße werden isoliert und nach distal gezogen. Schließlich ist das Caput mediale zwischen dem Epicondylus medialis und dem Olekranon zu mobilisieren. Jetzt wird die im Ellbogengelenk leicht gebeugte Gliedmaße etwas gekantet, um die Präparation an der lateralen Fläche zu erleichtern.

Nun ist an der kranialen Kante des Caput laterale des M. triceps brachii die Fascia brachii zu inzidieren und das Caput laterale zwischen Crista

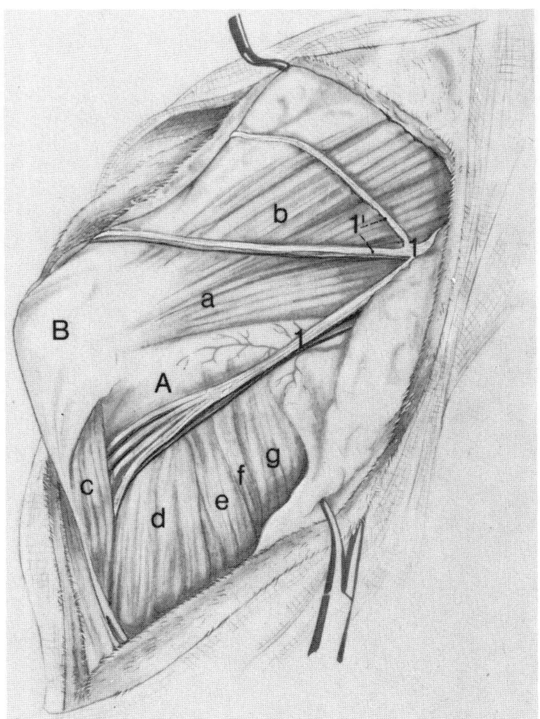

Abb. 394: Zugang zum Ellbogengelenk von medial; Haut und Faszie gespreizt

A Epicondylus medialis humeri; B Tuber olecrani
a Caput mediale des M. triceps brachii; b Caput longum des M. triceps brachii; c M. flexor carpi ulnaris; d. M. flexor digitalis superficialis; e M. flexor digitalis profundus; f M. flexor carpi radialis; g M. pronator teres
1 N. ulnaris, 1′ seine Hautäste (N. cutaneus antebrachii caudalis)

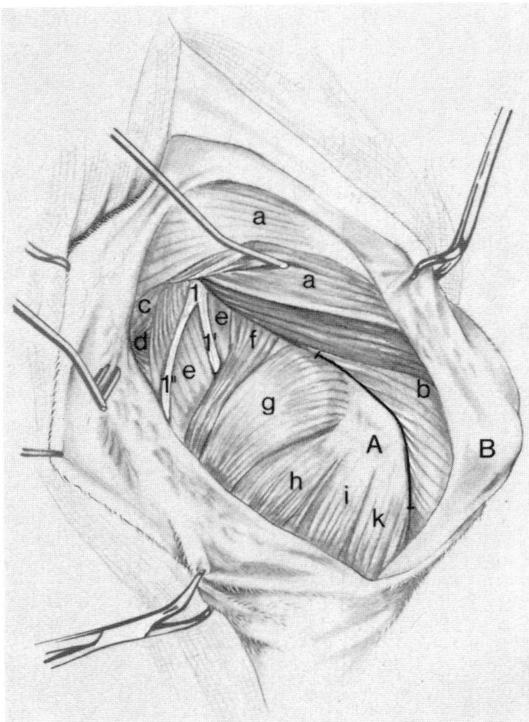

Abb. 395: Zugang zum Ellbogengelenk von lateral; Haut- und Faszienschnitt (Hund)

A Epicondylus lateralis humeri; B Tuber olecrani
a M. triceps brachii, Caput laterale; b M. anconaeus (mit Schnittführung zur Öffnung der kaudolateralen Ausbuchtung des Ellbogengelenks); c M. cleidobrachialis; d M. biceps brachii; e M. brachialis; f M. brachioradialis (supinator longus); g M. extensor carpi radialis; h M. extensor digitalis communis; i M. extensor digitalis lateralis; k M. extensor carpi ulnaris
1 N. radialis, 1′ Ramus profundus

supracondylaris lateralis und Olekranon zu unterminieren (Abb. 395).

Abhängig davon, wie der abzusetzende Teil des Olekranons wieder adaptiert werden soll, sind zunächst die Kanäle für die Bohrdrähte bzw. das Gewindeloch für die Schraube zu bohren. Danach wird das Olekranon dicht distal der Insertion des M. anconaeus mit der Säge abgesetzt. Um für die Rekonstruktion eine horizontale Auflage zu haben, ist senkrecht zur Achse des Unterarms zu sägen.

Der M. triceps brachii wird mit dem abgesetzten Teil des Olekranons nach proximal geklappt und ggf. das Gelenk durch einen Schnitt durch den M. anconaeus und die ihm anliegende Gelenkkapsel parallel zum Epicondylus medialis geöffnet (Abb. 396). Die über den Epicondylus medialis ziehenden Zweige der A. und V. collateralis ulnaris sollten dargestellt und geschont werden, wenn der M. anconaeus zur Seite gezogen und der Unterarm im Ellbogengelenk abgebeugt wird.

Nach Rekonstruktion der Gelenkwalze und/oder der Verbindung zwischen distalem und proximalem Fragment sollten zunächst die Wundränder des M. anconaeus, soweit möglich, mit Knopfheften (Katgut) adaptiert und damit die Gelenkkapsel geschlossen werden. Danach ist der abgesetzte Teil des Olekranons zu reponieren und zu fixieren (Abb. 397).

Nach Rekonstruktion der Ulna sind die Wundränder der tiefen Faszie am Rand des M. triceps brachii auf der lateralen und medialen Seite mit Knopfnähten (Katgut) zu adaptieren. Nach Rückverlagerung der über das Olekranon gezogenen

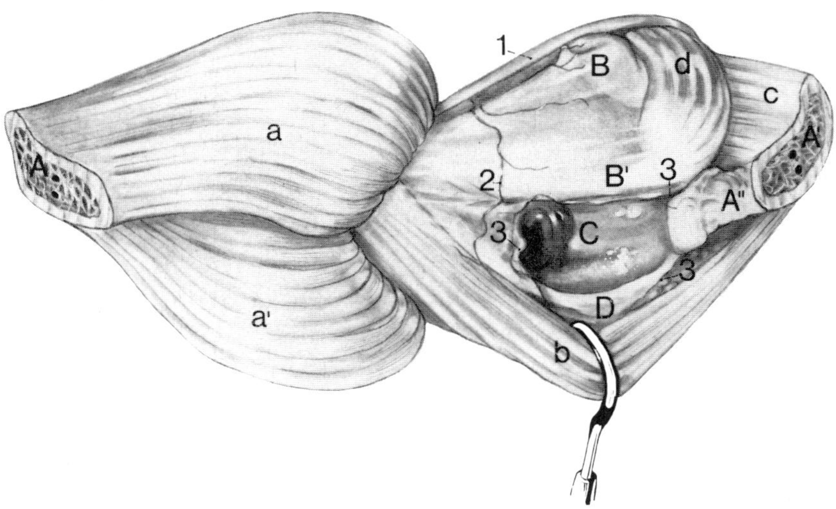

Abb. 396: Zugang zum Ellbogengelenk von kaudal mit Osteotomie der Ulna

A Olekranon, proximale, A′ distale Osteotomiefläche mit jeweils 2 Bohrlöchern; A″ Proc. anconaeus olecrani; B Trochlea humeri mit Bandhöcker, B′ Epicondylus medialis humeri; C Fossa olecrani; D Epicondylus lateralis humeri
a M. triceps brachii, Capita longum et mediale, a′ Caput laterale; b M. anconaeus; c Ulnakopf des M. flexor carpi ulnaris; d Humerusköpfe der Zehen- und Karpalbeuger
1 N. ulnaris; 2 Vene aus der Fossa olecrani; 3 Rand der Gelenkkapsel

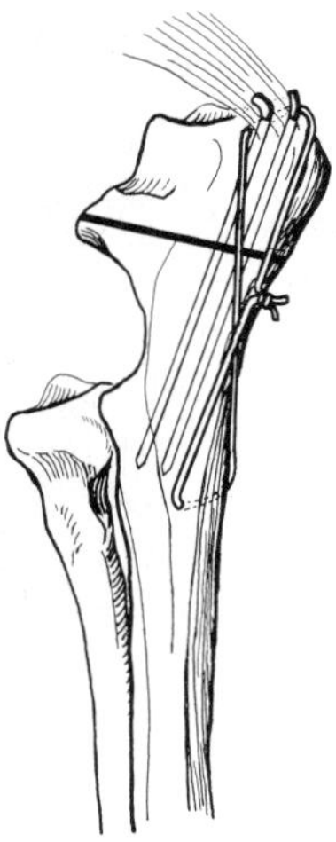

Abb. 397: Zuggurtung nach Osteotomie des Tuber olecrani; Schema

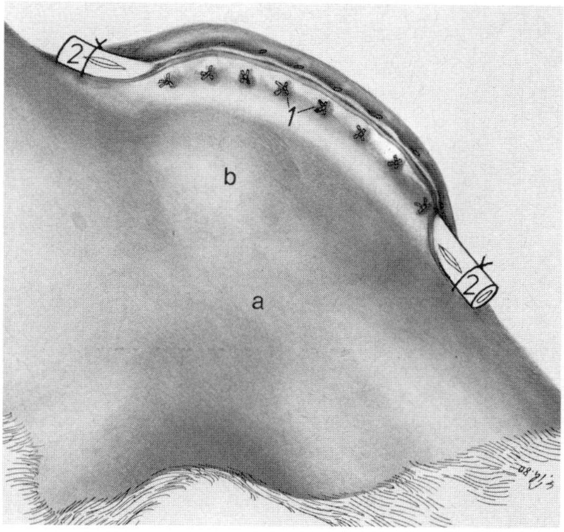

Abb. 398: Drainage nach Entfernen eines Tyloms

Haut wird bei gering gestreckter Gliedmaße die subkutane Faszie (Katgut) und schließlich die Hautwunde mit Knopfheften versorgt.

Nachbehandlung: Die Wunde sollte für 2 bis 3 Tage durch aufgeklebte Gaze und mit einem die Pfote einbeziehenden Verband geschützt werden.

Die Fäden der Hautnaht sind zwischen dem 8. und 10. Tag zu entfernen.

Unterarm

Operation eines Tyloms und Hygroms am Ellbogen

Indikation: Chronische Entzündung der Haut und/oder des Schleimbeutels, bisweilen mit Fistelbildung; Tylom.

Vorbereitung: Rückenlage mit vorgezogener Vordergliedmaße.

Vorgehen: Die Liegeschwiele wird mit dem Skalpell umschnitten und die veränderte Haut abgetragen. Die Fascia profunda wird von den Hautheften miterfaßt. Ggf. können zur festeren Anlagerung der Haut an die tiefe Faszie Achternähte von Vorteil sein. Eine Drainage sollte eingelegt werden (Abb. 398).

Beim Hygrom erfolgt die Schnittführung durch die Haut medial des Olekranons. Die häufig gekammerte Bursa olecrani wird exstirpiert. Dann wird ein ellipsenförmiger Hautstreifen so breit ausgeschnitten, daß die Haut nach der Naht dem Olekranon anliegt. Ein Drain wird eingelegt und die tiefe Faszie, evtl. durch Achternähte, in die Hautnaht einbezogen. Anstelle eines Drains im medialen Wundbereich können durch Stichinzisionen Drains beiderseits des Olekranons eingelegt und an die Haut genäht werden (Abb. 399). Zum Andrücken der Haut an die Unterlage ist eine

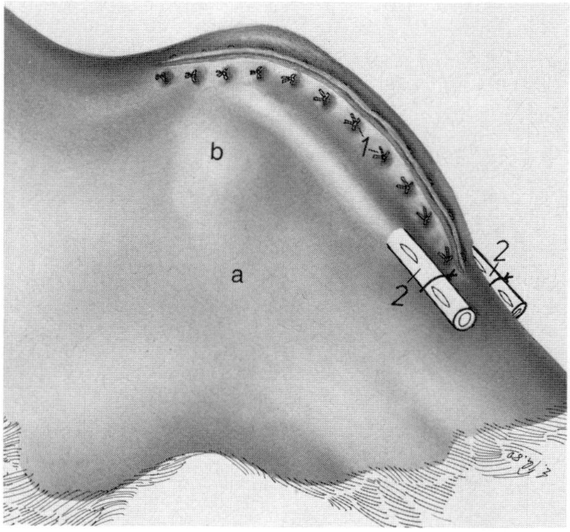

Abb. 399: Drainage nach Exstirpation eines Hygroms

a mediale Seite des Ellbogengelenks; b Olekranon
1 rückläufige Hautnaht; 2 REDON-Drain

Decknaht mit Einlage einer wattegepolsterten Metallfolie vorteilhaft.

Nachbehandlung: Polsterverband mit häufigem Wechsel für 3 Wochen. Weiches Lager. Chemotherapie. Entfernen der Drains der Situation entsprechend, spätestens nach 2 Wochen. Entfernen der Fäden der Decknaht nach einigen, der der Hautnaht nach 10 bis 12 Tagen.

Zugang zum Radius von kranial

Indikation: Fraktur; Korrekturosteotomie.

Instrumente: Osteosynthesebesteck.

Vorbereitung: Der Patient ist in Bauchlage auszubinden. Die zu versorgende Gliedmaße wird etwas nach vorn gezogen fixiert. Der Kopf ist,

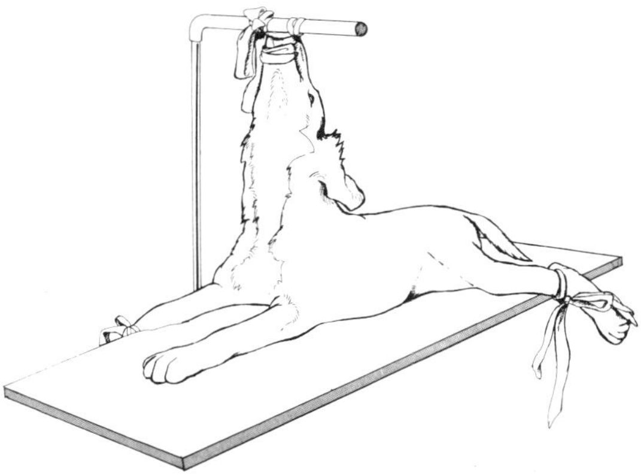

Abb. 400: Lagerung

nach dorsal abgebogen, mit einer Kieferschlinge an einem Bügel zu fixieren (Abb. 400).

Vorgehen: Zur Darstellung der proximalen Schafthälfte wird der Hautschnitt kraniolateral vom Ellbogengelenk bis über das distale Drittel des Radius gelegt. In gleicher Länge wird die

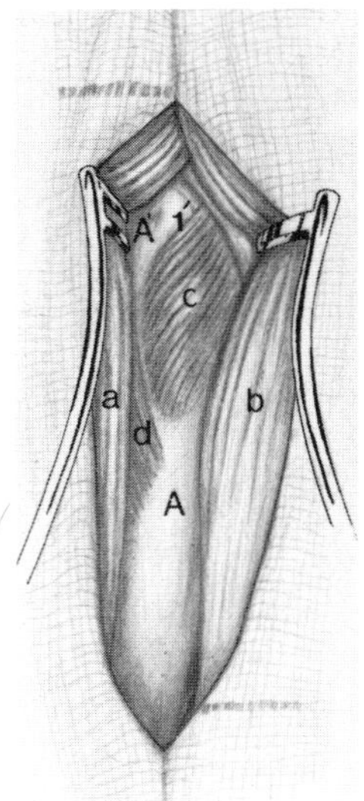

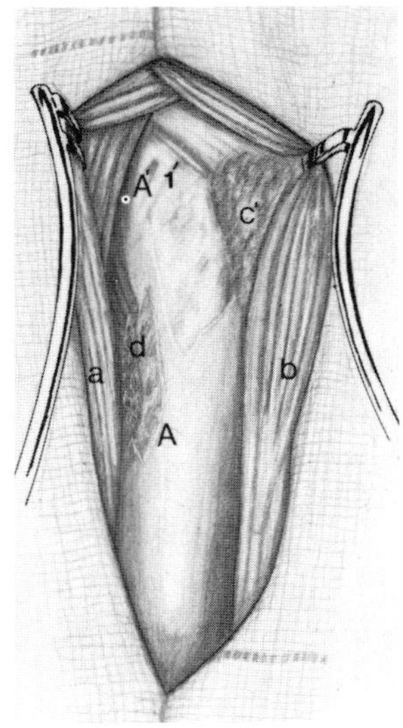

Abb. 403 (links): Muskeln mit proximalem Schaftdrittel gespreizt (Legende bei Abb. 401)

Abb. 404 (rechts): Proximale Schafthälfte des Radius nach Ablösen des M. supinator und des M. pronator teres (Legende bei Abb. 401)

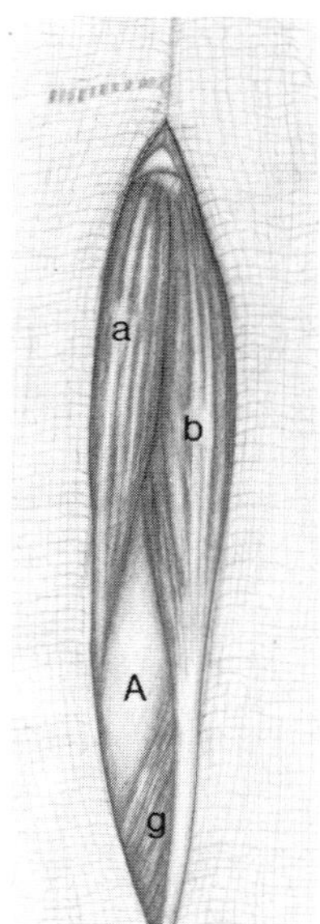

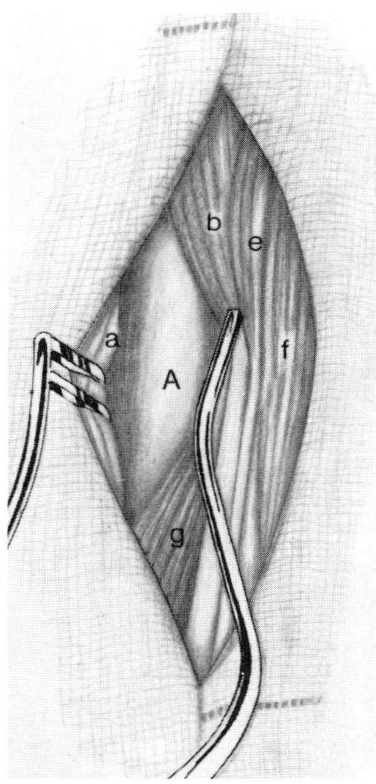

Abb. 401–404: Zugang zum Radius von kranial

Abb. 401 (links): Proximale Schafthälfte des Radius, kraniolateral; Haut und Faszie gespreizt

Abb. 402 (rechts): Muskeln über der Facies cranialis im mittleren Schaftdrittel des Radius gespreizt

A Radius, Facies cranialis
a M. extensor carpi radialis; b M. extensor digitalis communis; c M. supinator, c′ Ansatzfläche am Radius; d M. pronator; e M. extensor carpi ulnaris; f M. extensor digitalis lateralis; g M. abductor pollicis longus

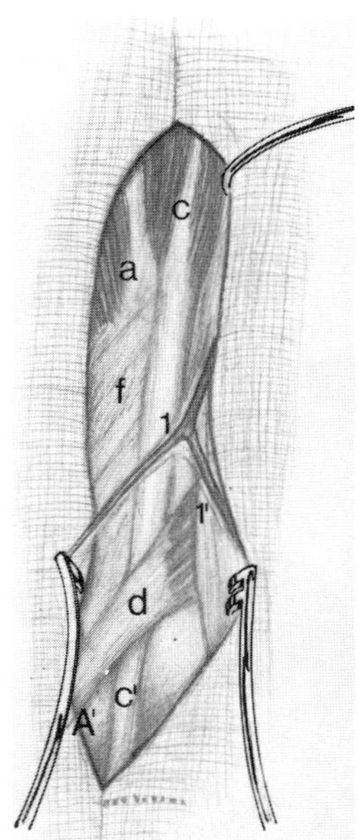

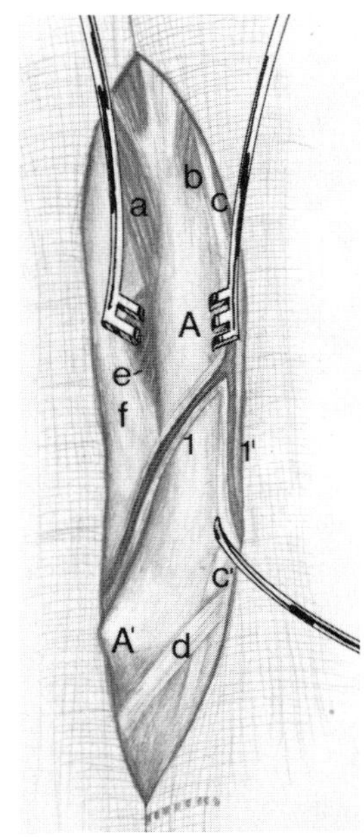

Abb. 405 (links): Distales Drittel des Radius, kraniomedial; Haut und Faszie gespreizt

Abb. 406 (rechts): Distales Drittel des Radius nach Inzision der Unterarmfaszie und Mobilisieren der Endsehne des M. extensor carpi radialis

A Radius, A′ Proc. styloideus radii
a M. pronator teres; b M. supinator longus; c M. extensor carpi radialis, c′ Endsehne; d M. abductor pollicis longus; e Caput radiale des M. flexor digitalis profundus; f Fascia antebrachii
1 V. cephalica, 1′ N. radialis, Muskelast für den M. extensor digitalis lateralis und den M. extensor carpi ulnaris

Abb. 407: Arretierung des Längenwachstums mit Schrauben und Cerclage; Schema

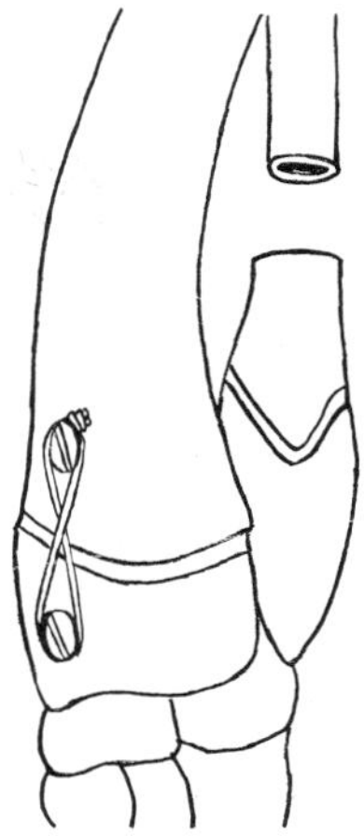

oberflächliche Faszie durchtrennt und mit der Haut gespreizt. Die Fascia antebrachii wird über dem M. extensor carpi radialis inzidiert (Abb. 401). Der M. extensor carpi radialis und der M. extensor digitalis communis werden im Muskelspalt getrennt, stumpf abgelöst und gespreizt (Abb. 402).

Zur Darstellung des proximalen Schaftdrittels werden der M. supinator und M. pronator teres subperiostal abgesetzt (Abb. 403, 404).

Zur Darstellung der distalen Hälfte des Radius wird der Hautschnitt kraniomedial vom proximalen Drittel bis über das Karpalgelenk gelegt. In gleicher Länge wird die oberflächliche Faszie durchtrennt und mit der Haut gespreizt (Abb. 405). Die Fascia antebrachii bzw. die Karpalfaszie wird über der medialen Kante des M. extensor carpi radialis und seiner Endsehne durchtrennt, die Wundränder werden gespreizt. Die V. cephalica, der M. abductor pollicis longus und die Sehne des M. extensor carpi radialis werden mobilisiert und abgehoben bzw. zur Seite gezogen (Abb. 406).

• Zur Korrektur ungleichen Längenwachstums mit Tendenz zur Valgusstellung im Vorderfußwurzelbereich kann medial eine Arretierung der Radiusfuge vorgenommen werden. Dazu werden in Epi- und Metaphyse je eine Schraube gesetzt und mit in Achterform gelegter Drahtschlinge verbunden. Zusätzlich kann eine partielle Resektion der Ulna notwendig sein (Abb. 407).

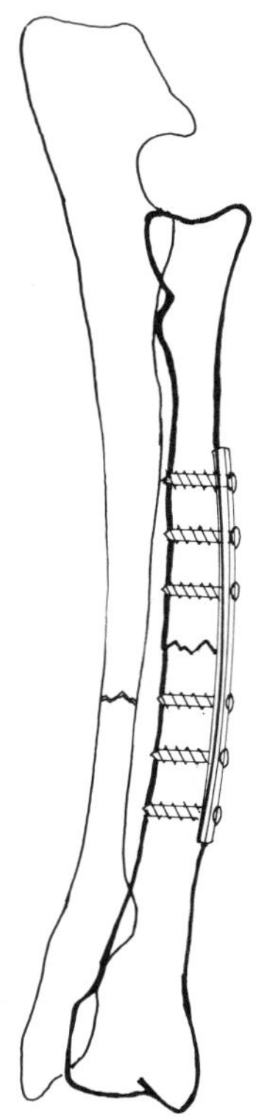

Abb. 408: Querfraktur im mittleren Schaftdrittel; Osteosynthese mit Abstützplatte; Schema

• Osteosynthese: Blutkoagula und Gewebsreste werden von den Bruchflächen entfernt, die Fragmente reponiert und fixiert. Im Schaftbereich wird die Fraktur mit einer an der nahezu planen Kranialfläche anmodellierten (Neutralisations-, Zuggurtungs-, Abstütz-)Platte versorgt (Abb. 408). Bei frakturiertem Styloid erfolgt eine interfragmentäre Kompression mit Zugschraube (Abb. 409) oder zwei Bohrdrähten und Zuggurtung.

• Korrekturosteotomie: Es muß ein keilförmiges Stück im Bereich der stärksten Krümmung aus dem Radius exzidiert werden. Zusätzlich wird die Ulna in etwa gleicher Höhe osteotomiert.

Röntgenaufnahmen in zwei oder mehr Ebenen informieren über das genaue Ausmaß der Achsenabweichung. Durch zeichnerische Verschiebung

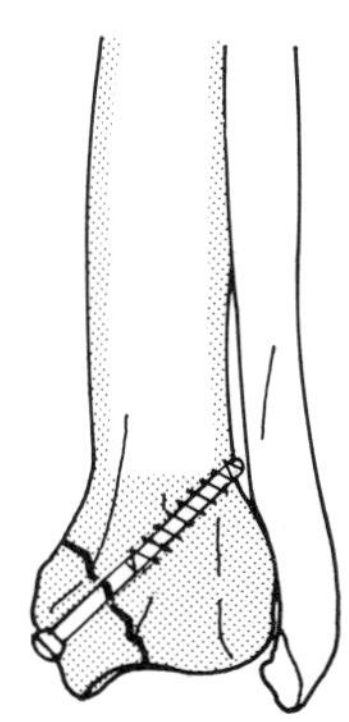

Abb. 409: Fraktur des Proc. styloideus radii; Osteosynthese mit Zugschraube; Schema

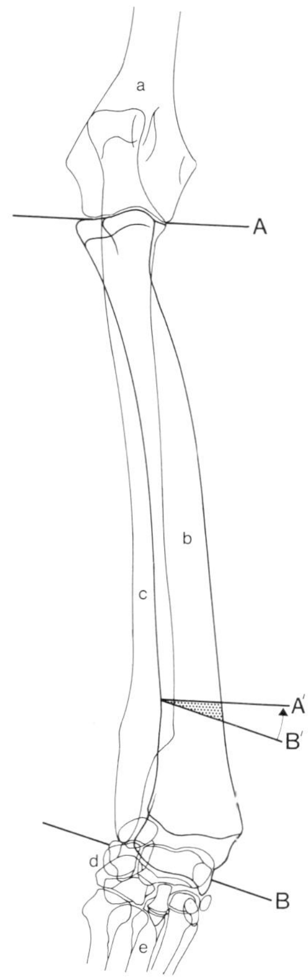

Abb. 410: Korrektur-Osteotomie

a Humerus; b Radius; c Ulna; d Ossa carpi; e Ossa metacarpalia
A Gelenkebene der Articulatio cubiti; B Gelenkebene der Articulatio antebrachiocarpea; A′, B′ in den Bereich der Korrektur-Osteotomie transponierte Gelenkebenen

der auf den Röntgenaufnahmen markierten Gelenkebenen in dem Bereich der stärksten Krümmung können Lokalisation und Breite des zu exzidierenden Knochenkeils ermittelt werden (Abb. 410).

Die Fragmente des Radius werden eingerichtet und mit einer Platte fixiert. Bei erheblicher Querschnittsverformung des Radius wird eine Transfixation mit extrakutaner Schiene bevorzugt.

Wundverschluß: Wurde der M. supinator und/oder der M. pronator teres abgesetzt, ist er mit Knopfheften (langsam resorbierbares Material) zu reinserieren. Wurde der M. abductor pollicis longus durchtrennt, sind die Wundränder, soweit möglich, mit Knopfheften (langsam resorbierbares Material) zu adaptieren.

Die Wundränder der tiefen und der oberflächlichen Faszie werden schichtweise mit Knopfheften (Katgut) adaptiert. Hautnaht.

Nachbehandlung: Die Wunde sollte für einige Tage durch aufgeklebte Gaze oder einen Verband geschützt werden. Bei nicht belastungsstabiler Rekonstruktion ist ein ruhigstellender Verband erforderlich. Die Fäden der Hautnaht sind zwischen dem 8. und 10. Tag zu entfernen.

Zugang zur Ulna im proximalen Drittel von kaudolateral

Indikation: Fraktur des Olekranons; Apophysiolysis (Tuber olecrani).

Instrumente: Osteosynthesebesteck.

Vorbereitung: Der Patient ist in Rückenlage auszubinden. Die zu versorgende Gliedmaße wird im Ellbogengelenk abgebeugt etwas nach vorn gezogen und an einen Bügel gebunden (Abb. 411).

Um eine störende Lageveränderung des Patienten während der Manipulationen zu verhindern, wird die andere Schultergliedmaße nach hinten, der Brust- und Bauchwand anliegend, festgebunden.

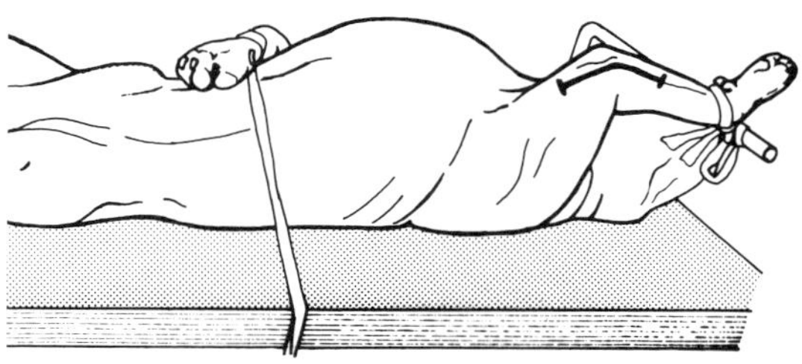

Abb. 411: Lagerung und Hautschnittführung

Vorgehen: Der Hautschnitt liegt über dem distalen Drittel des Oberarms und der proximalen Hälfte des Unterarms. Er wird zwischen Epicondylus lateralis humeri und Olekranon kaudal leicht bogenförmig über dem Gelenk und entlang der hinteren Kante der Ulna gelegt. In gleicher Länge werden die oberflächliche Faszie und das interfasziale Fettgewebe gespalten, mobilisiert und mit der Haut zur Seite gespreizt. Die tiefe Faszie wird zwischen dem M. extensor carpi ulnaris und dem M. flexor carpi ulnaris durchtrennt (Abb. 412). Der M. extensor carpi ulnaris wird stumpf mobilisiert und der M. flexor carpi ulnaris wegen des auf dem Periost verlaufenden N. ulnaris subperiostal abgelöst. Nach Spreizen der beiden Muskeln ist der proximale Abschnitt der Ulna dargestellt (Abb. 413). Koagula und Gewebereste werden von den Bruchflächen und ggf. aus dem Gelenk entfernt.

Osteosynthese:

a) Zuggurtung bei Quer- und kurzer Schrägfraktur. Das proximale Fragment wird reponiert, mit einer Zweipunktzange provisorisch fixiert und mit 2 Bohrdrähten am distalen Fragment adaptiert. Die Bohrdrähte sollten gleich weit von der hinteren Kante, parallel und möglichst weit auseinander eingedrillt werden. Jeder Bohrdraht sollte etwa dreimal so lang wie das proximale Fragment sein. Ausreichend weit distal der Fraktur wird ein Bohrkanal gelegt und der Zuggurtungsdraht durchgezogen. Die Kreuzung des in Achtertour geführten Drahtes sollte distal des Frakturspalts liegen. Die Zuggurtung wird am proximalen Fragment einfach oder doppelt verdrillt.

Die Spannung im Zuggurtungsdraht ist so zu bemessen, daß der Frakturspalt nicht klafft (Abb. 414–416).

b) Platte bei Fraktur mit Fissur(en) und/oder Splitter. Mit Zugschraube(n) ist eine Fissur zu sichern und/oder ein ausgesprengtes Knochenstück an ein Fragment zu fixieren. Danach wird das proximale Fragment reponiert, provisorisch mit der Zweipunktzange adaptiert und eine Platte kaudolateral am Olekranon angeschraubt (Abb. 417).

c) Zugschraube bei Fraktur im Basisbereich des Proc. anconaeus. Der M. anconaeus und die Gelenkkapsel werden am Ansatz an der Ulna subperiostal abgelöst und/oder zwischen Epicondylus lateralis humeri und Olekranon durchtrennt. Danach wird der Proc. anconaeus unter Sicht reponiert und mit einer Zweipunktzange provisorisch fixiert. Nun wird von der kaudalen Fläche des Olekranons her, senkrecht zur Fraktur, das Gleitloch und im Fragment das Gewindeloch gebohrt, mit dem Gewindeschneider hergerichtet und die Zugschraube eingedreht. Um eine optimale Rotationsstabilität zu erreichen, sollte eine 2. Zug-

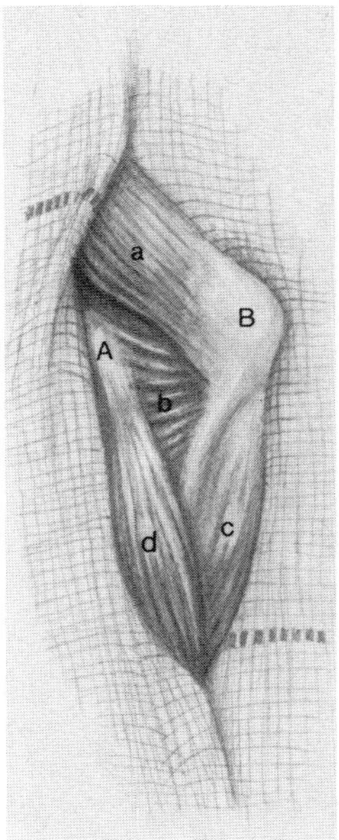

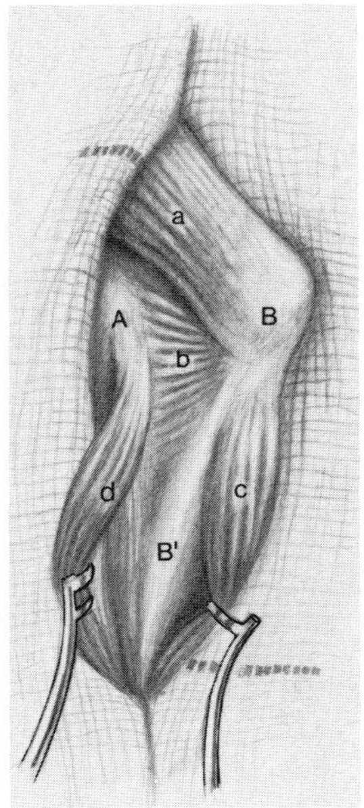

Abb. 412–413: Zugang zur Ulna im proximalen Drittel von kaudolateral

Abb. 412 (links): Haut und Faszie durchtrennt und gespreizt

Abb. 413 (rechts): M. extensor carpi ulnaris und M. flexor carpi ulnaris mobilisiert und zur Seite gespreizt

A Epicondylus lateralis humeri; B Tuber olecrani; B′ proximaler Abschnitt der Ulna
a Caput laterale des M. triceps brachii; b M. anconaeus; c M. flexor carpi ulnaris; d M. extensor carpi ulnaris

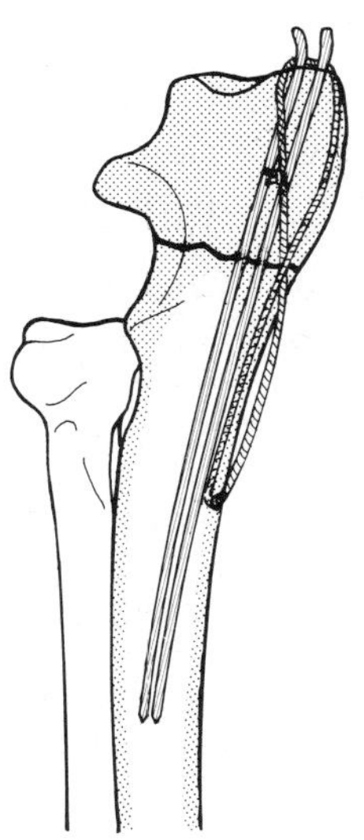

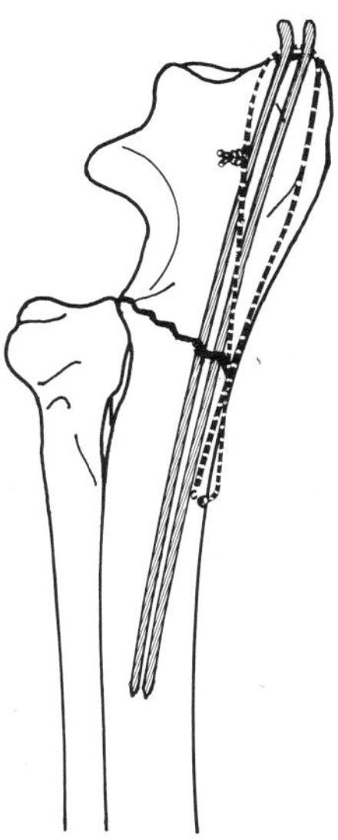

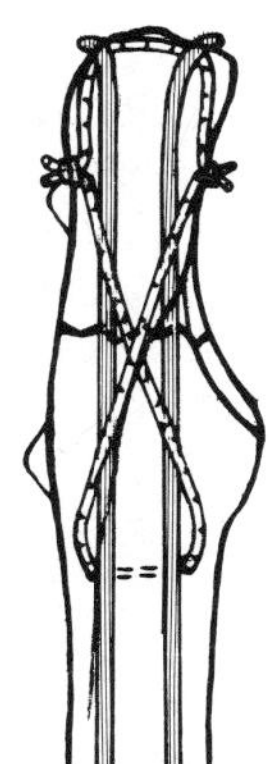

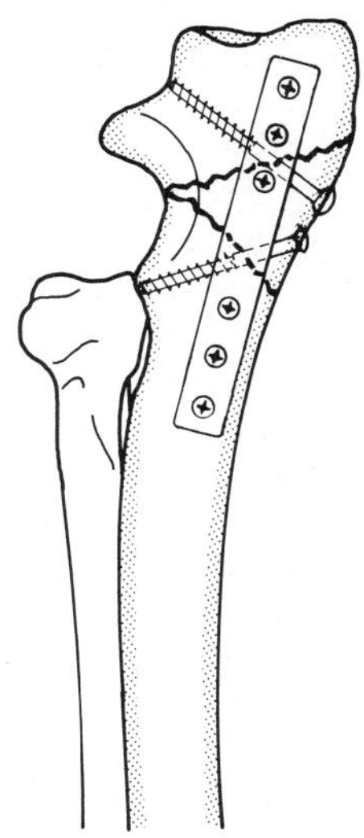

Abb. 414 (links): Fraktur des Olekranons in halber Höhe der Inc. semilunaris; interfragmentäre Kompression mit einfach verdrillter Zuggurtung; Schema

Abb. 415 (rechts): Fraktur des Olekranons distal der Inc. semilunaris; interfragmentäre Kompression mit einfach verdrillter Zuggurtung; Schema

Abb. 416 (links): Fraktur des Olekranons in halber Höhe der Inc. semilunaris; Ansicht von kaudal; interfragmentäre Kompression mit doppelt verdrillter Zuggurtung; Schema

Abb. 417 (rechts): Fraktur des Olekranons mit keilförmigem Fragment; interfragmentäre Kompression mit 2 Zugschrauben, Neutralisationsplatte; Schema

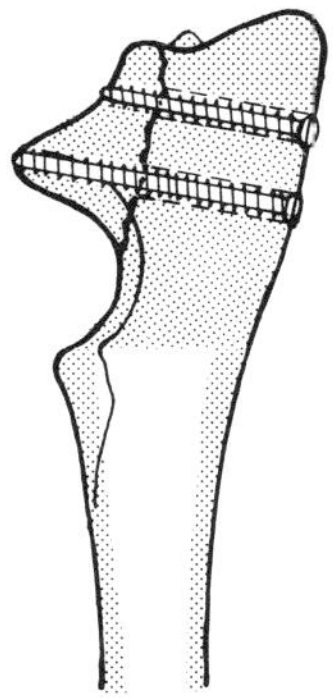

Abb. 418: Fraktur des Proc. anconaeus; interfragmentäre Kompression mit 2 Zugschrauben; Schema

schraube oder ein Bohrdraht gesetzt werden (Abb. 418).

Adaptation der Wundränder des M. anconaeus bzw. Reinsertion des Muskels mit Knopfheften (Katgut).

Wundverschluß: Die Wundränder der tiefen und oberflächlichen Faszie werden getrennt mit Knopfheften (Katgut) adaptiert. Hautnaht. Die Wunde sollte für einige Tage durch aufgeklebte Gaze geschützt werden.

Nachbehandlung: Die Fäden der Hautnaht werden zwischen dem 8. und 10. Tag entfernt.

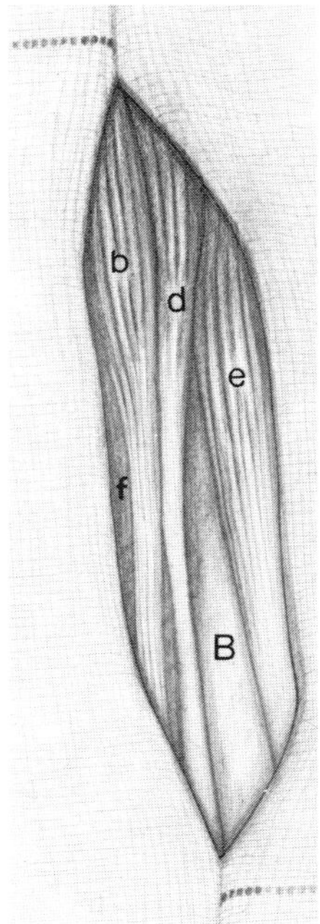

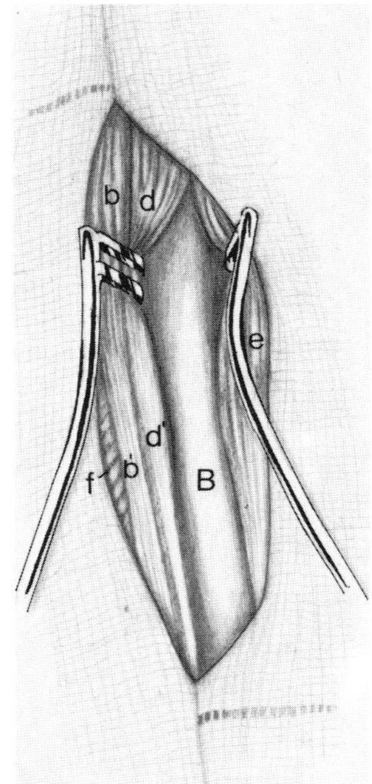

Abb. 420 (links): Zugang zum Schaft der Ulna beim Hund, Haut und Faszie gespreizt

Abb. 421 (rechts): Corpus ulnae nach Spreizen der Muskeln
B Ulna, Schaft

b M. extensor digitalis communis, b′ Endsehne; d M. extensor digitalis lateralis, d′ Endsehne; e M. extensor carpi ulnaris; f M. abductor pollicis longus

Zugang zur Ulna von kaudolateral (proximale Schafthälfte)

Indikation: Monteggia-Fraktur, Fractura ulnae et Luxatio radii.

Instrumente: Osteosynthesebesteck.

Vorbereitung: Der Patient ist in Rückenlage auszubinden. Die zu versorgende Gliedmaße ist im Ellbogengelenk abgebeugt und etwas nach vorn gezogen an einem Bügel zu fixieren (Abb. 419). Um eine störende Lageveränderung zu unterbinden, wird die andere Schultergliedmaße nach hinten, der Brust- und Bauchwand anliegend, festgebunden.

Vorgehen: Der Hautschnitt liegt über dem distalen Drittel des Oberarms und der proximalen Hälfte des Unterarms. Er wird zwischen Epicondylus lateralis humeri und Olekranon kaudal leicht bogenförmig über das Gelenk entlang der hinteren Kante der Ulna gelegt. In gleicher Länge werden die oberflächliche Faszie und das interfasziale Fettgewebe gespalten, mobilisiert und mit der Haut zur Seite gespreizt. Am kranialen Rand des M. extensor carpi ulnaris und dessen Sehne wird die Unterarmfaszie durchtrennt (Abb. 420). Jetzt wird der M. extensor carpi ulnaris im Muskelspalt vom M. extensor digitalis lateralis getrennt, stumpf mobilisiert und zur Seite gespreizt (Abb. 421). Damit ist die kaudolaterale Fläche der Ulna dargestellt.

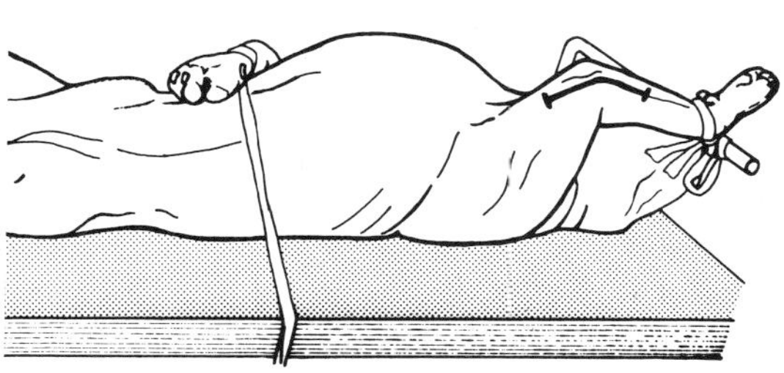

Abb. 419: Lagerung und Hautschnittführung

Osteosynthese beim Hund: Nach Reposition der Fragmente und Fixation mit Zangen wird an der kaudolateralen Fläche eine anmodellierte (Neutralisations-, Zuggurtungs- oder Abstütz-) Platte angeschraubt.

Osteosynthese bei der Katze: Die Fraktur wird mit einem intramedullären Kraftträger stabilisiert. Der Bohrdraht wird von der Bruchfläche aus in die Markhöhle des proximalen Fragments eingeführt, durch das Olekranon gebohrt und nach Reposition der Fragmente in das distale Fragment gedrillt (Abb. 422, 423). Der Bohrdraht wird am Olekra-

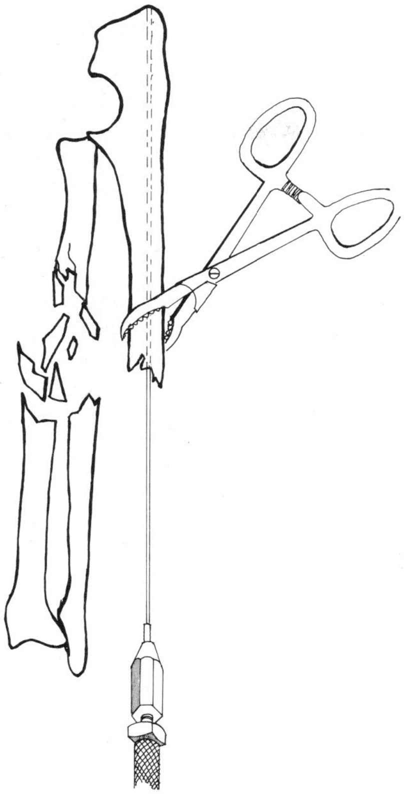

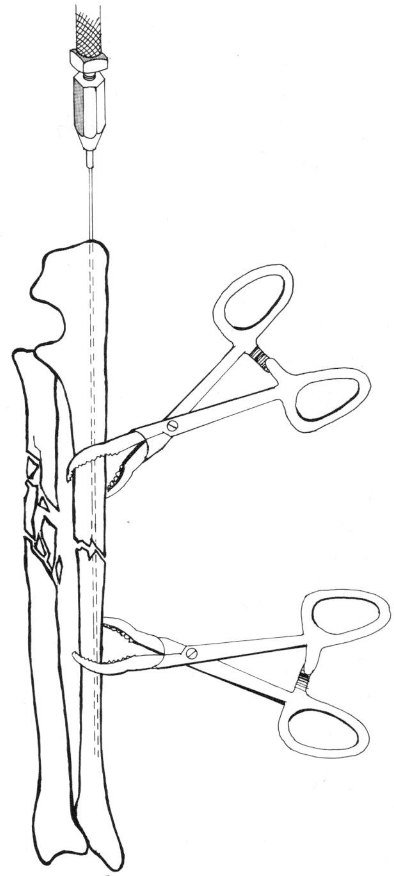

Abb. 422, 423: Fractura radii et ulnae; Osteosynthese mit intramedullärem Kraftträger (Bohrdraht); Schema.

non umgebogen. Das subkutane Gewebe und die oberflächliche Faszie über dem Bohrdraht am Olekranon werden mit Knopfheften (Katgut) adaptiert. Hautnaht.

Zu beachten ist: Das Caput radii liegt unter dem Lig. anulare radii. Bei der Luxatio radii ist es auf bzw. vor das Band verlagert. Bei Reluxation ist entweder das Caput radii nicht unter das Lig. anulare radii reponiert worden, oder das Band ist breitflächig rupturiert. Bei Reluxation sollte daher das luxierte Caput radii unter Sicht reponiert und ggf. das Lig. anulare radii und/oder die Membrana interossea antebrachii genäht werden (langsam resorbierbares, atraumatisches Nahtmaterial).

Nur beim Hund, und nur, wenn die Reposition des Radius nicht durch Naht des Lig. anulare radii gesichert werden kann, sollte der Radius mit einer Schraube an die Ulna fixiert werden.

Wundverschluß: Die Wundränder der Unterarmfaszie und die der oberflächlichen Faszie werden getrennt mit Knopfheften (Katgut) adaptiert. Hautnaht.

Nachbehandlung: Die Wunde sollte durch einen Verband für einige Tage geschützt werden. Die Fäden der Hautnaht sind zwischen dem 8. und 10. Tag zu entfernen.

Zugang zur Ulna im distalen Drittel

Indikation: Wachstumsstörung der Ulna; Fraktur des Proc. styloideus; Fractura ulnae im distalen Drittel; Korrekturosteotomie.

Instrumente: Osteosynthesebesteck (bei Fraktur des Proc. styloideus und Ulnafraktur).

Vorbereitung: Der Hund ist in Seitenlage auszubinden. Die zu versorgende Gliedmaße liegt oben. Sie wird auf einem Polster gelagert und fixiert.

Vorgehen: Der Hautschnitt liegt über der distalen Hälfte der Ulna. Er wird auf der lateralen Fläche der Ulna gelegt und über das Gelenk verlängert. In gleicher Länge wird die oberflächliche Faszie gespalten und mit der Haut gespreizt (Abb. 424). Zwischen der Endsehne des M. extensor carpi ulnaris und der des M. extensor digitalis communis werden die Fascia antebrachii und die Fascia pedis profunda durchtrennt. Nach Spreizen der Wundränder ist der distale Abschnitt der Ulna dargestellt (Abb. 425).

• *Weiteres Vorgehen bei Wachstumsstörung der Ulna (Desmotomie):* Durch Präparation zwischen den Endsehnen des M. extensor digitalis lateralis und des M. extensor carpi ulnaris wird der Spalt

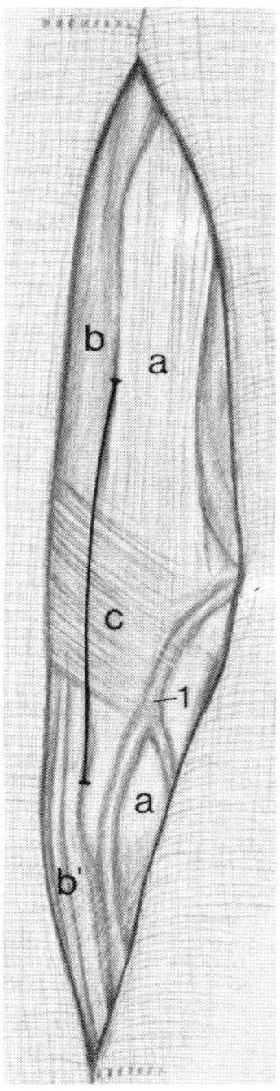

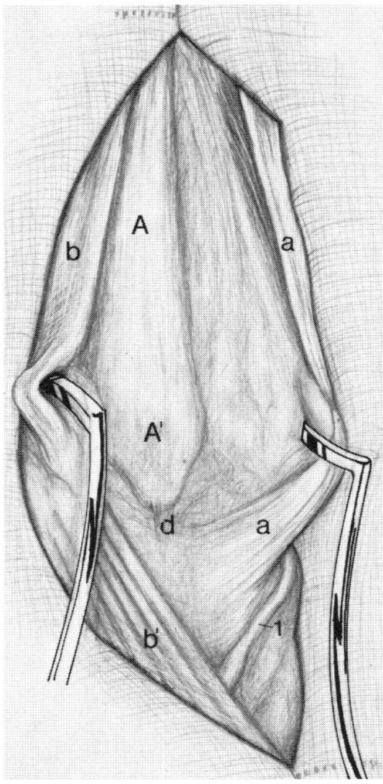

Abb. 424 (links): Haut und subkutane Faszie durchtrennt

Abb. 425 (rechts): Dorsal gelegene Sehnen gespreizt

A Corpus ulnae, A′ Proc. styloideus
a Endsehne des M. extensor carpi ulnaris; b Endsehne des M. extensor digitalis communis, b′ Aufteilung; c Fascia manus profunda; d Lig. collaterale laterale breve proximale
1 Ramus dorsalis des N. ulnaris

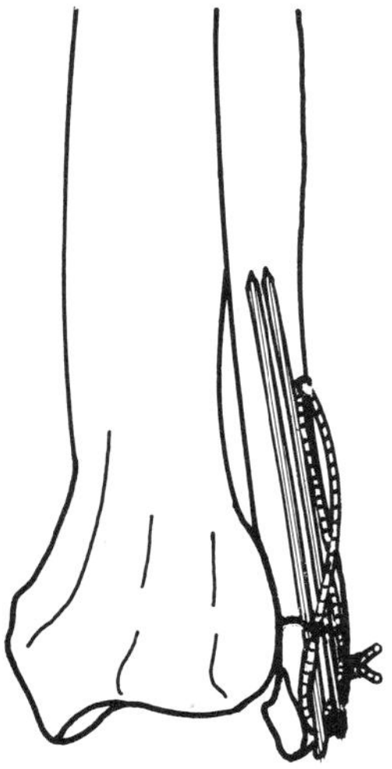

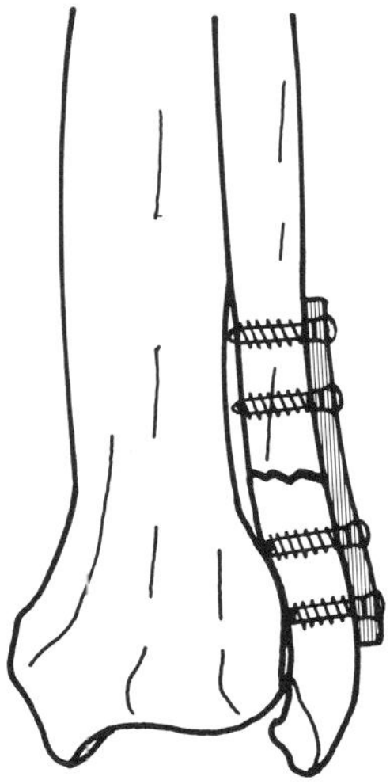

Abb. 426 (links): Fraktur des Proc. styloideus; Osteosynthese mit zwei Bohrdrähten und Zuggurtungsdraht; Schema

Abb. 427 (rechts): Fractura ulnae; Osteosynthese mit Abstützplatte; Schema

zwischen Radius und Ulna dargestellt. Das knapp oberhalb des Karpalgelenks liegende Lig. radioulnare und die weiter proximal im Spalt befindliche Membrana interossea antebrachii sowie das Lig. interosseum antebrachii werden durchtrennt. Durch geringes Spreizen des Spaltes kann die Verbindung zusätzlich etwas gelockert werden.

• *Weiteres Vorgehen bei Fraktur des Proc. styloideus:* Der Proc. styloideus wird reponiert, mit zwei Bohrdrähten am proximalen Fragment fixiert und mit einer Zuggurtung stabilisiert (Abb. 426).

• *Weiteres Vorgehen bei Ulnafraktur im distalen Drittel:* Nach Reposition der Fragmente wird auf der lateralen Fläche des Knochens eine anmodellierte (Zuggurtungs-, Abstütz-, Neutralisations-)Platte fixiert (Abb. 427).

Wundverschluß: Die Wundränder der tiefen und der oberflächlichen Faszie werden schichtweise mit Knopfheften (Katgut) adaptiert. Hautnaht.

Nachbehandlung: Durch einen die Pfote einbeziehenden Verband sollte die Wunde für einige Tage geschützt und das Karpalgelenk ruhiggestellt werden. Die Fäden der Hautnaht sind zwischen dem 8. und 10. Tag zu entfernen.

Vorderfußwurzelgelenk

Arthrodese des Vorderfußwurzelgelenks (Articulatio carpi)

Indikation: Instabilität im Arm-Vorderfußwurzelgelenk; polytraumatisiertes Gelenk; Arthropathia deformans.

Instrumente: Osteosynthesebesteck.

Vorbereitung: Der Patient ist in Bauchlage auszubinden. Die zu versorgende Gliedmaße wird etwas nach vorn gezogen fixiert. Der Kopf ist, nach dorsal abgebogen, mit einer Kieferschlinge an einen Bügel zu binden (Abb. 428).

Zur Transplantation in die ausgefrästen Gelenkspalten sind Spongiosaspäne ausreichend zu entnehmen.

Eine Staubinde ist unterhalb des Ellbogengelenks anzulegen.

Vorgehen: Der Hautschnitt wird auf der Vorderfläche des Radius und des Karpalgelenks lateral neben der V. cephalica accessoria gelegt. Er liegt über dem distalen Drittel des Radius und dem Os metacarpale tertium. In gleicher Länge wird die oberflächliche Faszie durchtrennt und mobilisiert (Abb. 429). Nach Spreizen der Wundränder wird der M. abductor pollicis longus mobilisiert und zur Seite gezogen. Danach werden die Fascia dorsalis manus und die Sehnenscheide der beiden Endsehnen des M. extensor carpi radialis sowie die Seh-

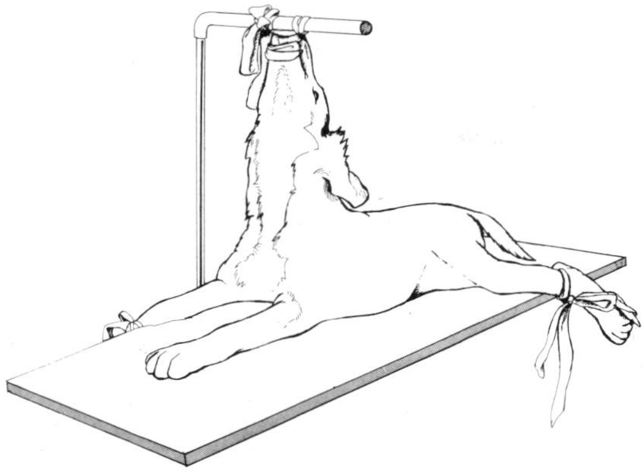

Abb. 428: Lagerung

nenscheide der Endsehne des M. extensor digitalis communis inzidiert, die Sehnen nach medial und lateral zur Seite gezogen und die Gelenkkapseln des Arm-Vorderfußwurzelgelenks und des Vorderfußwurzel-Mittelgelenks horizontal durchtrennt. Bei maximal gebeugtem Vorderfußwurzelgelenk werden Gelenkknorpel und ein Teil der Knochenendplatte beider Gelenkreihen abgefräst (Abb. 430). Danach wird aus der Kranialfläche der Epi- und Metaphyse des Radius ein Knochenspan entnommen: Die Gleitrinne der Sehnen des M. extensor carpi radialis wird an drei Seiten mit der Säge tief umschnitten (Abb. 431) und der Knochenspan mit dem an der Gelenkfläche angesetzten Meißel abgesetzt. Seine Länge sollte das Vierfache der Dicke des Os carpi intermedioradiale betragen.

In Verlängerung der Entnahmestelle am Radius wird ein entsprechend breites und dickes Knochenstück aus dem Os carpi intermedioradiale entnommen und die Entnahmestelle zur Aufnahme des aus dem Radius entnommenen Knochenspans hergerichtet.

Anschließend werden die ausgefrästen Gelenkspalten mit autogener Spongiosa ausgefüllt, bei gestrecktem Vorderfußwurzelgelenk der aus dem Radius entnommene Knochenspan zur Verriegelung in die Entnahmestelle am Os carpi intermedioradiale und des Radius gelegt (Abb. 432), die Entnahmestelle proximal des eingelegten Knochenspans mit autogener Spongiosa ausgefüllt und eine Platte aufgeschraubt. Die Platte wird mit je 3 bis 4 Schrauben am Os metacarpale tertium und am Radius befestigt. Die Platte ist so vorzubiegen, daß das Os metacarpale tertium nach kranial im Winkel von ca. 10° zum Radius steht (Abb. 433).

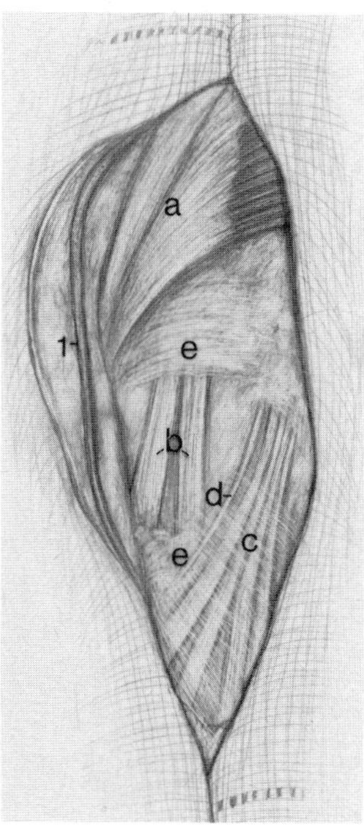

Abb. 429: Haut und oberflächliche Faszie durchtrennt und gespreizt

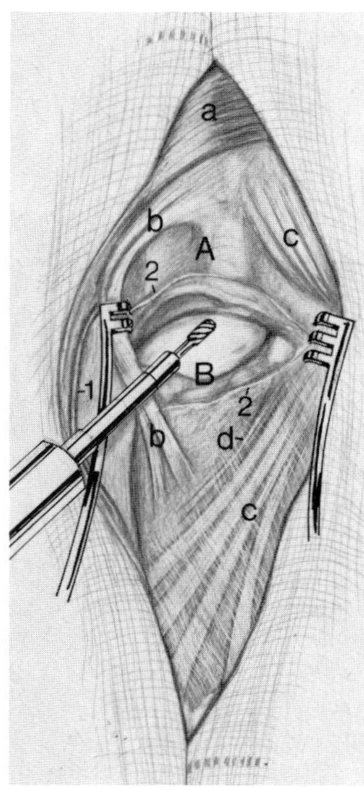

Abb. 430: Arm-Vorderfußwurzelgelenk geöffnet und zum Abfräsen des Gelenkknorpels abgebeugt

A Radius; B Os carpi intermedioradiale
a M. abductor pollicis longus; b Endsehnen des M. extensor carpi radialis; c Endsehnen des M. extensor digitalis communis; d Endsehne des M. extensor pollicis longus et indicis; e Fascia dorsalis manus
1 V. cephalica accessoria; 2 Schnittrand des Gelenksacks der Art. antebrachiocarpea

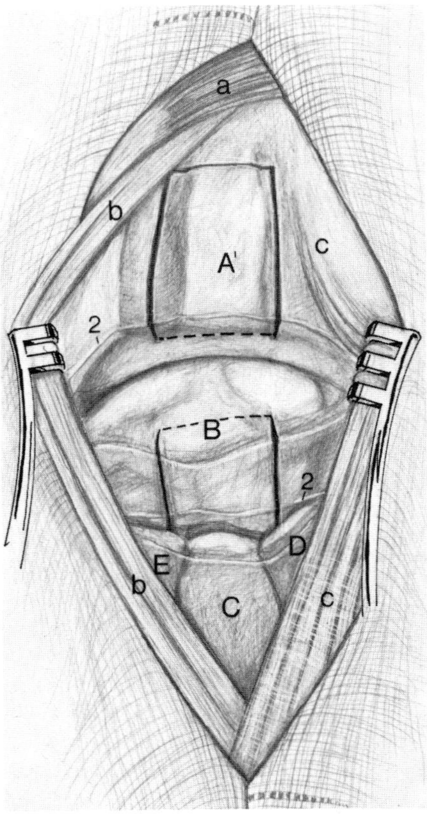

Abb. 431: Führung der Sägeschnitte zur Entnahme des Knochenspans an Radius und Os carpi intermedioradiale

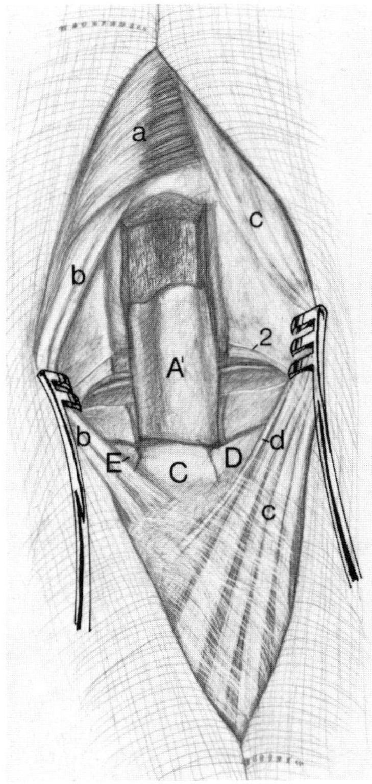

Abb. 432: Knochenspan zur Verriegelung eingelegt

A Radius, A′ Verriegelungsfragment; B Os carpi intermedioradiale; C Os carpale tertium; D Os carpale quartum; E Os carpale secundum
a M. abductor pollicis longus; b Endsehnen des M. extensor carpi radialis; c Endsehnen des M. extensor digitalis communis; d Endsehne des M. extensor pollicis longus et indicis; e Fascia dorsalis manus
1 V. cephalica accessoria; 2 Schnittrand des Gelenksacks der Art. antebrachiocarpea

Wundverschluß: Mußte der M. abductor pollicis longus durchtrennt werden, sollten die Wundränder mit Knopf- oder Diagonalheften (Katgut) adaptiert werden.

Adaptation der Wundränder der oberflächlichen Faszie mit Knopfheften (Katgut). Hautnaht.

Nachbehandlung: Die Fäden der Hautnaht werden zwischen dem 8. und 10. Tag entfernt.

Stützverband, bis beginnende Konsolidierung röntgenologisch nachweisbar ist (ca. 6 Wochen). Erster Verbandwechsel am Tage nach der Operation. Weitere Verbandwechsel abhängig von der Situation. Nach Durchbau der Gelenkspalten sollten die Implantate entfernt werden.

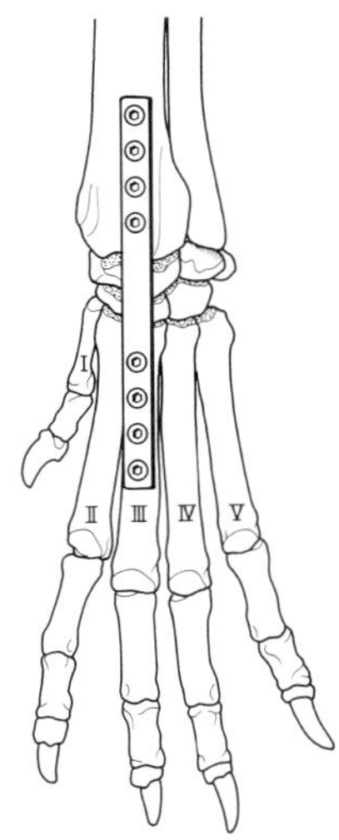

Abb. 433: Arthrodese des Vorderfußwurzelgelenks nach Ausfräsen der beiden proximalen Gelenkspalten; Stabilisierung mit WAGNER-Platte nach Spongiosatransplantation; Schema

Arthrodese der Vorderfußwurzel-Mittelfußgelenke (Articulationes carpometacarpeae) und des Vorderfußwurzel-Mittelgelenks (Articulatio mediocarpea)

Indikation: Hyperextension infolge Ruptur der Gelenkkapselfibrosa an der Beugeseite sowie der palmaren Fußwurzel-Mittelfußbänder (Ligg. carpometacarpea palmaria) und/oder der palmaren Fußwurzelbänder (Ligg. intercarpea palmaria). Bei Ruptur des Lig. accessoriometacarpeum besteht keine Indikation zu der im folgenden beschriebenen Arthrodese.

Vorbereitung: Der Patient ist in Bauchlage auszubinden. Die zu versorgende Gliedmaße wird etwas nach vorn gezogen fixiert. Der Kopf ist, nach dorsal abgebogen, mit einer Kieferschlinge an einen Bügel zu binden (Abb. 434). Zur Transplantation in die ausgefrästen Gelenkspalten sind Spongiosaspäne zu entnehmen. Eine Staubinde ist unterhalb des Ellbogengelenks anzulegen.

Vorgehen: Der Hautschnitt wird auf der Vorderfläche lateral neben der V. cephalica accessoria gelegt. Er reicht vom Zusammenfluß der V. cephalica mit der V. cephalica accessoria bis zum distalen Ende des Mc 3. In gleicher Länge wird die oberflächliche Faszie durchtrennt, mobilisiert und gespreizt. Zwischen den Sehnenscheiden des M. extensor carpi radialis und der des M. extensor digitalis communis wird die tiefe Faszie vertikal durchtrennt und mobilisiert, die Sehnen werden nach lateral und medial zur Seite gezogen. Über der mittleren und distalen Spalte der zu ankylosierenden Gelenke wird die Gelenkkapsel horizontal inzidiert und der Gelenkknorpel abgefräst. Danach wird im distalen Drittel des Mc 2 und Mc 3 dorsal die Markhöhle im Winkel von ca. 20° zur Knochenlängsachse angebohrt, ein Bohrdraht eingeführt und durch die Markhöhle, die proximale Gelenkfläche und das Os carpale (2 bzw. 3) in das Os carpi intermedioradiale gedrillt (Abb. 435). Damit das Os carpi intermedioradiale und die Karpalknochen aufgerichtet über den Metakarpalia zu liegen kommen, muß das Vorderfußwurzelgelenk beim Eindrillen der Bohrdrähte stark abgebeugt (über 90°) werden.

Der Bohrdraht wird am Knochen aufgebogen, mit dem Seitenschneider abgesetzt und das Ende durch Drehen dem Knochen angelegt. Vor und, soweit möglich, nach dem Eindrillen der Bohrdrähte wird autogene Spongiosa an und in die ausgefrästen Gelenkspalten transplantiert.

Wundverschluß: Adaptation der Wundränder der tiefen Faszie mit Knopfheften (langsam resorbierbares Material). Adaptation der Wundränder der oberflächlichen Faszie mit Knopfheften (Katgut). Hautnaht.

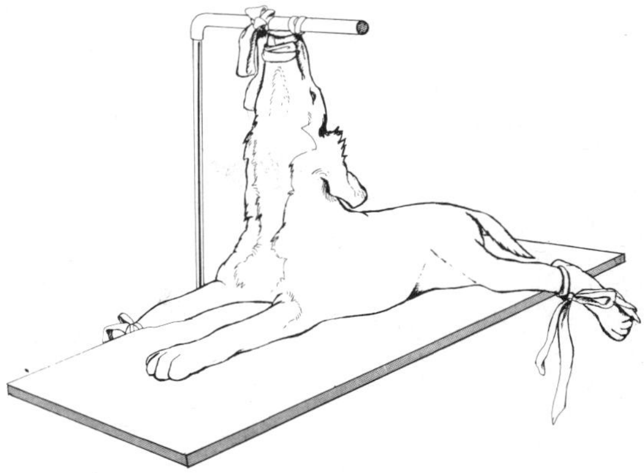

Abb. 434: Lagerung

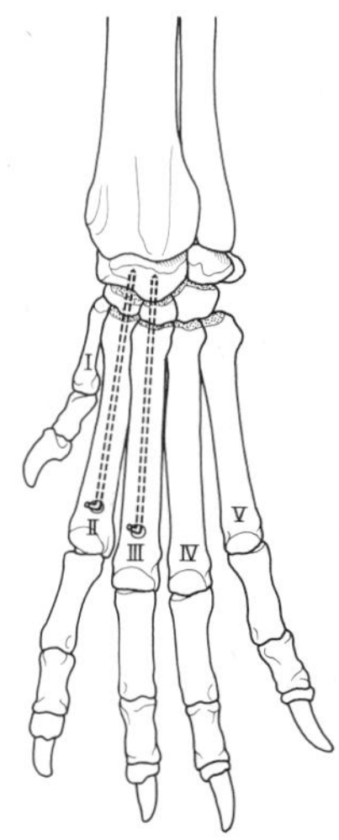

Abb. 435: Arthrodese mit zwei Bohrdrähten nach Ausfräsen der Gelenkspalten und Transplantation von Spongiosa; Schema

Nachbehandlung: Die Fäden der Hautnaht sind zwischen dem 8. und 10. Tag zu entfernen. Das Vorderfußwurzelgelenk ist mit Verband ca. vier Wochen ruhig zu stellen. Erster Verbandwechsel am Tage nach der Operation. Weitere Verbandwechsel abhängig von der Situation.

Nach knöchernem Durchbau der Gelenkspalten sind die Bohrdrähte zu entfernen.

Ossa metacarpalia und Zehengelenke

Zugang zu den Ossa metacarpalia

Indikation: Gedeckt nicht ausreichend reponierbare oder mit Verband nicht fixierbare Fragmente.

Instrumente: Osteosynthesebesteck.

Vorbereitung: Der Patient ist in Bauchlage auszubinden. Die zu versorgende Gliedmaße wird

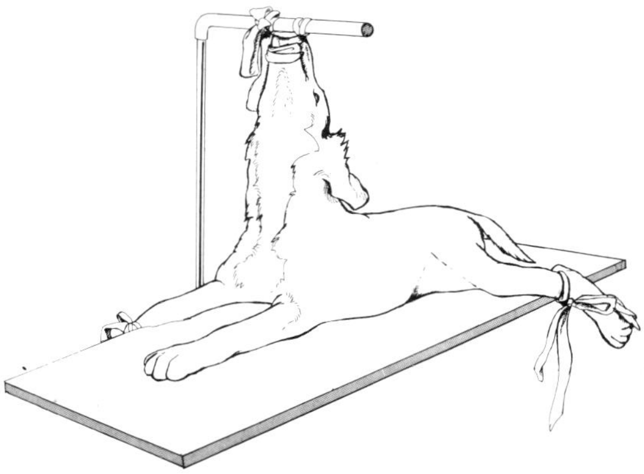

Abb. 436: Lagerung

etwas vorgezogen fixiert. Der Kopf wird nach dorsal abgebogen und mit der Kieferschlinge an einen Bügel gebunden (Abb. 436). Eine Staubinde ist unterhalb des Ellbogengelenks anzulegen.

Vorgehen: Der Hautschnitt wird zur Darstellung eines Metakarpalknochens über diesem und zur Darstellung von zwei benachbarten Ossa metacarpalia zwischen diesen gelegt. Sind drei oder vier Metakarpalknochen darzustellen, wird der Hautschnitt im Bogen gelegt. Er beginnt über der Basis von Mc 2, liegt in der Mitte über dem Mc 5 und endet über dem Caput von Mc 2.

Die tiefe Faszie wird über dem Mc 2 zur Darstellung von Mc 2 und/oder 3 und über Mc 5 zur Darstellung von Mc 4 und/oder 5 inzidiert.

Bei der Inzision über dem Mc 2 werden die Sehnen des M. extensor digitalis communis und das dorsale Gefäßbündel mobilisiert und nach lateral zur Seite gezogen (Abb. 437). Zu beachten sind die Insertionen der Endsehnen des M. extensor carpi radialis an der Basis von Mc 2 und 3. Bei Inzision der tiefen Faszie über dem Mc 5 sind die Sehnen des gemeinsamen Zehenstreckers und das Gefäßbündel nach medial, die Sehnen des seitlichen Zehenstreckers nach lateral zur Seite zu spreizen.

Nach Entfernen von Koagula und Gewebsresten werden die Fragmente reponiert und

mit einer Platte fixiert, wenn in beide Hauptfragmente zwei Schrauben gesetzt werden können (Abb. 438, 439);

mit einer Drahtzuggurtung oder einer ggf. das Mc 4 mitfassenden Zugschraube, wenn das kurze Abrißfragment bei proximaler Fraktur des Mc 5 ad axim disloziert ist (Abb. 440);

auf einen Bohrdraht gestülpt, wenn ein Fragment kurz und das andere lang ist (Abb. 441, 439);

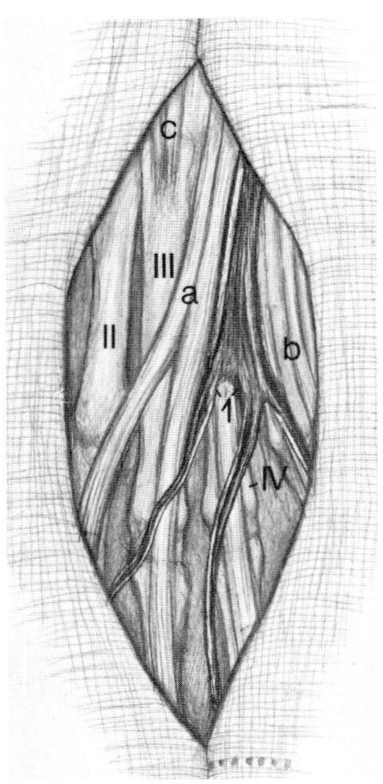

Abb. 437: Haut und Faszie durchtrennt und gespreizt

II Os metacarpale secundum; III Os metacarpale tertium; IV Os metacarpale quartum
a Endsehnen des M. extensor digitalis communis; b Endsehne des M. extensor digitalis lateralis; c Endsehne des M. extensor carpi radialis
1 dorsales Gefäßbündel (aus A. antebrachialis superficialis cranialis und V. cephalica accessoria)

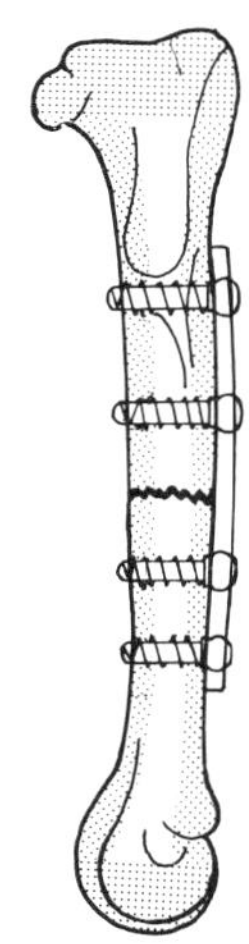

Abb. 438 (links): Querfraktur; Osteosynthese mit Platte; Schema

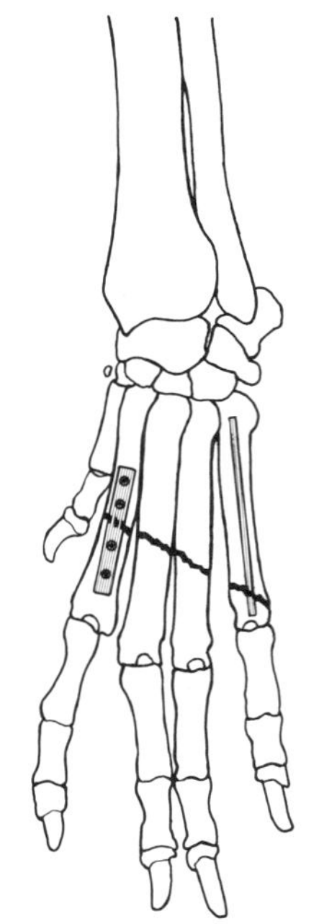

Abb. 439 (rechts): Serienfraktur Mc 2–5; Osteosynthese mit Platte (Mc 2) und Aufstülpen des kurzen Fragments (Mc 5); Schema

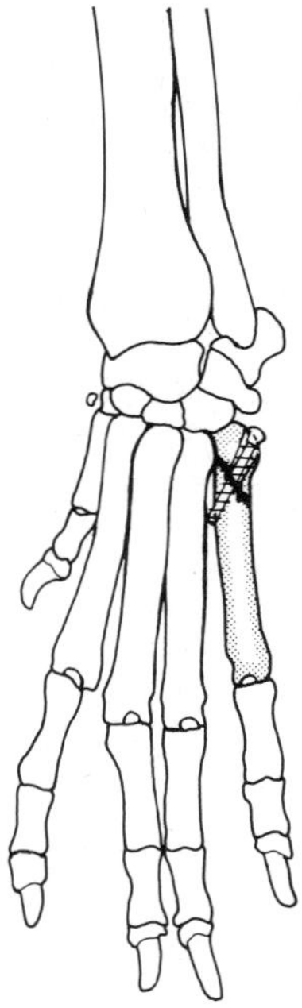

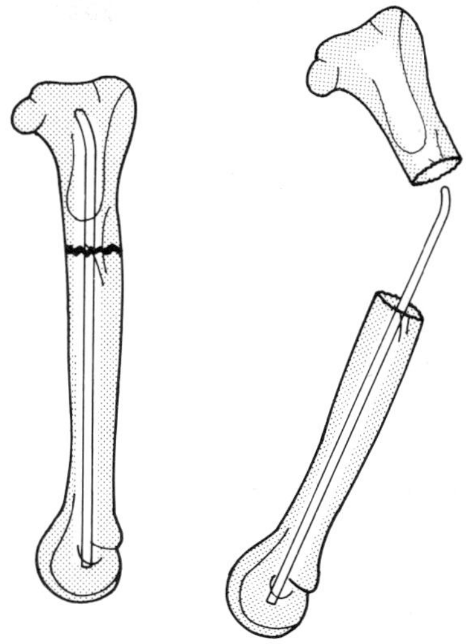

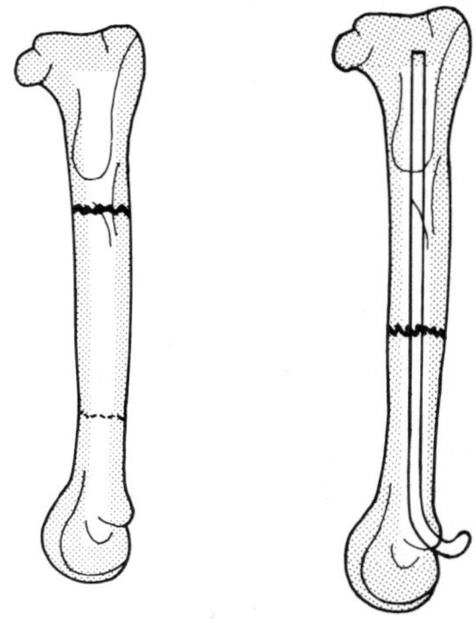

Abb. 440 (links): Schrägfraktur Mc 5; Osteosynthese mit Zugschraube; Schema

Abb. 441 (Mitte): Querfraktur; Osteosynthese durch Aufstülpen des kurzen Fragments auf Bohrdraht; Schema

Abb. 442 (rechts): Querfraktur; Osteosynthese mit intramedullärem Kraftträger (Bohrdraht); Schema

oder

mit einem intramedullären Kraftträger stabilisiert. Hierzu wird der Bohrdraht etwa 5 mm proximal des Caput in die Markhöhle gedrillt oder, nach Anbohren der Markhöhle im Winkel von ca. 20° zur Knochenlängsachse, eingeführt und in das proximale Fragment vorgetrieben. Der Bohrdraht wird am Knochen aufgebogen, mit dem Seitenschneider gekürzt und das hakenförmige Ende durch Drehen dem Knochen angelegt (Abb. 442).

Wundverschluß: Adaptation der Wundränder der tiefen Faszie mit Knopfheften (Katgut). Hautnaht.

Nachbehandlung: Ruhigstellender Verband für die Dauer von ca. 4 Wochen. Erster Verbandwechsel am Tage nach der Operation. Weitere Verbandwechsel abhängig von der Situation.

Die Fäden der Hautnaht sind zwischen 8. und 10. Tag, die Implantate (mit Ausnahme bei Aufstülpen des kurzen Fragments) nach knöcherner Konsolidierung der Fraktur zu entfernen.

Zugang zu den Ossa sesamoidea proximalia

Indikation: Fraktur des Gleichbeins.

Vorbereitung: Der Patient ist in Rückenlage und die zu versorgende Pfote auf einem Bügel auszubinden. Eine Staubinde ist unterhalb des Ellbogengelenks anzulegen.

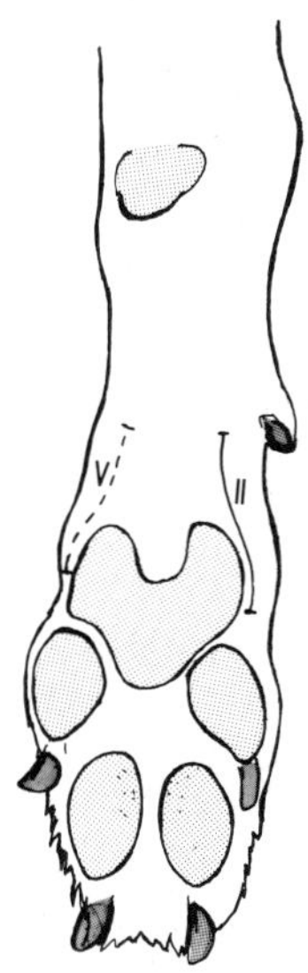

Abb. 443: Schnittführung
II Os metacarpale secundum; V Os metacarpale quintum

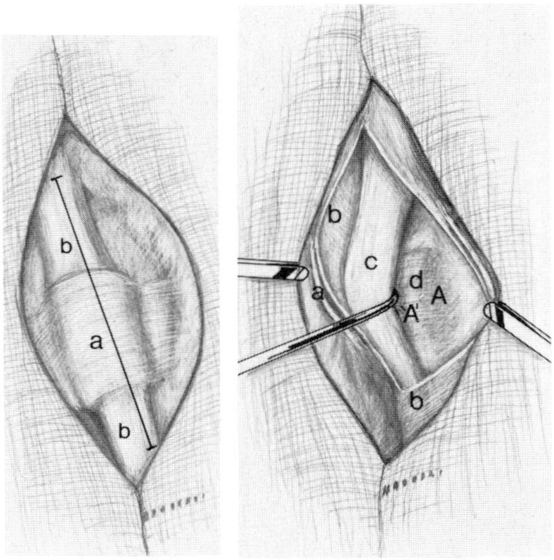

Abb. 444: Haut und Faszie gespreizt

Abb. 445: Tiefe Beugesehne dargestellt
A, A′ Proximale Sesambeine
a Lig. anulare palmare; b oberflächliche Beugesehne; c tiefe Beugesehne; d Lig. palmare

Vorgehen: Für den Zugang zur zweiten oder dritten Zehe wird der Hautschnitt medial, für den Zugang zur vierten oder fünften Zehe lateral im Bogen um den Sohlenballen gelegt. Er liegt über der distalen Hälfte des Os metacarpale und der proximalen Hälfte der Phalanx proximalis (Abb. 443). In gleicher Länge wird die oberflächliche Faszie durchtrennt, das Ballenpolster etwas mobilisiert und nach medial bzw. lateral zur Seite gezogen (Abb. 444).

Über den Sesambeinen des betreffenden Zehengrundgelenks wird ein vertikaler Schnitt durch das proximale Ringband und die oberflächliche Beugesehne gelegt. Die Wundränder werden gespreizt (Abb. 445). Danach wird die tiefe Beugesehne etwas zur Seite gezogen und das Fragment bzw. das Sesambein exstirpiert. Dazu sind der das Sesambein bzw. das Fragment proximal fixierende M. interosseus und die Bänder (Lig. palmare und die Ligg. sesamoidea collaterale, rectum et cruciatum) durchzuschneiden.

Liegt die Fraktur im mittleren Drittel, sollten beide Fragmente entfernt werden. Nur das kurze Fragment wird exstirpiert, wenn die Fraktur im proximalen oder distalen Drittel des Gleichbeins liegt.

Wundverschluß: Adaptation der Wundränder der oberflächlichen Beugesehne sowie der des proximalen Ringbands mit Knopfheften (langsam resorbierbares, atraumatisches Nahtmaterial). Adaptation der Wundränder der oberflächlichen Faszie mit Knopfheften (Katgut). Hautnaht.

Nachbehandlung: Die Fäden der Hautnaht sind zwischen dem 8. und 10. Tag zu entfernen. Die Pfote wird in Beugestellung mit einem Verband ruhiggestellt.

Arthrodese des 2. Zehengelenks

Indikation: Arthropathia deformans; Gelenkfraktur.

Instrumente: Kleine Hohlmeißelzange nach Lüer oder Knochenfräse.

Vorbereitung: Der Patient ist in Bauchlage auszubinden. Der Kopf wird nach dorsal abgebogen und mit einer Kieferschlinge an einen Bügel gebunden (Abb. 436). Eine Staubinde ist unterhalb des Ellbogengelenks anzulegen.

Vorgehen: Über dem 2. Zehengelenk wird ein in der Längsachse der Zehe verlaufender Hautschnitt gelegt. Die dorsal liegende Strecksehne wird unter Schonung der seitlich liegenden Aa., Vv. und Nn. digitales dorsales propriae axialis et abaxialis isoliert, angeschlungen und zur Seite gezogen. Nach Öffnung des Gelenks wird der Gelenkknorpel einschließlich der Knochenendplatte so abgetragen oder ausgefräst, daß die Enden der proximalen und der mittleren Phalanx in Mittelstellung aufeinander passen. Die Phalangen werden mit einem von proximal nach distal eingedrillten Bohrdraht adaptiert. Der über das proximale Zehenglied hinausragende Abschnitt des Bohrdrahtes wird in Knochennähe gekürzt, der verbleibende Anteil in die Corticalis eingetrieben.

Naht der oberflächlichen Faszie und Haut durch Knopfhefte. Es wird ein gepolsterter Pfotenverband angelegt.

Nachbehandlung: Verbandwechsel in zwei- bis dreitägigem Intervall, bis beginnende Konsolidierung röntgenologisch nachweisbar ist. Die Fäden der Hautnaht werden am 8. bis 10. Tag entfernt.

Zehenamputation

Indikation: Fraktur des Krallenbeins (Hund); Fraktur der Phalanx media und/oder proximalis; Arthropathia deformans eines Zehengelenks; therapieresistentes Panaritium; Krallendeformation; Tumor.

Vorbereitung: Seiten- oder Bauchlage. Eine Esmarch-Binde ist anzulegen.

Vorgehen: Die Haut wird einige Millimeter peripher des Krallenbetts zirkulär durchtrennt. Der Zehenballen wird geschont, wenn die Phalangen III und II entfernt werden sollen. Falls der Zugang nicht ausreicht, wird dorsal in Richtung der Zehenachse die Inzision weitergeführt. Sie muß wenigstens bis zur Höhe des zu exartikulierenden Gelenks reichen.

Nach Durchtrennen der Haut werden die zu amputierenden Zehenknochen mit den Sehnen bis zu dem betreffenden Gelenk durch stumpfe Präparation dargestellt. In Höhe des Gelenks werden Sehnen, Bänder und Gelenkkapsel zur Amputation durchschnitten. Die ESMARCH-Binde wird gelöst. Blutende Gefäße werden ligiert.

Wundverschluß: Das subkutane Gewebe wird zur Vermeidung von Hohlraumbildung mit resorbierbaren Fäden adaptiert, ggf. wird ein Drain eingelegt. Hautnaht.

Nachbehandlung: Die Fäden der Hautnaht werden am 8. bis 10. Tag entfernt.

Amputation der »Wolfskralle« (1. Zehe)

Indikation: Panaritium; Tumor; Verletzung. An Hintergliedmaßen prophylaktisch gegen Verletzung. Bei einigen Rassen gelten die „Wolfskrallen" als Rassemerkmal!

Vorbereitung: Rücken- oder Seitenlage.

Vorgehen: In den ersten Lebenstagen kann die Zehe durch einen Scherenschlag entfernt werden. Vielfach erübrigt sich dabei eine Hautnaht.

Bei rudimentär angelegter Kralle älterer Hunde ohne gelenkige Verbindung zum Metatarsus bzw. Metakarpus wird die Zehe angehoben und mit einem schmalen, elliptischen Hautstreifen mit der Schere abgetragen. Nach Blutstillung werden die Hautwundränder mit Knopfheften adaptiert.

Bei gelenkiger Verbindung der Zehe wird die Kralle angehoben und die Haut elliptisch umschnitten. Durch Präparation wird die Zehe bis zum Metatarsal- bzw. Metakarpalgelenk freigelegt und die dorsale Zehenarterie ligiert. Die Zehe wird dann mit Skalpell oder Schere exartikuliert. Vorhandene Sehnen werden durchtrennt. Bei vorstehenden Metatarsalknochen wird der Vorsprung mit der Hohlmeißelzange nach LÜER abgeschrägt.

Wundverschluß: Hautnaht.

Nachbehandlung: Die Fäden der Hautnaht werden am 8. bis 10. Tag entfernt.

Krallenbeinamputation bei der Katze

Indikation: Fraktur des Krallenbeins; Krallendeformation; therapieresistentes Panaritium; Tumor.

Vorbereitung: Seiten- oder Bauchlage.

Vorgehen: Durch Druck auf den Zehenballen bei gleichzeitigem Zurückziehen der Haut im dorsalen Bereich der Kralle wird das Zehenendglied dargestellt (Abb. 446). Das Krallenbein wird dann an seiner Basis mit einer Krallenschere abgesetzt, ohne dabei den Zehenballen zu verletzen. Wesentlich ist, daß bei der Amputation die dorsal gelegene Crista unguicularis mit erfaßt wird, da dort das Stratum germinativum der Kralle bis in den Krallenfalz, Sulcus unguicularis, reicht. Nach der Amputation liegt die Gelenkfläche der Phalanx media sichtbar frei. Reste der Phalanx distalis sind zu entfernen.

Hautnaht.

Nachbehandlung: Die Fäden der Hautnaht werden am 8. bis 10. Tag entfernt.

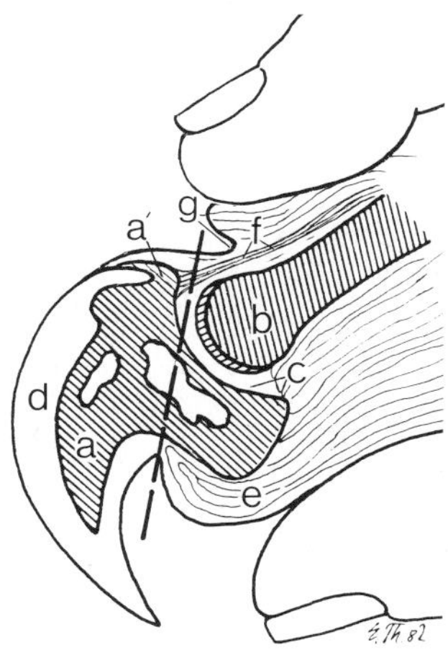

Abb. 446: Krallenamputation bei der Katze. Distaler Zehenbereich mit Kralle im Längsschnitt. Schematisiert

a Phalanx distalis, a' Crista unguicularis, darunter Sulcus unguicularis; b Phalanx media, Os coronale; c Art. interphalangea distalis, Krallengelenk; d epidermale Kralle; e Pulvinus distalis; f elastisches langes Lig. dorsale der Art. interphalangea distalis; g Tasche und Hautfalte zum Schutz der nicht ausgefahrenen Kralle; gestrichelte Linie: Schnittlinie nach Ausfahren der Kralle durch Fingerdruck

Beckengliedmaße

Amputation der Beckengliedmaße

Indikation: Gangrän, inoperabler bzw. maligner Tumor ohne nachweisbare Metastasierung, nicht beherrschbare (anaerobe) Infektion, irreparable traumatische Zerstörung und angeborene oder erworbene Defekte im Unterschenkel-, Sprunggelenk- und Mittelfußbereich.

Instrumente: Oszillierende Säge.

Vorbereitung: Der Patient ist in Halbrücken-Halbseitenlage auszubinden. Die zu amputierende Gliedmaße wird eingangs an einem Bügel fixiert und distal des Kniegelenks steril umwickelt, damit das Bein ohne Kontaminationsgefahr während der Operation bewegt werden kann (Abb. 447).

Vorgehen: Die Durchtrennung der Haut erfolgt mit zwei kniewärts geschwungenen Bogenschnitten, die sich kranial an der Kniefalte und kaudal unterhalb des Sitzbeinhöckers treffen. Die mediale Inzision zieht nach distal bis zur Schaftmitte des Os femoris, die laterale bis in Höhe der Basis patellae (Abb. 447). Nach Durchtrennen der subkutanen Faszie mit entsprechender Schnittführung wird der proximale Wundrand mit Gaze abgedeckt. Das Absetzen der Muskulatur beginnt auf der medialen

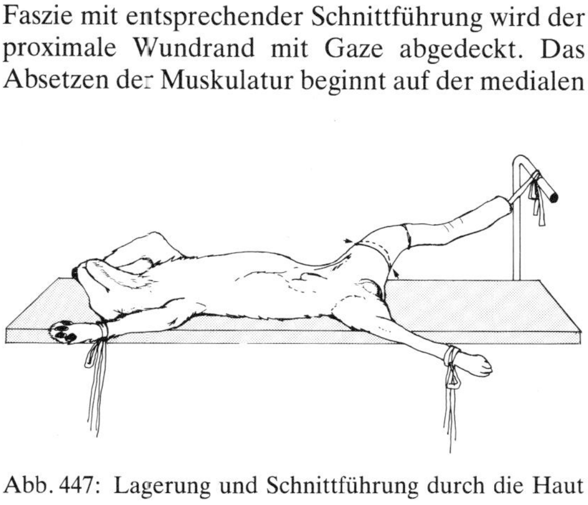

Abb. 447: Lagerung und Schnittführung durch die Haut

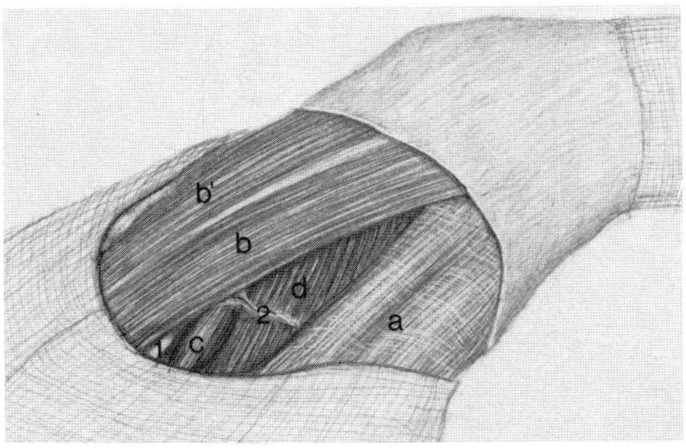

Abb. 448: Mediale Fläche nach Durchtrennen von Haut und oberflächlicher Faszie

Seite (Abb. 448). Zunächst wird der M. gracilis (a), dann die kaudale (b) sowie kraniale (b′) Portion des M. sartorius stumpf unterfahren und in Höhe der Oberschenkelschaftmitte durchtrennt (Abb. 449). Hieran schließen sich die Isolierung und doppelte Unterbindung (Katgut oder langsam resorbierbares, synthetisches Nahtmaterial) der unter dem Hinterrand der kaudalen Sartoriusportion verlaufenden A. und V. femoralis (1) an. Die Gefäße werden gemeinsam mit dem sie begleitenden N. saphenus zwischen Ligatur und der weiter distal verlaufenden Muskelvene (2) durchtrennt. Anschließend setzt man den M. pectineus (c) am Übergang in seine Endsehne und mit einem weiteren, dicht oberhalb der Patella (B) gelegten Schnitt die Quadrizepsmuskulatur (e) ab (Abb. 449). Dieser Schnitt wird nach Umlagern der Gliedmaße (Abb. 450) auf der lateralen Seite im Bogen nach kaudoproximal durch den M. biceps femoris fortgeführt. Jetzt kann der N. ischiadicus (3) dargestellt werden (Abb. 451), dessen Durchtrennung möglichst weit proximal erfolgt. Schließlich werden die vergliebenen Mm. adductor magnus (d), semimembranosus (f, f′), semitendinosus (g) und abductor cruris cranialis (i) auf halber Höhe der Femurdiaphyse und das Os femoris (A) am Über-

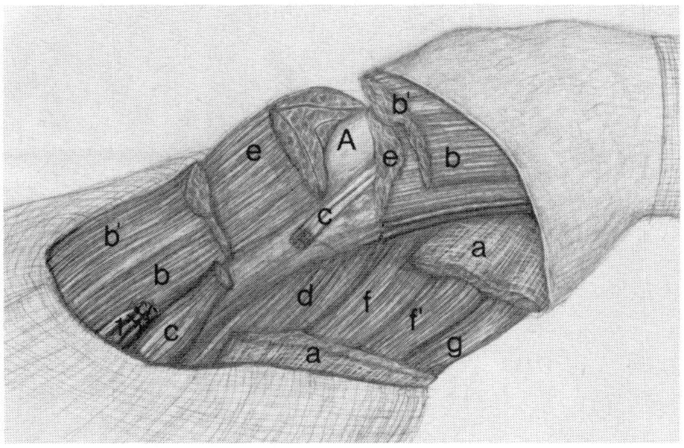

Abb. 449: Situation nach Durchtrennen der Muskeln auf der medialen Seite

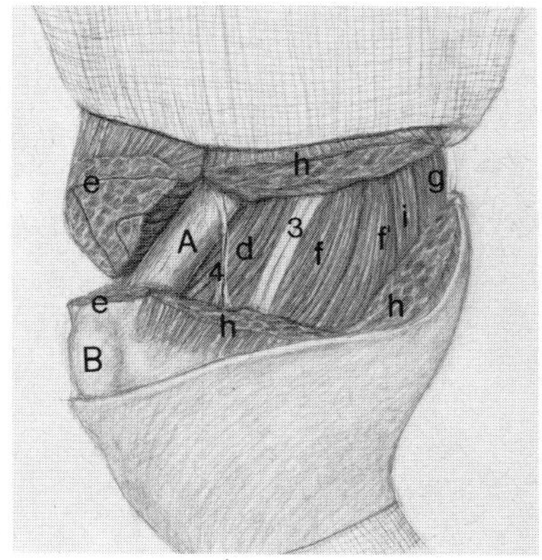

Abb. 451: Situation nach Durchtrennen des M. biceps femoris und Darstellen des N. ischiadicus

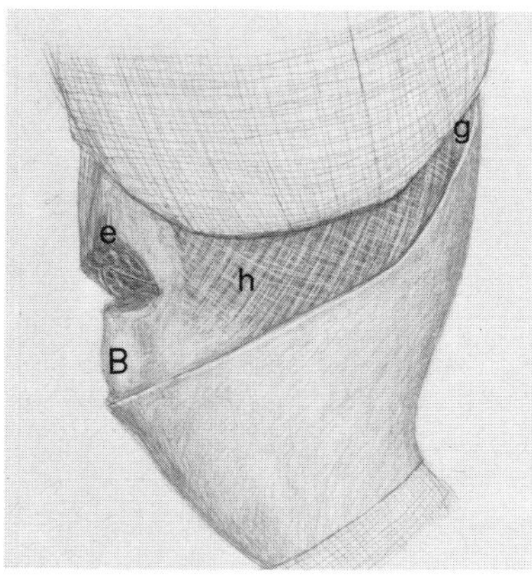

Abb. 450: Laterale Fläche

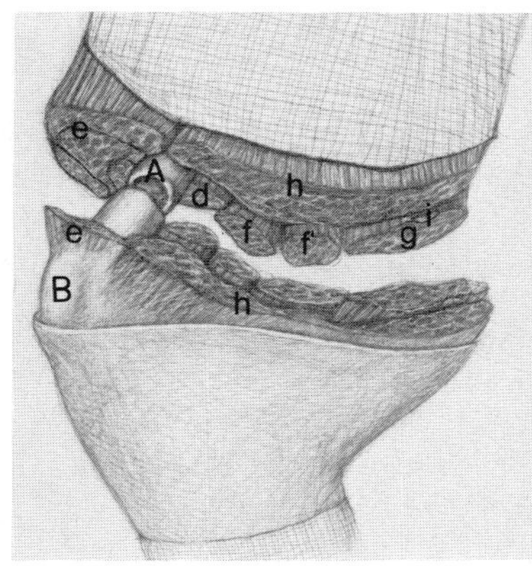

Abb. 452: N. ischiadicus, kaudale Oberschenkelmuskulatur und Os femoris abgesetzt

A Os femoris; B Patella
a M. gracilis; b M. sartorius, kaudale Portion, b′ kraniale Portion; c M. pectineus; d M. adductor magnus; e M. quadriceps femoris; f M. semimembranosus, kranialer Bauch, f′ kaudaler Bauch; g M. semitendinosus; h M. biceps femoris; i M. abductor cruris caudalis
1 A. und V. femorialis, N. saphenus; 2 Muskelvene (medial); 3 N. ischiadicus (N. tibialis und N. fibularis); 4 Muskelvene (lateral)

gang vom proximalen zum mittleren Schaftdrittel abgesetzt (Abb. 452).

Wundverschluß: Nach sorgfältiger Blutstillung ist der M. quadriceps femoris (e) spannungsfrei über den Knochenstumpf nach kaudal zu ziehen und mit Knopf- bzw. rückläufigen Heften (Katgut) an den M. adductor magnus (d) zu adaptieren. Des weiteren werden die Faszie lateral des M. biceps femoris (h) an die medial der Mm. gracilis (a) und semitendinosus (g) gelegene Faszie und die Fascia lata über dem M. quadriceps femoris (e) an die medial dem M. sartorius (b, b′) anliegende Faszie mit Knopfheften (Katgut) adaptiert. Naht der subkutanen Faszie, sofern erforderlich bzw. möglich, mit Katgut-Knopfheften. Hautnaht.

Nachbehandlung: Die Wunde sollte für einige Tage durch aufgeklebte Gaze geschützt werden. Die Fäden der Hautnaht sind zwischen dem 8. und 10. Tag zu entfernen.

Becken

Zugang zum Darmbeinflügel von kraniodorsal

Indikation: Entnahme von Kortikalis-Spongiosa-Spänen; Diastase im Iliosakralgelenk.

Vorbereitung: Der Patient ist in Seitenlage oder in Brust-Bauchlage auszubinden. Bei in Seitenlage ausgebundenem Tier steht der Operateur am Rücken des Tieres.

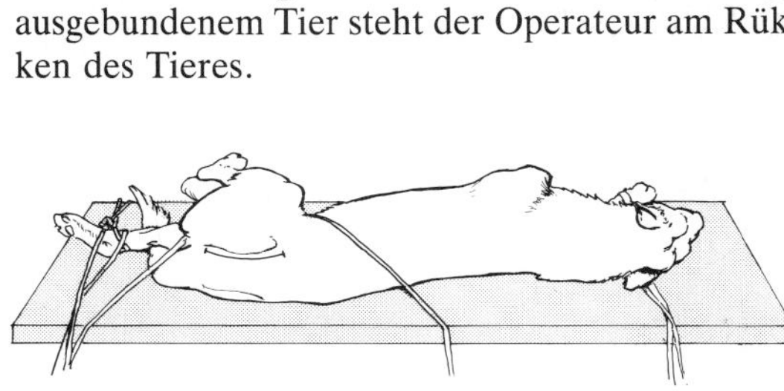

Abb. 453: Lagerung und Schnittführung durch die Haut

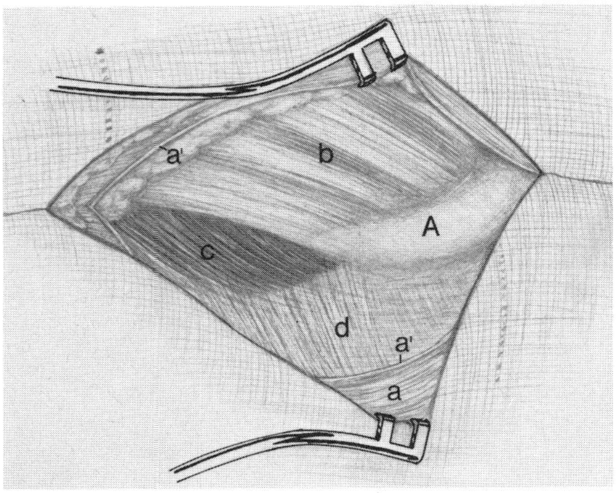

Abb. 454: Hautmuskel, Fett- und Bindegewebe gespreizt

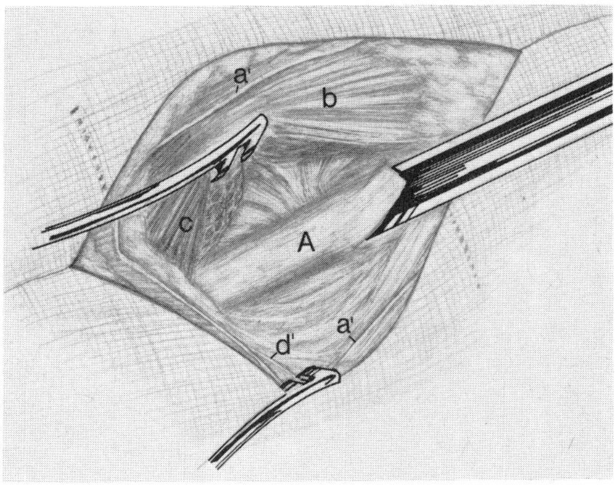

Abb. 455: Fascia glutaea durchtrennt und M. glutaeus medius am Ursprung mobilisiert

A Tuber sacrale
a M. cutaneus trunci, a′ Schnittkante; b M. glutaeus medius; c M. glutaeus superficialis; d Fascia glutaea, d′ Schnittkante

Vorgehen: Der 10–15 cm lange Hautschnitt liegt über der Spina iliaca dorsalis cranialis (Abb. 453). Nach Durchtrennen von Hautmuskel, glutäalem Fettgewebe sowie Fascia glutaea werden die Wundränder gespreizt (Abb. 454). Die Knochenentnahmestelle liegt frei, wenn an der lateralen Kante der Spina iliaca dorsalis cranialis der M. glutaeus superficialis inzidiert und der M. glutaeus medius an seinem Ursprung abgelöst ist (Abb. 455). Mit dem Hohlmeißel wird die Kompakta des Tuber sacrale abgetragen und mit dem scharfen Löffel Spongiosa entnommen.

● *Weiteres Vorgehen bei Diastase im Iliosakralgelenk:* Nach Entfernen des Gelenkknorpels wird das Darmbein an den Kreuzbeinkörper geschraubt. Um eine stabile Fixation zu erreichen, sollte ein möglichst weit in den Kreuzbeinkörper reichende Zugschraube gesetzt werden. Es empfiehlt sich, zuerst den Bohrkanal im Kreuzbein und diesen durch ventrolaterale Verlagerung des Darmbeins unter Sicht anzulegen. Anschließend wird das Gewinde geschnitten und nach Durchbohrung des Darmbeinflügels die Schraube eingedreht.

Mit einer zweiten Zugschraube (Abb. 461) oder einem Bohrdraht wird Rotationsstabilität erzielt.

Wundverschluß: Schichtweise Adaptation der Wundränder der Glutäen, der Fascia glutaea und des Hautmuskels mit Knopfheften (Katgut). Hautnaht.

Nachbehandlung: Durch aufgeklebte Gaze sollte die Hautwunde für einige Tage geschützt werden. Die Fäden der Hautnaht sind zwischen dem 8. und 10. Tag zu entfernen. Nach Stabilisierung (Arthrodese) des Iliosakralgelenks Bewegungseinschränkung (Leinenzwang, Zimmerruhe) über 4 bis 6 Wochen.

Zugang zum Darmbein von lateral

Indikation: Fraktur des Os ilium; Diastase im Iliosakralgelenk.

Instrumente: Osteosynthesebesteck.

Vorbereitung: Der Patient ist in Seitenlage auszubinden.

Vorgehen: Der Hautschnitt wird, gering nach ventral geschwungen, vom kranialen Rand des Darmbeinflügels bis etwas distal und kaudal des Trochanter major gelegt (Abb. 456). In gleicher Länge werden oberflächliche Faszie, Hautmuskel und glutäales Fettgewebe durchtrennt und mit der Haut gespreizt (Abb. 457). Über dem Muskelspalt zwischen dem M. tensor fasciae latae und dem M. glutaeus medius wird die Fascia glutaea vom Tuber sacrale bis zum kranialen Rand des M. glutaeus superficialis gespalten, der M. glutaeus medius von der Spina iliaca ventralis her subperiostal von der Darmbeinsäule gelöst und mit dem Wundhaken nach dorsal verlagert (Abb. 458). Der jetzt dargestellte M. glutaeus profundus wird am Darmbein abgesetzt und nach kaudal gezogen (Abb. 459).

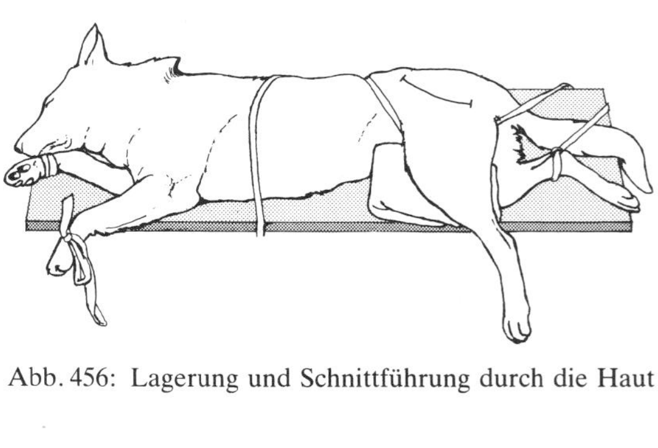

Abb. 456: Lagerung und Schnittführung durch die Haut

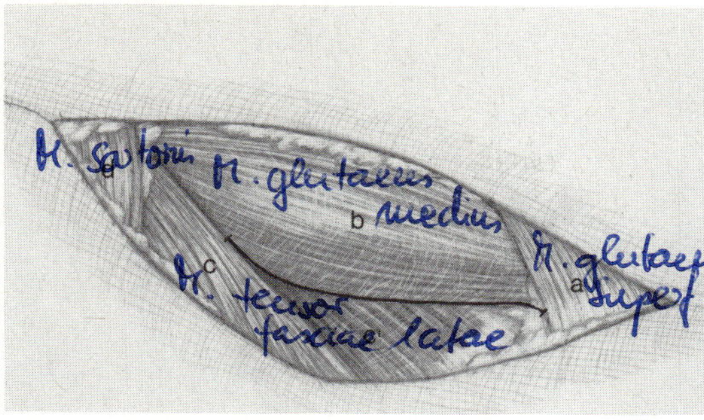

Abb. 457: Haut und Hautmuskel durchtrennt, Schnittlinie am ventralen Rand des M. glutaeus medius

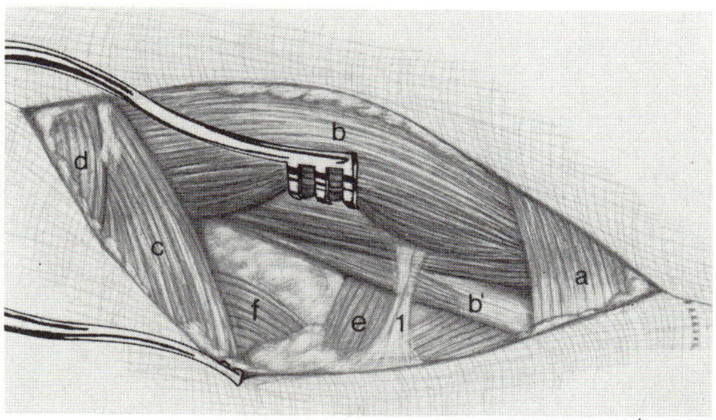

Abb. 458: Fascia glutaea durchtrennt, M. glutaeus medius und kaudale Portion des M. tensor fasciae latae gespreizt

Die über dem M. glutaeus profundus zum M. tensor fasciae latae ziehenden Gefäße sind, wenn der Bereich des Darmbeins vor dem Azetabulum darzustellen ist, zu koagulieren.

Am ventralen Rand der Darmbeinsäule, etwas kaudal des Darmbeinflügels, zieht eine A. nutricia in das Darmbein. Das Gefäß sollte beim Ablösen des M. iliopsoas zur Darstellung des ventralen Darmbeinrands geschont werden. Bei Verletzung ist es zu versorgen und eine Blutung aus dem For. nutricium mit Wachs zu stillen.

Ist nach Luxation das reponierte Darmbein im Iliosakralgelenk zu stabilisieren, sollten möglichst zwei Schrauben durch die Ala ossis sacri in das Kreuzbein eingedreht werden, um das Gelenk rotationsstabil zu fixieren (Abb. 461).

Um sicherzustellen, daß der N. ischiadicus nicht gefaßt und gequetscht wird, ist das lockere Gewebe medial der Darmbeinsäule vor Ansetzen der Knochenfaßzange mit dem Hohmann-Hebel abzudrängen.

Da die Fixation im Iliosakralgelenk meist erhalten oder zumindest noch ausreichend ist, also das kraniale Fragment bei der Reposition nicht dirigiert werden kann, erübrigt es sich, eine zweite Knochenfaßzange an dem dünnen Darmbeinflügel anzusetzen. Vielmehr wird das kaudale Fragment mit einem in den Bruchspalt eingeschobenen

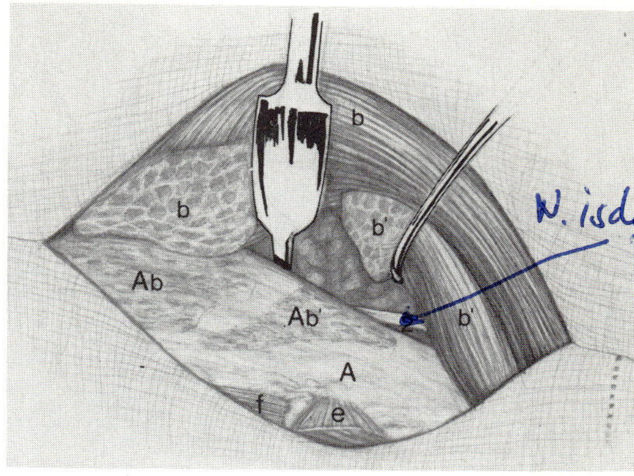

Abb. 459: Mm. glutaeus medius und profundus mobilisiert, zum Teil abgesetzt und zur Seite gezogen

A Corpus ossis ilii, Ab Ursprungsfläche des M. glutaeus medius, Ab′ Ursprungsfläche des M. glutaeus profundus a M. glutaeus superficialis; b M. glutaeus medius, b′ M. glutaeus profundus; c M. tensor fasciae latae, kraniale, c′ kaudale Portion; d M. sartorius; e M. rectus femoris; f M. iliopsoas
1 Endäste von A., V. und N. glutaeus cranialis; 2 N. ischiadicus

Hohmann-Hebel oder Raspatorium in die korrekte Lage gehebelt.

Nach Reposition werden die Fragmente bei einer Quer- oder kurzen Schrägfraktur mit einer anmodellierten Platte fixiert. Es ist zweckmäßig, die Platte an einem Knochen entsprechender Größe vorzubiegen und die dreidimensional modellierbare Rekonstruktionsplatte zu verwenden (Abb. 460). Im Bereich der Darmbeinschaufel sind

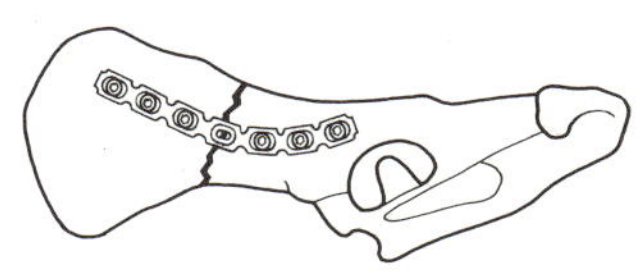

Abb. 460: Querfraktur der Darmbeinsäule; Osteosynthese mit Rekonstruktionsplatte; Schema

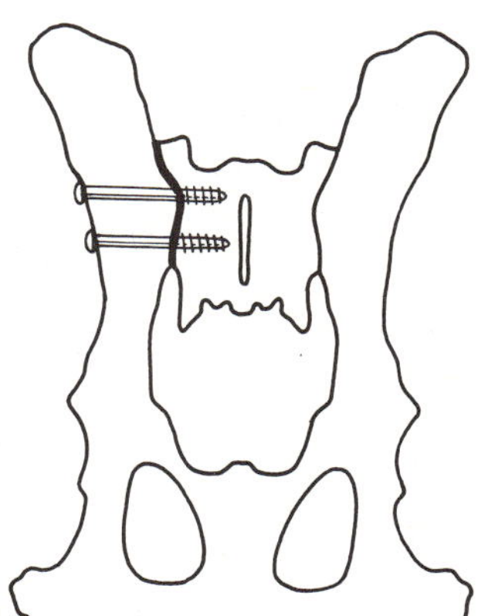

Abb. 461: Diastase; Arthrodese mit zwei Zugschrauben; Schema

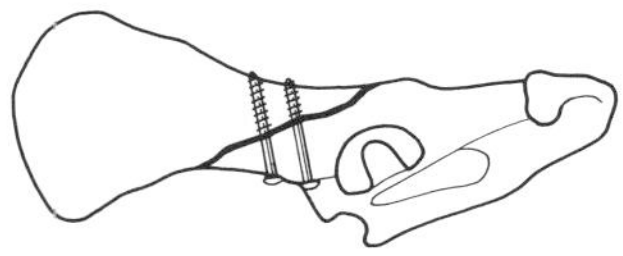

Abb. 462: Schrägfraktur der Darmbeinsäule; Osteosynthese mit zwei Zugschrauben; Schema

die Schrauben sehr vorsichtig einzudrehen, da die hier dünnen Kompaktalamellen wenig Halt bieten. Deswegen kann es zweckmäßig sein, eine Schraube durch die Ala ossis sacri in das Kreuzbein zu setzen.

Eine lange Schrägfraktur des Darmbeins kann allein mit Schrauben fixiert werden (Abb. 462), wenn die Fraktur so lang ist, daß mindestens zwei Schrauben einzubringen sind und die Fraktur im azetabulumnahen Bereich des Darmbeins liegt, weil nur hier genügend feste Knochensubstanz zur Stabilisierung mit Zugschrauben vorhanden ist.

Wundverschluß: Adaptation der Mm. glutaei profundus und medius mit Knopf- oder Diagonalheften (langsam resorbierbares Nahtmaterial).

Adaptation der Wundränder der Fascia glutaea mit Knopfheften (langsam resorbierbares Nahtmaterial).

Adaptation der Wundränder des Hautmuskels mit Knopfheften (Katgut). Hautnaht.

Das Einlegen einer REDON-Saugdrainage kann zweckmäßig sein!

Nachbehandlung: Die Hautwunde sollte durch aufgeklebte Gaze während einiger Tage geschützt werden. Die Fäden der Hautnaht sind am 8. bis 10. Tag zu entfernen. Einschränkung der Bewegung (Käfigruhe, Leinenzwang) für etwa 3 Wochen.

Zugang zum Hüftgelenk von kraniolateral

Anmerkung: Bei der Katze findet sich zwischen dem M. glutaeus superficialis und dem M. biceps femoris der langgestreckte, ziemlich kräftige M. caudofemoralis. Im übrigen bestehen keine wesentlichen anatomischen Unterschiede zu den im folgenden beschriebenen Verhältnissen beim Hund.

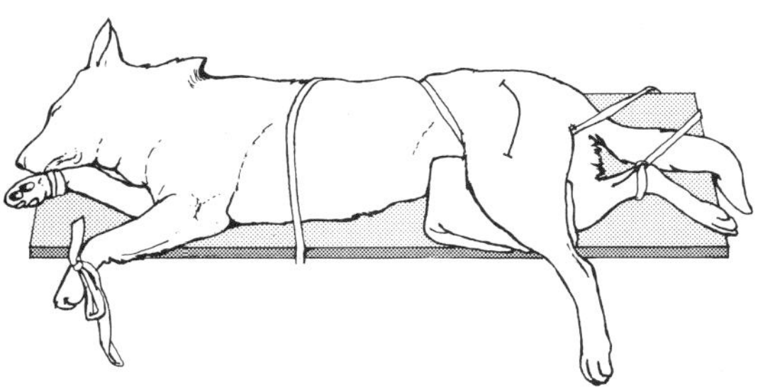

Abb. 463: Lagerung und Hautschnittführung

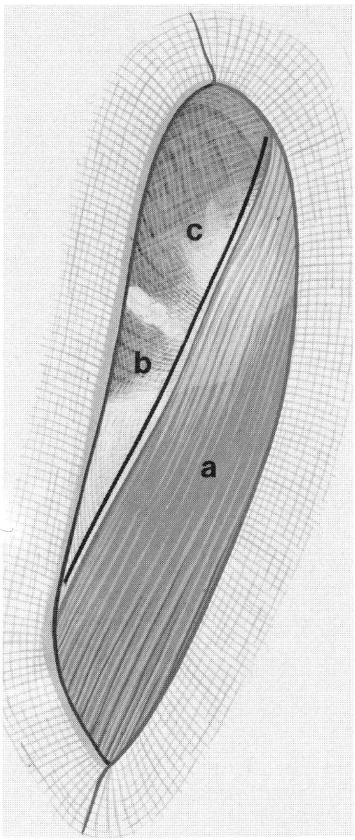

Abb. 464: Haut und oberflächliche Faszie gespreizt; Schnittführung am kranialen Rand des M. biceps femoris

A Trochanter major; B Collum ossis femoris; C Caput ossis femoris
a M. biceps femoris; b M. tensor fasciae latae; c M. glutaeus superficialis; d M. glutaeus medius; e M. glutaeus profundus; f M. vastus lateralis, f' Ursprungssehne; g M. rectus femoris; h M. articularis coxae
1 Hüftgelenkkapsel; 2 Gefäßäste der A. und V. circumflexa femoris lateralis

Indikation: Rezidivierende Luxatio ossis femoris; Epiphysiolysis capitis ossis femoris; Femurkopf- oder Femurhalsfraktur; Resektion des Caput und Collum ossis femoris (bei anhaltend schmerzhafter Arthropathia deformans bei kleinen und mittelgroßen Hunden sowie der Katze).

Instrumente: Reduktionszange, Winkelbohrgerät; Osteosynthesebesteck; oszillierende Säge oder Hammer und Meißel.

Vorbereitung: Der Patient ist in Seitenlage auszubinden und zusätzlich mit einem durch die Leistenfurche über Rücken und Rute geführten Band zu fixieren. Die zu versorgende, oben liegende Gliedmaße wird auf einem Polster gelagert.

Vorgehen: Der leicht kaudal geschwungene Hautschnitt beginnt kurz vor der dorsalen Medianlinie, verläuft über den Trochanter major und endet auf halber Höhe des Oberschenkels

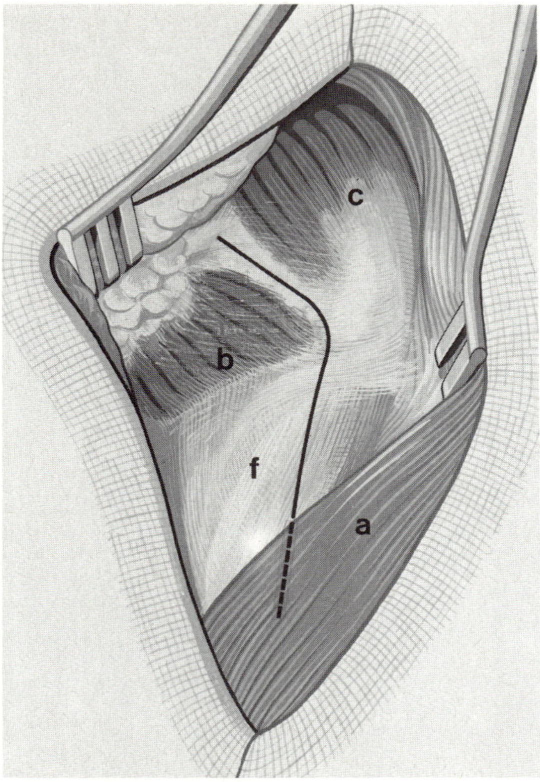

Abb. 465: Schnittführung im tiefen Blatt der Fascia lata und um den M. tensor fasciae latae (Legende bei Abb. 464)

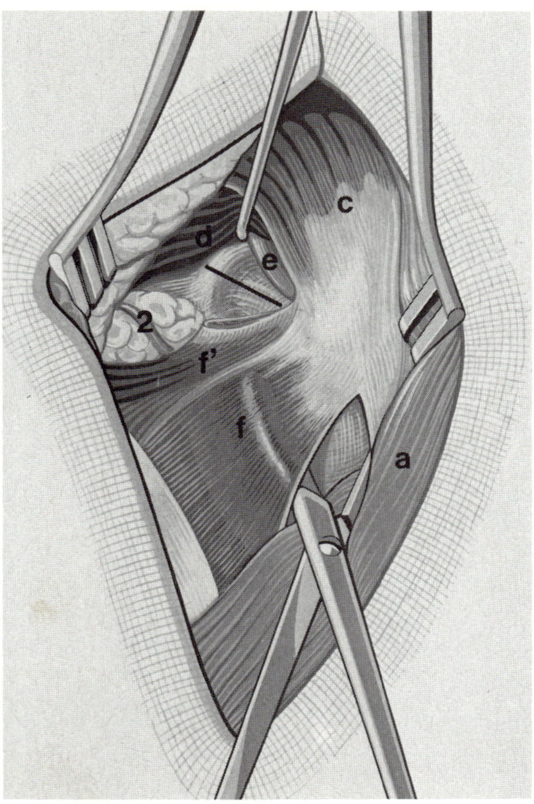

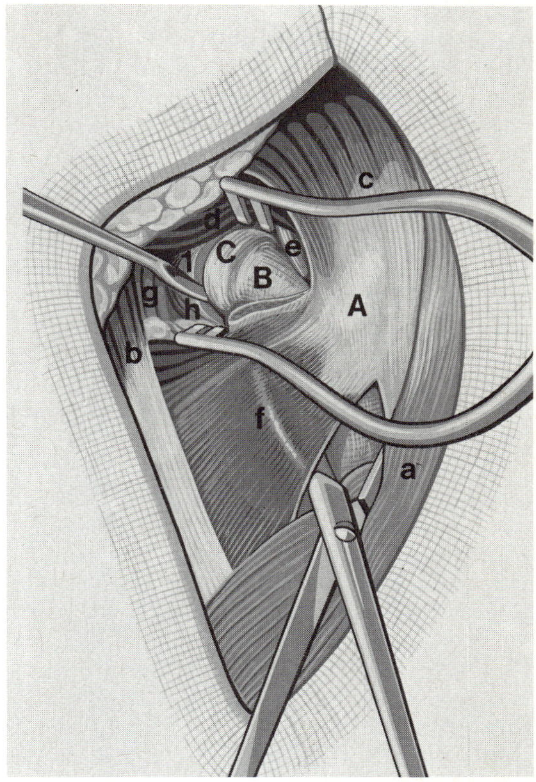

Abb. 467: Gelenkkapsel gespreizt. Femurkopf mit Raspatorium unterstützt (Legende bei Abb. 464)

(Abb. 463). Oberflächliche Faszie, interfasziales Fettgewebe und tiefe Faszie werden in gleicher Länge am kranialen Rand des M. biceps femoris durchtrennt (Abb. 464). Nach Mobilisieren und Spreizen der Wundränder wird das darunter liegende Blatt der Fascia lata über dem M. vastus lateralis inzidiert und dieser Schnitt nach proximal zwischen Glutäen und M. tensor fasciae latae fortgesetzt. Nun sind die Fascia lata und ihr Spannmuskel, der M. tensor fasciae latae, mit dem Spreizer nach kranial zu ziehen (Abb. 465).

Für das weitere Vorgehen ist es zweckmäßig, das Os femoris zu fixieren. Hierzu wird die kaudolaterale Portion des M. vastus lateralis subperiostal gelöst und der Knochen kurz unterhalb des Trochanter major mit einer Reduktionszange gefaßt. Zur Darstellung des Hüftgelenks werden die Mm. glutaei mit einem Wundhaken nach dorsal gezogen und das der Gelenkkapsel locker aufliegende Fettgewebe unter Schonung der Gefäßäste der A. und V. circumflexa femoris lateralis stumpf abpräpariert. Der Femurhals liegt frei, wenn die gemeinsame Ursprungssehne des M. vastus lateralis und M. vastus intermedius kranial eingekerbt und zur Seite verlagert ist (Abb. 466).

Abb. 466: Muskeln gespreizt, Gelenkkapsel und Femurhals dargestellt; Schnittführung in der Gelenkkapsel bei Epiphysiolysis bzw. Femurkopf- oder Femurhalsfraktur (Legende bei Abb. 464)

● *Weiteres Vorgehen bei Luxatio ossis femoris:* Mit Hilfe der Reduktionszange wird das Os femoris so gehalten, daß das Azetabulum eingesehen und von Gewebstrümmern und Bandresten befreit werden kann. Danach wird reponiert und der Sitz des Gelenkkopfes in der Pfanne sowie die Lage und das Ausmaß der Gelenkkapselläsion geprüft.

Besteht keine übermäßige Reluxationstendenz und ist die Gelenkkapsel vorwiegend im kranialen Bereich rupturiert, ist dieser Zugang für die Versorgung ausreichend. Andernfalls sollte die Darstellung des Hüftgelenks durch faserparalleles Spalten der Mm. glutaei oder Osteotomie des Trochanter major erweitert werden.

Der Kapselriß wird mit 3 bis 5 nicht oder langsam resorbierbaren Kunststoffheften genäht.

Ist die Gelenkkapsel in ihrer Mitte gerissen, erfolgt der Verschluß durch Knopfnaht. Liegt ein Abriß vom Pfannenrand oder Schenkelhals vor, werden rückläufige Nähte gesetzt, die in den Ursprungs- und Ansatzsehnen der angrenzenden Muskulatur und im Periost verankert werden. Bieten Periost und Sehnen nicht genügend Halt, sind die Fäden durch einen mit dem Winkelbohrgerät horizontal in die obere Kortikalis des Pfannendachs gelegten Bohrkanal bzw. durch eine Querbohrung an der Basis des Schenkelhalses zu führen. Anschließend wird die nicht ausreichend stabil rekonstruierbare Gelenkkapsel dorsal mit vier kräftigen Fäden (nicht resorbierbares Nahtmaterial) überspannt. Dazu werden zwei Fäden rückläufig sowie zwei in Achtertour geführt. Die Fäden werden bei gering abduziertem und einwärts gedrehtem Femur verknotet (Abb. 468). Weiterer Wundverschluß siehe unten.

● *Weiteres Vorgehen bei Epiphysiolysis, Femurkopf- oder Femurhalsfraktur:* Zur Darstellung der Fraktur werden Gelenkkapsel und/oder Periost des Schenkelhalses längs inzidiert, so daß möglichst wenige Äste des epiphysären Gefäßsystems durchtrennt werden. Nach Absaugen des Hämatoms bzw. Entfernen der Gewebsreste und Koagula von den Bruchflächen erfolgt die Reposition. Hierzu wird das distale Fragment mit der Reduktionszange nach unten gezogen, während das proximale Bruchstück mit Hilfe eines zwischen Azetabulum und Caput ossis femoris eingeführten Raspatoriums in seine korrekte Lage gebracht wird (Abb. 467, 469).

Die Reposition ist ohne Zuhilfenahme weiterer Zangen, d. h. nur durch Drücken des distalen Fragments gegen das proximale aufrecht zu halten.

Zur Fixation genügen 2 bis 3 KIRSCHNER-Bohrdrähte, die etwas kranial ober- und unterhalb der dem Trochanter tertius entsprechenden Rauhigkeit eingedrillt werden (Abb. 470). Die Drähte sollen parallel oder leicht divergierend und mög-

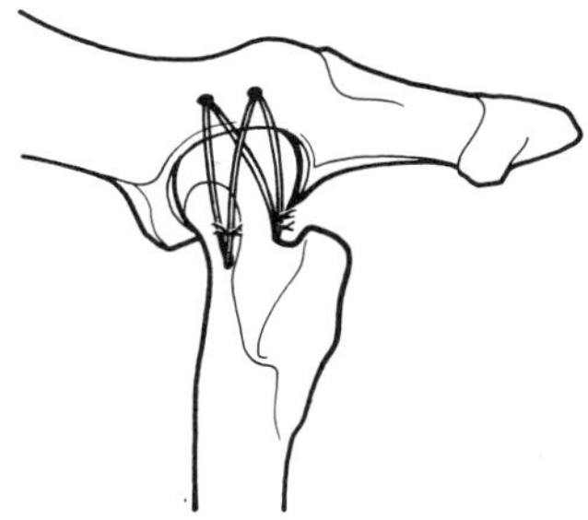

Abb. 468: Fixation des Caput ossis femoris im Azetabulum mit Fäden, die durch einen im Pfannendach und an der Basis des Collum ossis femoris gelegten Bohrkanal geführt sind

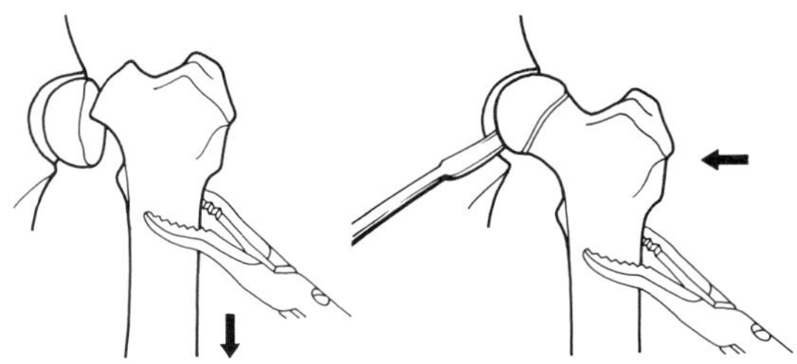

Abb. 469: Epiphysiolysis capitis ossis femoris; Reposition; Schema

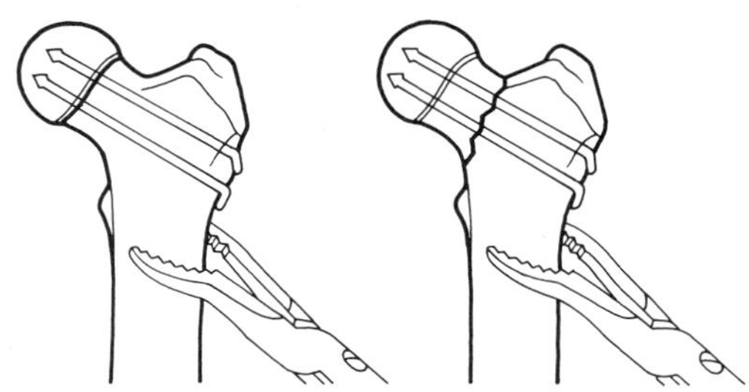

Abb. 470: Epiphysiolysis capitis ossis femoris und Fraktur des Collum ossis femoris; Osteosynthese mit zwei Bohrdrähten; Schema

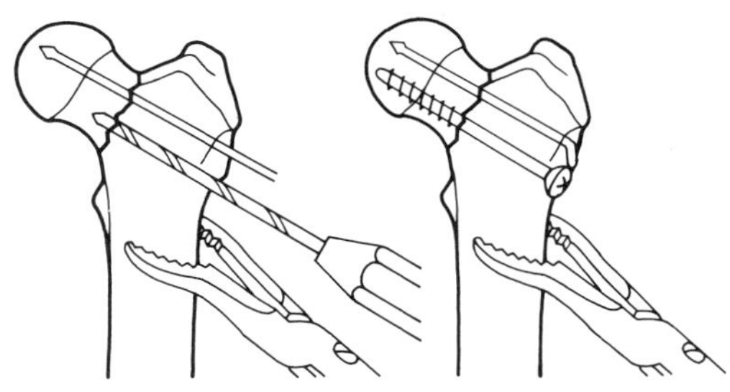

Abb. 471: Fraktur des Collum ossis femoris; Osteosynthese mit Bohrdraht und Zugschraube; Schema

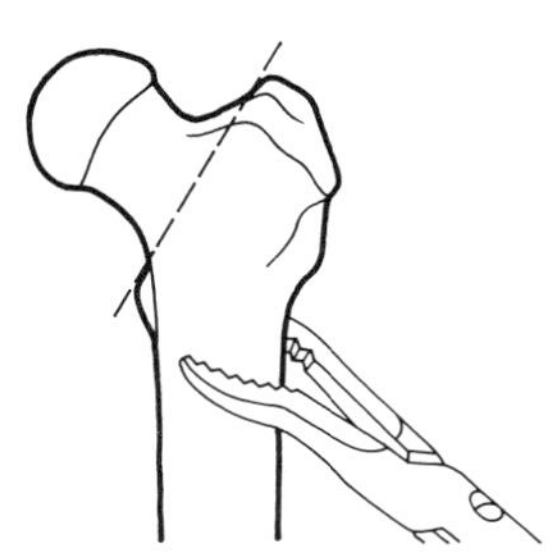

Abb. 472: Resektion des Caput und Collum ossis femoris; Osteotomie; Schema

lichst weit in das proximale Bruchstück gebohrt werden, ohne den Gelenkknorpel zu perforieren.

Bei lateralem Schenkelhalsbruch großwüchsiger Tiere oder Pseudarthrose kann eine interfragmentäre Kompression mittels Zugschraube vorteilhaft sein. Man beachte, daß für die erforderliche Rotationsstabilität zusätzlich ein Bohrdraht eingedrillt werden muß. Es ist zweckmäßig, zuerst den Bohrdraht zu plazieren, damit sich das proximale Fragment beim Gewindeschneiden und Eindrehen der Schraube nicht verdreht (Abb. 471).

Um einer Subluxation vorzubeugen, ist auf eine sorgfältige Naht der Gelenkkapsel Wert zu legen. Der Verschluß erfolgt mit Knopf- oder rückläufigen Heften (langsam resorbierbares, synthetisches Material). Weiterer Wundverschluß siehe unten.

● *Weiteres Vorgehen zur Resektion des Femurkopfes und Femurhalses:* Nach Darstellung des Schenkelhalses wird die Hüftgelenkkapsel von ihrem Ansatz am Collum ossis femoris gelöst. Dann wird eine schmale, gebogene Schere in den Gelenkspalt eingeführt und das Lig. capitis ossis femoris durchtrennt. Die Osteotomie soll an der Basis des Schenkelhalses, d. h. auf einer die mediale Begrenzung des Trochanter major mit dem Trochanter minor verbindenden Linie erfolgen (Abb. 472). Sie wird bei nach außen gedrehtem Os femoris mit Meißel und Hammer oder einer oszillierenden Säge ausgeführt. Dabei ist darauf zu achten, daß eine glatte Schnittfläche entsteht. Scharfe Kanten und Spitzen werden nach der Resektion entfernt. Schließlich wird die Gelenkkapsel mit rückläufigen Heften (nicht oder langsam resorbierbares Material) an die Umgebung der Knochenschnittfläche fixiert.

Wundverschluß: Die inzidierte Ursprungssehne der Mm. vastus medialis und intermedius sowie die kaudolaterale Portion des M. vastus lateralis werden mit rückläufigen Heften (Katgut) am Periost und den angrenzenden Muskeln reinseriert.

Die Wundränder der tiefen und der oberflächlichen Faszie werden schichtweise mit Knopfheften (Katgut) adaptiert. Hautnaht.

Nachbehandlung: Die Wunde sollte für einige Tage durch aufgeklebte Gaze geschützt werden. Die Fäden der Hautnaht sind zwischen dem 8. und 10. Tag zu entfernen.

Bei zweifelhafter Gelenkstabilität empfiehlt sich Ruhigstellung mit einer EHMER-Schlinge. Im übrigen Bewegungseinschränkung (Leinenzwang, Käfig- oder Zimmerhaltung) für 3 bis 4 Wochen.

Zugang zum Hüftgelenk von kraniolateral mit partieller Tenotomie der Sehne des M. glutaeus profundus

Indikation: Anhaltend schmerzhafte Arthropathia deformans; Hüftgelenkersatz

Instrumente: Instrumentarium für Hüftgelenkersatz (Richards Medical, Tuttlingen); Azetabulumfräse (Robert Mathys, Bettlach, Schweiz); Knochenzement; Osteosynthesebesteck.

Vorbereitung: Die Gliedmaße wird vom Sprunggelenk bis zur dorsalen Medianen geschoren und der Patient 24 Stunden vor der Operation gebadet. Liegen Hautveränderungen vor, ist der Eingriff bis zu deren Ausheilung zu verschieben!

Die geschorene Gliedmaße wird außerhalb des Operationsraums mit einer jodhaltigen Lösung (z. B. Betaisadona) gewaschen.

Der Patient wird mit dem Becken auf einem styroporgefüllten Vakuumkissen in Seitenlage so ausgebunden, daß die Dornfortsätze der Lendenwirbel und des Kreuzbeins sowie die mediane Sagittalebene des Beckens parallel zum Operationstisch liegen und, von kaudal gesehen, die Sitzbeinhöcker senkrecht übereinanderstehen (Abb. 473).

Zur endgültigen Vorbereitung wird die Gliedmaße mit einem an der Pfote fixierten Band angehoben, desinfiziert und von der Pfote bis zum Kniegelenk steril eingebunden. Schließlich werden Operationstisch und Patient mit Tüchern sowie das Operationsgebiet (Oberschenkel und Beckenhälfte) mit einer Folie abgedeckt.

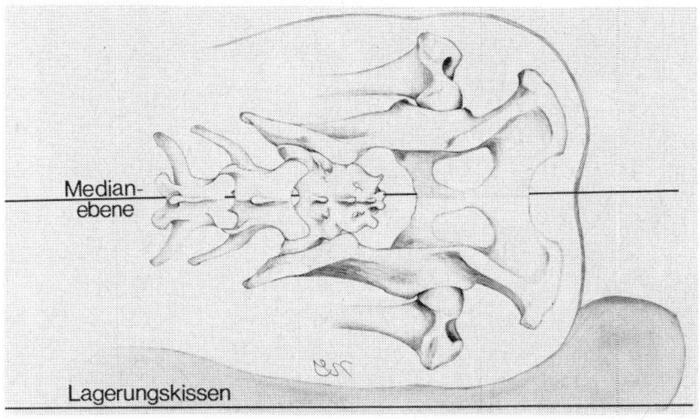

Abb. 473: Lagerung auf dem Vakuumkissen

Dauertropfinfusion während der Operation und Applikation eines Breitbandantibiotikums (z. B. Cephalothin 25 mg/kg/KM intravenös).

Vorgehen: Unmittelbar kranial des Os femoris wird ein gering kaudal geschwungener Hautschnitt gelegt. Er beginnt in der Mitte zwischen dorsaler Medianen und dem Trochanter major und endet unterhalb des Trochanter major. In gleicher Länge werden die oberflächliche Faszie sowie das interfasziale Fett gespalten und mit der Haut gespreizt (Abb. 474). Nach Durchtrennen der Fascia lata an ihrem Ursprung werden mit Wundhaken der M. tensor fasciae latae nach kranial (Abb. 475), der M. biceps femoris nach kaudal und der M. glutaeus medius nach dorsal (Abb. 476) gezogen. Anschließend wird der M. glutaeus profundus mit einem Raspatorium von der Hüftgelenkkapsel gelöst und dessen Endsehne mit einem Winkelschnitt inzidiert. Dazu wird die Sehne von kranial her, also quer zum Faserverlauf, zu einem Drittel durchtrennt, dann der Schnitt im rechten Winkel, d. h. im Faserverlauf fortgesetzt und so weit in den Muskel verlängert, daß sein kraniales Drittel disloziert werden kann (Abb. 477).

Die Kapsel des Hüftgelenks wird parallel zur Längsachse des Schenkelhalses durchtrennt. Der Schnitt wird nach peripher verlängert und das Stratum fibrosum am Schenkelhals mobilisiert. Zur Darstellung der kranialen Fläche des Schenkelhalses und des Trochanter major werden die dort entspringenden Muskeln (Mm. vastus lateralis und intermedius) partiell abgelöst (Abb. 477).

Nach Durchtrennen des Lig. capitis ossis femoris wird der Gelenkkopf durch Außenrotation der Gliedmaße um 90° luxiert. Danach wird die Testprothese so angelegt, daß ihr Stiel parallel zur Längsachse des Femurschafts und ihr Hals über dem Collum ossis femoris liegen. Die Osteotomie des Schenkelhalses erfolgt in Höhe der Halsbasis der Testprothese (Abb. 478). Die Säge ist zunächst senkrecht zur Längsachse des Schenkelhalses anzusetzen und dann zum Ausgleich der Anteversion um ca. 15° zu kippen. Bei senkrecht zur Längsachse des Femurhalses gelegtem Schnitt wird die Endoprothese mit dem ursprünglichen Anteversionswinkel implantiert! Der Anteversionswinkel des Femurhalses ist beim dysplastischen Hund meist vergrößert.

Präparation des Pfannenbetts: Zur Darstellung der Gelenkpfanne werden der proximale Abschnitt des Os femoris nach kaudal und die Mm. glutaei medius und profundus nach dorsal gezogen (Abb. 479). Nach Entfernen von Resten des Lig. capitis ossis femoris wird das Azetabulum mit einer Fräse passender Größe bis zur medialen Kortikalis des Beckens ausgefräst. Spongiosareste werden mit einer Kürette entfernt. Zur Verankerung

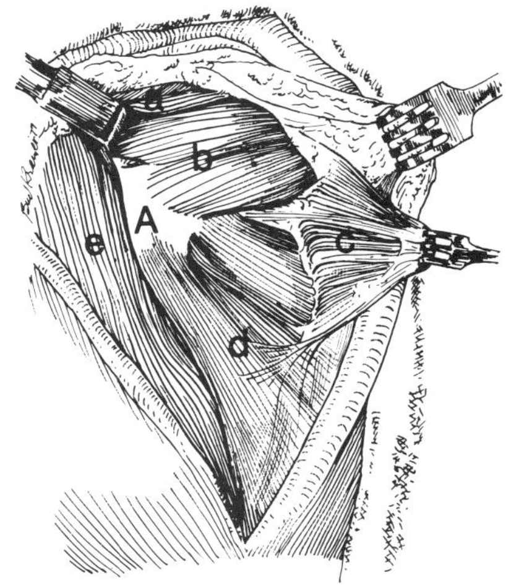

Abb. 475: Nach Durchtrennen der Fascia lata am Ursprung sind der M. tensor fasciae latae nach kranial und der M. biceps femoris nach kaudal gezogen (Legende bei Abb. 474)

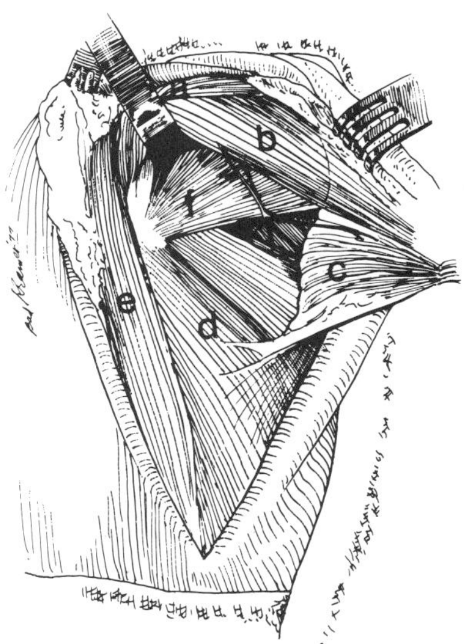

Abb. 476: M. glutaeus medius zur Darstellung des M. glutaeus profundus nach dorsal gezogen (Legende bei Abb. 474)

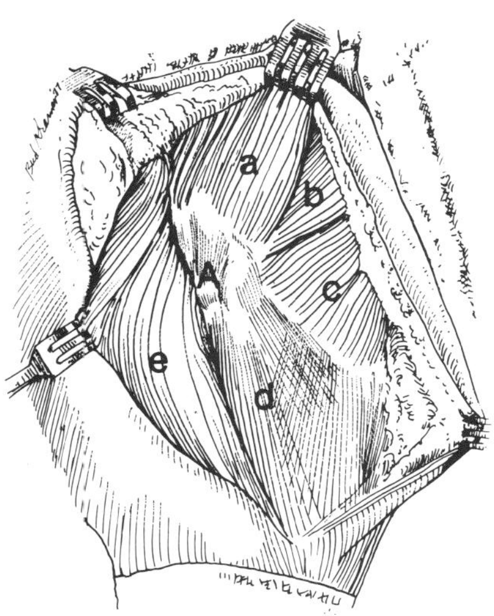

Abb. 474: Haut und oberflächliche Faszie durchtrennt und gespreizt

A Trochanter major; B Caput ossis femoris, B′ Kopf der Endoprothese; C Sägefläche am Collum ossis femoris; D Azetabulum, D′ Kunststoffpfanne
a M. glutaeus superficialis; b M. glutaeus medius; c M. tensor fasciae latae; d M. vastus lateralis; e M. biceps femoris; f M. glutaeus profundus
1 N. ischiadicus; 2 Naht der Gelenkkapsel

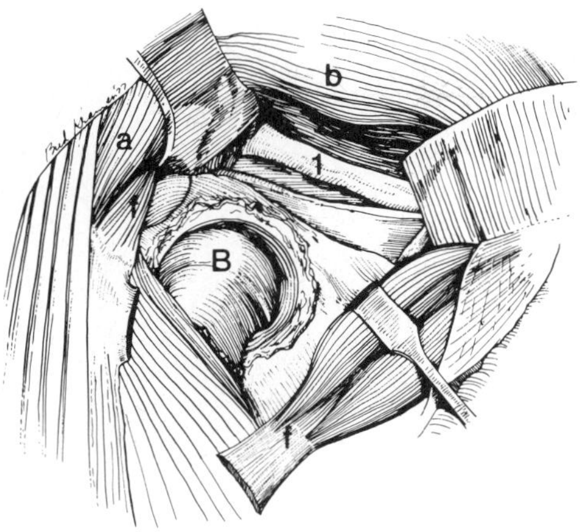

Abb. 477: Situation nach Absetzen eines Drittels des M. glutaeus profundus, partieller Ablösung der Mm. vastus lateralis und intermedius sowie Durchtrennen der Gelenkkapsel (Legende bei Abb. 474)

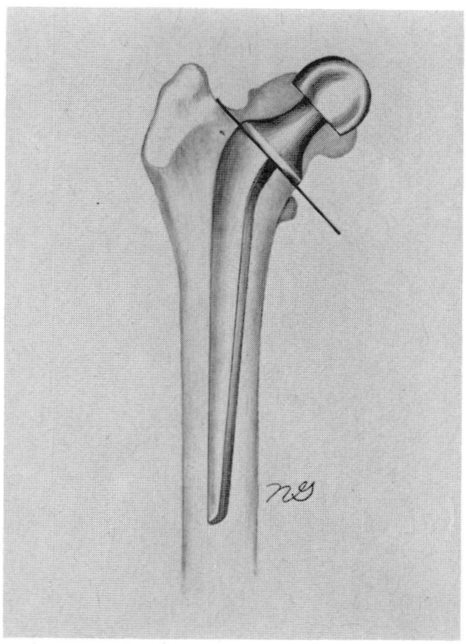

Abb. 478: Anlegen der Testprothese zur Markierung des Sägeschnitts; Schema

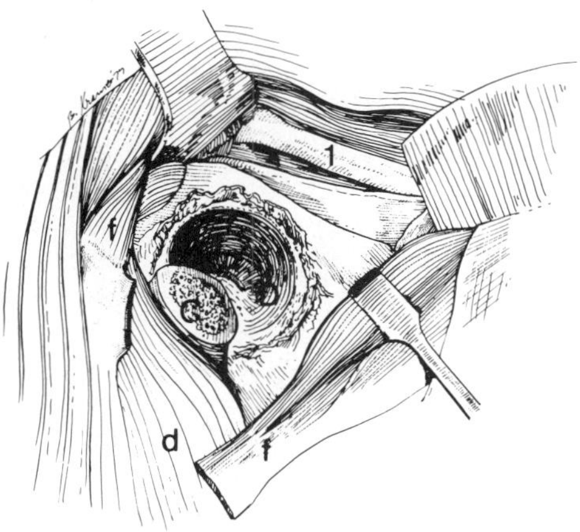

Abb. 479: Situation nach Osteotomie des Schenkelhalses und Ausfräsen der Gelenkpfanne (Legende bei Abb. 474)

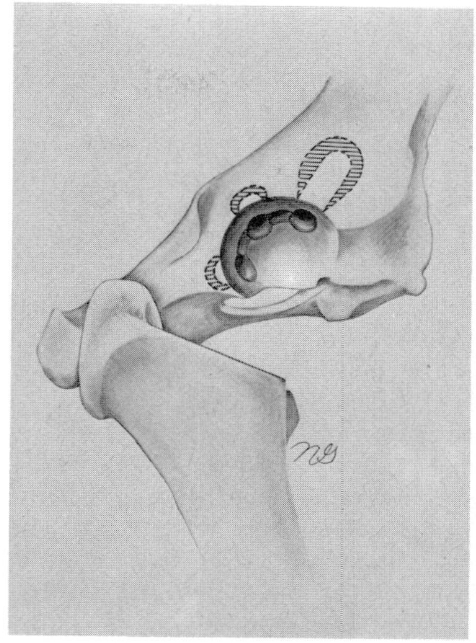

Abb. 480: Zur Verankerung des Knochenzements angebrachte und in der Tiefe erweiterte (schraffiert) Hohlräume, mit einer Rinne verbunden; Schema

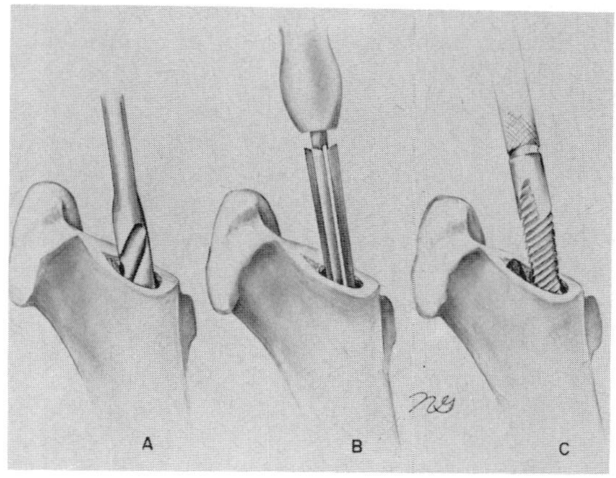

Abb. 481: Präparation der Markhöhle mit Bohrer (A), Ahle (B) und Raspel (C); Schema

des Knochenzements im Pfannenbett werden 3 oder 4 Bohrungen gelegt, die in der Tiefe mit dem scharfen Löffel etwas erweitert werden. Die Öffnungen der Hohlräume sollten, wenn möglich, durch eine Rinne verbunden werden (Abb. 480). Danach wird mit der Prothesenpfanne geprüft, ob die Präparation des Pfannenbetts ausreichend ist.

Präparation des Os femoris: Von der Osteotomiefläche her wird die Markhöhle aufgebohrt, die Öffnung mit der Ahle erweitert und die endgültige Form mit der Raspel geschaffen (Abb. 481). Dabei ist zu beachten, daß die Öffnung zur Markhöhle am Trochanter major und an der Basis des Schenkelhalses ausreichend weit ist. Eine Knochenkante in diesem Bereich kann den korrekten Sitz der Endoprothese verhindern. Um einer Fraktur des

Femurschafts vorzubeugen, darf weder beim Aufbohren der Markhöhle noch beim Einführen des Prothesenstiels Gewalt angewendet werden. Nach der Präparation wird die Testprothese eingeführt und sichergestellt, daß die Endoprothese wie vorgesehen gelagert werden kann. Danach wird das Pfannenbett wieder mit Wundhaken dargestellt und zur Applikation des Knochenzements sorgfältig ausgetupft.

20 g Polymer werden mit 10 ml Monomer angerührt*. Sobald der Zement teigige Konsistenz hat, wird er in das Pfannenbett gegeben und, um die der Verankerung des Knochenzements dienenden Hohlräume auszufüllen, mit dem Daumen eingedrückt. Wenn der Zement das Pfannenbett in einer Schicht von etwa 5 mm Dicke auskleidet, wird die Prothesenpfanne mit dem Adapter in den Zement gedrückt. Um die Pfanne so einzubetten, daß der Prothesenkopf nicht luxieren kann, ist der Adapter bei der Einbettung wie folgt zu halten (Abb. 482):

- Von kaudal gesehen, steht der Stiel senkrecht zur Sagittalebene des Beckens (a).
- Von dorsal gesehen, steht der Stiel des Adapters entweder senkrecht oder gering zum Sitzbein hin geneigt, d. h. im Winkel von 80 bis 85° zur Sagittalebene des Beckens (c).
- Von der Seite her gesehen, steht die Querstange des Adapters parallel zu einer dorsal am Tuber sacrale und am Tuber ischiadicum angelegten Stange (b).

In dieser Position des Adapters wird die Pfanne bis zum Abbinden des Knochenzements konstant in das Pfannenbett gedrückt und überflüssiger Zement vom Assistenten sorgfältig entfernt.

Nach Einbetten der Kunststoffpfanne wird die Testprothese in den Femurschaft eingelegt und das Os femoris probeweise reponiert. Gelingt die Reposition nicht oder nur mit Gewalt, ist der Femurhals zu lang. In diesem Fall sind einige Millimeter am Schenkelshals mit der Säge abzutragen. Der Kopf der Testprothese wird bei nach außen rotierter Gliedmaße luxiert, dann die Testprothese entfernt, der proximale Abschnitt des Os femoris mit einem Hohmann-Hebel vorgelagert und die Prothesenpfanne, um sie vor Verunreinigung mit Zement zu schützen, mit Gaze sicher abgedeckt. Anschließend wird, wie beschrieben, der Knochenzement angerührt und, sobald er weichteigige Konsistenz hat, in die aufgebohrte Markhöhle entweder mit dem Daumen gedrückt oder mit einer Zementspritze appliziert. Ist die Markhöhle ausreichend mit Zement ausgefüllt, wird die Endoprothese eingebettet. Der dabei aus der Markhöhle

* Bei einem Präparat ohne Zusatz eines Chemotherapeutikums kann dem Polymer 1,0 g Natrium-Cephalothin beigegeben und dann das Polymer-Antibiotikumgemisch mit dem Monomer angerührt werden.

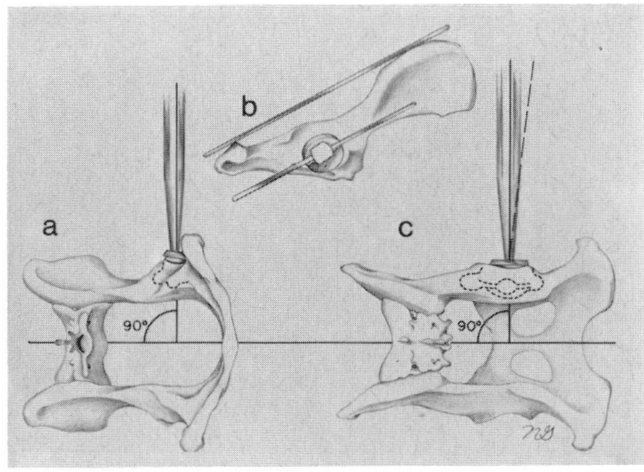

Abb. 482: Position des Adapterstiels beim Einbetten der Prothesenpfanne; a von kaudal, b von der Seite und c von dorsal gesehen; Schema

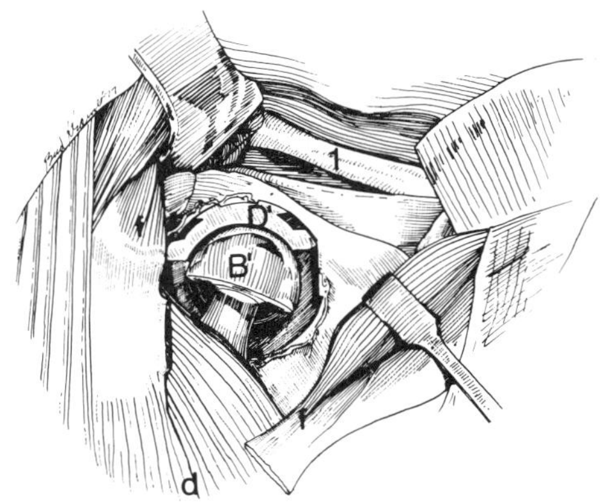

Abb. 483: Situation nach Einbetten der Endoprothese und Deponieren des Prothesenkopfes in der Pfanne

Legende bei Abb. 474

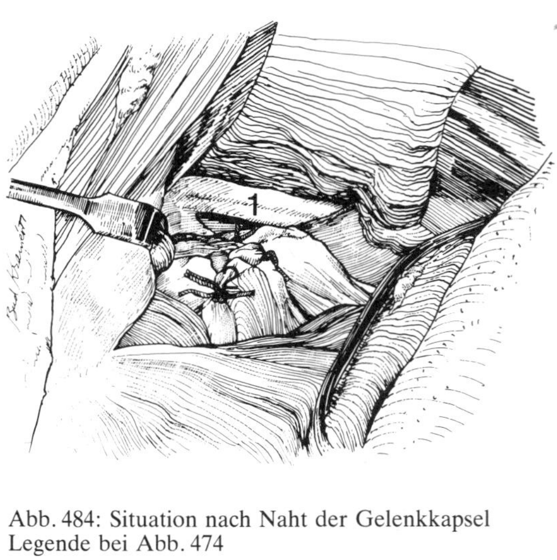

Abb. 484: Situation nach Naht der Gelenkkapsel
Legende bei Abb. 474

herausgedrückte Zement wird vom Assistenten entfernt.

Zu beachten ist, daß der Prothesenhals dem Knochen anliegt und die Endoprothese in neutraler Position, allenfalls in einem Anteversionswinkel von maximal 25°, fixiert wird.

Ist der Zement gehärtet, werden die Abdeckung von der Kunststoffpfanne entfernt, der Prothesenkopf in die Pfanne gebracht (Abb. 483) und die Wundränder der Gelenkkapsel überlappend mit rückläufigen Heften (nicht resorbierbares, atraumatisches Nahtmaterial) adaptiert (Abb. 484).

Wundverschluß: Adaptation der Wundränder des M. glutaeus profundus sowie Reinsertion der Mm. vasti lateralis und intermedius mit Knopf- bzw. rückläufigen Heften (langsam resorbierbares Nahtmaterial).

Adaptation der Wundränder von tiefer und oberflächlicher Faszie mit Knopfheften (Katgut). Hautnaht.

Nachbehandlung: Die Hautwunde sollte für einige Tage durch aufgeklebte Gaze geschützt werden. Die Fäden der Hautnaht werden zwischen dem 10. und 12. Tag entfernt. 5 Tage Chemotherapie mit Breitbandantibiotikum (z. B. Cephalothin 25 mg/kg/KM per os).

Eine Woche Käfigruhe und weitere drei Wochen Bewegungseinschränkung (Leinenzwang, kein Treppensteigen). Danach langsam angepaßte Steigerung der Bewegung. Kontrolluntersuchung nach drei Monaten und danach jährlich einmal. Die Kontrolluntersuchungen dienen der Verlaufsüberwachung und der frühzeitigen Erfassung einer Komplikation.

Falls der Ersatz des anderen Hüftgelenks erforderlich ist, sollte dies frühestens zwei Monate später erfolgen.

Zugang zum Hüftgelenk von dorsolateral mit Osteotomie des Trochanter major

Anmerkung: Bei der Katze findet sich zwischen dem M. glutaeus superficialis und dem M. biceps femoris der langgestreckte, ziemlich kräftige M. caudofemoralis. Im übrigen bestehen keine wesentlichen anatomischen Unterschiede zu den im folgenden beschriebenen Verhältnissen beim Hund.

Indikation: Rezidivierende Luxatio ossis femoris; Fractura acetabuli.

Instrumente: Winkelbohrgerät, Osteosynthesebesteck, Meißel und Hammer.

Vorbereitung: Der Patient ist in Seitenlage auszubinden und zusätzlich mit einem durch die Leistenfurche über Rücken und Rute geführten Band zu fixieren (Abb. 485). Die zu versorgende, oben liegende Gliedmaße wird auf einem Polster gelagert.

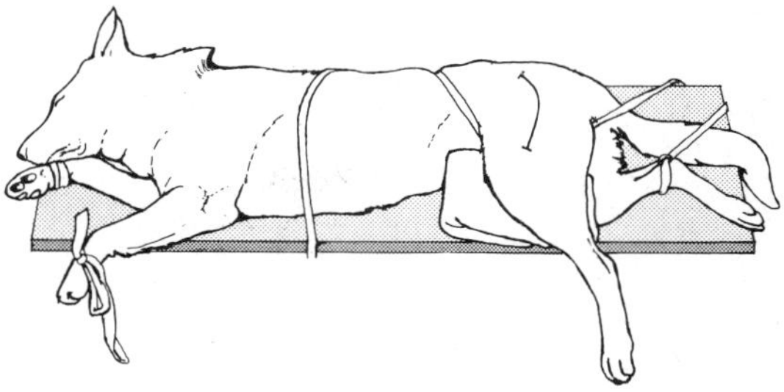

Abb. 485: Lagerung und Hautschnittführung

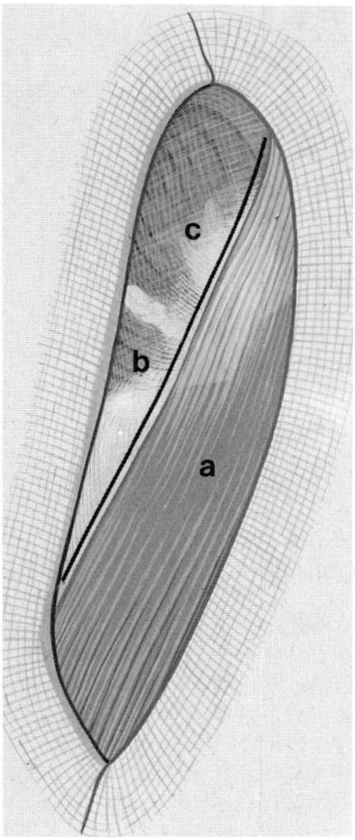

Abb. 486: Haut und oberflächliche Faszie gespreizt; Schnittführung am kranialen Rand des M. biceps femoris

a M. biceps femoris; b M. tensor fasciae latae; c M. glutaeus superficialis

Vorgehen: Der leicht kaudal geschwungene Hautschnitt beginnt kurz unterhalb der dorsalen Medianlinie, verläuft über den Trochanter major und endet auf halber Höhe des Oberschenkels. Oberflächliche Faszie und interfasziales Fettgewebe werden in gleicher Länge am kranialen Rand des M. biceps femoris durchtrennt (Abb. 486). Nach Mobilisieren und Spreizen der Wundränder wird das darunter liegende Blatt der Fascia lata über dem M. vastus lateralis inzidiert und dieser Schnitt nach proximal zwischen den Kruppenmus-

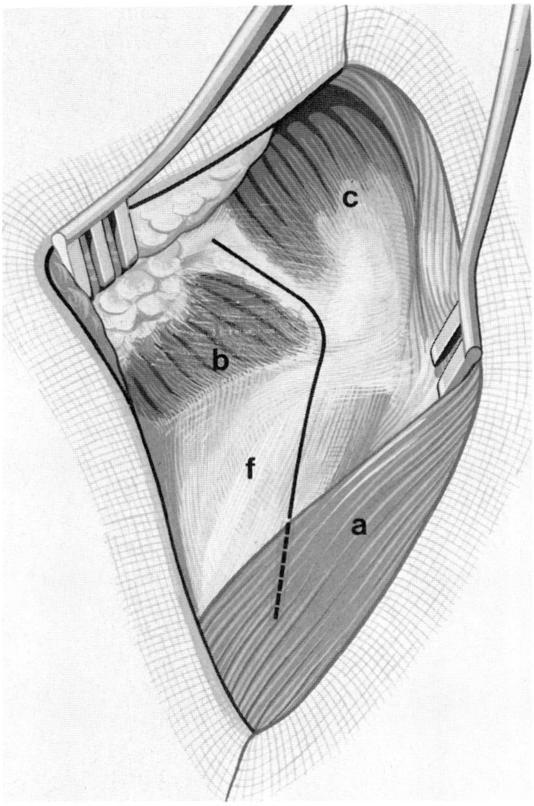

Abb. 487: Schnittführung im tiefen Blatt der Fascia lata und um den M. tensor fasciae latae (Legende bei Abb. 489)

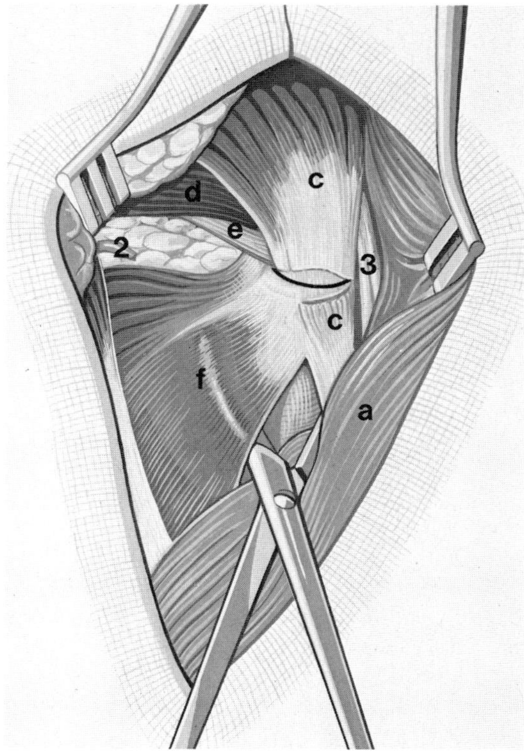

Abb. 488: Os femoris mit Reduktionszange fixiert; M. glutaeus superficialis durchtrennt; Schnittführung zur Osteotomie (Legende bei Abb. 489)

keln und dem M. tensor fasciae latae fortgesetzt (Abb. 487). Nun sind die Fascia lata und der M. tensor fasciae latae nach kranial zu ziehen. Für das weitere Vorgehen ist es zweckmäßig, das Os femoris zu fixieren. Hierzu wird die kaudolaterale Portion des M. vastus lateralis subperiostal gelöst und der Knochen distal der dem Trochanter tertius entsprechenden Rauhigkeit mit einer Reduktionszange gefaßt (Abb. 488). Nach Darstellung des sorgfältig zu schützenden N. ischiadicus wird der M. glutaeus superficialis an seiner Insertion tenotomiert und nach dorsal verlagert.

Die sich jetzt anschließende Osteotomie des Trochanter major wird mit einem Flachmeißel durchgeführt, der unmittelbar distal der Endsehne des M. glutaeus profundus angesetzt wird und zur Schonung des Femurhalses und der Hüftgelenkkapsel schräg nach oben zu richten ist.

● *Weiteres Vorgehen bei Luxatio ossis femoris:* Der Gelenkbereich ist ausreichend dargestellt, wenn der abgesetzte Trochanter major mit den Glutäen nach dorsal gezogen wird (Abb. 489).

Ist die Gelenkkapsel in ihrer Mitte gerissen, folgt der Verschluß durch Knopfhefte (nicht oder langsam resorbierbares atraumatisches Nahtmaterial).

Ist die Gelenkkapsel vom Pfannenrand oder vom Schenkelhals abgerissen, werden rückläufige Hefte gesetzt, sofern sie in den Ursprungs- bzw. Ansatzsehnen der angrenzenden Muskulatur und im Periost fest zu verankern sind. Bieten Periost und Sehnen nicht genügend Halt, ist in der oberen Kortikalis des Pfannendachs und an der Basis des Schenkelhalses eine Querbohrung zu legen. Anschließend wird die nicht ausreichend stabil rekonstruierbare Gelenkkapsel dorsal mit vier kräftigen Fäden (nicht resorbierbares Nahtmaterial) überspannt. Dazu führt man zwei Fäden rückläufig sowie zwei in Achtertour und verknotet ihre Enden bei geringer Abduktion und Innenrotation der Gliedmaße seitlich am Schenkelhals (Abb. 490).

● *Weiteres Vorgehen bei Fractura acetabuli:* Zur Darstellung des kranialen und dorsalen Pfannenabschnitts werden der abgesetzte Trochanter major und die Kruppenmuskeln nach oben verlagert, wobei die Mm. glutaei profundus und medius schonend von der Gelenkkapsel abzupräparieren und ausreichend vom Darm- bzw. Sitzbein zu lösen sind (Abb. 491). Der hintere Pfannenbereich wird durch Tenotomie und Kaudalverlagerung der mobilisierten Mm. gemelli und des M. obturatorius internus freigelegt (Abb. 492). Bei jeder Manipu-

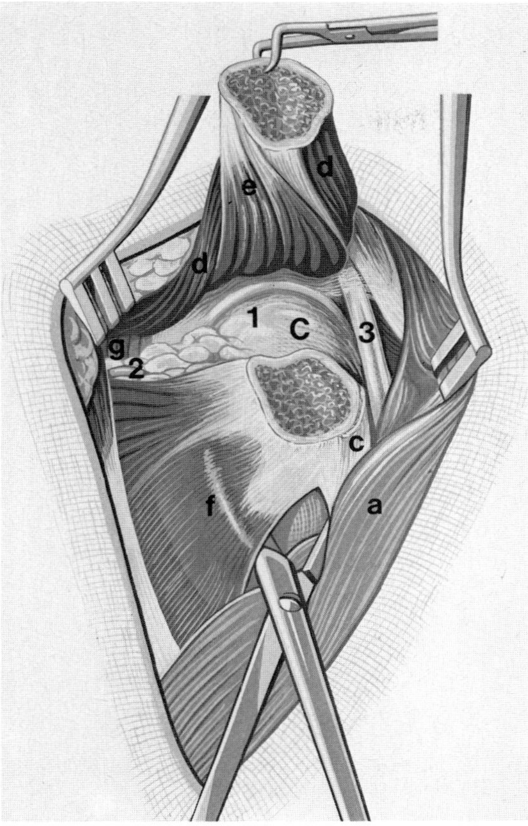

Abb. 489: Dorsaler Pfannenrand nach Verlagerung des abgesetzten Trochanter major dargestellt

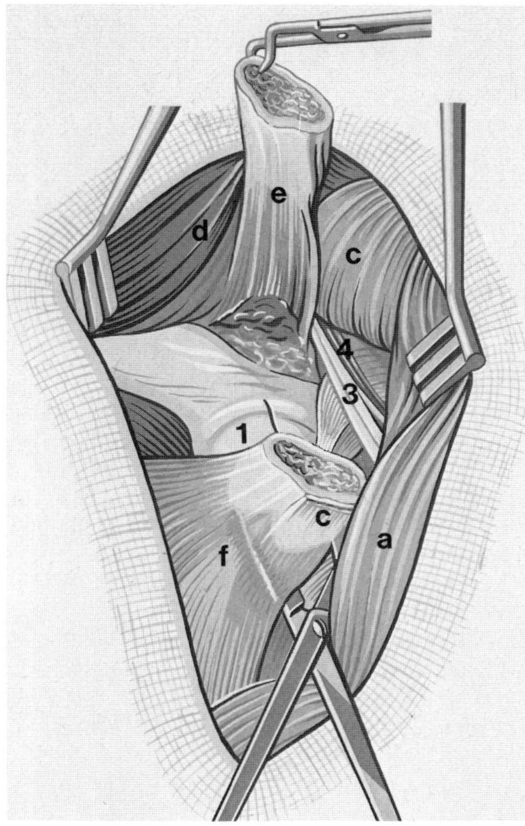

Abb. 491: Dorsaler und kranialer Bereich des Hüftgelenks nach Dorsalverlagerung der subperiostal abgelösten Glutäen. Schnittführung zur Inzision der Gelenkkapsel

A Trochanter major; B Collum ossis femoris; C Caput ossis femoris
a M. biceps femoris; b M. tensor fasciae latae; c M. glutaeus superficialis; d M. glutaeus medius; e M. glutaeus profundus; f M. vastus lateralis; g M. rectus femoris; i M. obturatorius internus; j M. gemellus caudalis
1 Hüftgelenkkapsel; 2 Gefäße der A. und V. circumflexa femoris lateralis; 3 N. ischiadicus; 4 A. und V. glutaea caudalis

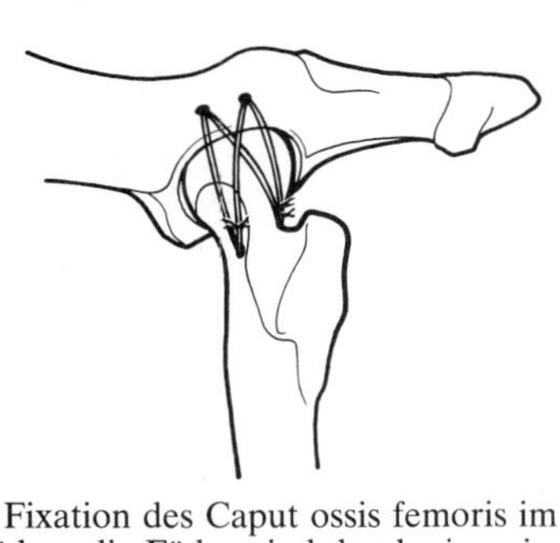

Abb. 490: Fixation des Caput ossis femoris im Azetabulum mit Fäden; die Fäden sind durch einen im Pfannendach und an der Basis des Collum ossis femoris gelegten Bohrkanal geführt; Schema

lation muß der N. ischiadicus sorgfältig geschont werden. Er sollte entweder mit den Mm. gemelli und dem M. obturatorius internus nach hinten oder bei Überdehnungsgefahr von der A. und V. glutaea caudalis getrennt und mit einem Halteband nach vorn verlagert werden.

Zur Reposition kann man sich einer am kranialen und kaudalen Ende des Pfannendachs angesetzten Zweipunktzange, zum Einrichten des kaudalen Fragments auch eines temporär über Stichinzision in den Sitzbeinhöcker eingedrillten Bohrdrahts bedienen. Vorteilhaft ist, eine passende, d. h. an einem Knochen entsprechender Größe vormodellierte Platte (Rekonstruktions-, Finger-L- oder Orbitoplatte) zu verwenden (Abb. 493). Sie wird zunächst an einem (meist dem hinteren) Fragment angeschraubt, dann unter Reposition so am anderen fixiert, daß die Gelenkfläche stufenlos rekonstruiert ist.

Bei langer Schrägfraktur im kaudalen Pfannenbereich kann die Osteosynthese auch mit einem vom Sitzbeinhöcker bis ins Darmbein reichenden Bohrdraht und zusätzlicher Draht(hemi)cerclage erfolgen.

Um die Fragmentlage an der Gelenkfläche prüfen zu können (Beurteilung des Pfannendachs genügt nicht!) muß die meist intakte Gelenkkapsel inzidiert werden. Der Kapselschnitt sollte, am Frakturspalt beginnend, in der Längsachse des Schenkelhalses erfolgen. Mit dieser Schnittführung wird die arterielle Versorgung des Hüftkopfes nur wenig gestört und eine Wiederherstellung der biomechanisch wichtigen Kapselstabilität ermöglicht.

Zur Wiederbefestigung des Trochanter major (auch bei Apophysiolyse und Abrißfraktur) werden zwei KIRSCHNER-Bohrdrähte und eine Zuggurtungsdrahtschlinge verwendet (Abb. 494).

Wundverschluß: Vor der Trochanter-Fixierung sind der Kapselschnitt mit rückläufigen Heften zu verschließen und die Mm. gemelli sowie der M. obturatorius internus durch BUNNELL-Naht (ggf. transossär) zu reinserieren (nicht oder langsam resorbierbares Nahtmaterial). Der Trochanter-Zuggurtung folgt die Reinsertion des M. glutaeus superficialis mit Diagonal- oder rückläufigen Heften (nicht oder langsam resorbierbares Material). Danach werden die Wundränder des M. vastus lateralis, der tiefen und der oberflächlichen Faszie schichtweise mit Knopfheften (Katgut) adaptiert. Hautnaht.

Nachbehandlung: Die Wunde sollte für einige Tage durch aufgeklebte Gaze geschützt werden. Die Fäden der Hautnaht sind am 8. bis 10. Tag zu entfernen. Bei zweifelhafter Gelenkkapselstabilität empfiehlt sich die Ruhigstellung mit einer EHMER-Schlinge für ca. 6 Tage. Im übrigen Bewegungseinschränkung (Leinenzwang, Käfig- oder Zimmerhaltung) über 3 bis 4 Wochen.

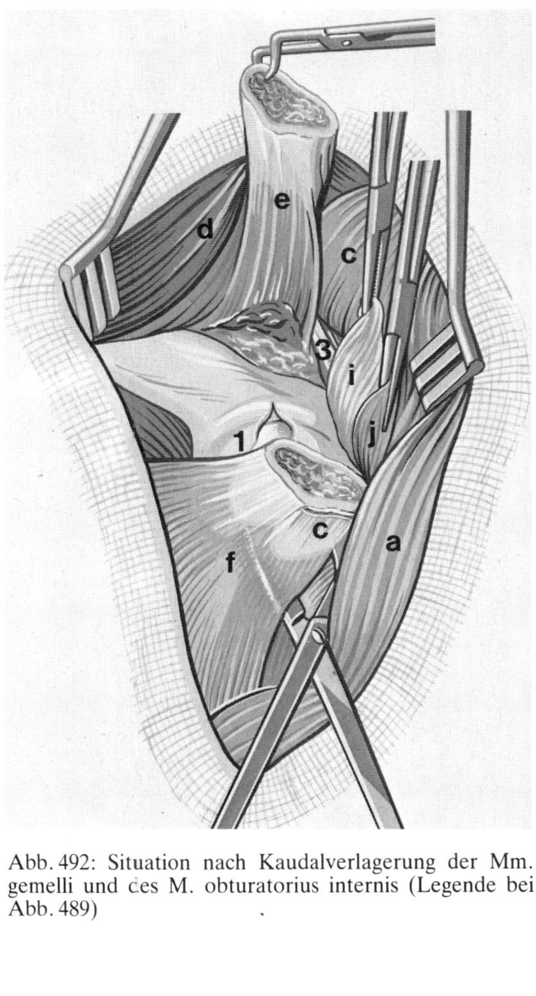

Abb. 492: Situation nach Kaudalverlagerung der Mm. gemelli und des M. obturatorius internis (Legende bei Abb. 489)

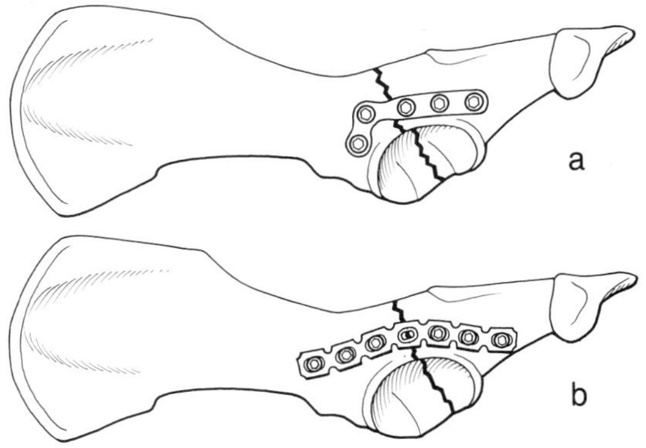

Abb. 493: Fractura acetabuli; Osteosynthese mit vormodellierter a Finger-L-Platte, b Rekonstruktionsplatte; Schema

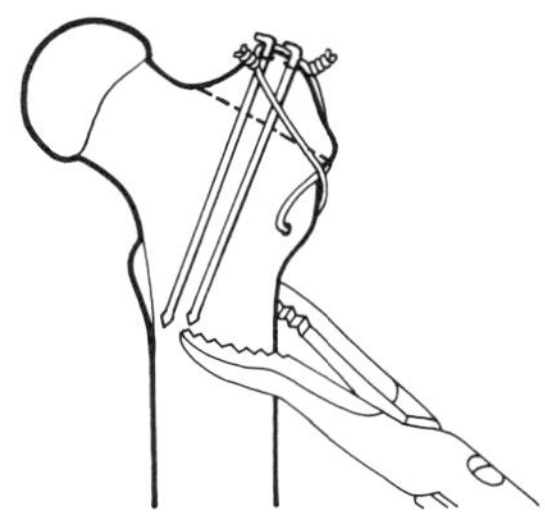

Abb. 494: Fixation des Trochanter major mit zwei Bohrdrähten und Zuggurtung; Schema

Zugang zum Sitzbein von lateral

Anmerkung: Bei der Katze findet sich zwischen dem M. glutaeus superficialis und dem M. biceps femoris der langgestreckte, ziemlich kräftige M. caudofemoralis. Im übrigen bestehen keine wesentlichen Unterschiede zu den im folgenden beschriebenen Verhältnissen beim Hund.

Indikation: Fractura corporis ossis ischii.

Instrumente: Osteosynthesebesteck.

Vorbereitung: Der Patient ist in Seitenlage auszubinden und zusätzlich mit einem durch die Leistenfurche über Rücken und Rute geführten Band zu fixieren (Abb. 495).

Die oben liegende Beckengliedmaße wird auf einem Polster gelagert.

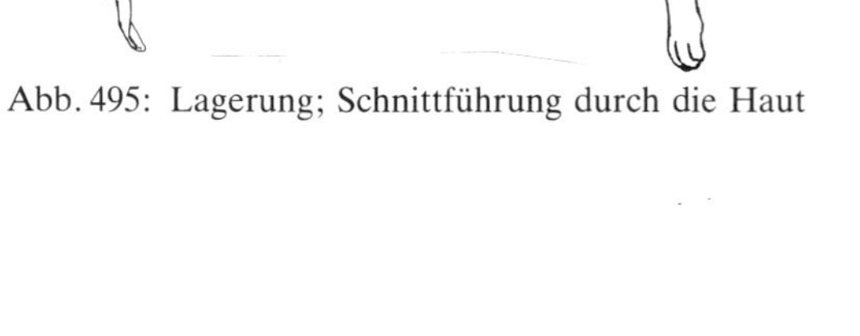

Abb. 495: Lagerung; Schnittführung durch die Haut

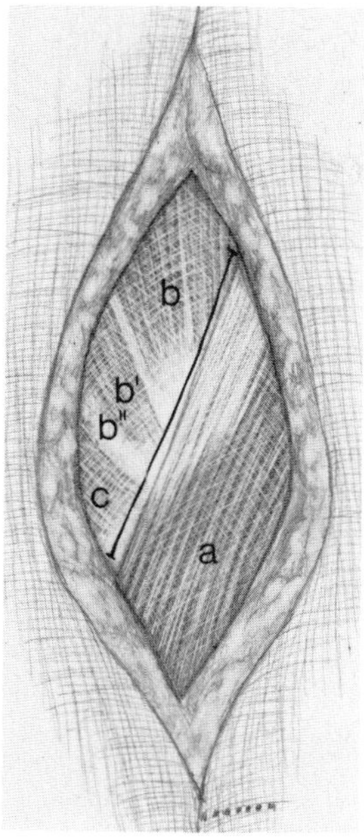

Abb. 496: Wundränder der Haut und der oberflächlichen Faszie gespreizt; Schnittlinie am kranialen Rand des M. biceps femoris

A Trochanter major ossis femoris; B Corpus ossis ischii
a M. biceps femoris; b M. glutaeus superficialis, b′ M. glutaeus medius, b″ M. glutaeus profundus; c M. tensor fasciae latae, kaudale Portion; d M. vastus lateralis; e Mm. adductores magnus und brevis; f M. quadratus femoris; g M. obturatorius externus, Seitenrand; h M. gemellus caudalis, h′ M. gemellus cranialis; i M. obturatorius internus
1 N. ischiadicus; 2 A. und V. glutaea caudalis

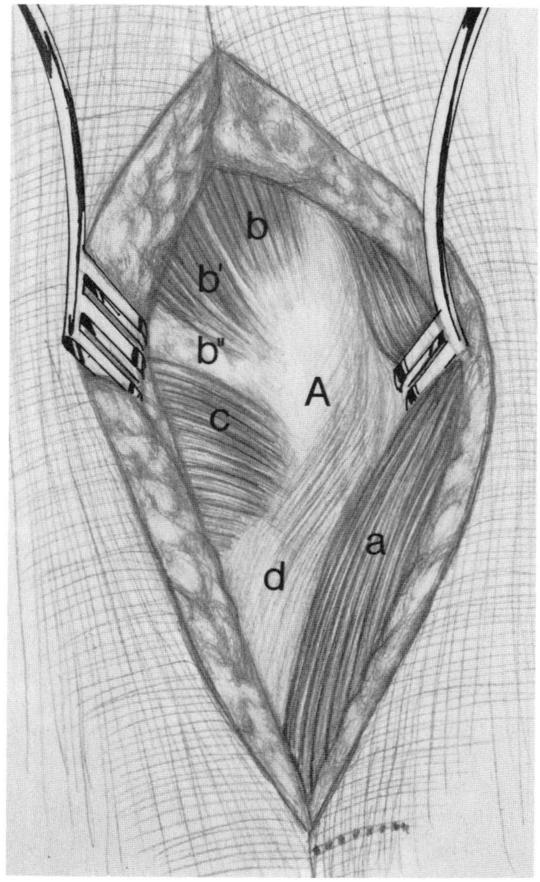

Abb. 497: Situation nach Spreizen der tiefen Faszie nach kranial und des M. biceps femoris nach kaudal

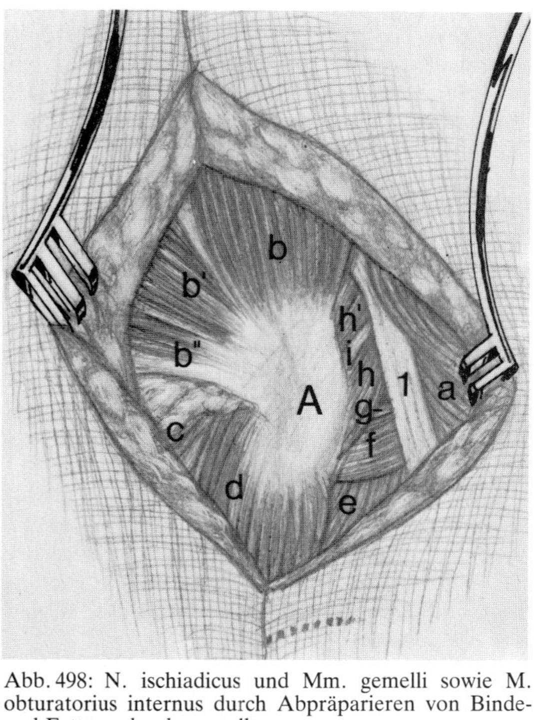

Abb. 498: N. ischiadicus und Mm. gemelli sowie M. obturatorius internus durch Abpräparieren von Binde- und Fettgewebe dargestellt

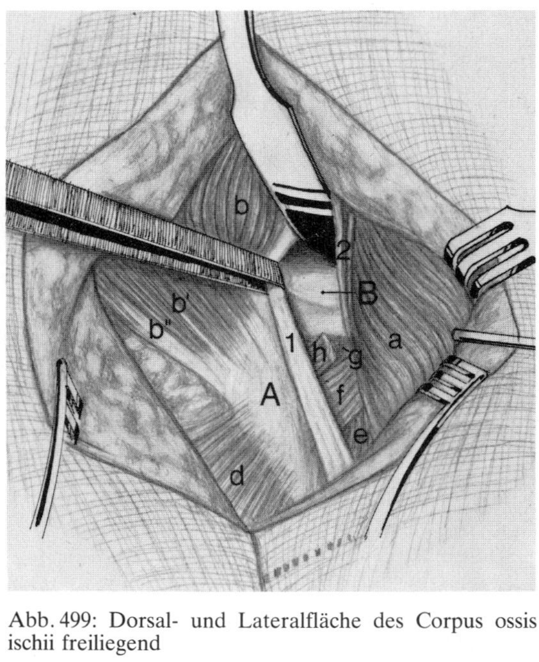

Abb. 499: Dorsal- und Lateralfläche des Corpus ossis ischii freiliegend

Vorgehen: Der leicht kaudal geschwungene Hautschnitt beginnt kurz unterhalb der dorsalen Medianen. Er läuft über dem Kaudalrand des Trochanter major und endet im proximalen Drittel des Oberschenkels. Oberflächliche Faszie, interfasziales Fettgewebe (Abb. 496) und tiefe Faszie werden in gleicher Länge am kranialen Rand des M. biceps femoris durchtrennt (Abb. 497).

Nach Mobilisieren und Spreizen der Wundränder wird der N. ischiadicus durch vorsichtiges Abpräparieren des ihn umgebenden, lockeren Binde- und Fettgewebes dargestellt (Abb. 498). Die sich anschließende Tenotomie der Mm. gemelli und des M. obturatorius internus erfolgt bei nach innen rotiertem Oberschenkel dicht an ihrer Insertion in der Fossa trochanterica. Wenn die Mm. gemelli subperiostal von ihrem Ursprung am Sitzbein gelöst und gemeinsam mit dem M. obturatorius internus durch einen medial am Knochen angesetzten HOHMANN-Hebel nach oben verlagert sind, liegen Dorsal- und Lateralfläche des Corpus ossis ischii frei (Abb. 499).

Diese Darstellung kann nach kranial durch Tenotomie des M. glutaeus superficialis und partielle Lösung des M. glutaeus profundus vom Pfannendach sowie nach kaudal durch Einschnitt des M. biceps femoris an seinem Ursprung am Lig. sacrotuberale erweitert werden. Der sorgfältig zu schützende N. ischiadicus wird nach stumpfer Trennung von den ihn begleitenden Gefäßen (A. und V. glutaea caudalis) mit einem Nabelband umschlungen, so daß er bei der Osteosynthese ohne Überdehnung nach kranial bzw. kaudal verlagert werden kann.

Die Fixation erfolgt je nach Größe des Tieres, Bruchlage und -form mit Platte oder Bohrdraht.

Die Platte (Rekonstruktions-, Orbito-, Finger-L- oder Kleinfragmentplatte) sollte an einem Knochen entsprechender Anatomie vorgebogen und mit wenigstens zwei Schrauben pro Fragment zu verankern sein (Abb. 500).

Der Bohrdraht ist, sofern sich die kaudale Bruchfläche ausreichend vorlagern läßt, besser retrograd, andernfalls von einem kaudomedial des Sitzbeinhöckers gelegenen Punkt einzudrehen.

Da das Implantat bei Kontraktion der Mm. biceps femoris (kaudale Portion), semitendinosus und semimembranosus auf Biegung beansprucht wird, sollte ein möglichst dicker Bohrdraht verwendet werden (Abb. 501). Die Stabilität läßt sich ggf. mit einer Draht(hemi)cerclage (bei Schrägfraktur) bzw. Drahtnaht (bei Querfraktur) verbessern. Der Cerclagendraht ist um bzw. durch den Knochen zu führen, bevor reponiert und der Bohrdraht in das kraniale Fragment eingedreht wird. Er wird abschließend lateral verdrillt.

Wundverschluß: Die Mm. gemelli und der M. obturatorius internus sind mit einer modifizierten BUNNELL-Naht zu reinserieren (nicht oder langsam

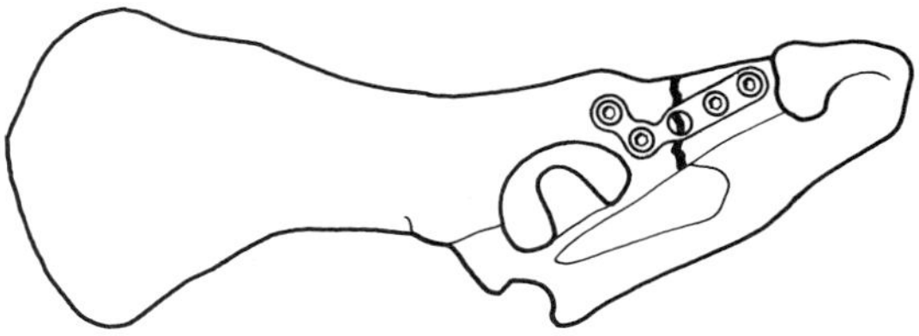

Abb. 500: Fraktur des Sitzbeinkörpers; Osteosynthese mit Platte; Schema

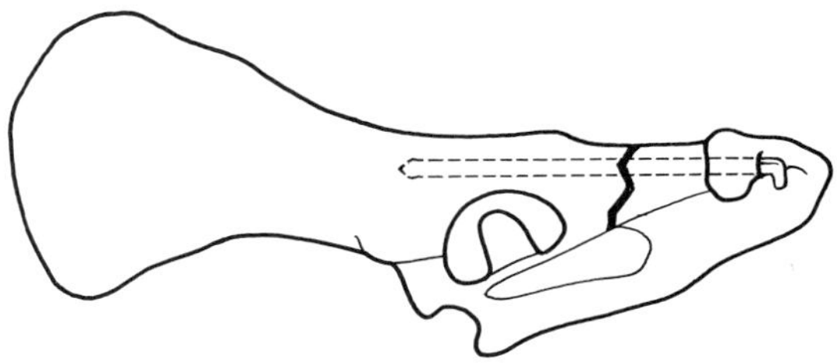

Abb. 501: Fraktur des Sitzbeinkörpers; Osteosynthese mit Bohrdraht; Schema

resorbierbares, atraumatisches Nahtmaterial). Wenn die Naht dieser Muskeln an ihre kurzen Sehnenstümpfe und die benachbarten Weichteile nicht ausreichend haltbar ist, werden die Fadenenden vor dem Verknoten durch 2 Bohrkanäle im Trochanter major geführt. Ist die Endsehne des M. glutaeus superficialis und der Ursprung des kranialen Anteils des M. biceps femoris zu reinserieren, erfolgt dies mit rückläufigen Heften (nicht oder langsam resorbierbares, atraumatisches Nahtmaterial). Die Wundränder der tiefen und der oberflächlichen Faszie werden schichtweise mit Knopfheften adaptiert (Katgut). Hautnaht.

Nachbehandlung: Die Wunde sollte für einige Tage durch aufgeklebte Gaze geschützt werden. Die Fäden der Hautnaht sind zwischen dem 8. und 10. Tag zu entfernen. Bewegungseinschränkung (Leinenzwang, Käfig- oder Zimmerhaltung) für 4 bis 6 Wochen.

Zugang zum Tuber ischiadicum

Indikation: Fraktur des Sitzbeinhöckers.

Instrumente: Osteosynthesebesteck.

Vorbereitung: Der Patient wird in Seitenlage ausgebunden. Die oben liegende Beckengliedmaße wird nicht fixiert (Abb. 502).

Vorgehen: Der Hautschnitt wird über dem Sitzbeinhöcker bogenförmig bis zum Trochanter major ossis femoris gelegt. In gleicher Länge werden die oberflächliche Faszie, das interfasziale Fettgewebe und die tiefe Faszie durchtrennt, mobilisiert und zur Seite gespreizt (Abb. 503).

Gewebereste und Koagula werden entfernt und der nach distal dislozierte Sitzbeinhöcker reponiert. Er wird mit zwei dünnen, parallel und aus-

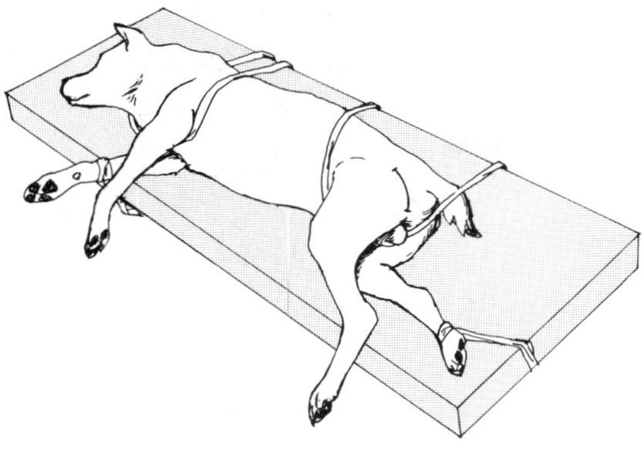

Abb. 502: Lagerung und Schnittführung durch die Haut

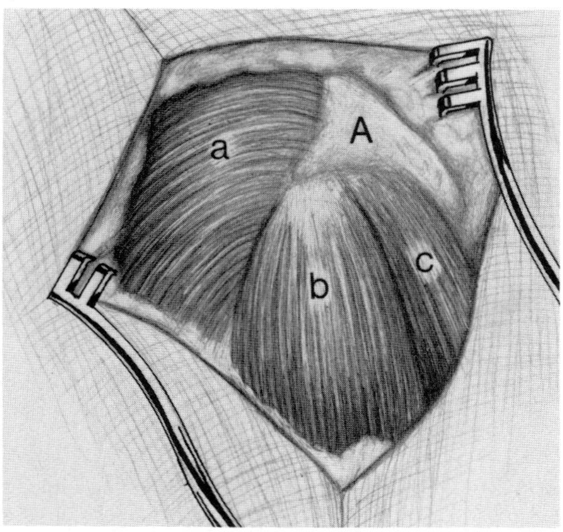

Abb. 503: Zugang zum Tuber ischiadicum; Haut und Faszien durchtrennt und gespreizt

A Tuber ischiadicum
a M. biceps femoris; b M. semitendinosus; c M. semimembranosus

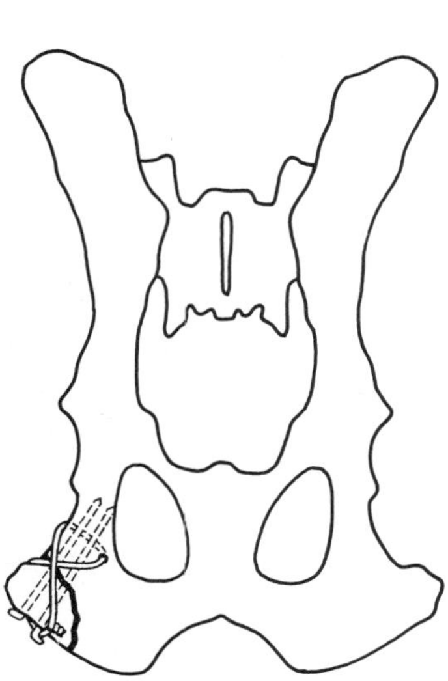

Abb. 504: Fraktur des Tuber ischiadicum; Osteosynthese mit Zuggurtung; Schema

reichend weit in den Sitzbeinkörper bzw. in die Sitzbeinplatte vorgetriebenen Bohrdrähten fixiert. Kranial der Fraktur wird ein Bohrkanal durch die Spina ischiadica gelegt und ein Zuggurtungsdraht durchgeschlauft, der nach Überkreuzen um die freien Bohrdrahtenden geführt wird. Die Zuggurtung wird am Sitzbeinhöcker verdrillt. Die Bohrdrähte werden am Sitzbeinhöcker aufgebogen, mit dem Seitenschneider abgeschnitten und durch Drehen dem Knochen angelegt (Abb. 504). Als Alternative kommt die Fixation des Sitzbeinhökkers mit einer Zugschraube in Betracht.

Wundverschluß: Adaptation der Wundränder der tiefen und der der oberflächlichen Faszie mit Knopfheften (Katgut). Hautnaht.

Nachbehandlung: Die Hautwunde wird einige Tage durch aufgeklebte Gaze geschützt. Die Fäden der Hautnaht sind zwischen dem 8. und 10. Tag zu entfernen. Bewegungseinschränkung (Käfigruhe, Leinenzwang) während 3 bis 4 Wochen. Röntgenkontrolle nach 8 bis 12 Wochen, ggf. Implantatentfernung.

Zugang zum Hüftgelenk von ventral

Indikation: Resektion des Femurkopfes und -halses (bei anhaltend schmerzhafter Arthropathia deformans des Hüftgelenks kleiner und mittelgroßer Hunde sowie der Katze); Fraktur am ventralen Rand der Beckenpfanne; rezidivierende oder mit ossärem Bandausriß verbundene Luxatio ossis femoris infraglenoidalis.

Instrumente: Osteosynthesebesteck.

Vorbereitung: Der Patient wird in Rückenlage mit extrem abduzierten und im Kniegelenk abgebeugten Beckengliedmaßen ausgebunden (Abb. 505). Zusätzlich wird das Becken mit einem Polster hochgelagert.

Vorgehen: Der Hautschnitt wird in der Leistenfurche quer über den Schenkelspalt gelegt. Er reicht von der Basis des Skrotums bzw. von der Vulva bis fingerbreit kranial der A. femoralis. In gleicher Länge werden die oberflächliche Faszie und das interfasziale Fett gespalten und mit den Wundrändern der Haut gespreizt (Abb. 506). Nachdem die am kranialen Rand des M. pectineus verlaufende A. und V. sowie der N. femoralis von

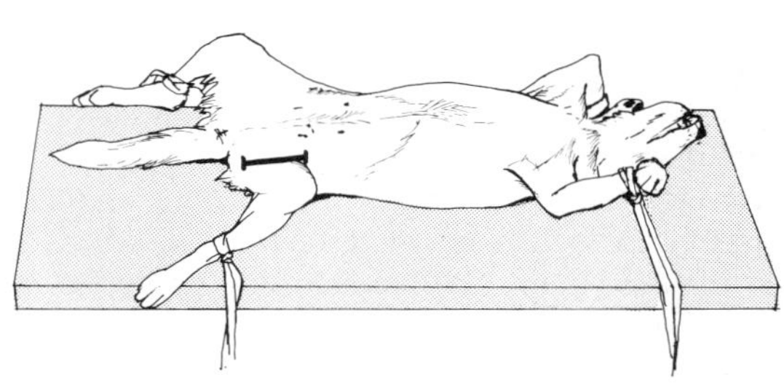

Abb. 505: Lagerung und Schnittführung durch die Haut

ihm abgelöst, mit einem Band umschlungen und zur Seite gezogen sind, wird der M. pectineus im Bereich des Ursprungs mobilisiert, quer durchtrennt und der Muskelbauch nach distal gezogen. Zur Darstellung der Gelenkkapsel und des ventralen Hüftgelenkrandes werden der M. abductor longus und der M. iliopsoas im Muskelspalt getrennt und nach kranial bzw. kaudal gespreizt (Abb. 507).

● *Weiteres Vorgehen bei Resektion des Femurkopfes und -halses:* Nach Inzision der Gelenkkapsel und Mobilisieren ihrer femoralen Insertion mit einem Raspatorium wird der Trochanter minor bei leicht nach außen rotierter Gliedmaße aufgesucht. Die sich anschließende Osteotomie soll an der Basis des Schenkelhalses, d. h. auf einer das Proximalende des Trochanter minor mit der medialen Begrenzung des Trochanter major verbindenden Linie erfolgen. Sie wird mit einem Flachmeißel oder mit einer oszillierenden Säge ausgeführt. Wenn das Lig. capitis ossis femoris durchtrennt ist, kann das abgesetzte Fragment entfernt werden. Scharfe Kanten und Spitzen an der Osteotomiefläche werden reseziert. Verschluß der Gelenkkapsel mit rückläufigen, ggf. Periost und Muskelfasern fassenden Heften (langsam resorbierbares, atraumatisches Nahtmaterial).

● *Weiteres Vorgehen bei Fraktur am ventralen Rand der Beckenpfanne:* Mit je einem kranial und kaudal am Schenkelhals angesetzten HOHMANN-Hebel kann der dargestellte Bereich vergrößert werden. Die Gelenkkapsel wird am Frakturspalt inzidiert und die Wunde parallel zur Längsachse des Schenkelhalses verlängert. Unter Sicht wird das Fragment reponiert und mit wenigstens 2 Implantaten (Bohrdraht und/oder Zugschraube) fixiert.

Adaptation der Wundränder der Gelenkkapsel mit nur das Stratum fibrosum fassenden Knopf- oder rückläufigen Heften (langsam resorbierbares, atraumatisches Nahtmaterial).

● *Weiteres Vorgehen bei Luxatio ossis femoris infraglenoidalis:* Die Wundränder der rupturierten Gelenkkapsel werden geglättet sowie Koagula und Gewebsreste aus der Gelenkpfanne entfernt. Danach wird der Oberschenkelkopf reponiert und die Gelenkkapsel mit nur das Stratum fibrosum fassenden Knopf- oder rückläufigen Heften (langsam resorbierbares, atraumatisches Nahtmaterial) adaptiert.

Wundverschluß: Adaptation der Wundränder des M. pectineus mit rückläufigen Heften (langsam resorbierbares, atraumatisches Nahtmaterial).

Adaptation der Wundränder der oberflächlichen Faszie mit Knopfheften (Katgut). Hautnaht.

Nachbehandlung: Die Hautwunde sollte für einige Tage durch aufgeklebte Gaze geschützt wer-

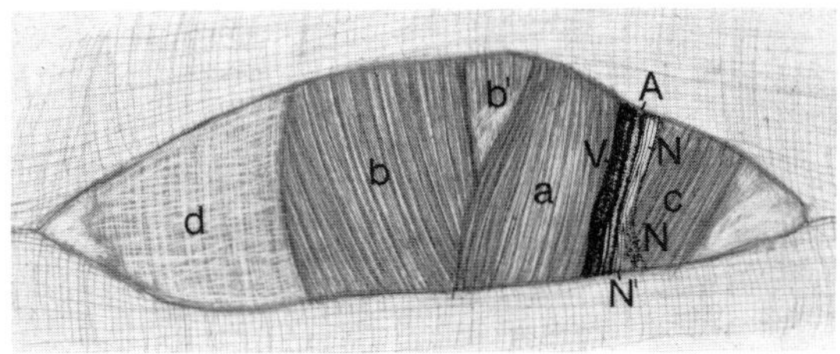

Abb. 506: Haut und oberflächliche Faszie durchtrennt und gespreizt

A A. femoralis; V V. femoralis, V′ Seitenast der V. circumflexa femoris medialis; N N. femoralis, N′ N. saphenus; C Caput ossis femoris; K Schnittrand der Hüftgelenkkapsel
a M. pectineus; b M. adductor magnus, b′ M. adductor longus; c M. sartorius, kaudale Portion; d M. gracilis; e M. iliopsoas

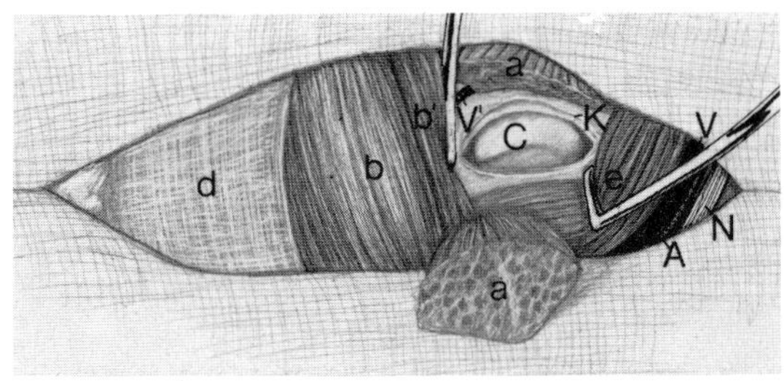

Abb. 507: Caput ossis femoris dargestellt

den. Die Fäden der Hautnaht werden zwischen dem 8. und 10. Tag entfernt. Strikte Bewegungseinschränkung (Käfigruhe, Leinenzwang) für die Dauer von 3 bis 6 Wochen.

Zugang zum Becken von ventral

Indikation: Abriß des M. rectus abdominis; Osteotomie bei Harnröhrenruptur und/oder Prostatektomie.

Instrumente: Osteosynthesebesteck, oszillierende Säge.

Vorbereitung: Der Patient wird in Rückenlage ausgebunden (Abb. 508).

Vorgehen: Bei der Hündin und bei der Katze wird der Hautschnitt in der Medianen, beim Rü-

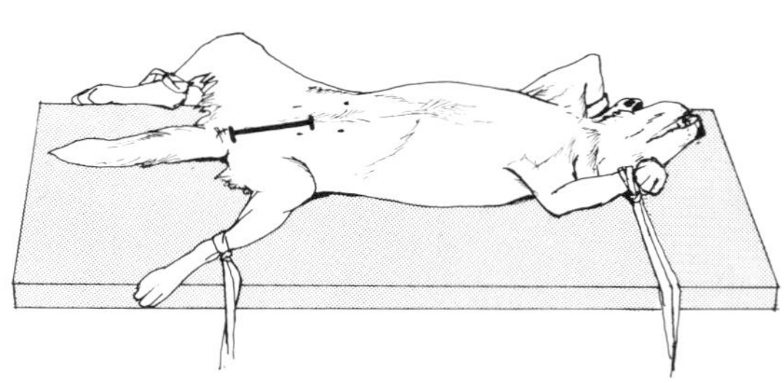

Abb. 508: Lagerung und Schnittführung

den paramedian etwa fingerbreit und parallel zum Präputium gelegt. Er reicht von der Vulva bzw. dem Skrotum bis zweifingerbreit kranial des Schambeinkamms. In gleicher Länge werden die subkutane Faszie und das interfasziale Fettgewebe durchtrennt, mobilisiert und mit der Haut gespreizt (Abb. 509). Die die Schnittführung kreuzenden Äste der A. pudenda externa werden ligiert oder koaguliert und die tiefe Faszie in der Linea alba und über der Beckensymphyse durchtrennt.

● *Weiteres Vorgehen bei Abriß des M. rectus abdominis:* Durch den Schambeinkamm werden mehrere Bohrkanäle gelegt. Mit rückläufigen Heften, deren Fäden durch je zwei Bohrkanäle geschlauft werden, wird der abgerissene Muskel mit dem Peritoneum reinseriert. Die Fäden (nicht oder langsam resorbierbares Nahtmaterial) werden über der jeweiligen Knochenbrücke verknotet.

● *Weiteres Vorgehen zur Osteotomie:* Die Inzision in der Linea alba wird bis zur Beckensymphyse verlängert und dabei das Lig. pubicum craniale durchtrennt.

Symphysiotomie. Die Mm. graciles und die Mm. adductores werden mit dem Raspatorium von der Symphysis pelvina abgehoben (Abb. 510). Mit der oszillierenden Säge werden die Beckenhälften in der Symphyse getrennt und dann, ohne die Iliosakralgelenke zu überdehnen, auseinandergedrückt.

Zur Fixation der wieder adaptierten Beckenhälften werden in den Rami symphysiales in gleicher Höhe 2 bis 4 Bohrkanäle gelegt. Die Fixation der wieder adaptierten Beckenhälften erfolgt mit Cerclagen, deren Draht durch den jeweiligen Bohrkanal auf beiden Seiten der Symphyse geführt wird. Die Wundränder der Mm. graciles und adductores werden mit Knopfheften (langsam resorbierbares Nahtmaterial) adaptiert.

Osteotomie mit Entnahme einer Knochenplatte. Die Mm. graciles und die Mm. adductores werden bis zum For. obturatum auf beiden Seiten stumpf von der Symphysis pelvina abgelöst. Auf beiden Seiten wird das Schambein 2 bis 3 cm neben der Symphyse durchgesägt. Ein weiterer Sägeschnitt wird vom kaudalen Drittel des For. obturatum der einen Seite zu dem der anderen Seite gelegt. Zur Fixation des später reimplantierten Fragments werden beiderseits der Schnittführungen jeweils 2 Bohrkanäle auf gleicher Höhe gelegt. Danach wird die Knochenschale abgesetzt und bis zur Reimplantation in Elektrolytlösung aufbewahrt.

Die Fixation des reimplantierten Fragments erfolgt mit Cerclagen, deren Draht durch die entsprechenden Bohrkanäle des Beckens und des Fragments geführt wird. Die Wundränder der Mm. graciles und adductores werden mit Knopfheften (langsam resorbierbares Nahtmaterial) adaptiert.

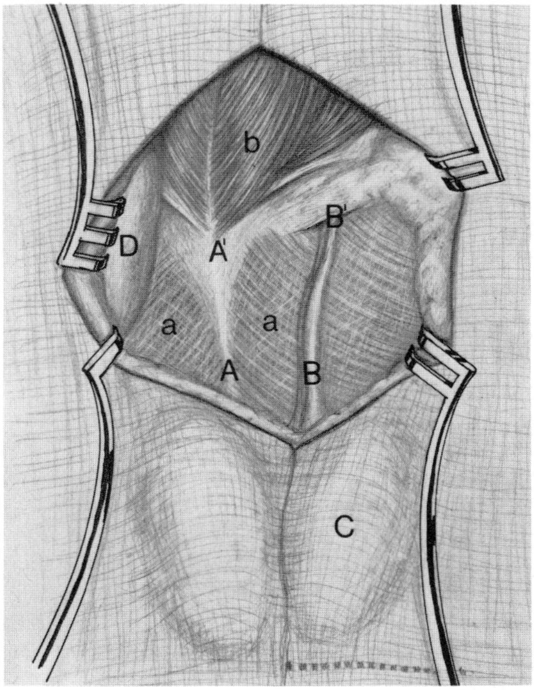

Abb. 509: Haut und Faszien durchtrennt und gespreizt

A Symphysis pelvina, A′ kraniales Ende, A″ medialer Rand des For. obturatum; B Funiculus spermaticus im Proc. vaginalis, B′ am Anulus inguinalis superficialis; C Skrotum (abgedeckt); D Penis
a Mm. graciles und adductores; b M. rectus abdominis

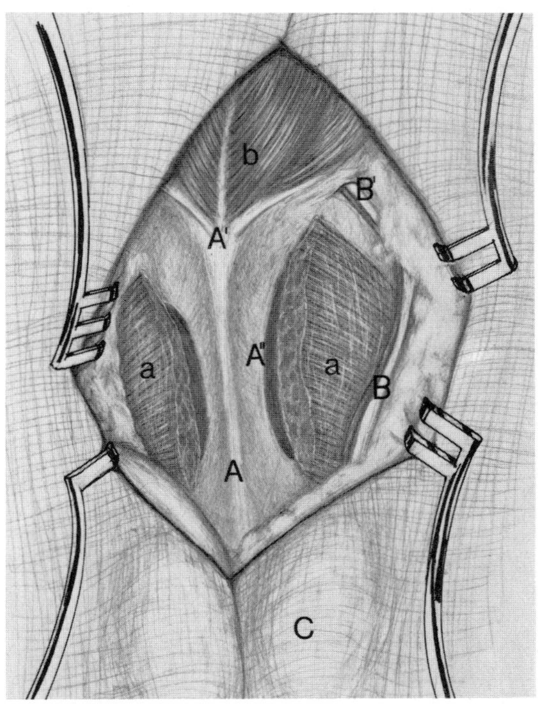

Abb. 510: Mm. graciles und adductores bis zum medialen Rand der Forr. obturata abgesetzt

Wundverschluß: Die Wundränder der tiefen und der subkutanen Faszie werden getrennt mit Knopfheften (Katgut) adaptiert. Hautnaht.

Nachbehandlung: Die Fäden der Hautnaht werden zwischen dem 8. und 10. Tag entfernt. Bewegungseinschränkung während 2 bis 3 Wochen (Käfigruhe, Leinenzwang). Weitere Maßnahmen haben sich nach der Indikation zur Operation zu richten.

Oberschenkel

Zugang zum Femurschaft

Anmerkung: Dieser Zugang kann zur vollständigen Darstellung des Os femoris mit den Zugängen zum Hüft- und Kniegelenk kombiniert werden.

Bei der Katze verläuft unter dem Vorderrand des M. biceps femoris der langgestreckte M. caudofemoralis. Im übrigen bestehen keine wesentlichen anatomischen Unterschiede zu den im folgenden beschriebenen Verhältnissen beim Hund.

Indikation: Femurschaftfraktur.

Instrumente: Osteosynthesebesteck.

Vorbereitung: Der Patient ist in Seitenlage auszubinden und zusätzlich mit einem durch die Leistenfurche über Rücken und Rute geführten Band zu fixieren. Die zu versorgende, oben liegende Gliedmaße wird auf einem Polster gelagert.

Vorgehen: Der Hautschnitt beginnt am Trochanter major und verläuft entlang der Vorderkante des Os femoris zum Kniegelenk (Abb. 511). Oberflächliche Faszie, interfasziales Fettgewebe und tiefe Faszie werden in gleicher Länge am kranialen Rand des M. biceps femoris durchtrennt (Abb.512). Nach Spreizen der Wundränder ist das kaudolateral am Os femoris ansetzende Zwischenmuskelblatt der Fascia lata an seiner Insertion zu inzidieren, dann der M. vastus lateralis vom Knochen zu lösen und mit dem Spreizer nach kranial zu ziehen (Abb. 513). Die hierbei mögliche Blutung aus den Muskelästen der A. und V. femoralis im distalen Schnittbereich wird durch Unterbindung oder Koagulation versorgt.

Mit dem Spreizen der Mm. biceps femoris und vastus lateralis gewinnt man eine gute Übersicht über die laterale Fläche des Femurschafts. Die Darstellung kann, soweit erforderlich, nach kranial durch Mobilisieren des M. vastus intermedius und nach kaudal durch subperiostales Abheben der Mm. adductores erweitert werden.

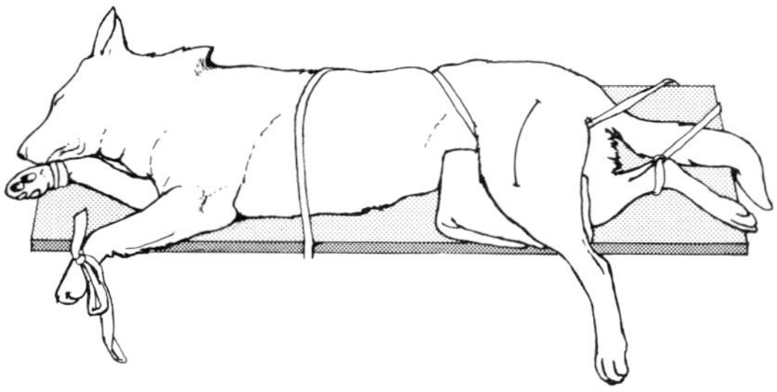

Abb. 511: Lagerung und Hautschnittführung durch die Haut

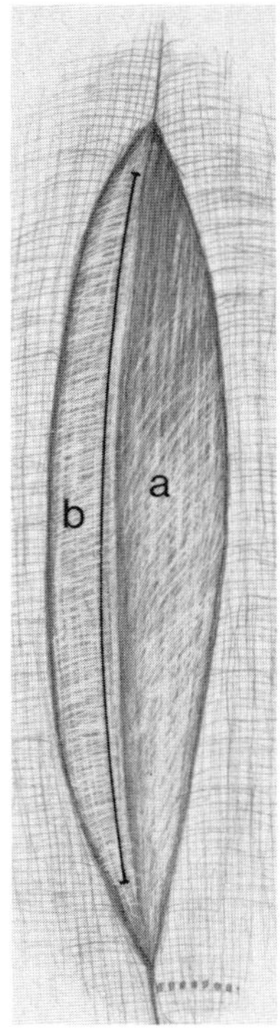

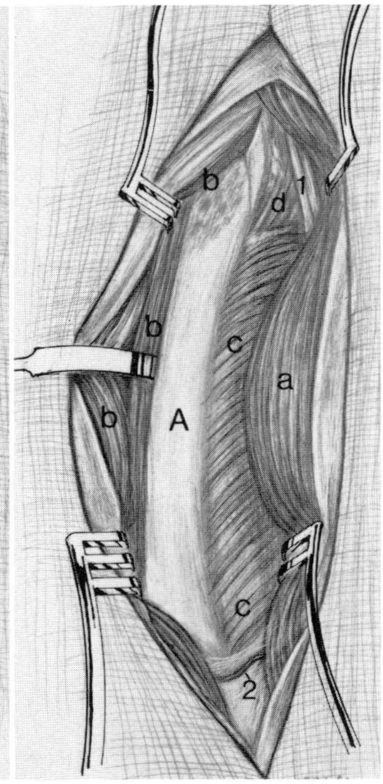

Abb. 512 (links): Haut und oberflächliche Faszie durchtrennt und gespreizt

Abb. 513 (rechts): Femurdiaphyse dargestellt

A Os femoris
a M. biceps femoris; b M. vastus lateralis unter der Fascia lata, b' M. vastus intermedius; c Mm. adductores magnus und brevis; d M. quadratus femoris
1 N. ischiadicus; 2 Muskelgefäße

Osteosynthese: Das Os femoris ist ein langer, starken Biegekräften ausgesetzter Knochen, dessen Rekonstruktion hohen Stabilitätsansprüchen genügen muß.

Plattenosteosynthese: Die (Neutralisations-, Zuggurtungs- oder Abstütz-)Platte wird kraniolateral angebracht (Abb. 514–516). Die Platte wird an jedem Hauptfragment mit wenigstens drei, an langen Bruchstücken besser mit vier Schrauben befestigt. Nur bei Frakturen am Übergang zur Metaphyse können zwei Schrauben im kurzen Fragment zur Verankerung ausreichend sein. Wichtig für die Stabilität der Osteosynthese ist die mediale Abstützung. Sie wird bei Splitterbrüchen durch Einbringen autologer Spongiosa beschleunigt, im übrigen mit optimaler Auflage der Bruchfläche medial durch korrekte Plattenbiegung erreicht.

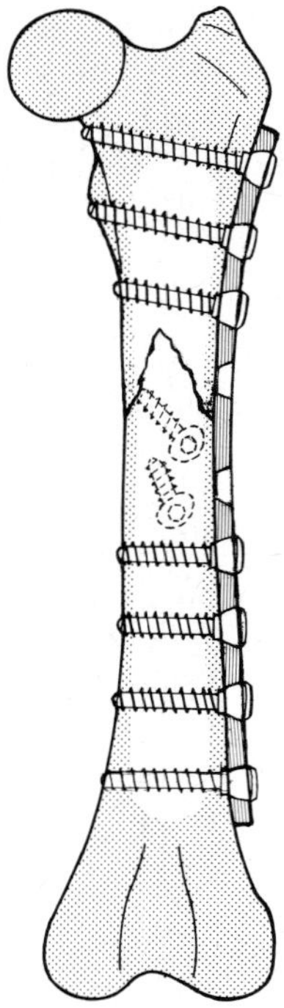

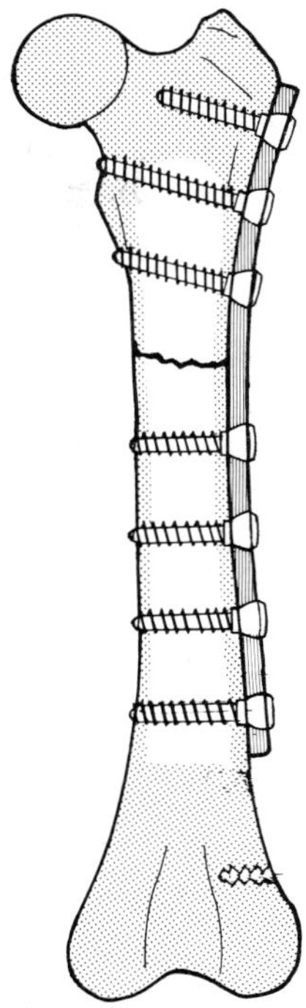

Abb. 514 (links): Schrägfraktur; Osteosynthese mit interfragmentärer Kompression und Neutralisationsplatte; Schema

Abb. 515 (rechts): Querfraktur; Osteosynthese mit Zuggurtungsplatte; Schema

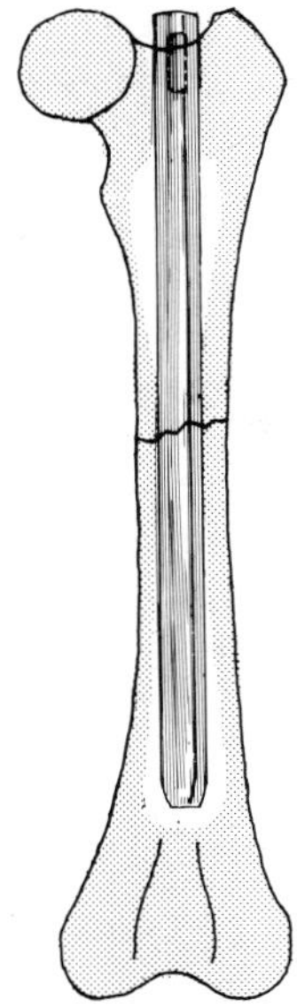

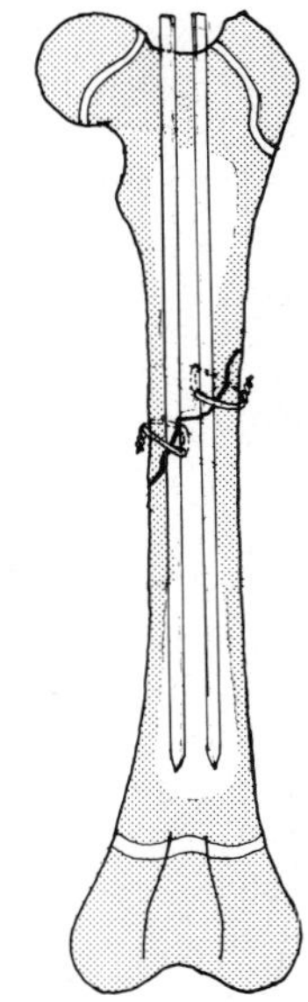

Abb. 517 (links): Querfraktur; Osteosynthese mit KÜNTSCHER-Nagel; Schema

Abb. 518 (rechts): Schrägfraktur; Adaptationsosteosynthese mit 2 Bohrdrähten und 2 Hemicerclagen; Schema

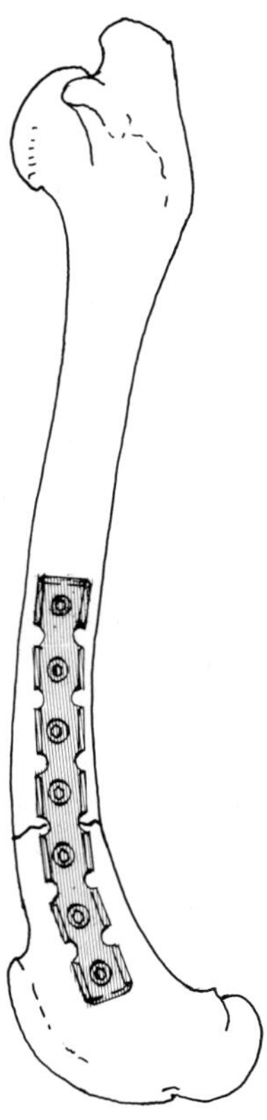

Abb. 516: Querfraktur; Osteosynthese mit Abstützplatte (Rekonstruktionsplatte); Schema

Schraubenosteosynthese: Das Verfahren ist nur für lange Schräg- oder Spiralfrakturen bei Hunden kurzbeiniger Rassen und nur dann geeignet, wenn konsequente Bewegungseinschränkung (Käfigruhe) sichergestellt ist. Die Bruchflächen müssen mindestens die doppelte Länge der Schaftbreite besitzen und wenigstens für zwei Schrauben Platz bieten.

Markraumschienung: Bei Quer- und kurzer Schrägfraktur im Bereich der Markhöhlenenge kommt die Fixierung mit intramedullärem Kraftträger in Betracht (Abb. 517). Sie wird nach minimaler Darstellung der Bruchenden und, zur Schonung der Medullargefäße sowie der bei Katze und jungen Hunden dünnen Kompakta, vorzugsweise ohne Aufweiten der Markhöhle durchgeführt. Bohrdrähte und STEINMANN-Nägel können entweder an der Fossa trochanterica oder retrograd, vom Bruchspalt aus, eingeführt werden. Letzteres wird bei geringer Adduktion des proximalen Fragments vorgenommen, damit das austretende Nagelende nicht den N. ischiadicus verletzt. Ein den Markraumquerschnitt ausfüllender KÜNTSCHER-Nagel hat sich besser bewährt als die Bündelnagelung mit mehreren, zur Wanderung (Lockerung) neigenden KIRSCHNER-Bohrdrähten. Bei Verwendung von einem oder zwei STEINMANN-Nägeln oder RUSH-Pins ist bei ungenügender Rotationsstabilität die Nagelung mit (Hemi)Cerclagen (Abb. 518) und/oder perkutaner Transfixation zu kombinieren.

Für bis zur vier Monate alte Tiere kommt ferner eine Adaptationsosteosynthese mit zwei bis drei in der Markhöhle verspannten Bohrdrähten in Frage. Die leicht gebogenen Bohrdrähte werden durch ein Fenster distal der Apophysenfuge des Trochanter major eingebracht. Die Fixation erfordert zusätzlich Käfigruhe für mindestens zwei Wochen.

Wundverschluß: Nach Reinsertion des Zwischenmuskelblatts der Fascia lata und Einlegen eines REDON-Drains werden die Wundränder der tiefen und oberflächlichen Faszie schichtweise mit Knopfheften (Katgut) adaptiert. Hautnaht.

Nachbehandlung: Der REDON-Drain wird nach einigen Stunden entfernt. Die Fäden der Hautnaht sind zwischen dem 8. und 10. Tag zu entfernen. Bewegungseinschränkung (Leinenzwang, Käfig- oder Zimmerhaltung) bis zur weitgehenden Konsolidierung der Fraktur.

Zugang zum Os femoris im distalen Drittel

Indikation: Epiphysiolysis distalis; supra- und bikondyläre Fraktur; Kondylusfraktur.

Instrumente: Osteosynthesebesteck.

Vorbereitung: Der Patient ist in Rückenlage auszubinden (Abb. 519). Während der Operation wird die zu versorgende Beckengliedmaße gehalten.

Vorgehen: Der Hautschnitt wird über dem Kniegelenk und dem distalen Drittel des Os femoris gelegt. Er liegt fingerbreit lateral oder medial der Patella und des Lig. patellae. In gleicher Länge werden die oberflächliche Faszie und das interfasziale Fettgewebe durchtrennt, stumpf gelöst und gespreizt (Abb. 520). Nun wird die Fascia lata am kranialen Rand des M. biceps femoris durchtrennt und der Schnitt bogenförmig seitlich des lateralen Rollkamms bis zur Tuberositas tibiae durch die Fascia genus verlängert. Der Abstand zum Rand der Patella sollte wenigstens 2 mm betragen. Wenn die Fascia genus einerseits sowie der M. vastus lateralis andererseits mobilisiert und gespreizt sind, wird lateral der Fibrocartilago parapatellaris ein Schnitt durch die Gelenkkapsel geführt und die Patella nach medial luxiert (Abb. 521, 522).

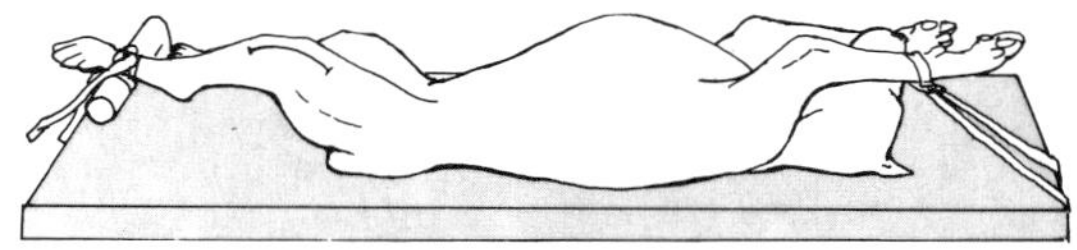

Abb. 519: Lagerung und Schnittführung durch die Haut

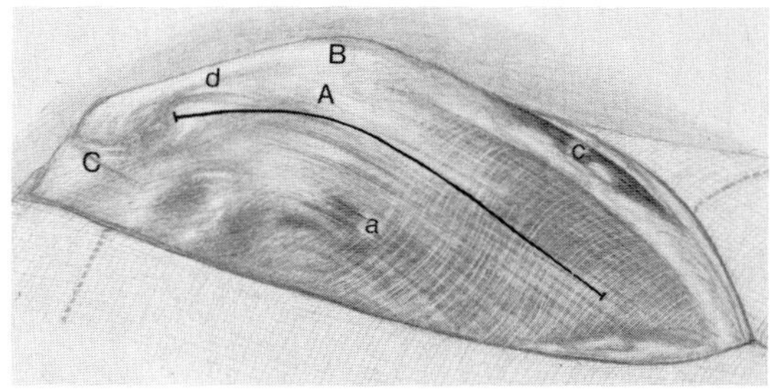

Abb. 520: Haut und oberflächliche Faszie durchtrennt, mobilisiert und gespreizt; Schnittführung durch die Fascia lata und Fascia genus

A Trochlea, lateraler Rollkamm; B Patella; C Tuberositas tibiae
a M. biceps femoris; b M. quadriceps, M. vastus lateralis; c M. sartorius, kranialer Bauch; d Lig. patellae

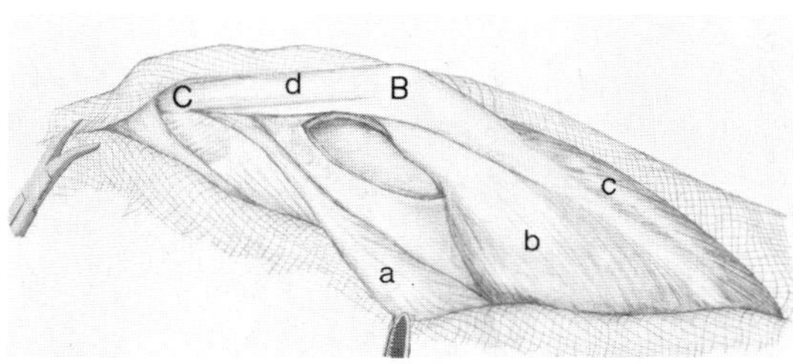

Abb. 521: Gelenkkapsel inzidiert

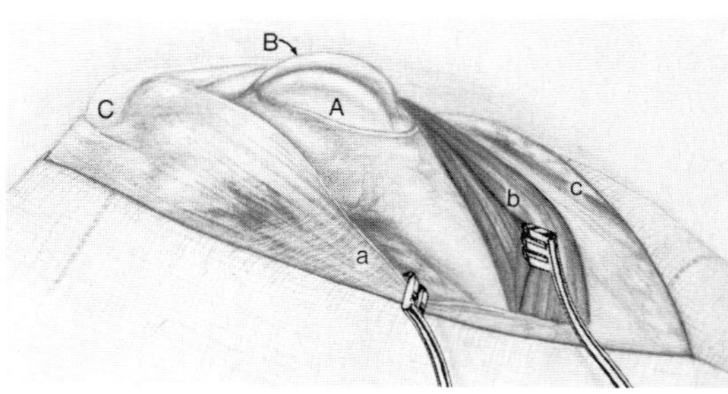

Abb. 522: M. biceps femoris und M. vastus lateralis gespreizt, Patella nach medial luxiert

● *Weiteres Vorgehen bei Epiphysiolysis distalis:* Nach Reposition und temporärer Fixation der Fragmente mit einer Zweipunktzange (Abb. 523) wird die Epiphyse mit zwei parallel oder gering divergierend eingedrillten Bohrdrähten adaptiert. Die Bohrdrähte werden von proximal nach distal bis an die Kompakta der Epiphyse eingedrillt (Abb. 524 a). Ihr proximal aus dem Knochen ragendes Ende wird etwas aufgebogen, abgeschnitten und durch Drehen dem Knochen angelegt.

Bei einer Epiphysiolyse mit großem metaphysären Keil kann die Stabilität der so adaptierten Fragmente ungenügend sein. Hier bietet sich die zusätzliche Fixierung mit einer horizontal durch den metaphysären Keil gesetzten, die Fuge nicht kreuzenden Zugschraube an (Abb. 525).

Ist die beschriebene Parallelspickung beim kurzbeinigen, stark bemuskelten Hund nicht möglich, wird die Epiphyse mit zwei diagonal eingedrillten,

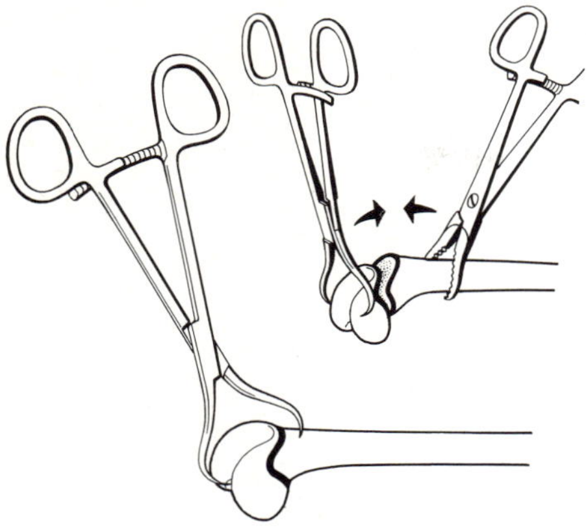

Abb. 523: Reposition und temporäre Fixation der Epiphyse; Schema

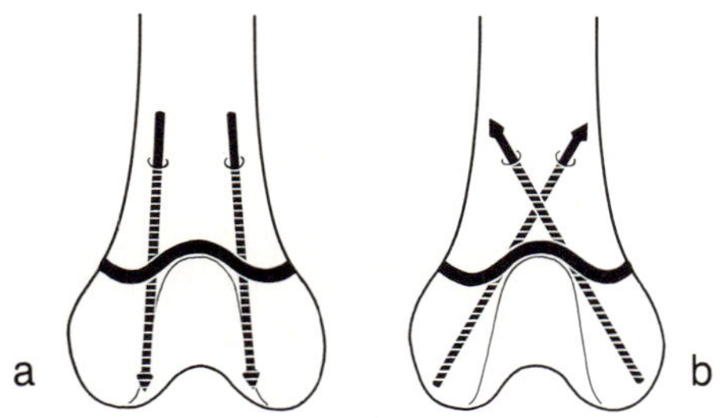

Abb. 524: Epiphysiolysis distalis ossis femoris; Osteosynthese; Schema

a mit zwei von proximal eingedrillten Bohrdrähten; b mit Kreuzspickung von distal

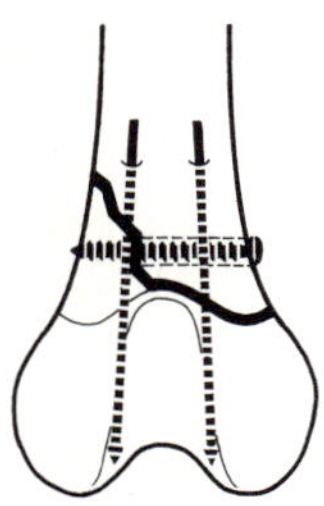

Abb. 525: Epiphysiolysis distalis ossis femoris mit metaphysärem Fragment; Osteosynthese mit zwei Bohrdrähten und Zugschraube; Schema

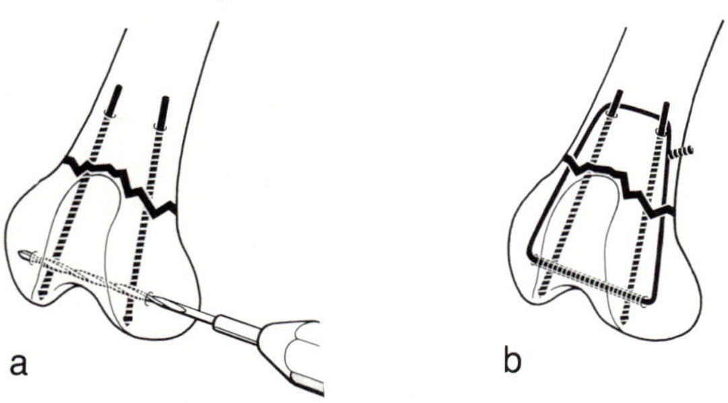

Abb. 526: Suprakondyläre Fraktur; Osteosynthese mit zwei Bohrdrähten und Zuggurtungsdraht; Schema

a Querdurchbohrung der Epiphyse kranial der Bohrdrähte; b nach Anlegen der Drahtschlinge

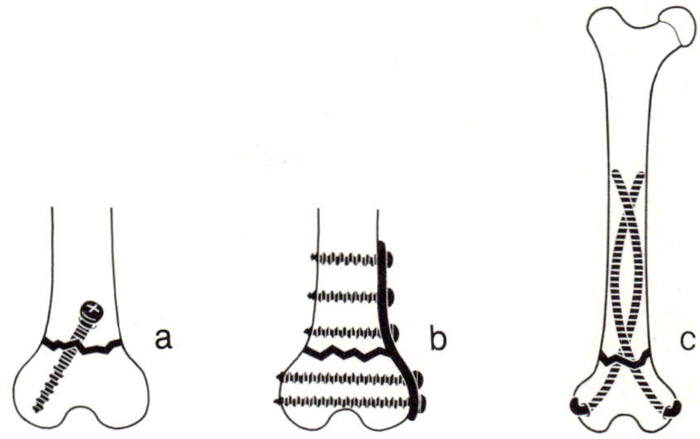

Abb. 527: Suprakondyläre Fraktur; Osteosynthese

a Zugschraube; b Platte; c zwei RUSH-Pins; Schema

sich kreuzenden Bohrdrähten adaptiert (Abb. 524 b). Die Bohrdrähte werden von distal (seitlich der Rollkämme) durch die Kortikalis der Epiphyse und die Kompakta des proximalen Fragments gebohrt. Dabei sollten sie sich oberhalb der Bruchlinie — nicht in der Fuge! — kreuzen. Ihr distales Ende wird an der Epiphyse abgeschnitten und in ihr versenkt. Die proximal aus dem Knochen ragenden Bohrdrahtenden werden nach geringem Aufbiegen gekürzt und durch Drehen dem Knochen angelegt.

● *Weiteres Vorgehen bei suprakondylärer Fraktur:* Nach Reposition und temporärer Fixation können die Fragmente

a mit zwei Bohrdrähten adaptiert werden, wie bei Epiphysiolysis distalis beschrieben. Ist die Fixierung nicht ausreichend stabil, weil im Gegensatz zur Epiphysiolyse keine »Verzapfung« der Fragmente erfolgt, wird zusätzlich eine Zuggurtungsdrahtschlinge angebracht. Hierzu wird die Epiphyse kranial der Bohrdrähte quer durchbohrt und durch diesen Bohrkanal ein Cerclagendraht geführt, der um die proximal herausstehenden KIRSCHNER-Drähte gelegt und durch Verdrillen seiner Enden neben dem lateralen Bohrdraht gespannt wird (Abb. 526).

b mit einer Zugschraube stabilisiert werden (Abb. 527 a). Hierfür wird am proximalen Fragment je nach Bruchlinienverlauf dorsolateral oder dorsomedial, der Epiphysengröße und Epiphysenwinkelung entsprechend, 1 bis 3 cm oberhalb der Fraktur zunächst mit einem Pfriem die Bohrstelle markiert. Anschließend wird mit einem schräg nach distal gerichteten Bohrer der gegenüberliegende Kondylus der Epiphyse bis an die Kortikalis aufgebohrt, das Schraubengewinde geschnitten und die Zugschraube gesetzt.

c mit einer lateral anmodellierten Platte adaptiert werden, wenn das distale Fragment so lang ist, daß es wenigstens für zwei Schrauben Platz bietet (Abb. 527 b). Bei Katzen und kleinwüchsigen Hunden haben sich Finger-L-Platten bewährt. Für größere Hunde ist eine der Krümmung des distalen Femurendes angepaßte Rekonstruktionsplatte geeignet. Die Platte sollte möglichst weit kaudal angebracht werden, um schmerzhafte Irritationen der Kniescheibengelenkkapsel zu vermeiden.

d mit je einem vom lateralen und medialen Kondylus aus vorgetriebenen RUSH-Pin adaptiert werden (Abb. 527 c). Dazu wird die Kortikalis unmittelbar seitlich der Rollkämme durchbohrt, dann auf beiden Seiten ein vorgebogener, dem Durchmesser des Bohrkanals entsprechender RUSH-Pin eingeführt und nach Reposition der Fragmente in das proximale Bruchstück vorgetrieben.

● *Weiteres Vorgehen bei bikondylärer (Y-, T-) Fraktur:* Zuerst wird die vertikal verlaufende Bruchlinie mit einer diakondylären Zugschraube fixiert. Die stufenlos aneinanderzubringenden Femurkondylen werden hierzu dicht oberhalb der Seitenbandinsertionen quer durchbohrt. Nach Präparation des Bohrkanals mit dem Gewindeschneider wird entweder eine Spongiosa-, Navikular- bzw. Malleolarschraube eingedreht, deren gewindefreier Hals bis über den Bruchspalt reicht, oder es wird eine Schraube mit durchgehendem Gewinde verwendet, für die der Bohrkanal im schraubenkopfnahen Fragment zum Gleitloch erweitert werden muß.

Die Fixation der rekonstruierten Epiphyse an das proximale Fragment erfolgt bei noch offener Wachstumsfuge mit KIRSCHNER-Bohrdrähten (siehe Vorgehen bei Epiphysiolysis distalis), im übrigen wie bei einer suprakondylären Fraktur (siehe dort).

● *Weiteres Vorgehen bei Kondylusfraktur:* Nach anatomisch korrekter Reposition wird je nach Frakturverlauf entweder eine Querbohrung durch beide Kondylen (Abb. 528 b) oder ein diagonaler (Abb. 528 a), bis an die Kortikalis des frakturierten Kondylus reichender Bohrkanal angelegt und das Schraubengewinde geschnitten. Zur Fixierung dient entweder eine Schraube mit gewindefreiem Hals, der bis über die Bruchlinie reichen muß, oder es wird der schraubenkopfnahe Bohrkanal zum Gleitloch erweitert und eine Schraube mit durchgehendem Gewinde eingedreht. Bei Rotationstendenz ist parallel dazu ein Bohrdraht oder eine zweite Zugschraube zu setzen.

● Wundverschluß: Adaptation der Wundränder der Gelenkkapsel mit nur das Stratum fibrosum fassenden Knopfheften (Katgut, resorbierbarer Kunststoffaden). Adaptation der Wundränder der Fascia genus mit Knopfheften (Katgut; resorbierbares synthetisches Material).

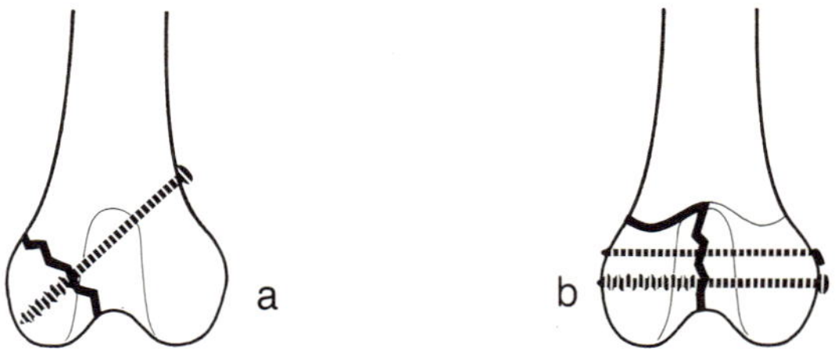

Abb. 528: Kondylusfraktur; Osteosynthese mit a Zugschraube, b Zugschraube und Bohrdraht; Schema

Adaptation der Wundränder der oberflächlichen Faszie mit Knopfheften (Katgut). Hautnaht.

Nachbehandlung: Für einige Tage sollte die Hautwunde durch aufgeklebte Gaze geschützt werden. Die Fäden der Hautnaht sind zwischen dem 8. und 10. Tag zu entfernen. Bewegungseinschränkung (Leinenzwang, Zimmerhaltung) für 3 bis 4 Wochen.

Kniegelenk

Zugang zum Kniegelenk bei Ruptur des Lig. cruciatum craniale

Indikation: Ruptur des Lig. cruciatum craniale. Ersatz durch einen Streifen aus der Fascia lata, durch synthetische Fäden, durch einen Streifen aus der Fascia lata mit Verstärkung durch einen Teil (laterales Drittel) des Lig. patellae.

Instrumente: Bohrer.

Vorbereitung: Der Hund ist in Rückenlage auszubinden. Die zu versorgende Gliedmaße wird, um ca. 20° nach innen rotiert und im Kniegelenk gebeugt, distal des Sprunggelenks auf einen schwenkbaren Bügel gebunden (Abb. 529).

Vorgehen: Der gerade Hautschnitt wird über der distalen Hälfte des Oberschenkels und über dem kniegelenknahen Drittel des Unterschenkels gelegt. Er liegt fingerbreit lateral des Margo cranialis tibiae, des Lig. patellae und der Patella. In gleicher Länge werden die subkutane Faszie und das interfasziale Fettgewebe durchtrennt, stumpf von den Fasciae lata und genus gelöst und gespreizt (Abb. 530).

● *Weiteres Vorgehen bei Ersatz des Bandes durch einen Streifen aus der Fascia lata oder bei Ersatz durch Kunststoff-Fäden:* Die Fascia genus wird lateral parapatellar inzidiert (Abb. 531). Der Schnitt wird zunächst nach distal bis zur Tuberosi-

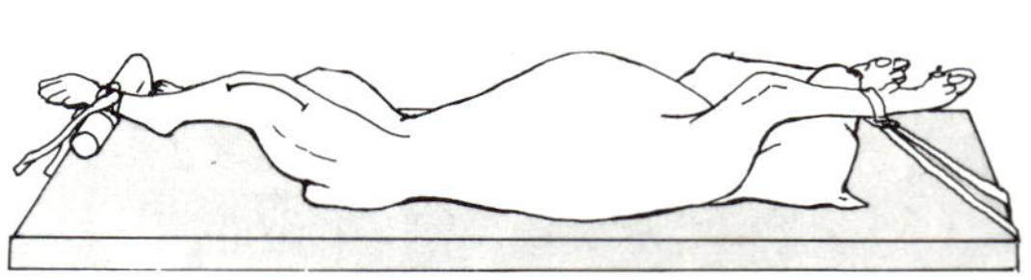

Abb. 529: Lagerung und Schnittführung durch die Haut

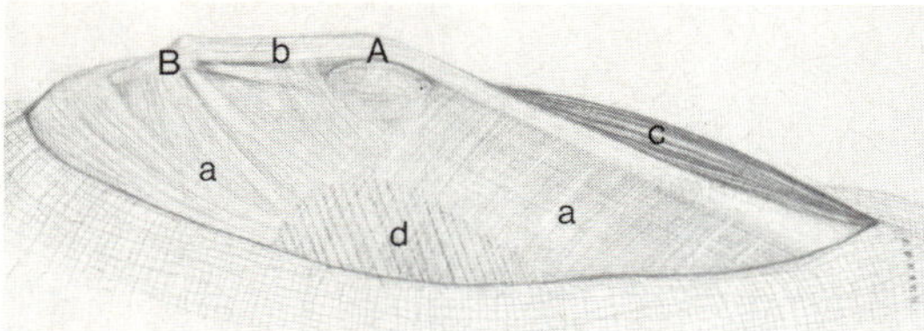

Abb. 530: Haut und oberflächliche Faszie durchtrennt und gespreizt

A Patella; B Tuberositas tibiae; C′ Trochlea ossis femoris, lateraler Rollkamm

a Fasciae lata und genus; b Lig. patellae; c M. sartorius, c′ M. vastus lateralis; d M. biceps femoris, kraniodistaler Teil; e Kapsel des Kniegelenks

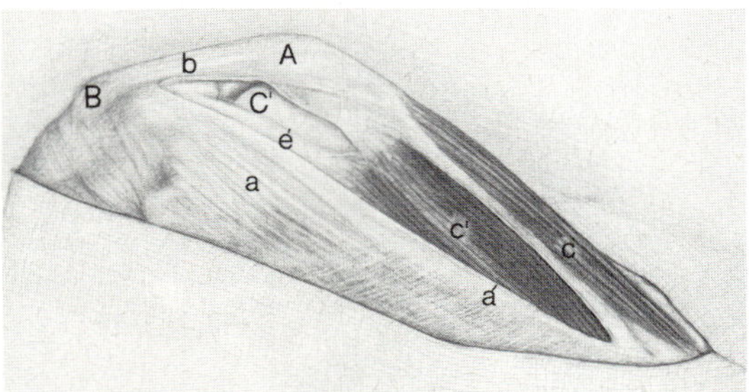

Abb. 531: Fasciae lata und genus sowie Gelenkkapsel durchtrennt

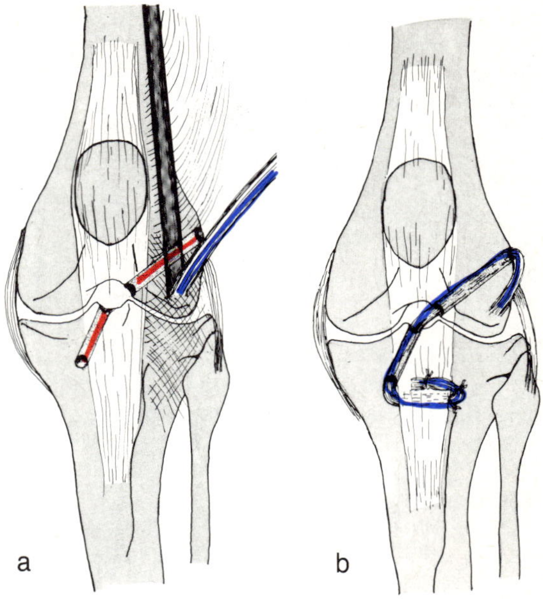

Abb. 532: Ersatz des vorderen Kreuzbandes durch einen Streifen aus den Fasciae lata und genus; Schema

a Bohrkanäle gelegt und Faszienstreifen isoliert; b Faszienstreifen durch die Bohrkanäle gezogen und am Lig. patellae fixiert

tas tibiae und dann nach proximal am M. rectus femoris entlang bis zum oberen Wundwinkel verlängert. Nach Spreizen der Faszie wird die dargestellte Gelenkkapsel lateral der Fibrocartilago parapatellaris eingeschnitten und die Inzision nach distal sowie nach proximal 1 bis 3 cm in den M. vastus lateralis verlängert. Jetzt wird die Gliedmaße im Kniegelenk zunächst gestreckt und dann, nachdem die Patella aus der Trochlea ossis femoris gehoben und nach medial luxiert worden ist, auf ca. 90° gebeugt. Mit einem Wundhaken wird der Kniefettkörper (Corpus adiposum infrapatellare) nach kranial gezogen.

In dieser Position ist das Gelenk ausreichend einzusehen, so daß Reste des gerissenen Bandes exzidiert werden können. Bei Läsion des medialen Meniskus wird das Kniegelenk auf etwa 120° gestreckt und in »vorderer Schubladenposition« gehalten. Jetzt wird das Lig. craniale durchtrennt, der Meniskus mit einer Klemme gefaßt und nach kraniolateral aus der Gelenkspalte gezogen. Die Verbindungen zur Gelenkkapsel und zum medialen Seitenband sowie, nach ausreichender Vorlagerung, das Lig. caudale sind zu durchtrennen.

• *Weiteres Vorgehen bei Ersatz des Bandes durch einen Streifen aus der Fascia lata (Abb. 532):* Es werden zwei Bohrkanäle gelegt,

1. durch den Condylus laterlis ossis femoris. Der Bohrer wird lateral extrakapsulär, in Höhe der halben Trochlealänge angesetzt und so gerichtet, daß er im Ursprung des Lig. cruciatum craniale an der interkondylären Fläche austritt.

2. durch den Condylus medialis tibiae. Der Bohrer wird am Tibiaplateau in der Area intercondylaris centralis an der Insertion des Lig. cruciatum craniale angesetzt und so gerichtet, daß er medial an der Basis des Margo cranialis etwas proximal des Ansatzes der Endsehne des M. sartorius austritt.

Aus den Fasciae lata und genus wird ein 10 bis 20 mm breiter Streifen vom proximalen Wundwinkel her und parallel zum M. rectus femoris geschnitten. Der Streifen bleibt ca. 15 mm distal des Bohrlochs am Condylus lateralis ossis femoris verankert. Das freie Ende des Transplantats wird mit einem Faden eingefesselt und mit einer geraden Nadel durch den Bohrkanal im Condylus lateralis ossis femoris und im Condylus medialis tibiae gezogen.

Bei gestreckter Gliedmaße werden die Patella reponiert und dann die Wundränder der Gelenkkapsel mit nur das Stratum fibrosum fassenden Knopfheften (langsam resorbierbares, atraumatisches Nahtmaterial) sowie die Wundränder des M. vastus lateralis zweischichtig mit Knopfheften (Katgut) adaptiert.

Bei im Kniegelenk auf ca. 45° gebeugter Gliedmaße und in anatomisch korrekter Position gehaltener Tibia (»Gegenschublade« und geringe Außenrotation) wird der Faszienstreifen gespannt und am Ansatz des Lig. patellae an der Tuberositas tibiae mit Knopfheften (nicht resorbierbares, atraumatisches Nahtmaterial) verankert.

Die Spannung ist richtig dosiert, wenn sich die Tibia im Kniegelenk nicht mehr nach kranial (»Schublade«) dislozieren läßt.

Wundverschluß und Nachbehandlung siehe unten.

● *Weiteres Vorgehen bei Ersatz des Bandes durch synthetische Fäden:* Es werden 4 Bohrkanäle gelegt (Abb. 533),

1. durch den Condylus lateralis ossis femoris. Der Bohrer wird extrakapsulär dorsolateral des Condylus lateralis angesetzt und so gerichtet, daß er im Ursprung des Lig. cruciatum craniale an der interkondylären Fläche austritt.

2. durch den Condylus medialis tibiae. Der Bohrer wird bei spitzwinkelig abgebeugtem Kniegelenk an der Insertion des Lig. cruciatum craniale am Tibiaplateau angesetzt und so gerichtet, daß er medial an der Basis des Margo cranialis tibiae etwas oberhalb des Ansatzes der Endsehne des M. sartorius austritt.

3. durch die Tuberositas tibiae. Nach stumpfem Ablösen des M. tibialis cranialis von der Tuberositas tibiae im proximalen Bereich wird der Bohrer kranial neben der Bohröffnung an der Basis des Margo cranialis tibiae angesetzt und nach lateral so gerichtet, daß der Bohrkanal durch die Tuberositas tibiae etwa im Winkel von 90° zur Bohrung durch den Condylus medialis tibiae liegt. Es wird ein schwächerer Bohrer verwendet, weil der Bohrkanal nur den halben Durchmesser der beiden ersten Bohrungen benötigt.

4. durch das Os femoris. Der Bohrer wird dorsokranial des Bohrlochs am Condylus lateralis angesetzt und so gerichtet, daß der Bohrkanal durch das Os femoris etwa im Winkel von 90° zur Bohrung durch den Condylus lateralis ossis femoris liegt. Es wird auch hier der dünnere Bohrer verwendet.

Nun wird ein Fadenbündel, abhängig von Größe und Gewicht des Patienten, mit bis zu acht kräftigen, nicht resorbierbaren Fäden an beiden Enden mit je einem Faden eingefesselt. Ein Ende wird mit einer geraden Nadel von lateral nach medial durch die Querbohrung in der Tuberositas tibiae geführt und bis zur halben Fadenlänge durchgezogen. Danach werden beide Enden des Fadenbündels durch den Bohrkanal im Condylus medialis tibiae und weiter durch den Bohrkanal im Condylus lateralis ossis femoris gezogen. Ein Ende des Fadenbündels wird weiter durch die Schrägbohrung in der Femurmetaphyse und von dort subperiostal zurück nach lateral geführt.

Durch Zug an den Fäden werden die zusammengehörigen Fadenenden identifiziert, jeder Faden straff angezogen und die Enden mit einer Moskitoklemme gesichert.

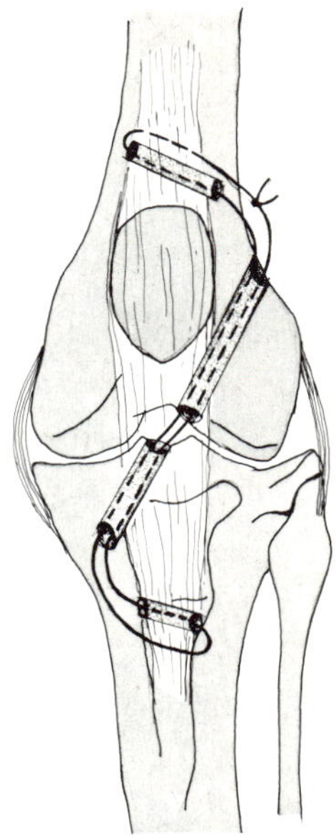

Abb. 533: Ersatz des vorderen Kreuzbandes mit Kunststoff-Fäden; ein Faden als »Fadenbündel« durch die Bohrkanäle geführt und geknüpft; Schema

Nach Strecken im Kniegelenk und Reposition der Patella wird die Gliedmaße im Kniegelenk auf ca. 45° gebeugt. Bei in anatomisch korrekter Position gehaltenem Unterschenkel (»Gegenschublade« und geringer Außenrotation) werden die Fäden einzeln gespannt und geknotet. Die Spannung ist richtig dosiert, wenn sich die Tibia im Kniegelenk nicht mehr nach kranial (»Schublade«) dislozieren läßt.

Die Wundränder der Gelenkkapsel werden mit nur das Stratum fibrosum fassenden Knopfheften (langsam resorbierbares, atraumatisches Nahtmaterial) sowie die des M. vastus lateralis zweischichtig mit Knopfheften (Katgut) adaptiert.

Wundverschluß und Nachbehandlung siehe unten.

● *Weiteres Vorgehen bei Ersatz des Bandes durch einen mit einem Teil des Lig. patellae verstärkten Faszienstreifen:* Die Fascia genus wird lateral an der Kniescheibe inzidiert. Der Schnitt wird zunächst nach distal unter Einbeziehung des lateralen Drittels des Lig. patellae bis zu dessen Insertion an der Tuberositas tibiae und dann nach proximal am M. rectus femoris entlang bis zum oberen Wundwinkel verlängert. Die Faszie wird stumpf von der Unterlage gelöst und in Höhe der Patella am Ansatz des M. biceps femoris eingeschnitten. Die Inzision wird unter Beibehaltung der Streifenbreite dem ersten Faszienschnitt entsprechend nach distal und proximal verlängert. Dann wird

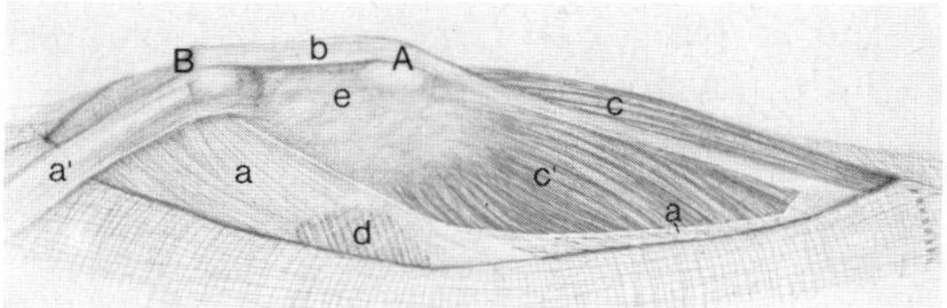

Abb. 534–538: Ersatz des vorderen Kreuzbandes durch einen mit einem Teil des Lig. patellae verstärkten Faszienstreifen

Abb. 534: Gestieltes Transplantat vorbereitet

A Patella; B Tuberositas tibiae; C Trochlea ossis femoris, C′ lateraler Rollkamm, C″ medialer Rollkamm; D Os femoris, Schaft; E Os sesamoideum laterale m. gastrocnemii

a Fasciae lata und genus, a′ Faszienstreifen mit einem Drittel des Lig. patellae; b Lig. patellae; c M. sartorius, kranialer Bauch; c′ M. vastus lateralis; d M. biceps femoris, kraniodistaler Teil; e Kapsel des Kniegelenks; f Corpus adiposum genus; g Lig. cruciatum craniale; h Ursprungssehne des M. extensor digitalis longus; i lateraler Kopf des M. gastrocnemius

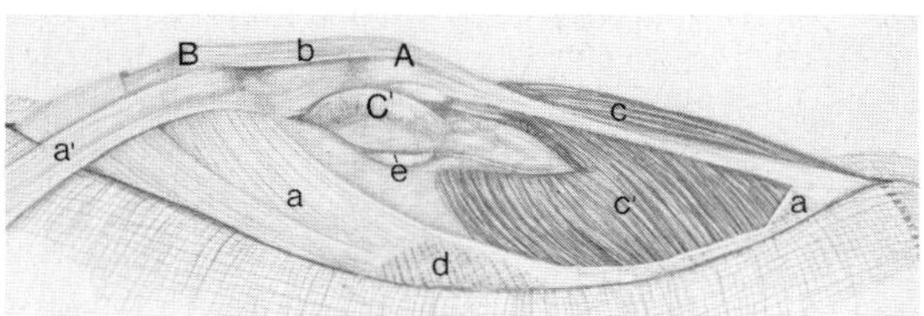

Abb. 535: Kniegelenkskapsel durchtrennt, M. vastus lateralis distal inzidiert

der Faszienstreifen im proximalen Wundwinkel abgesetzt und nach distal umgeschlagen (Abb. 534). Die Gelenkkapsel wird lateral der Fibrocartilago parapatellaris eingeschnitten und die Inzision nach distal sowie nach proximal 1 bis 3 cm in den M. vastus lateralis verlängert (Abb. 535).

Nach Strecken der Gliedmaße im Kniegelenk und Luxation der Patella nach medial wird die Gliedmaße im Kniegelenk um ca. 90° gebeugt. Mit einem Wundhaken wird der Kniefettkörper zurückgezogen. In dieser Position ist das Gelenk ausreichend einzusehen, so daß der laterale Meniskus beurteilt und ggf. mit dem Rest des gerissenen Kreuzbandes exzidiert werden kann. Zur Beurteilung und ggf. Resektion des medialen Meniskus ist die Gliedmaße im Kniegelenk auf etwa 120° zu strecken!

Vom Gelenk her wird eine gebogene Moskitoklemme unter und durch den Kniefettkörper vorgeschoben und mit ihr die Gelenkkapsel und Fascia genus nahe der Tuberositas tibiae am medialen Rand des Lig. patellae perforiert. Mit der Klemme wird der am freien Ende des Faszienstreifens fixierte Faden gefaßt und mit diesem das Transplantat durch das Gewebe in das Gelenk gezogen (Abb. 536).

Jetzt ist das Os sesamoideum laterale m. gastrocnemii darzustellen. Bei gestreckter Gliedma-

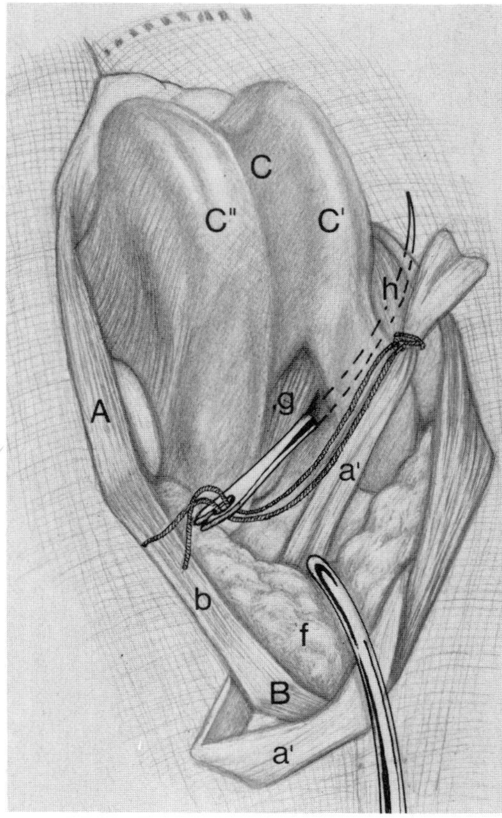

Abb. 536: Transplantat z. T. in das Gelenk gezogen, Nadel in den kaudalen Rezessus geführt

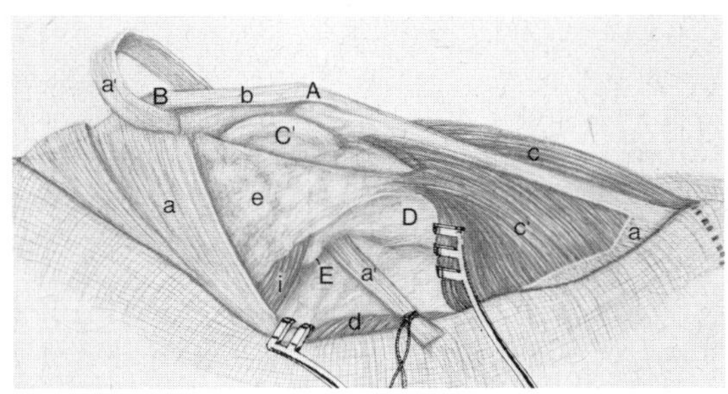

Abb. 537: Transplantat durch die Gelenkhöhle bis zum Os sesamoideum laterale m. gastrocnemii gezogen

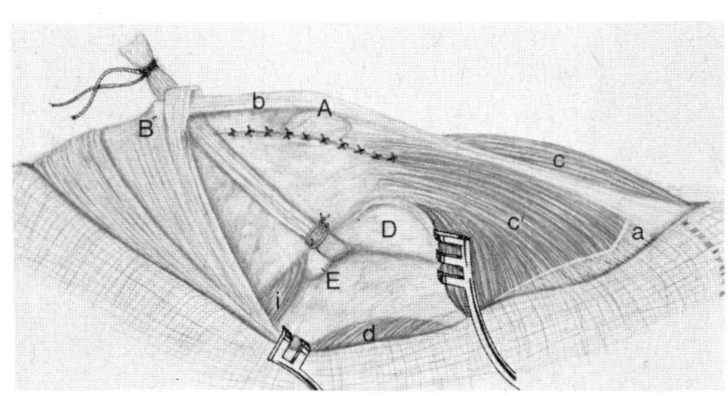

Abb. 538: Transplantat unter dem Lig. patellae und distal seines Zugangs in das Gelenk geführt

ße wird der M. biceps femoris entlang der Schnittkante stumpf von der Unterlage abgelöst. Danach kann der distale Bereich des M. vastus lateralis vom Os femoris unter Schonung der Gefäße (Muskelzweige der A. und V. poplitea, sowie der A. und V. caudalis femoris distalis) mobilisiert werden. Nach Spreizen der Muskeln ist das vom Caput laterale m. gastrocnemii zum Teil überdeckte Os sesamoideum laterale m. gastrocnemii ausreichend dargestellt (Abb. 537). Nach Beugen der Gliedmaße im Kniegelenk auf ca. 45° wird eine an der Spitze abgestumpfte, starke und etwas gebogene Nadel mit dem am Transplantat fixierten Faden lateral am Lig. cruciatum caudale vorbei an der interkondylären Fläche des lateralen Femurknorrens entlang in den kaudalen Rezessus geführt (Abb. 536). Unter Kontrolle des Zeigefingers wird die Nadel in Höhe des proximalen Randes des lateralen Vesalischen Sesambeins und unter Schonung der Ursprungssehne des Caput laterale m. gastrocnemii durch die Gelenkkapsel gestoßen und das Transplantat durchgezogen (Abb. 537). Bei im Kniegelenk gestreckter Gliedmaße werden die Patella reponiert und dann die Wundränder der Gelenkkapsel mit nur das Stratum fibrosum fassenden Knopfheften, die des M. vastus lateralis zweischichtig mit Knopfheften (langsam resorbierbares, atraumatisches Nahtmaterial) adaptiert.

Bei im Kniegelenk auf ca. 45° gebeugter Gliedmaße und in anatomisch korrekter Position gehaltener Tibia (»Gegenschublade« und geringe Außenrotation) wird der Faszienstreifen gespannt. Er wird mit zwei durch das Periost und das straffe Sehnengewebe im Bereich des Os sesamoideum laterale m. gastrocnemii geführten Diagonalheften (nicht resorbierbares, atraumatisches Nahtmaterial) fixiert (Abb. 538).

Die Spannung ist richtig dosiert, wenn sich die Tibia im Kniegelenk nicht mehr nach kranial (»Schublade«) dislozieren läßt.

Das freie Ende des Transplantats wird unter dem Lig. patellae und distal seines Zugangs in das Gelenk geführt, nach lateral über das Lig. patellae zurückgeschlagen und am Lig. patellae sowie am Transplantat mit einigen Knopfheften (atraumatisches, nicht resorbierbares Nahtmaterial) fixiert.

Wundverschluß: Die Wundränder der Fasciae lata und genus werden mit Knopfheften, parapatellar mit nicht oder langsam resorbierbarem, im übrigen Bereich mit resorbierbarem Nahtmaterial adaptiert. Die Wundränder der oberflächlichen Faszie werden mit Knopfheften (Katgut) adaptiert. Hautnaht.

Nachbehandlung: Die Fäden der Hautnaht werden zwischen dem 8. und 10. Tag entfernt. bis dahin sollte die Gliedmaße bandagiert (Verband) werden. Der Patient sollte wenigstens sechs Wochen lang ruhig gehalten werden (Leinenzwang, Käfigruhe).

Zugang zum Kniegelenk bei Luxatio patellae

Indikation: Luxatio patellae traumatica; Luxatio patellae congenita.

Instrumente: Osteosynthesebesteck, Säge.

Vorbereitung: Der Patient wird in Rückenlage ausgebunden. Die zu versorgende Gliedmaße wird, gering nach kaudal gezogen, fixiert (Abb. 539).

Vorgehen: Der Hautschnitt wird über dem kniegelenknahen Drittel von Ober- und Unterschenkel gelegt. Er verläuft neben dem medialen Rollkamm und der Tuberositas tibiae. In gleicher Länge wird die oberflächliche Faszie durchtrennt, mobilisiert und gespreizt (Abb. 540).

● *Weiteres Vorgehen bei Luxatio patellae traumatica:* Das oberflächliche Blatt der Oberschenkelfaszie wird parapatellar durchtrennt. Danach werden die Wundränder der rupturierten Faszie, des Lig. femoropatellare sowie der Gelenkkapsel revidiert.

● *Weiteres Vorgehen bei Luxatio patellae congenita:* Das Vorgehen wird vom Ausmaß der Veränderungen bestimmt. Bewährt hat sich die Transposition der Tuberositas tibiae allein oder in Kombination mit einem der nachstehend beschriebenen Verfahren.

Die Fascia genus wird lateral bzw. medial parapatellar inzidiert. Die Inzision wird nach distal bis zur Tuberositas tibiae und nach proximal über dem M. vastus lateralis bzw. medial zwischen dem kranialen und kaudalen Bauch des M. sartorius verlängert. Danach wird die Gelenkkapsel seitlich der Fibrocartilago parapatellaris inzidiert und der Schnitt nach distal und proximal verlängert. Bei gestrecktem Kniegelenk kann die Patella jetzt nach medial bzw. lateral luxiert werden.

a Transposition der Tuberositas tibiae: Zur Darstellung der Tuberositas tibiae wird der M. tibialis cranialis subperiostal abgelöst und mit dem darunter liegenden M. extensor digitalis longus zur Seite gespreizt (Abb. 541 a). Danach wird die Tuberositas tibiae mit einem unter dem Lig. patellae durchgeführten Sägeblatt oder mit einem Flachmeißel so abgesetzt, daß die distale Kante des Knochenstücks noch über das Periost und die Bandinsertion mit der Unterlage verbunden bleibt (Abb. 541 b). Jetzt kann das abgesetzte Knochenstück mit dem Lig. patellae an die laterale bzw. mediale fläche der Tuberositas tibiae gedreht und die Stelle, die bei reponierter Patella in der Zugrichtung des M. quadriceps femoris liegt, zur Fixation des Transplantats bestimmt werden. An dieser Stelle wird mit einem Meißel oder einer Fräse die Kortikalis abgetragen, so daß eine plane Fläche mit einer stufenförmigen proximalen Begrenzung als Wider-

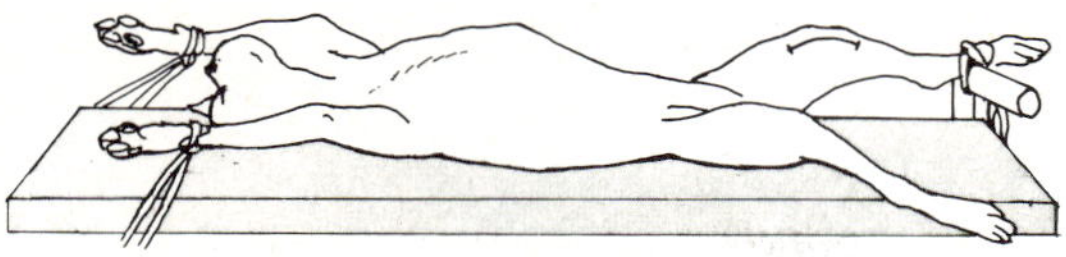

Abb. 539: Lagerung und Schnittführung durch die Haut

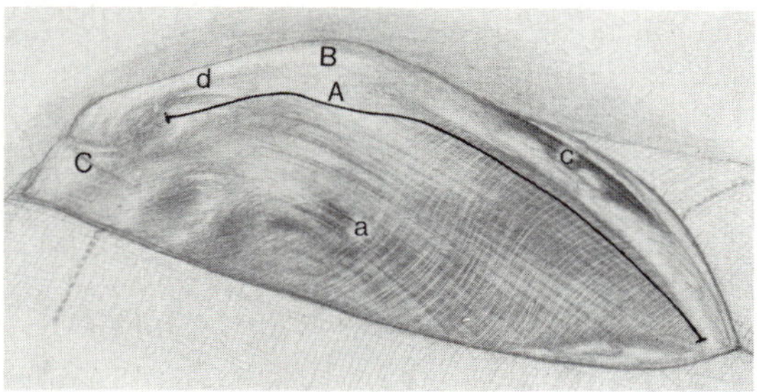

Abb. 540: Ansicht von lateral; Haut und oberflächliche Faszie durchtrennt, mobilisiert und gespreizt

A Trochlea, lateraler Rollkamm; B Patella; C Tuberositas tibiae
a M. biceps femoris; c M. sartorius, kranialer Bauch; d Lig. patellae

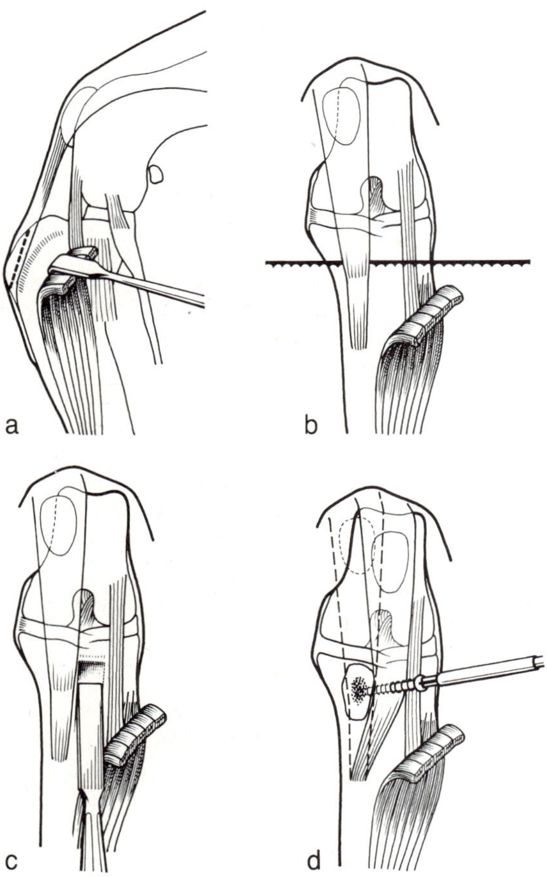

Abb. 541: Transposition der Tuberositas tibiae

a M. tibialis cranialis, subperiostal abgesetzt; b Absetzen der Tuberositas tibiae mit Sägeblatt; c Herrichten der Auflagefläche für das Transponat; d Fixation des Transplantats mit Zugschraube

lager für das Transplantat entsteht (c). Anschließend wird an der abgesetzten Tuberositas tibiae das Gleitloch exakt zentral, am besten von der Osteotomiefläche her, gebohrt. Die Bohrung des Gewindelochs erfolgt nach temporärer Fixation des Fragments in der vorgesehenen Position. Wenn dieser Bohrkanal mit dem Gewindeschneider hergerichtet ist, wird das Transplantat mit einer Zugschraube fixiert (d).

b Lappenplastik: Muß zur spannungsfreien Reposition der Patella die Gelenkkapsel auf der Seite, nach der die Patella disloziert ist, durchtrennt werden, ist der entstehende Kapseldefekt mit einer Lappenplastik zu decken (Abb. 542). Hierzu wird auf beiden Seiten der dislozierten Patella die Fascia genus mit der Gelenkkapsel neben der Fibrocartilago parapatellaris so weit inzidiert, daß die mobilisierte Patella widerstandslos reponiert werden kann. Nun wird ein dem entstandenen Defekt entsprechend breiter Streifen aus der überdehnten Gelenkkapsel und Fascia genus der anderen Seite geschnitten, distal abgesetzt und der erhaltene Lappen in den Defekt der Gelenkkapsel genäht.

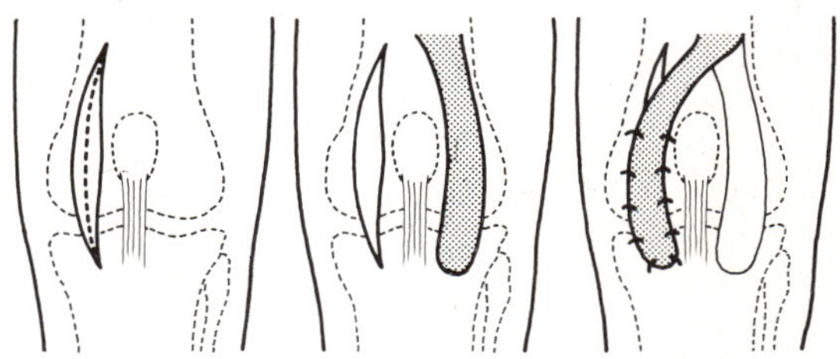

Abb. 542: Lappenplastik zur Deckung des Kapseldefekts; Schema

Die Wundränder von Kapsel und Faszie werden einschichtig mit Knopfheften (langsam resorbierbares, atraumatisches Nahtmaterial) adaptiert. Dabei wird von der Kapsel nur das Stratum fibrosum zur Naht gefaßt.

c Einschränkung der Rotation im Kniegelenk: Durch die Tuberositas tibiae werden zwei horizontale Bohrkanäle wenig unterhalb des Tibiaplateaus gelegt. Dann wird die laterale Fabella zwischen dem M. biceps femoris und dem M. vastus lateralis bzw. die mediale zwischen dem kranialen und kaudalen Bauch des M. sartorius eingehend dargestellt. Nach Spreizen der Muskeln ist bei gebeugtem Kniegelenk ein nicht resorbierbarer Faden um das vom M. gastrocnemius teilweise überdeckte Vesalische Sesambein zu legen. Die Fadenenden werden anschließend unter der Fascia genus bis zur Tuberositas tibiae geführt, dort durch die Bohrkanäle geschlauft und unter Kontrolle der Rotationsstabilität mit Spannung verknotet (Abb. 543).

d Vertiefung der Trochlea: Zur Vertiefung der Trochlea wird zunächst aus der Rollfurche ein

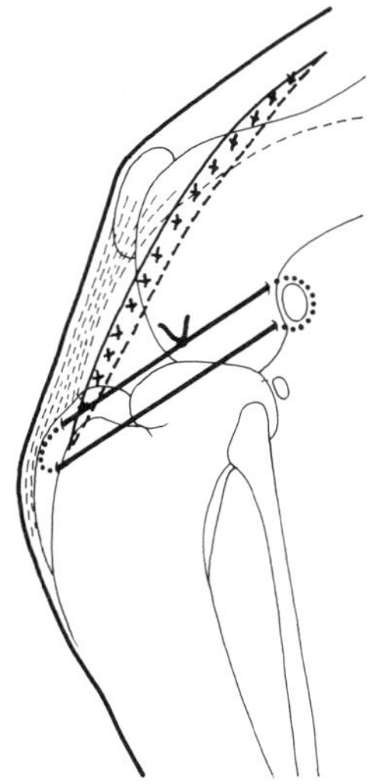

Abb. 543: Rotationsstabilisierung durch Fadenzügel zwischen Tuberositas tibiae und Vesalischem Sesambein; Schema

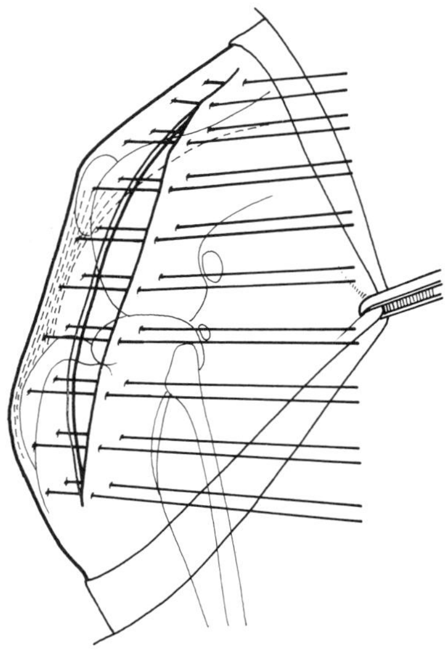

Abb. 545: Raffung durch Fasziendoppelung mit rückläufigen Heften; Schema

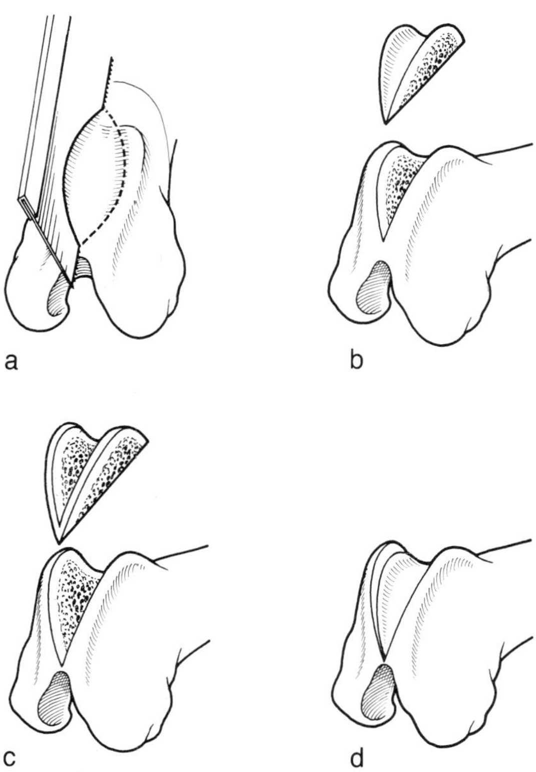

Abb. 544: Vertiefung der Trochlea

a 1. Schnittführung; b Keilresektion; c 2. Schnittführung zur Resektion des V-förmigen Fragments; d keilförmiges Fragment reimplantiert

keilförmiges Knorpel-Knochen-Fragment herausgesägt (Abb. 544 a, b). Hierfür werden zwei an der Innenkante jedes Rollkamms beginnende Schrägschnitte gelegt, die in der Mitte des proximalen Gelenkrands und knapp oberhalb der Fossa intercondylica aufeinandertreffen. Danach entfernt man mit zwei weiteren Sägeschnitten, die parallel zu den vorausgegangenen geführt werden, ein V-förmiges Fragment (c), dessen Dicke das Ausmaß der Trochleavertiefung bestimmt. Schließlich wird der zuerst herausgeschnittene Keil in die tiefer gewordene Furche reimplantiert (d).

Die Tiefe der Trochlea sollte der halben Kniescheibendicke entsprechen. Die Rollkämme müssen ausreichend weit voneinander entfernt sein, damit die Patella nicht über der Rollfurche schwebt, sondern in jeder Gelenkstellung auf dem Knorpel gleitet. Ggf. sind die Rollkämme im proximalen Abschnitt zusätzlich abzuschrägen.

Wundverschluß: Bei dilatierter Gelenkkapsel ist zur Raffung ein der Situation entsprechend breiter Kapselstreifen zu exzidieren. Die Wundränder werden mit nur das Stratum fibrosum fassenden Knopfheften (langsam resorbierbares, atraumatisches Nahtmaterial) adaptiert.

Die Fascia genus wird zur Verstärkung mit rückläufigen Heften überlappend genäht (Fasziendoppelung (Abb. 545); langsam oder nicht resorbierbares, atraumatisches Nahtmaterial).

Adaptation der Wundränder der oberflächlichen Faszie mit Knopfheften (Katgut). Hautnaht.

Nachbehandlung: Für einige Tage sollte die Wunde durch aufgeklebte Gaze geschützt und die Gliedmaße durch einen Polsterverband ruhig gestellt werden.

Zugang zum Kniegelenk von medial

Indikation: Ruptur des Lig. collaterale mediale; Corpus liberum im kaudalen Rezessus; Epiphysiolysis proximalis tibiae.

Instrumente: Osteosynthesebesteck, Winkelbohrgerät.

Vorbereitung: Der Patient ist in Rückenlage auszubinden. Die zu versorgende Gliedmaße wird gering nach außen rotiert, etwas im Kniegelenk gebeugt und distal des Sprunggelenks auf einen schwenkbaren Bügel gebunden (Abb. 546).

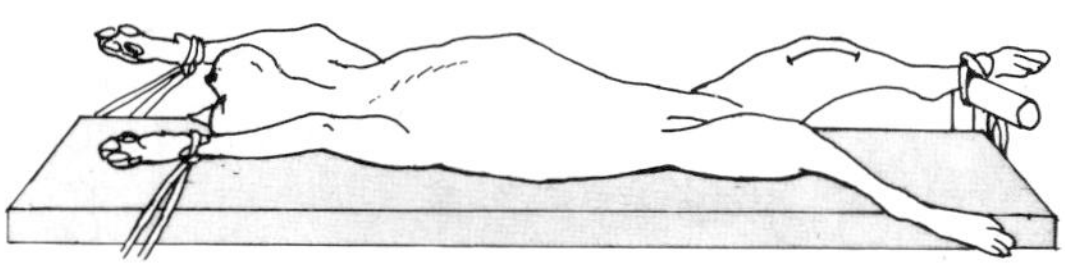

Abb. 546: Lagerung und Schnittführung durch die Haut

Vorgehen: Der Hautschnitt ist über dem distalen Drittel des Os femoris und dem proximalen Drittel der Tibia zu legen. Er wird auf der medialen Seite parapatellar gelegt. In gleicher Länge wird die oberflächliche Faszie gespalten, mobilisiert und mit der Haut gespreizt (Abb. 547). Das tiefe Blatt der Fascia genus wird am kranialen Rand des kaudalen Bauches des M. sartorius durchtrennt, der Muskel in seinem Ansatz proximal ausreichend abgelöst und nach kaudal sowie distal gezogen (Abb. 548). Jetzt ist die mediale Fläche des Kniegelenks bei leichter Beugung ausreichend dargestellt.

● *Weiteres Vorgehen bei Ruptur des Lig. collaterale mediale:* Falls verletzt, ist der mediale Meniskus zu resezieren. Mit dem Winkelbohrgerät wird im proximalen Bereich der Bandinsertion am Condylus medialis ossis femoris und/oder im mittleren Bereich der langflächigen Bandinsertion am Condylus medialis tibiae je ein Bohrkanal horizontal

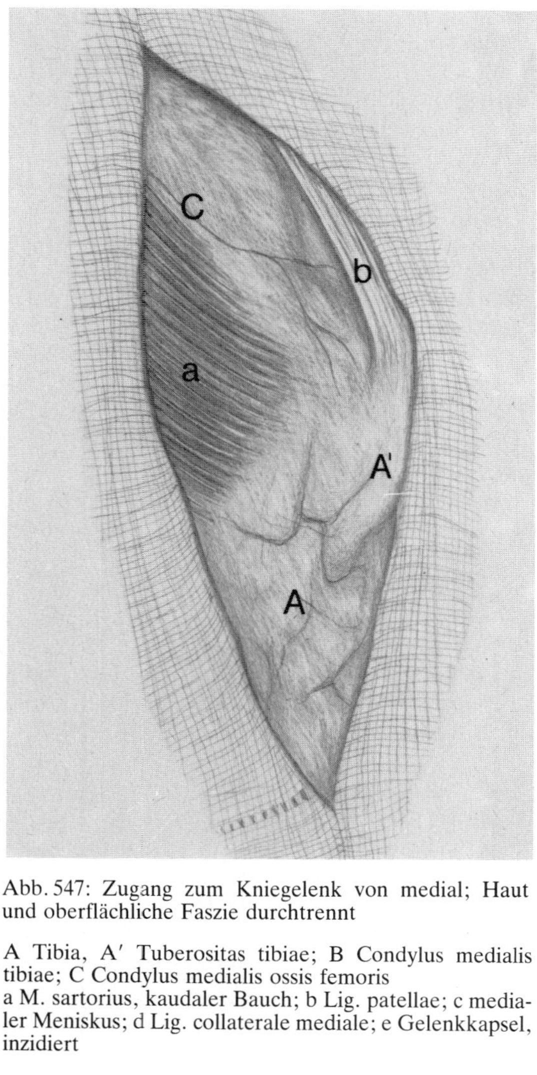

Abb. 547: Zugang zum Kniegelenk von medial; Haut und oberflächliche Faszie durchtrennt

A Tibia, A′ Tuberositas tibiae; B Condylus medialis tibiae; C Condylus medialis ossis femoris
a M. sartorius, kaudaler Bauch; b Lig. patellae; c medialer Meniskus; d Lig. collaterale mediale; e Gelenkkapsel, inzidiert

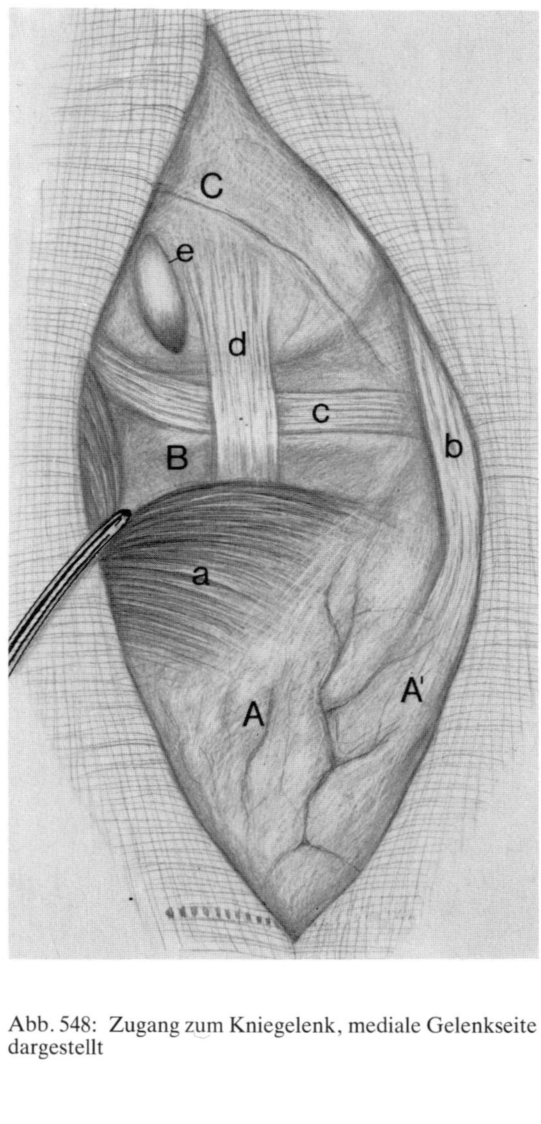

Abb. 548: Zugang zum Kniegelenk, mediale Gelenkseite dargestellt

gelegt. Anstatt der Bohrkanäle können Schrauben gesetzt werden. Bohrkanal bzw. Schraube dienen zur Verankerung des Implantats.

a Bei Ruptur des Bandes im mittleren Drittel wird je ein Faden durch den proximalen und den distalen Bohrkanal geführt und jeder Bandstumpf nach BUNNELL durchflochten. Die Enden der beiden Fäden werden verknotet (Abb. 549).

b Ist das Band an der Insertion abgerissen (Abb. 550), wird dort der Bohrkanal gelegt. Das Band wird nach BUNNELL durchflochten. Dann werden die Fadenenden entgegengesetzt durch den Bohrkanal geschlauft und geknotet.

c Ist das Lig. collaterale mediale so stark geschädigt, daß es nicht mehr zur Naht verwendet werden kann, sollte es durch ein geflochtenes Kohlenstoffband (Lafil®) oder durch Kunststoffäden bzw. Drahtschlinge ersetzt werden.

Das Implantat wird an den Bohrkanälen bzw. an Schrauben fixiert.

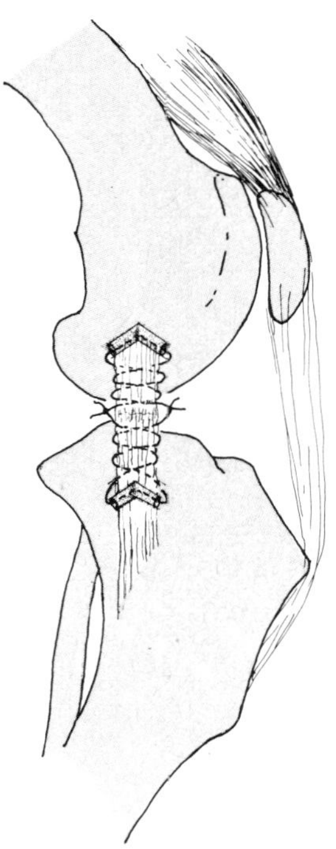

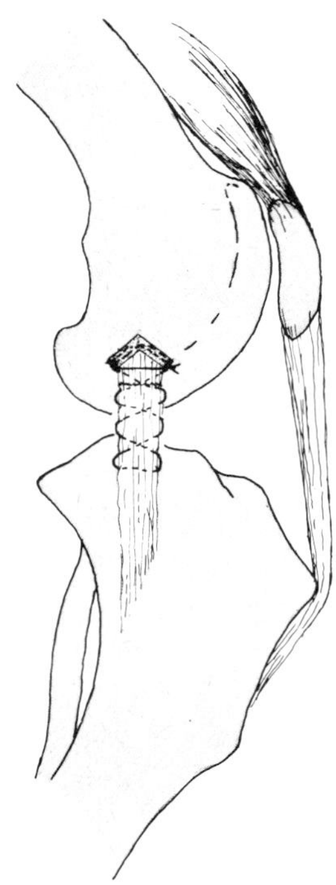

Abb. 549 (links): Ruptur des Lig. collaterale mediale; Verankerung der Fäden in zwei Bohrkanälen; Schema

Abb. 550 (rechts): Abriß des Lig. collaterale mediale; Verankerung des Fadens in einem Bohrkanal; Schema

● *Weiteres Vorgehen bei Corpus liberum im kaudalen Rezessus des Kniekehlgelenks:* Die Gelenkkapsel wird kaudal des Lig. collaterale mediale durchtrennt und das Corpus liberum entfernt.

● *Weiteres Vorgehen bei Epiphysiolysis proximalis tibiae:* Bei praller Füllung ist die Gelenkkapsel zum Abfluß der blutigen Synovia zu inzidieren.

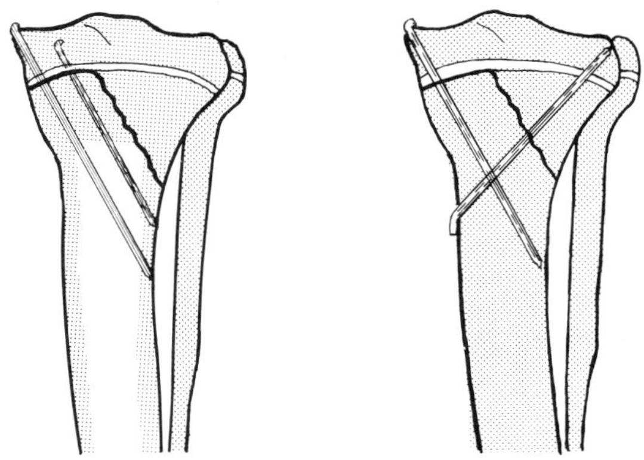

Abb. 551: Epiphysiolysis proximalis tibiae; a und b Osteosynthese mit zwei Bohrdrähten; Schema

1. Nach Reposition des Tibiaschafts wird die Epiphyse mit zwei Bohrdrähten fixiert (Abb. 551).

a Entweder werden die Bohrdrähte von der Kante des Condylus medialis kranial und kaudal des Lig. collaterale mediale angesetzt, parallel und schräg nach distal bis an die gegenseitige Kompakta eingedrillt,

b oder ein Bohrdraht wird von der medialen Kante des Condylus medialis schräg nach distal und der andere von der Facies medialis nach proximal bis in den Condylus lateralis gedrillt.

Das verletzte Periost sollte mit Knopfheften (Katgut) adaptiert werden.

2. Bei ausreichend großem metaphysären Keil ist die Stabilisierung mit einer Zugschraube möglich. Nach Reposition des Tibiaschafts und Fixation der Fragmente mit Zangen wird der Bohrer distal der Fuge unter Schonung des Lig. collaterale mediale senkrecht zur Facies medialis tibiae angesetzt, der Bohrkanal parallel zur Fuge gelegt, hergerichtet und die Zugschraube eingedreht (Abb. 552).

● Wundverschluß: Die Wundränder der Gelenkkapsel werden mit nur das Stratum fibrosum fas-

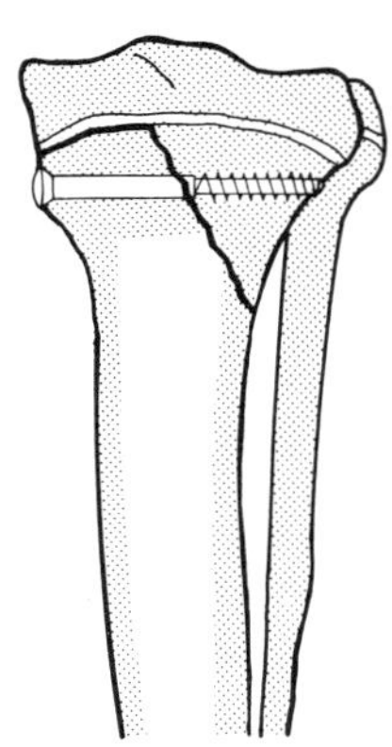

Abb. 552: Epiphysiolysis proximalis tibiae mit großem metaphysären Keil; Osteosynthese mit Zugschraube; Schema

senden Knopfheften (resorbierbares, atraumatisches Nahtmaterial) adaptiert. Der M. sartorius ist an seinem Ansatz an das Periost zu reinserieren (langsam resorbierbarer Faden). Die Wundränder der tiefen und oberflächlichen Faszie werden schichtweise mit Knopfheften (Katgut) adaptiert. Hautnaht.

Nachbehandlung: Für einige Tage sollte die Wunde durch aufgeklebte Gaze geschützt und die Gliedmaße mit einem Verband ruhiggestellt werden. Die Fäden der Hautnaht sind zwischen dem 8. und 10. Tag zu entfernen.

Zugang zum Kniegelenk von lateral

Indikation: Ruptur des Lig. collaterale laterale; Fraktur des Condylus lateralis tibiae.

Instrumente: Bohrer und Winkelbohrgerät (Ruptur); Osteosynthesebesteck (Fraktur).

Vorbereitung: Der Patient wird in Seitenlage ausgebunden. Die zu versorgende oben liegende Gliedmaße wird auf ein Polster gelagert und nicht fixiert (Abb. 553).

Vorgehen: Der Hautschnitt wird lateral über das kniegelenknahe Drittel von Ober- und Unterschenkel gelegt. In gleicher Länge werden die oberflächliche und tiefe Faszie durchtrennt, mobilisiert und gespreizt (Abb. 554).

● *Weiteres Vorgehen bei Ruptur des Lig. collaterale laterale:* Bei ausreichend langen Bandstümpfen werden diese mit einem nicht resorbierbaren Faden nach Bunnell durchflochten und verknotet. Bei kurzem proximalen bzw. distalen Bandstumpf wird in dessen Insertionsgebiet ein V-förmiger Bohrkanal mit dem Winkelbohrgerät angelegt und der lange Bandstumpf mit einem nicht resorbierbaren Faden nach Bunnell durchflochten. Die Fadenenden werden gegeneinander durch den V-förmig angelegten Bohrkanal geführt und über der Knochenbrücke verknotet.

● *Weiteres Vorgehen bei Fraktur des Condylus lateralis tibiae:* Nach ausreichend langer Inzision der Gelenkkapsel wird das Fragment unter Sicht reponiert und mit der Zweipunktzange fixiert. Der Bohrer wird kranial des Lig. collaterale laterale unter der Gelenkfläche angesetzt und der Bohrkanal direkt unter das Tibiaplateau horizontal gelegt.

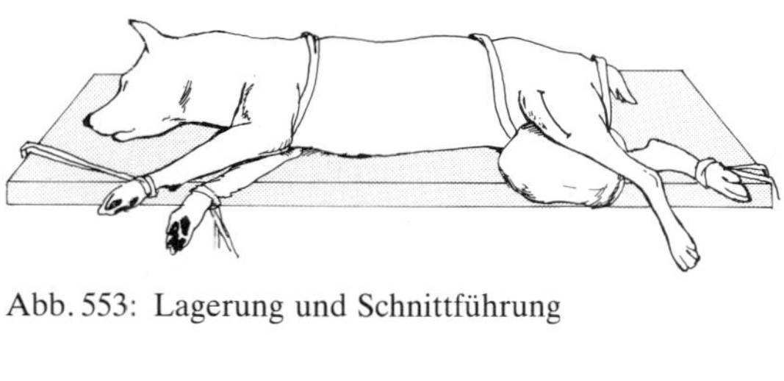

Abb. 553: Lagerung und Schnittführung

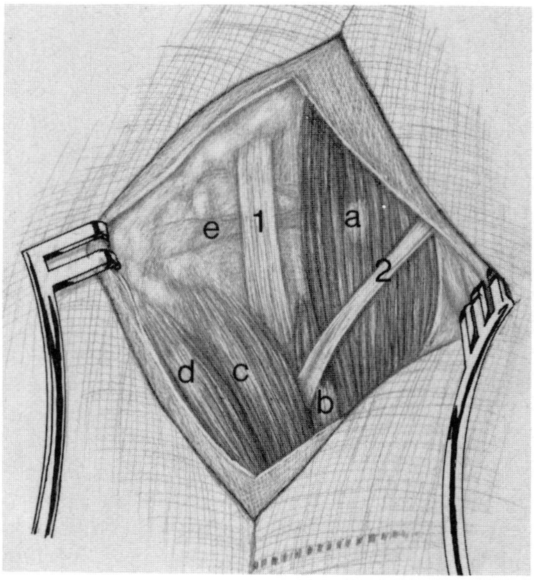

Abb. 554: Haut und Faszien durchtrennt und gespreizt; laterale Gelenkseite dargestellt

a M. gastrocnemius; b M. flexor hallucis longus; c M. fibularis longus; d M. tibialis cranialis; e Gelenkkapsel
1 Lig. collaterale laterale; 2 N. fibularis

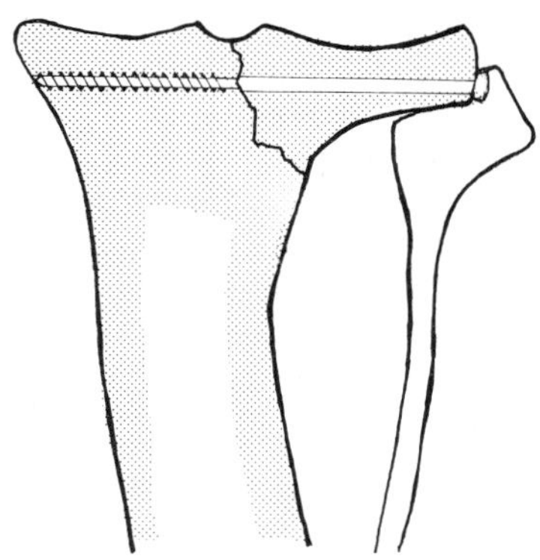

Abb. 555: Fraktur des Condylus lateralis tibiae; Osteosynthese mit Spongiosaschraube; Schema

Der Bohrkanal wird hergerichtet und eine Zugschraube eingedreht (Abb. 555).

Naht der Gelenkkapsel mit nur das Stratum fibrosum fassenden Knopfheften (atraumatisches, langsam resorbierbares Nahtmaterial).

● Wundverschluß: Adaptation der Wundränder der tiefen und oberflächlichen Faszie getrennt mit Knopfheften (Katgut). Hautnaht.

Nachbehandlung: Die Fäden der Hautnaht sind zwischen dem 8. und 10. Tag zu entfernen. Bei Seitenbandverletzung sollte die Gliedmaße für 6 Wochen mit einer Kunststofflonguette ruhiggestellt werden. Bei Fraktur Bewegungseinschränkung (Leinenzwang, Zimmerhaltung) bis zur knöchernen Konsolidierung.

Kniegelenkarthrodese

Indikation: Irreparabel polytraumatisiertes Gelenk; Arthropathia deformans; angeborene oder erworbene Fehlstellung.

Instrumente: Osteosynthesebesteck; Goniometer und oszillierende Säge.

Vorbereitung: An der belasteten gesunden Gliedmaße ist der Kniegelenkwinkel zu bestimmen.

Der Patient wird in Rückenlage ausgebunden. Die zu versorgende Gliedmaße wird, da Lageveränderungen (Beugen, Strecken, Distraktion) erforderlich sind, von einem Helfer gehalten.

Vorgehen: Der Hautschnitt wird über der distalen Hälfte des Os femoris, dem Kniegelenk und der proximalen Hälfte der Tibia gelegt. Er verläuft entlang der Vorderkante des Os femoris und im leicht nach lateral gerichteten Bogen kranial über das Kniegelenk und den Unterschenkel. In gleicher Länge werden oberflächliche Faszie und interfasziales Gewebe gespalten und mit der Haut gespreizt. Die Fascia lata wird am kranialen Rand des M. biceps femoris inzidiert. Der Schnitt wird nach proximal bis zum oberen Wundwinkel und nach distal parapatellar durch die Fascia genus bis zur Tuberositas tibiae verlängert. Nach Spreizen der Wundränder wird die Gelenkkapsel eingeschnitten und die Inzision nach proximal in den M. vastus lateralis bis annähernd zum oberen Wundwinkel verlängert (Abb. 556).

Nun werden das Lig. patellae an der Tuberositas tibiae abgesetzt, mit der Patella nach medial verlagert und die Gelenkkapsel im kranialen Bereich sowie das Corpus adiposum infrapatellare und die Bursa infrapatellaris reseziert. Danach wird der M. tibialis cranialis subperiostal abgelöst und mit dem darunter liegenden M. extensor digitalis longus zur Seite gespreizt (Abb. 557). Außerdem wird zur Auflage für die Platte eine Scheibe vom Margo cranialis mit dem Meißel abgetragen.

Bei maximal gebeugtem Kniegelenk wird jetzt mit der oszillierenden Säge ein tiefer Schnitt auf den Rollkämmen von der Fossa suprapatellaris bis zur Linea intercondylaris und, in Verlängerung sowie gleicher Länge und Breite, an der Basis der Tuberositas tibiae gelegt (Abb. 558). Nach Durchschneiden der Ligg. cruciata werden die Menisken reseziert und der Gelenkknorpel sowie die subchondralen Knochenplatten abgefräst. Dabei ist die Ursprungssehne des M. extensor digitalis longus mit dem Wundhaken zur Seite zu ziehen, um einer Verletzung vorzubeugen. Danach werden die Trochlea mit dem an der Fossa suprapatellaris angesetzten und auf die Linea intercondylaris gerichteten Meißel sowie die Tuberositas tibiae mit am kranialen Rand der Gelenkfläche angesetzten

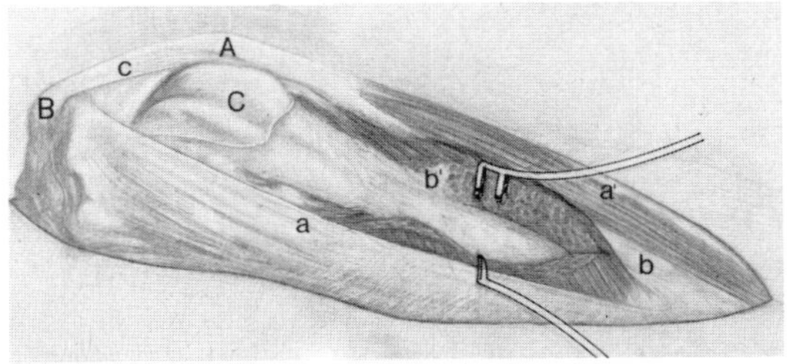

Abb. 556: Kniegelenk geöffnet, Patella zur besseren Darstellung luxiert und M. vastus lateralis weit eingeschnitten

A Patella; A′ Fibrocartilago suprapatellaris; B Tuberositas tibiae, B′ aus der Tuberositas tibiae entnommenes Fragment; B″ Knochenspan am Margo cranialis; C Trochlea ossis femoris; C′ aus der Trochlea ossis femoris entnommenes »Verriegelungs«-Fragment

a Fascia lata; a′ M. sartorius, kranialer Bauch; b M. rectus femoris, von der Faszie bedeckt; b′ M. vastus lateralis; c Lig. patellae; d Ursprungssehne des M. extensor digitalis longus; e Lig. cruciatum craniale; f M. tibialis cranialis

1 Sägeschnitte in der Trochlea ossis femoris; 2 Sägeschnitte im Tibiaplateau

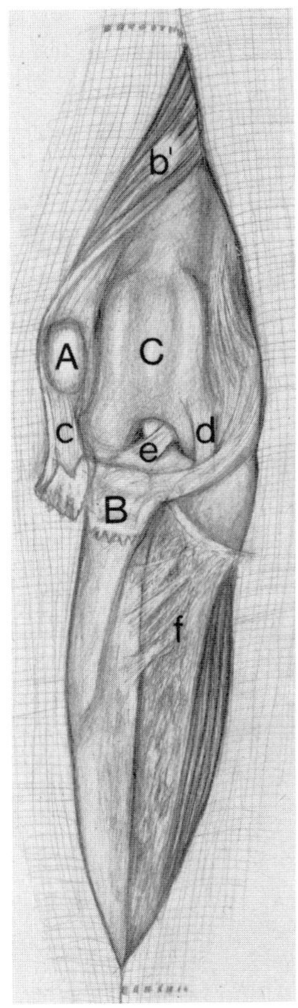

Abb. 557: Ansicht von kranial nach Absetzen des Lig. patellae und Ablösen des M. tibialis cranialis

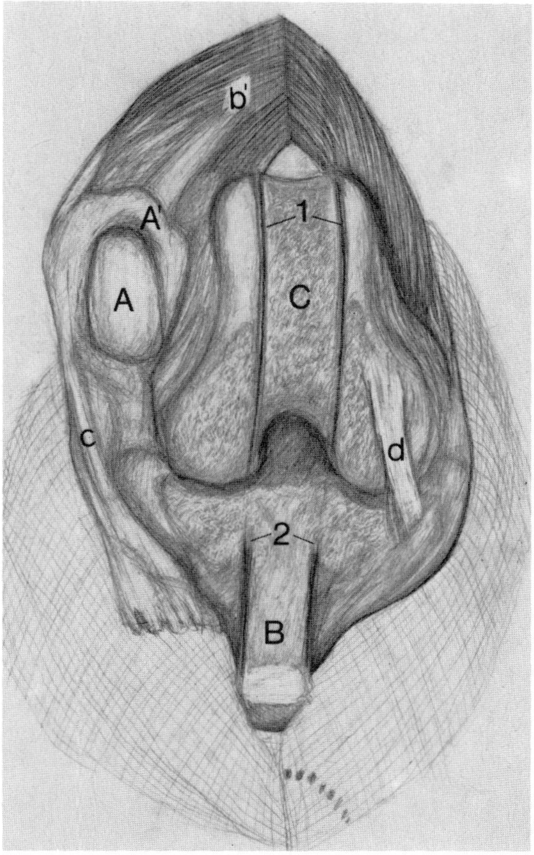

Abb. 558: Sägeschnitte im Os femoris und in der Tibia zur Entnahme der (Verriegelungs-)Fragmente (Legende bei Abb. 556)

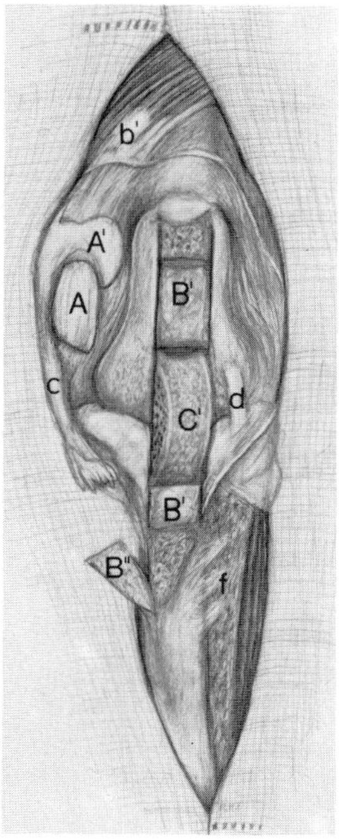

Abb. 559: Verriegelungs- und Ausfüllungsfragmente in die durch die Knochenentnahme entstandenen Rinnen eingelegt (Legende bei Abb. 556)

und im Winkel von 45° zur Knochenachse gerichteten Meißel abgesetzt. Die in Länge und Breite entsprechenden Fragmente werden bis zur Implantation in isotoner Elektrolytlösung aufbewahrt.

Os femoris und Tibia werden nun im vorgesehenen Winkel (Winkel der belasteten gesunden Gliedmaße plus 10°) gelagert, das aus dem Os femoris entnommene (»Verriegelungs«-)Fragment über dem ausgefrästen Gelenk in die durch die Knochenentnahme geschaffene Rinne gelegt (Abb. 559) und die vorgebogene Platte mit Fixationszangen provisorisch befestigt. Das aus der Tibia entnommene Fragment wird zur Ausfüllung der Rinne distal und proximal des Verriegelungsfragments entsprechend geteilt und eingelegt. Nach Überprüfen der Gelenkwinkelung, der Adaptation der knöchernen Anteile und der Plattenauflage wird die Platte an beiden Knochen mit mindestens je 3, die Kompakta zweimal fassenden Schrauben fixiert (Abb. 560).

Danach wird die Patella exstirpiert (Patellektomie) und das an der Tuberositas tibiae abgesetzte Lig. patellae an den M. tibialis cranialis genäht.

Wundverschluß: Adaptation der Wundränder der tiefen Faszie mit Knopfheften (langsam resorbierbarer Faden).

Adaptation der Wundränder der oberflächlichen Faszie mit Knopfheften (Katgut). Hautnaht und hoher Polsterverband.

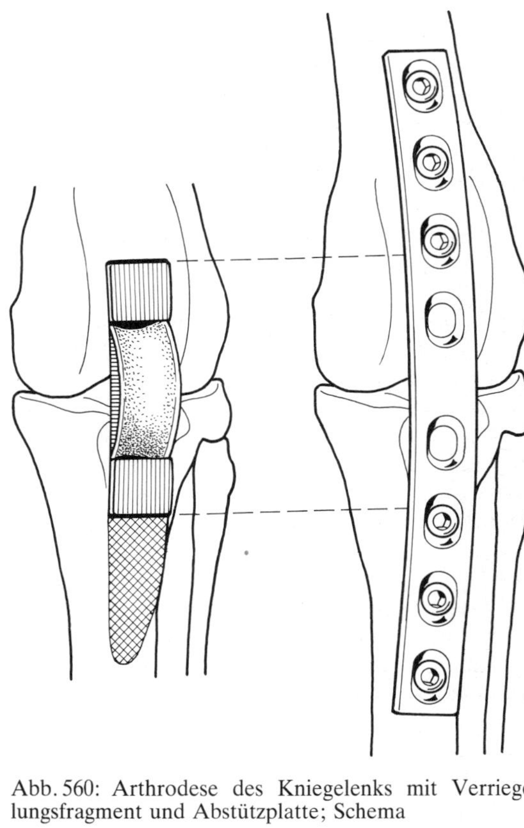

Abb. 560: Arthrodese des Kniegelenks mit Verriegelungsfragment und Abstützplatte; Schema

Nachbehandlung: Chemotherapie über 6 Tage. Verband für die Dauer von 2 Wochen, Verbandwechsel abhängig von der Situation.

Die Fäden der Hautnaht sind am 8. bis 10. Tag zu entfernen. Bewegungseinschränkung (Leinenzwang) für 8 Wochen. Nach knöcherner Konsolidierung (4–6 Monate) sollten die Implantate entfernt werden.

Unterschenkel

Zugang zur Tuberositas tibiae und zur Patella von kranial

Indikation: Apophysiolysis tibiae; Ruptur des Lig. patellae; Fractura patellae.

Instrumente: Osteosynthesebesteck.

Vorbereitung: Der Patient wird in Rückenlage ausgebunden und die zu versorgende Gliedmaße, gering nach kaudal gezogen, fixiert (Abb. 561).

Vorgehen: Der Hautschnitt wird über dem kniegelenknahen Drittel von Ober- und Unterschenkel gelegt. Er verläuft medial parapatellar und seitlich der Tuberositas tibiae. In gleicher Länge wird die

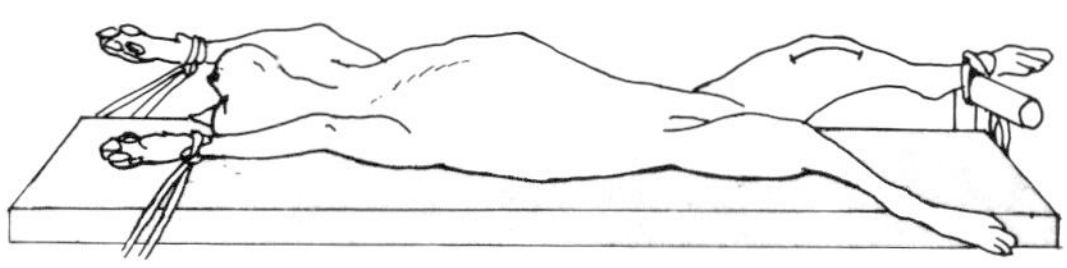

Abb. 561: Lagerung und Schnittführung durch die Haut

oberflächliche Faszie durchtrennt, mobilisiert und gespreizt (Abb. 562).

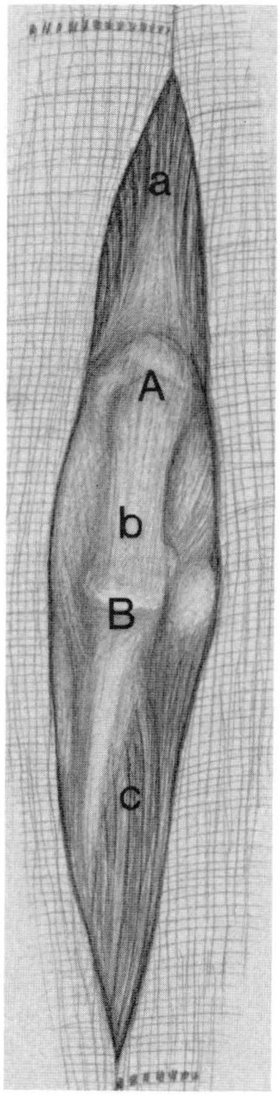

Abb. 562: Zugang zum Kniegelenk von kraniolateral; Haut und oberflächliche Faszie gespreizt

A Patella; B Tuberositas tibiae
a M. quadriceps femoris; b Lig. patellae; c M. tibialis cranialis

● *Weiteres Vorgehen bei Apophysiolysis der Tuberositas tibiae:* Nach vorsichtigem Entfernen von Gewebsresten und Blutkoagula wird die nach proximal dislozierte Apophyse bei gestrecktem Kniegelenk reponiert und mit einem dünnen Bohrdraht fixiert. Der Bohrdraht wird im Zentrum der Apophyse aufgesetzt und, so weit wie möglich nach distal gerichtet, bis an die hintere Kompakta der Tibiadiaphyse eingedrillt (Abb. 563). Anschließend wird das aus dem Knochen ragende Bohrdrahtende an der Apophyse etwas aufgebogen, mit dem Seitenschneider gekürzt und durch Drehen dem Knochen angelegt.

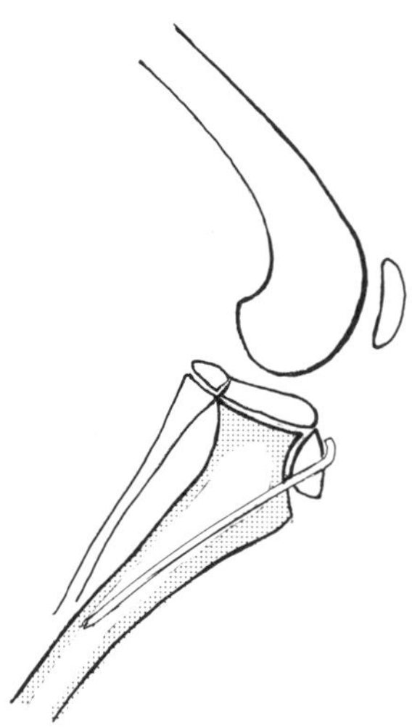

Abb. 563: Apophysiolysis der Tuberositas tibiae; Osteosynthese mit Bohrdraht; Schema

● *Weiteres Vorgehen bei Ruptur des Lig. patellae:* Die Fascia genus wird medial und lateral parapatellar inzidiert und die Inzision entlang des Lig. patellae bis über die Tuberositas tibiae verlängert. Nun wird die Patella auf halber Höhe mit einem dünnen und, nach subperiostalem Abheben des M. tibialis cranialis, die Tuberositas tibiae mit einem dickeren Bohrer quer durchbohrt. Der Bohrkanal durch die Tuberositas tibiae ist mit dem Gewinde-

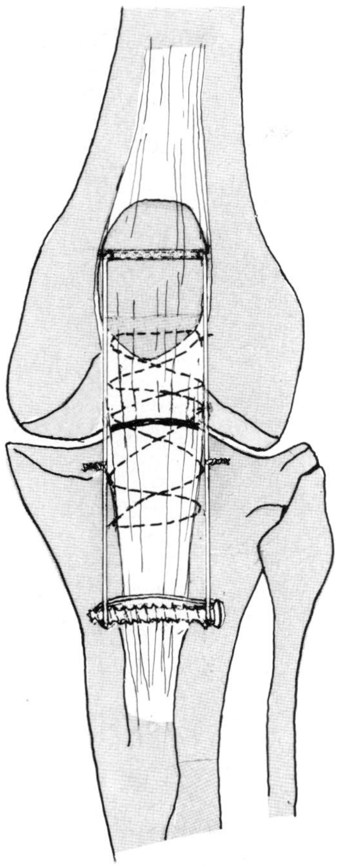

Abb. 564: Ruptur des Lig. patellae; Bandstümpfe mit Naht nach BUNNELL adaptiert und mit Drahtcerclage entlastet; Schema

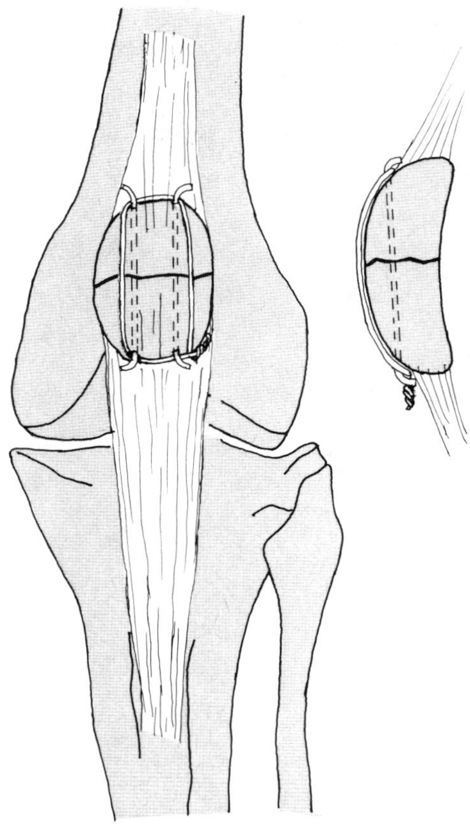

Abb. 565: Fractura patellae; Osteosynthese mit zwei Bohrdrähten und Zuggurtung; Schema

schneider herzurichten. Hier wird anschließend eine Schraube eingedreht, die zur Verankerung der Drahtschlinge beiderseits einige Gewindegänge aus dem Knochen ragt. Mit einem nicht resorbierbaren Faden werden die Bandstümpfe nach BUNNELL durchflochten und die Fadenenden bei gestrecktem Kniegelenk unter leichter Spannung verknotet.

Schließlich ist zur Entlastung des genähten Bandes eine Cerclage zu legen. Dazu wird ein Draht durch den Bohrkanal in der Kniescheibe geführt und mit einem zweiten, der um die überstehenden Enden der Schraube gelegt wird, bei gestrecktem Kniegelenk straff gespannt und verdrillt (Abb. 564).

● *Weiteres Vorgehen bei Fractura patellae:* Zur Darstellung der Patella wird die Fascia genus medial und lateral inzidiert. Auf der lateralen Seite wird der Schnitt bis zur Tuberositas tibiae verlängert, die Gelenkkapsel neben der Fibrocartilago parapatellaris durchtrennt und die Inzision nach distal verlängert. Nun werden die Fragmente zunächst mit einer Zweipunktzange und dann mit zwei dünnen Bohrdrähten adaptiert. Die korrekte Lage der Fragmente ist an der Gelenkfläche zu überwachen. Die Bohrdrähte werden in Längsrichtung parallel flach durch die Patella gedrillt (Abb. 565).

Zur Stabilisierung wird ein Zuggurtungsdraht unter den Bohrdrahtenden über die Patella gelegt, gespannt und verdrillt. Danach werden die Bohrdrähte etwas aufgebogen, die Enden mit dem Seitenschneider gekürzt und durch Drehen der Kniescheibe angelegt.

Die Wundränder der Gelenkkapsel werden mit nur das Stratum fibrosum fassenden Knopfheften (resorbierbares, atraumatisches Nahtmaterial) adaptiert.

● Wundverschluß: Adaptation der Wundränder der Fascia genus mit Knopfheften (Katgut). Adaptation der Wundränder der oberflächlichen Faszie mit Knopfheften (Katgut). Hautnaht.

Nachbehandlung: Die Wunde sollte für einige Tage durch aufgeklebte Gaze geschützt werden. Die Fäden der Hautnaht sind zwischen dem 8. und 10. Tag zu entfernen. Bewegungseinschränkung

(Käfigruhe, Leinenzwang) über 4 bis 6 Wochen. Bei Apophysiolysis tibiae wird die Gliedmaße für 2 bis 3 Wochen mit einem hohen Polsterverband, bei Ruptur des Lig. patellae oder Patellafraktur ggf. länger und mit einem Kunststoffschalenverband ruhiggestellt.

Zugang zur Tibia zur gedeckten Markraumfixation

Indikation: Tibiafraktur im mittleren Diaphysendrittel.

Instrumente: Osteosynthesebesteck.

Vorbereitung: Der Patient wird in Rückenlage ausgebunden. Die zu versorgende Gliedmaße wird im Kniegelenk stark abgebeugt und auf einem in der Kniekehle liegenden Bügel fixiert (Abb. 566).

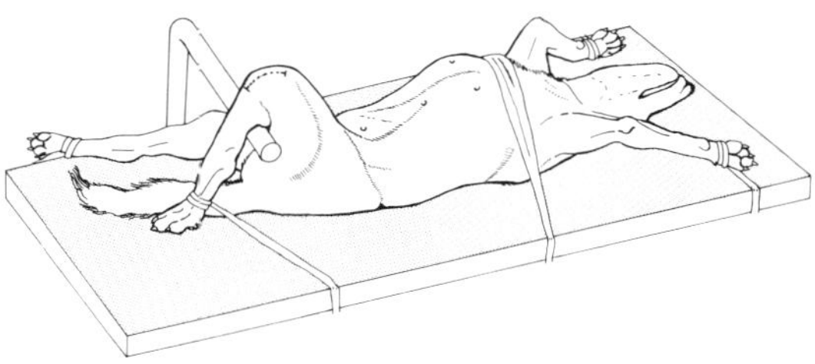

Abb. 566: Lagerung und Schnittführung (medial punktiert)

Vorgehen: Der Hautschnitt liegt über dem Kniegelenk und dem proximalen Drittel der Tibia. Er wird medial neben dem Rollkamm und der Tuberositas tibiae geführt. In gleicher Länge werden die oberflächliche Faszie und das interfasziale Bindegewebe gespalten, mobilisiert und mit der Haut gespreizt (Abb. 567).

Die tiefe Faszie wird von der Patella, am medialen Rand des Lig. patellae entlang, bis zur Tuberositas tibiae durchtrennt. Nach Spreizen der Wundränder ist der kraniale Bereich des Tibiaplateaus ausreichend dargestellt (Abb. 568).

Nagelung: Mit dem in Verlängerung der Markhöhle auf dem Tibiaplateau angesetzten Pfriem wird das Einschlagloch bis zur Markhöhle gebohrt, dann der dem Bohrloch im Durchmesser entsprechende Nagel in das proximale Fragment bis zur Fraktur und nach Reposition der Fragmente bis zur distalen Metaphyse eingeschlagen (Abb. 569).

Bündelnagelung: Vom Tibiaplateau oder von einem medial der Tuberositas tibiae angelegten Fenster werden zwei, drei oder mehr vorgebogene Bohrdrähte in die Markhöhle zunächst bis zur Fraktur und, nach Reposition der Fragmente, ausreichend weit in das distale Fragment eingeführt.

Wundverschluß: Die Wundränder der tiefen und der oberflächlichen Faszie werden schichtweise mit Knopfheften (Katgut) adaptiert. Hautnaht.

Nachbehandlung: Für einige Tage sollte die Wunde durch aufgeklebte Gaze geschützt und bei

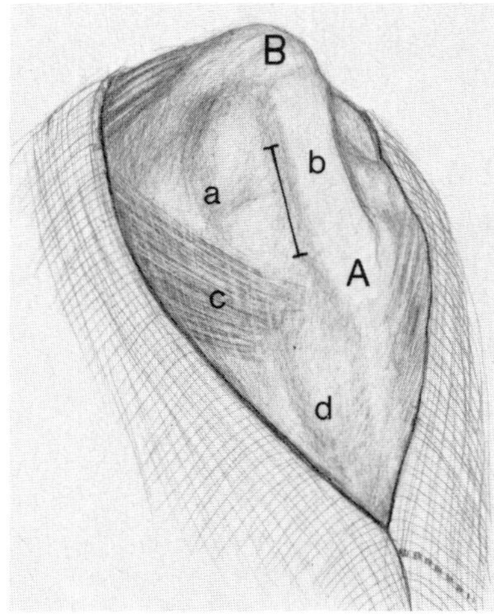

Abb. 567: Oberflächliche Faszie durchtrennt und mit der Haut gespreizt

A Tuberositas tibiae; B Patella
a Fascia genus; b Lig. patellae; c M. sartorius, kaudaler Bauch; d Fascia cruris

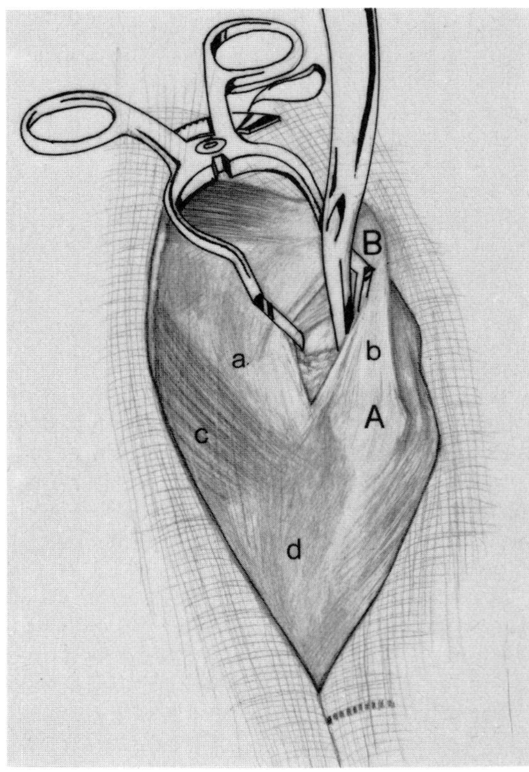

Abb. 568: Tiefe Faszie durchtrennt und gespreizt; Pfriemspitze auf dem Tibiaplateau angesetzt

fraglicher Rotationsstabilität die Gliedmaße für 3 bis 4 Wochen mit einem Verband ruhiggestellt werden. Die Fäden der Hautnaht werden zwischen dem 8. und 10. Tag entfernt.

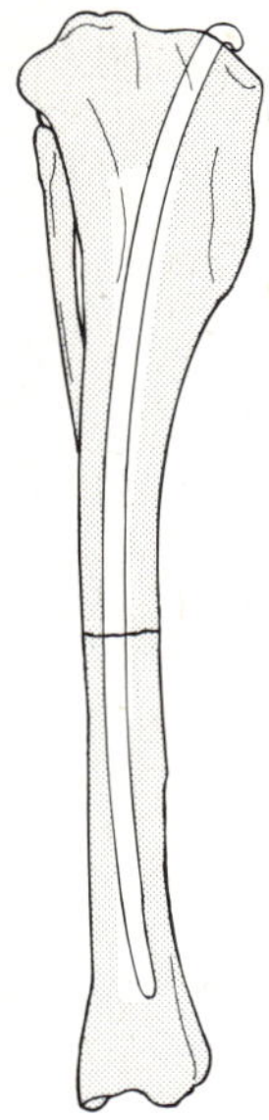

Abb. 569: Querfraktur im mittleren Drittel; Osteosynthese mit Rush-Pin; Schema

Zugang zur Tibia von medial

Indikation: Fraktur im Bereich der Diaphyse; Osteotomie zur Korrektur einer Fehlstellung.

Instrumente: Osteosynthesebesteck.

Vorbereitung: Der Patient ist in Seitenlage, die zu versorgende Gliedmaße unten liegend, auszubinden (Abb. 570). Die oben liegende Beckengliedmaße wird abduziert nach hinten und die oben liegende Schultergliedmaße über den Hals nach vorn hin fixiert. Durch ein zwischen den Beckengliedmaßen geführtes und hinter dem Rükken am Tisch fixiertes Band wird die Lagerung stabilisiert.

Vorgehen: Der Hautschnitt wird über der medialen Fläche der Tibia gelegt. Er reicht vom Condylus medialis bis zum Malleolus tibiae. In gleicher Länge wird die oberflächliche Faszie inzidiert, mobilisiert und mit der Haut gespreizt. Die A. und V. saphena medialis und der sie begleitende feine Ast des N. saphenus, die die Tibia in der Schaftmitte kreuzen, werden von der Unterlage abgelöst und mit einem Band zur Seite gezogen. Das tiefe Blatt der Fascia cruris wird über der Tibia gespalten,

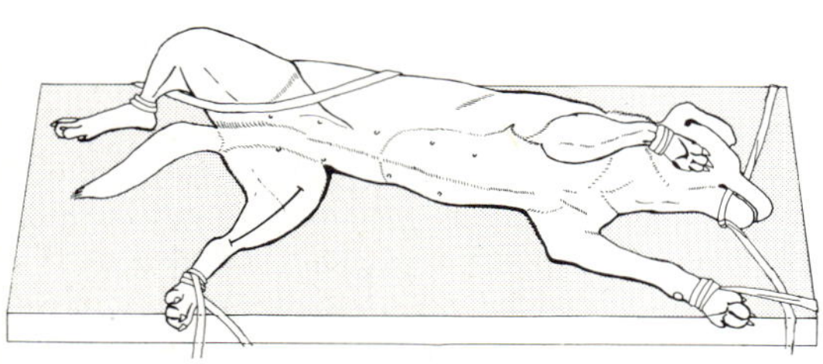

Abb. 570: Lagerung und Schnittführung durch die Haut

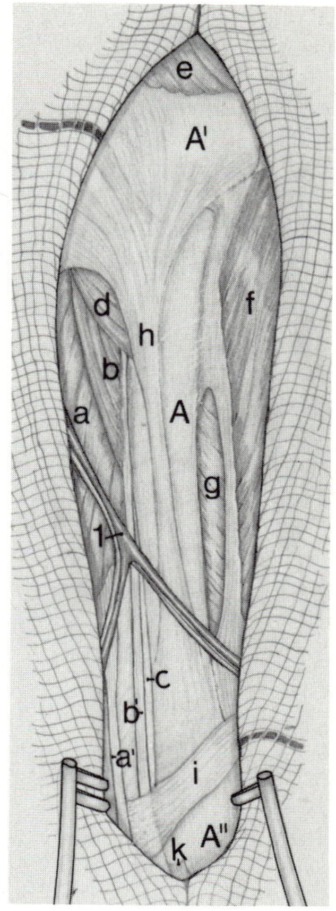

Abb. 571: Haut und Faszien durchtrennt

A Tibia, Schaftmitte, A′ Tuberositas tibiae, A″ Malleolus medialis

a M. flexor hallucis longus, a′ Endsehne; b M. flexor digitalis longus, b′ Endsehne; c M. tibialis caudalis; d M. popliteus; e M. sartorius, distales Ende der Pars caudalis; f M. tibialis cranialis; g M. extensor digitalis longus; h Fascia cruris, »sehniger« Ansatz medial am Schaft der Tibia; i Retinaculum extensorum proximale; k Lig. collaterale mediale longum

1 V. und A. saphena medialis und Ast des N. saphenus

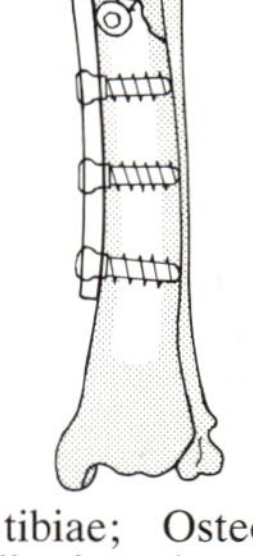

Abb. 572: Fractura tibiae; Osteosynthese mit Zugschraube und Neutralisationsplatte; Schema

mobilisiert und gespreizt (Abb. 571). Wenn erforderlich, können der M. tibialis cranialis, der M. popliteus und der M. flexor digitalis longus subperiostal abgelöst und zur Seite gespreizt werden.

Nach Rekonstruktion des Knochens werden die Fragmente mit einer an der Facies medialis anmodellierten (Neutralisations-, Zuggurtungs-, Abstütz-)Platte fixiert (Abb. 572).

Wundverschluß: Adaptation der Wundränder des tiefen Blattes der Fascia cruris mit Knopfheften (Katgut).

Adaptation der Wundränder der oberflächlichen Faszie mit Knopfheften (Katgut). Hautnaht.

Nachbehandlung: Die Wunde sollte für einige Tage durch einen Verband geschützt werden. Die Fäden der Hautnaht sind zwischen dem 8. und 10. Tag zu entfernen.

Sprunggelenk

Zugang zum Sprunggelenk von lateral

Anmerkung: Im Gegensatz zum Hund verbindet bei der Katze keines der lateralen Seitenbänder alle drei Abschnitte des Tarsalgelenks. Das Tarsokruralgelenk des Hundes wird außen von den Ligg. collateralia lateralia longum und breve stabilisiert. Das lange Seitenband zieht vom Malleolus lateralis unter Verbindung mit den lateralen Tarsalknochen zum proximalen Ende des Os metatarsale V. Das kurze Seitenband verbindet mit zwei Anteilen Calcaneus und Fibula (proximaler und distaler Schenkel der Pars calcaneofibularis), mit einem dritten Anteil Calcaneus und Os metatarsale V (Pars calcaneometatarsea). Letzterer Teil fehlt bei der Katze. Ebenso fehlt bei der Katze das Lig. collaterale laterale longum, dessen Funktion hier vom distalen, den Malleolus lateralis und die Basis des Calcaneus verbindenden Anteil des kurzen Seitenbandes (Pars calcaneofibularis) übernommen wird.

Indikation: Fraktur des Malleolus lateralis; Seitenbandläsion; Arthrodese der Art. tarsocruralis.

Instrumente: Osteosynthesebesteck, Knochenfräse und Goniometer.

Vorbereitung: Der Patient ist in Seitenlage auszubinden. Die zu versorgende, oben liegende

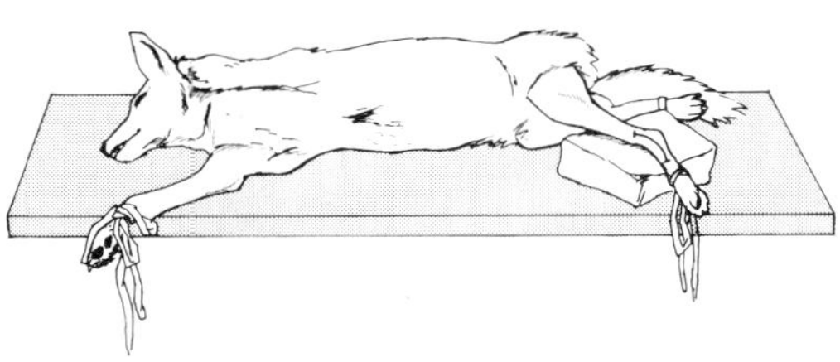

Abb. 573: Lagerung; Schnittführung durch die Haut

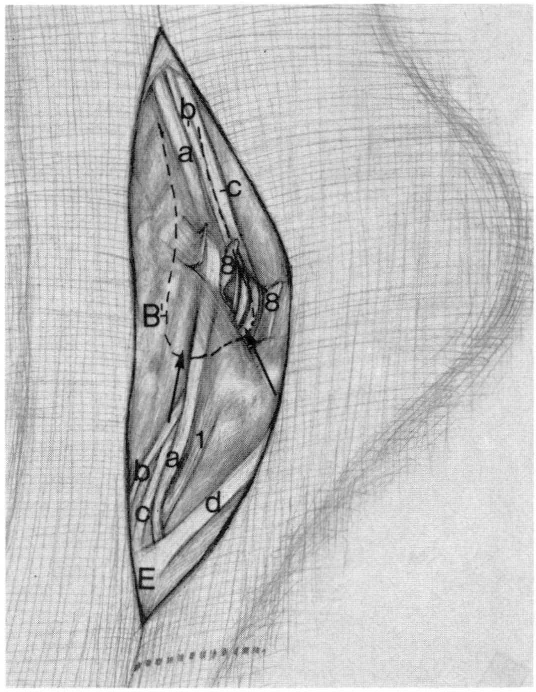

Abb. 574–577: Zugang zum Sprunggelenk von lateral

Abb. 574: Situation nach Spreizen der Haut und oberflächlichen Faszie

A Tibia; B Fibula, B′ Malleolus lateralis; C Talus; D Calcaneus; E Ossa metatarsalia

a M. fibularis longus; b M. extensor digitalis lateralis; c M. fibularis brevis; d M. abductor digiti V

1 Lig. collaterale laterale longum; 2 Lig. collaterale laterale breve, distaler Schenkel der Pars calcaneofibularis; 3 Lig. collaterale laterale breve, proximaler Schenkel der Pars calcaneofibularis; 4 Lig. collaterale laterale breve, Pars calcaneometatarsea; 5 Lig. plantare longum; 6 Lig. tarsi dorsale; 7 Lig. centrodistale dorsale; 8 Retinaculum (durchtrennt)

↑ Einführungsstelle der Bohrdrähte

Gliedmaße wird auf einem Polster gelagert (Abb. 573).

Vorgehen: Der leicht kaudal geschwungene Hautschnitt beginnt distal des Ramus cranialis der V. saphena lateralis. Er verläuft kranial ihres Ramus caudalis und endet in Höhe der Artt. tarsometatarseae. Nach Inzision der subkutanen Faszie und Spreizen der Wundränder wird zur Darstellung des Malleolus lateralis das als Halteband dienende Retinaculum der Sehnen der Mm. extensor digitalis lateralis, fibulares longus und brevis durchtrennt (Abb. 574). Anschließend entfernt man Koagula und Gewebsreste.

● *Weiteres Vorgehen bei Malleolusfraktur:* Der Knöchel wird bei korrekter Stellung der Gelenkflächen reponiert und mit einem, besser zwei Kirschner-Bohrdrähten adaptiert. Die Bohrdrähte sind nach Möglichkeit in die Markhöhle der Fibula, andernfalls unter Schonung der Art. tarsocruralis bis in die Tibia vorzutreiben. Ein Bohrdraht

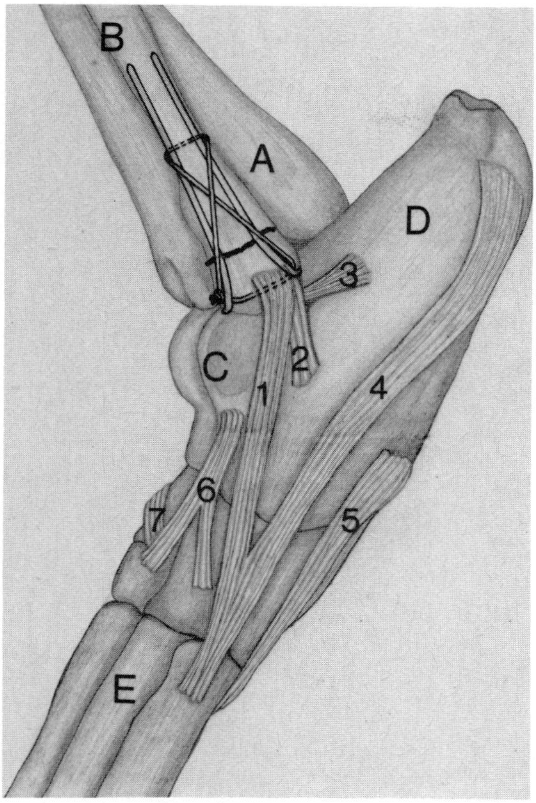

Abb. 575: Fraktur des Malleolus lateralis; Osteosynthese mit zwei Bohrdrähten und Zuggurtung; Schema (Legende bei Abb. 574)

wird kranial des Sulcus tendinis m. fibularis longi, der zweite kaudodistal des Sulcus tendinum mm. extensoris digitalis lateralis und fibularis brevis eingeführt (Abb. 574, Pfeil). Hierzu werden die Sehnen vorübergehend aus dem Sulcus nach kranial verlagert.

Anschließend wird zur Neutralisation der Seitenbandzugkraft eine Zuggurtungsdrahtschlinge angebracht. Der Cerclagendraht wird proximal der Fraktur in einem quer durch die Fibula oder Tibia bzw. bei Ruptur der tibiofibularen Verbindung stets durch die Tibia gebohrten Kanal geführt. Er ist unter den Sehnen zu kreuzen, wird dann um das distale Ende der Bohrdrähte geschlungen und kranial verdrillt (Abb. 575).

Abschließend sind die Bohrdrahtenden hakenförmig aufzubiegen, zu kürzen und durch Drehen dem Knochen so anzulegen, daß das Gelenk nicht irritiert wird. Das Retinaculum wird mit Knopfheften (langsam resorbierbares Kunststoffmaterial) rekonstruiert.

● *Weiteres Vorgehen bei Seitenbandläsion:* Bei Ruptur mit ausreichend langen Bandstümpfen werden diese mit der Naht nach BUNNELL (atraumatisches, nicht oder langsam resorbierbares Material) adaptiert.

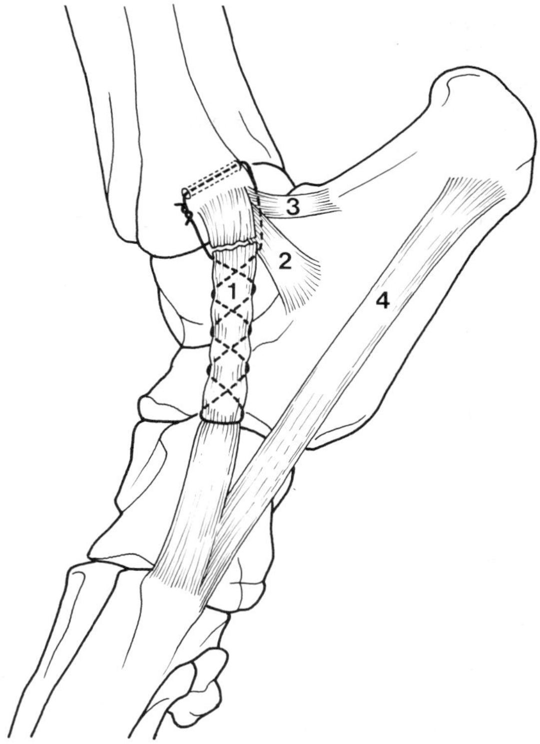

Abb. 576: Ruptur des Lig. collaterale laterale longum; Naht und transossäre Reinsertion; Schema (Legende bei Abb. 574)

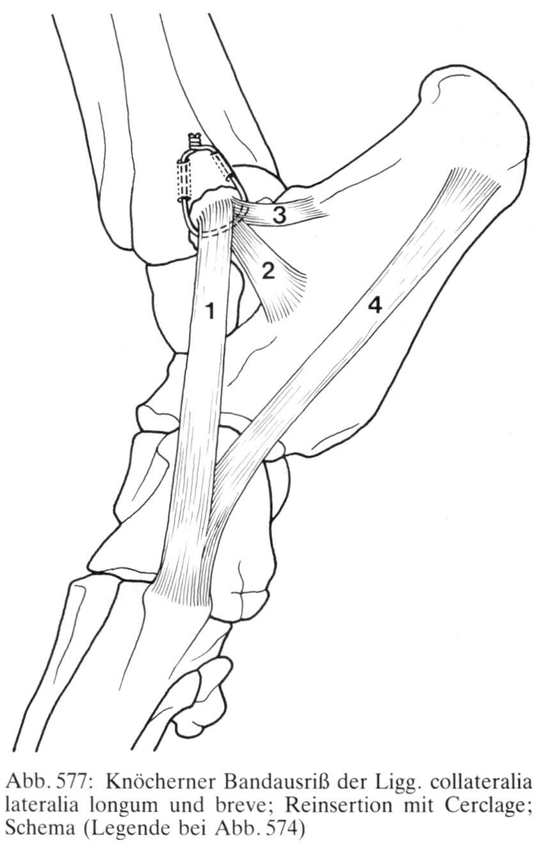

Abb. 577: Knöcherner Bandausriß der Ligg. collateralia lateralia longum und breve; Reinsertion mit Cerclage; Schema (Legende bei Abb. 574)

Liegt eine Ruptur in der Nähe oder ein Abriß an der Insertionsstelle vor, wird das Band mit Zickzacknaht durchflochten und ein Fadenende vor dem Verknoten transossär durch einen quer verlaufenden Bohrkanal geführt (Abb. 576).

Beim knöchernen Ausriß dient zur Reinsertion ein Cerclagendraht, der zwischen den Bandfasern um das Ausrißfragment gelegt und nach Führung durch zwei in Zugrichtung gebohrte Knochenkanäle verdrillt wird (Abb. 577).

Der Ersatz eines nicht mehr rekonstruierbaren Bandes erfolgt mit transossär oder um Schrauben verankerten Achterschlingen aus Draht bzw. monofilen, nicht oder langsam resorbierbaren Kunststoffäden.

Die Bohrkanäle bzw. Schrauben zur Verankerung werden möglichst an den Insertionsstellen des zu ersetzenden Bandes angebracht. Bei Verwendung von Schrauben (Abb. 578) wird eine Schraube proximal durch den Malleolus lateralis oder, sofern dieser fehlt (Abschliffverletzung), direkt oberhalb der Cochlea tibiae eingedreht. Eine Schraube ist distal zwischen der Basis des Proc. coracoideus und der distalen Gelenkfläche des Calcaneus zu plazieren. Wenn die kurzen Bandzüge zwischen Malleolus lateralis und Calcaneus mitbetroffen sind, wird eine weitere Schraube an der Basis des Proc. coracoideus gesetzt. Der Ersatz dieses Bandes erfolgt durch Verbindung der proximalen und mittleren Schraube mit Draht bzw. kräftigem Kunststoffaden, der unter mäßiger Spannung bei gebeugtem Gelenk zu verdrillen bzw. zu verknoten ist. Die das lange Seitenband (Hund) bzw. den distalen Anteil der Pars calcaneofibularis des Lig. collaterale laterale breve (Katze) ersetzende Draht- oder Fadenschlinge wird um die proximale und distale Schraube geführt und bei gestrecktem Gelenk verdrillt bzw. geknüpft.

Diese Stabilisierung ist auch bei Abschliffverletzungen mit umfangreichem Weichteildefekt indiziert.

● *Weiteres Vorgehen bei Arthrodese:* Bei irreparablem Gelenktrauma gewährleistet mitunter nur die Versteifung eine schmerzfreie Gliedmaßenfunktion.

Hierzu werden nach Mobilisierung der Haut und der Sehnenplatte des M. flexor digitalis superficialis von der Plantarfläche des Calcaneus die lateralen Seitenbänder unter Schonung der Sehnen der Mm. fibularis longus, extensor digitalis lateralis und fibularis brevis durchtrennt. Die Gelenkkapsel wird lateral und kranial inzidiert oder entfernt und die Art. tarsocruralis seitlich aufgeklappt. Jetzt ist der Gelenkknorpel der Trochlea tali sowie der Cochlea tibiae unter Kühlung (Ringerlösung) abzufräsen und autologe Spongiosa einzulagern. Wenn das Gelenk in eine funktionsgerechte Win-

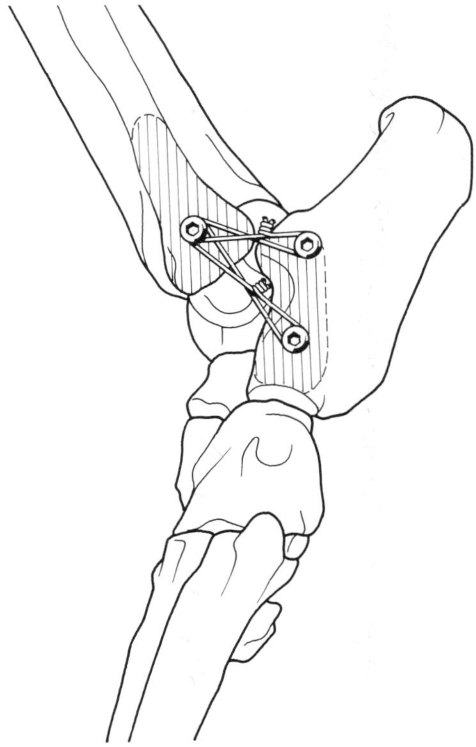

Abb. 578: Verlust der Ligg. collateralia lateralia longum und breve (Abschliffverletzung); Stabilisierung mit Schrauben und Cerclagen; Schema

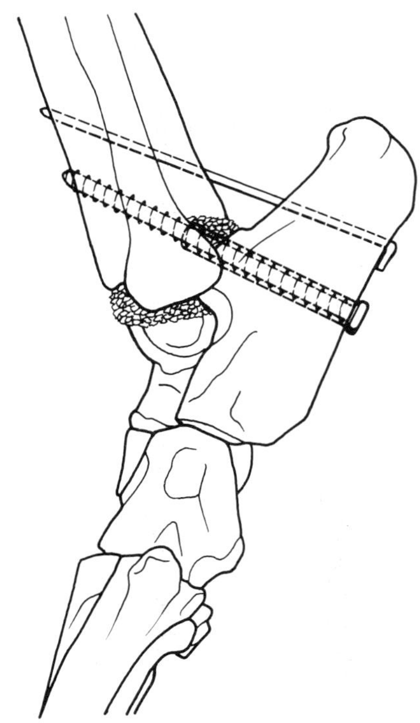

Abb. 579: Arthrodese des Tarsokruralgelenks mit Zugschraube und Bohrdraht; Schema

kelstellung (Richtwert beim Hund 140°, bei der Katze 120°) gebracht ist, wird es mit einem von plantar durch den Proximalteil des Calcaneus bis in die kraniale Kompakta der Tibia eingedrillten Bohrdraht fixiert (Abb. 579). Dieser bei nach medial verlagerter Sehnenplatte eingebrachte Bohrdraht hält das Gelenk während der folgenden Verschraubung in der gewünschten Position und trägt überdies zur Rotationsstabilität bei. Der an der Plantarfläche des Calcaneus angesetzte Bohrer ist leicht nach dorsomedial und dorsoproximal zu richten, so daß er durch die Trochlea tali und möglichst weit oberhalb des Gelenkspalts durch die kraniale Kompakta der Tibia dringt.

Eine Schraube mit durchgehendem Gewinde ist einer Schraube mit gewindefreiem Hals vorzuziehen. Um Kompression zu erzielen, wird der plantare Abschnitt des Bohrkanals bis an die Cochlea tibiae zum Gleitloch erweitert. Nach Herrichten des Gewindes wird die Schraube eingedreht.

Wenn das distale Ende des Bohrdrahtes aufgebogen, gekürzt und durch Drehen dem Knochen angelegt ist, läßt sich die Sehnenplatte des M. flexor digitalis superficialis zurücklagern.

• Wundverschluß: Die Wundränder der subkutanen Faszie werden mit Knopfheften (Katgut) adaptiert. Hautnaht.

Nachbehandlung: Schutz der Hautwunde durch sterile Gaze. Die Fäden der Hautnaht sind zwischen dem 8. und 10. Tag zu entfernen.

Bei offener Verletzung ist eine parenterale Chemotherapie über mindestens sechs Tage angezeigt.

Die postoperative Ruhigstellung beschränkt sich bei stabiler Malleolarosteosynthese auf einen Polsterverband für zwei Wochen und Leinenzwang (Hund) bzw. Zimmerhaltung (Katze) bis zur röntgenologisch nachweisbaren Konsolidierung der Fraktur (sechs bis acht Wochen).

Bei Bandverletzung und Arthrodese wird über drei bis vier Wochen ein ruhigstellender (Schienen- oder Schalen-)Verband angebracht, der bis zum Kniegelenk reicht. Leinenzwang oder Zimmerhaltung bis zur Heilung der Bandläsion bzw. Ankylosierung des Gelenks (ca. drei Monate). Die Implantate können nach Konsolidierung der Fraktur, narbiger Verfestigung (Bandläsion) bzw. knöchernem Durchbau (Arthrodese) des Gelenks entfernt werden.

Zugang zum Calcaneus und zur distalen Gelenkreihe

Indikation: Fraktur des Calcaneus; Arthrodese der Artt. calcaneoquartalis, talocalcaneocentralis und/oder tarsometatarseae.

Instrumente: Osteosynthesebesteck, Knochenfräse.

Vorbereitung: Zur Calcaneusosteosynthese und

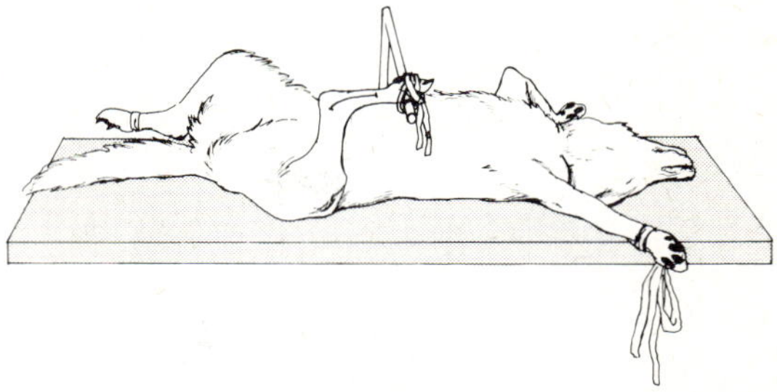

Abb. 580: Lagerung und Schnittführung durch die Haut

zur Arthrodese der distalen Gelenkreihen mit einer Drahtzuggurtung wird der Patient in Rückenlage ausgebunden, die zu versorgende Gliedmaße nach kranial gezogen und ihre Pfote an einem Bügel fixiert (Abb. 580). Für die Gelenkversteifung mit einer Platte ist der Patient in Seitenlage auszubinden und das Sprunggelenk auf einem Polster zu lagern.

Vorgehen: Der leicht kaudal geschwungene Hautschnitt beginnt 1 bis 3 cm proximal des Tuber calcanei. Er verläuft am lateralen Rand des Fersensehnenstrangs und endet, abhängig vom weiteren Vorgehen, in Höhe der Artt. tarsometatarsea bzw. über dem distalen Drittel des Os metatarsale V. Nach Inzision der subkutanen Faszie in gleicher Länge wird der kaudale Wundrand mobilisiert und

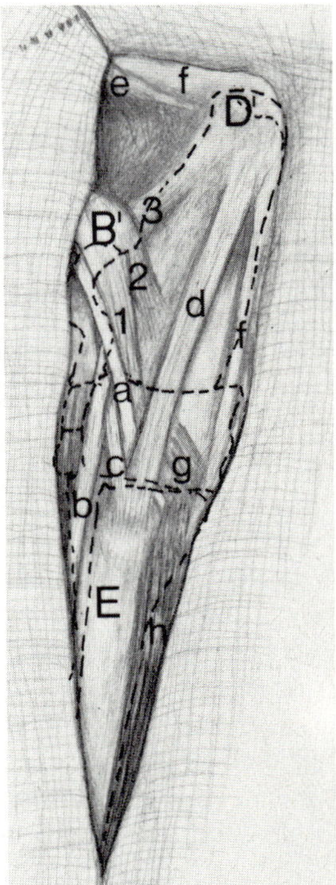

Abb. 581: Zugang zu den Artt. calcaneoquartalis und tarsometatarseae; Haut und subkutane Faszie gespreizt; Knochenkonturen eingezeichnet
(Legende bei Abb. 582)

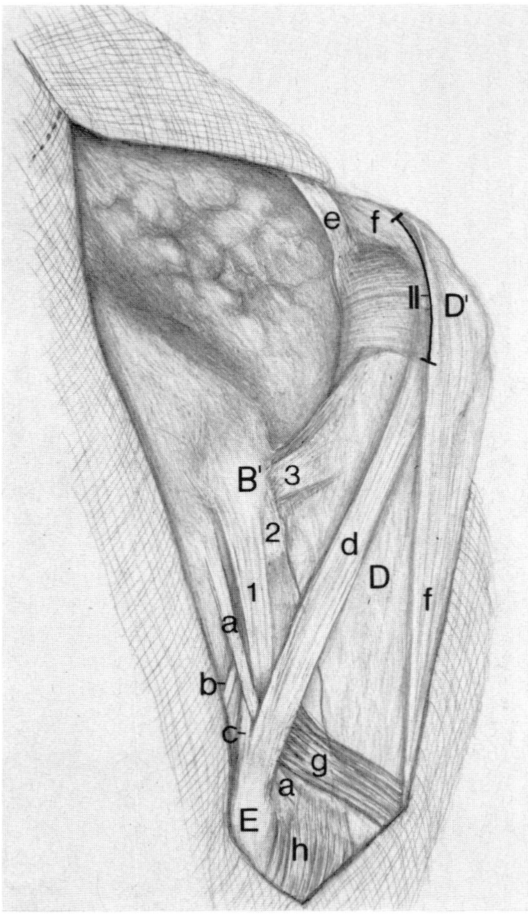

Abb. 582: Kaudaler Wundrand der Haut und subkutanen Faszie nach medial verlagert; Schnittlinie am Ansatz der Fersenbeinkappe

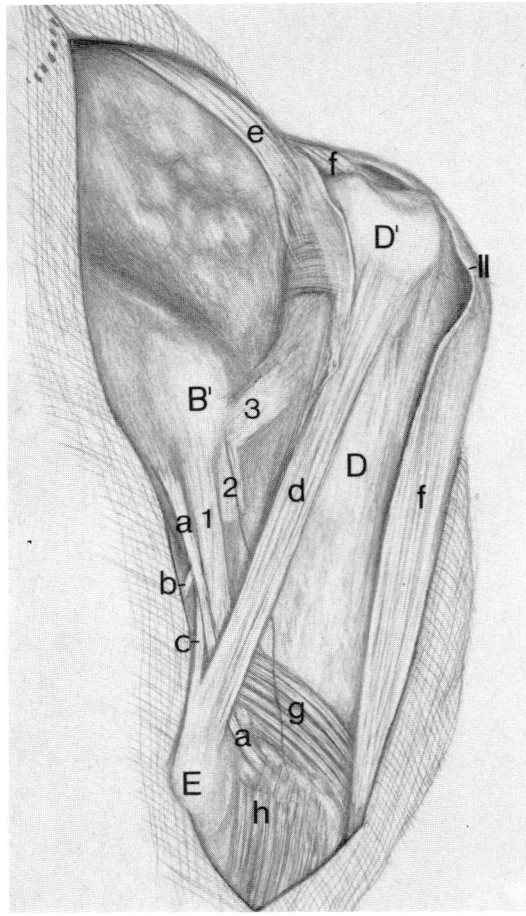

Abb. 583: Situation nach medialer Luxation der Fersenbeinkappe

B′ Malleolus fibulae; D Calcaneus, D′ Tuber calcanei; E Ossa metatarsalia
a M. fibularis longus; b M. extensor digitalis lateralis; c M. fibularis brevis; d M. abductor digiti V; e M. gastrocnemius; f M. flexor digitalis superficialis; g M. quadratus plantae; h Mm. interossei
1 Lig. collaterale laterale longum; 2 Lig. collaterale laterale breve, distaler Schenkel der Pars calcaneofibularis; 3 Lig. collaterale laterale breve, proximaler Schenkel der Pars calcaneofibularis
II Schnittführung zur Verlagerung der Fersenbeinkappe

über den Tuber calcanei nach medial verlagert (Abb. 581).

● *Weiteres Vorgehen bei Fraktur des Calcaneus:* Quer- und kurze Schrägbrüche sind vorzugsweise mit Drahtzuggurtung zu fixieren. Um schmerzhaften Sehnenirritationen vorzubeugen, wird hierfür die Fersenkappe an ihrer lateralen Anheftung inzidiert (Abb. 582) und nach Mobilisierung der kaudal dem Fersenbein anliegenden Sehnenplatte des M. flexor digitalis superficialis nach medial luxiert (Abb. 583).

a Fraktur des Tuber calcanei: Das kurze Abrißfragment wird in korrekter Position mit zwei seitlich in der Sagittalrinne eingedrillten KIRSCHNER-Bohrdrähten an den Proc. calcanei adaptiert. Anschließend ist die Zugkraft der Achillessehne mit einer um die Proximalenden der Bohrdrähte und durch eine Querbohrung im distalen Fragment geführten Achter-Drahtschlinge zu neutralisieren (Abb. 584). Der lateral verdrillte Zuggurtungsdraht darf nicht über der Sehne verlaufen, sondern muß direkt dem Tuber calcanei anliegen, wie auch die herausragenden Bohrdrahtenden nach Aufbiegen, Kürzen und Drehen mit sanften Hammerschlägen dem Knochen eng anzulegen sind.

b Fraktur des Proximal- bzw. Basalteiles: Liegt der Bruch weiter distal, finden Bohrdrähte im proximalen Fragment besseren Halt. Hier können sie zur Schonung der Sehne im Knorpel des Tuber calcanei versenkt werden. Der Zuggurtungsdraht ist dann nicht nur im distalen Bruchstück, sondern auch proximal transossär durch einen unterhalb der Fersenkappe gebohrten Kanal zu führen

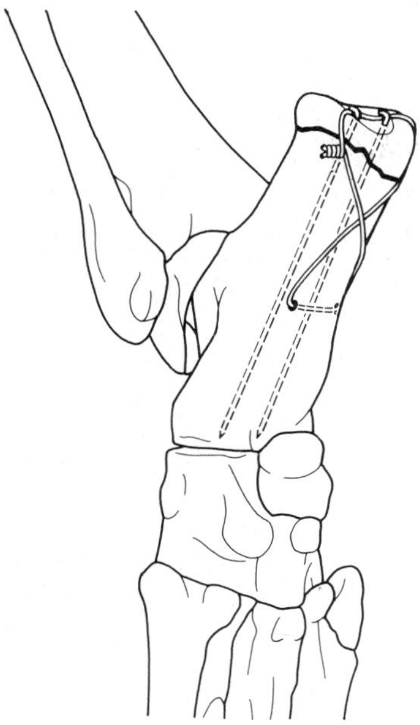

Abb. 584: Fraktur des Tuber calcanei; Osteosynthese mit zwei Bohrdrähten und Zuggurtung; Schema

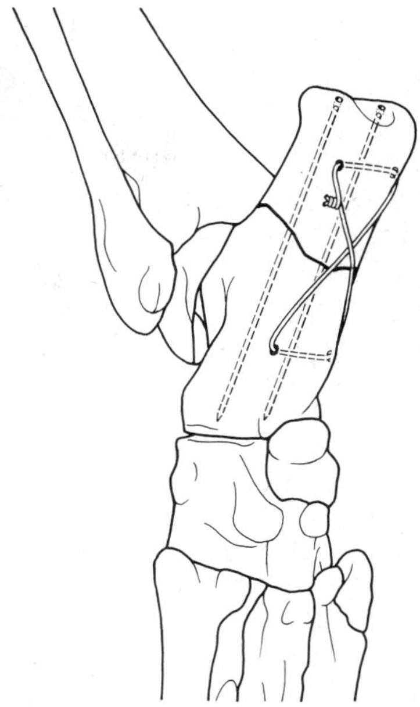

Abb. 585: Calcaneusfraktur im unteren Proximalteil; Osteosynthese mit versenkten Bohrdrähten und Zuggurtung; Schema

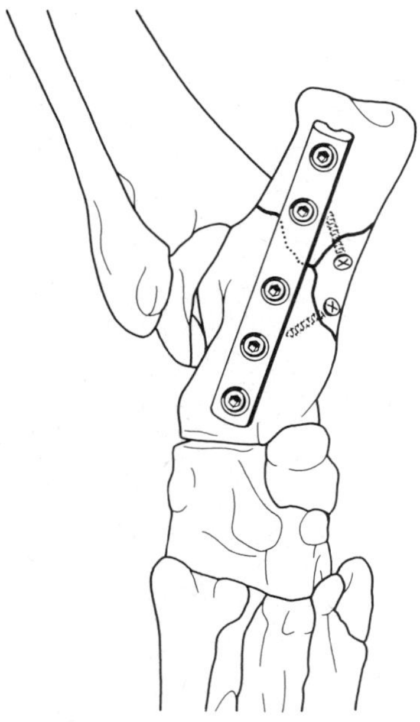

Abb. 586: Splitterfraktur des Calcaneus; Osteosynthese mit Platte; Schema

(Abb. 585).

c Wenn die Fraktur nahe der Art. calcaneoquartalis verläuft, wird ein Bohrdraht größeren Durchmessers bis in das Os tarsale IV eingedrillt und die Drahtschlinge distal durch das Os tarsale IV geführt (Abb. 588 a, b).

d Bei Splitterbrüchen kommt eine Plattenosteosynthese in Betracht (Abb. 586). Sie kann, wenngleich biomechanisch nicht optimal, an der Lateralfläche des Calcaneus befestigt werden, da bei plantarer Anbringung eine Irritation der oberflächlichen Beugesehne und der Art. talocalcanea durch die Implantate riskiert wird. Die Platte ist wenigstens mit je zwei Schrauben ober- und unterhalb der Fraktur zu fixieren. Liegt der Bruch im Basalteil, können die distalen Plattenschrauben ins Os tarsale quartum bzw. Os metatarsale V eingedreht werden.

● *Arthrodese der Artt. calcaneoquartalis, talocalcaneocentralis und/oder tarsometatarseae:* Nach Durchtrennen des M. abductor digiti V und der darunter liegenden Pars calcaneometatarsea des Lig. collaterale laterale breve sind die Gelenke zum Abfräsen des Knorpels zugänglich. Das Fräsen erfolgt unter Kühlung mit RINGER-Lösung. Anschließend werden autologe Spongiosa eingelagert und die Knochen achsengerecht reponiert. Zur Stabilisierung dient bei spannungsfrei verschließbarer Haut eine Platte. Andernfalls ist ein Bohrdraht kombiniert mit einer Zuggurtungsdrahtschlinge in Erwägung zu ziehen.

Die Platte wird lateral nach Planierung der Auflagefläche mit wenigstens zwei Schrauben am Calcaneus, einer am Os tarsale 4 sowie Os tarsi centrale und zwei an den Ossa metatarsalia 5 und 4 fixiert (Abb. 587 a, b).

Für die Zuggurtung sollte ein möglichst dicker Bohrdraht oder ein STEINMANN-Nagel gewählt werden, der nach Verlagerung der Fersenbeinkappe vom Tuber calcanei aus eingeführt und in dessen Knorpel versenkt wird. Die Bohrdrahtspitze reicht bei Arthrodese der Art. calcaneoquartalis bis an

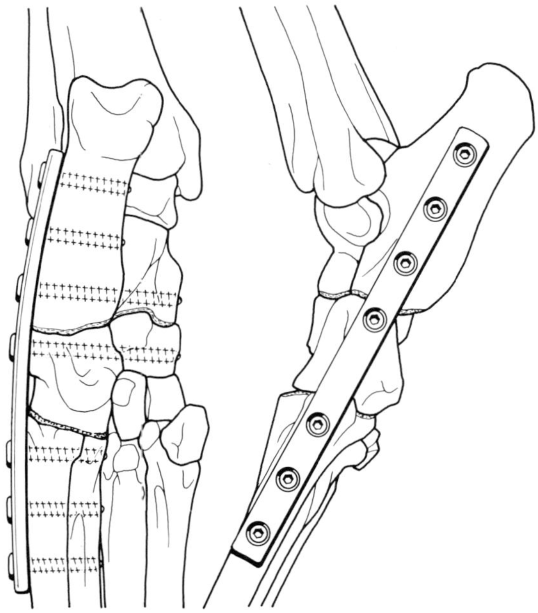

Abb. 587: Arthrodese der Artt. calcaneoquartalis, talocalcaneocentralis und tarsometatarseae; Stabilisierung mit Platte; a Ansicht von plantar, b von lateral; Schema

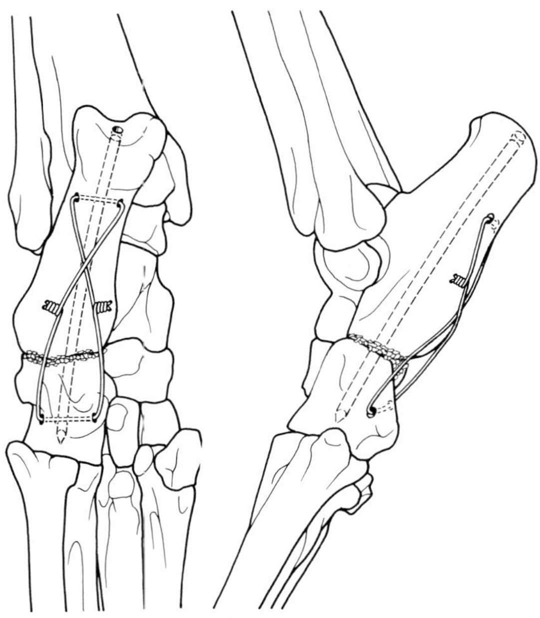

Abb. 588: Arthrodese der Art. calcaneoquartalis mit starkem Bohrdraht und Zuggurtung; Ansicht a von plantar, b von lateral; Schema

das distale Ende des Os tarsale IV (Abb. 588), bei Versteifung der Art. tarsometatarsea bis in das Os metatarsale IV. Die zur Neutralisation der Biegekräfte erforderliche Drahtschlinge wird mit zwei Drähten gelegt, plantar unter der Sehnenplatte des M. flexor digitalis superficialis bzw. des M. flexor hallucis longus gekreuzt und beiderseits verdrillt. Ihre transossäre Führung erfolgt bei Arthrodese des oberen Gelenks im mittleren Calcaneus- und distalen Os tarsale 4-Bereich, zur Ankylosierung der unteren Gelenkreihe im Basalteil des Fersenbeins und Basisbereich der Ossa metatarsalia 2 bis 5. Bei der Durchbohrung der Metatarsalia ist zu beachten, daß der Mittelfuß eine dorsal konvexe Querwölbung aufweist. Der Bohrer wird deshalb möglichst weit dorsal am Os metatarsale 5 angesetzt.

● Wundverschluß: Reinsertion der Fersenbeinkappe mit Knopf- bzw. rückläufigen Heften (langsam resorbierbares Material). Die Wundränder der subkutanen Faszie werden mit Knopfheften adaptiert (Katgut). Hautnaht.

Nachbehandlung: Schutz der Hautwunde durch sterile Gaze und Polsterverband. Verbandswechsel am Tag nach der Operation, danach abhängig von der Situation.

Die Fäden der Hautnaht sind zwischen dem 8. und 10. Tag zu entfernen. Konsequente Bewegungseinschränkung (Leinenzwang, Zimmerhaltung) für zwei bis drei Monate. Bei Arthrodese ggf. drei bis vier Wochen ruhigstellender Verband bis distal des Kniegelenks. Die Implantate sind, sofern möglich, nach Konsolidierung der Fraktur bzw. Ankylosierung des Gelenks zu entfernen.

Zugang zum Sprunggelenk von medial

Anmerkung: Im Gegensatz zum Hund verbindet bei der Katze keines der medialen Seitenbänder alle drei Abschnitte des Sprunggelenks. Die Art. tarsocruralis des Hundes wird innen von den Ligg. collateralia medialia longum und breve stabilisiert. Das lange Seitenband zieht vom Malleolus medialis unter Verbindung mit den medialen Tarsalknochen zum proximalen Ende des Os metatarsale II, während das zweiteilige kurze Seitenband Tibia und Talus (Pars tibiotalaris) bzw. Calcaneus (Pars tibiocalcanea) verbindet. Letzterer Teil fehlt bei der Katze. Ebenso fehlt bei dieser Tierart das Lig. collaterale mediale longum, dessen Funktion von der den Malleolus medialis und das Os tarsi centrale verbindenden Pars tibiocentralis des Lig. collaterale mediale breve übernommen wird.

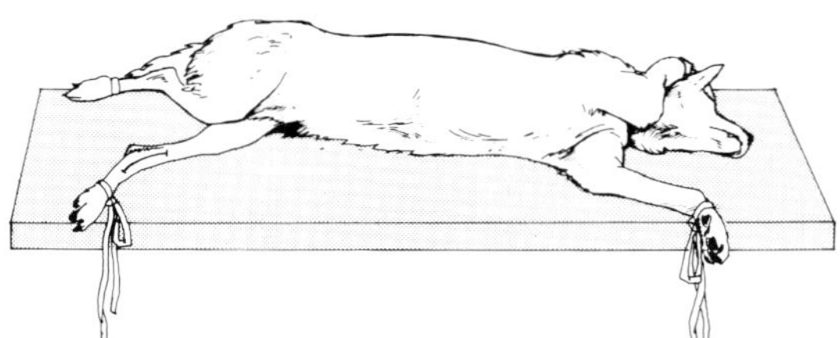

Abb. 589: Lagerung und Schnittführung durch die Haut

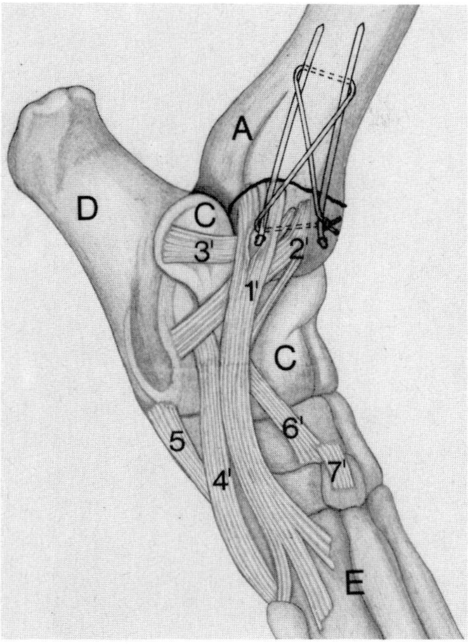

Abb. 590: Fraktur des Malleolus medialis; Osteosynthese mit zwei Bohrdrähten und Zuggurtung; Schema

A Tibia; C Talus; D Calcaneus; E Ossa metatarsalia
1′ Lig. collaterale mediale longum; 2′ Lig. collaterale mediale breve, Pars tibiocalcanea; 3′ Lig. collaterale mediale breve, Pars tibiotalaris; 4′ Lig. collaterale mediale breve, Pars calcaneometatarsea; 5 Lig. plantare longum; 6′ Längsband zwischen Talus und Os tarsi centrale; 7′ Lig. centrodistale dorsale zwischen Os tarsi centrale und Os tarsale tertium

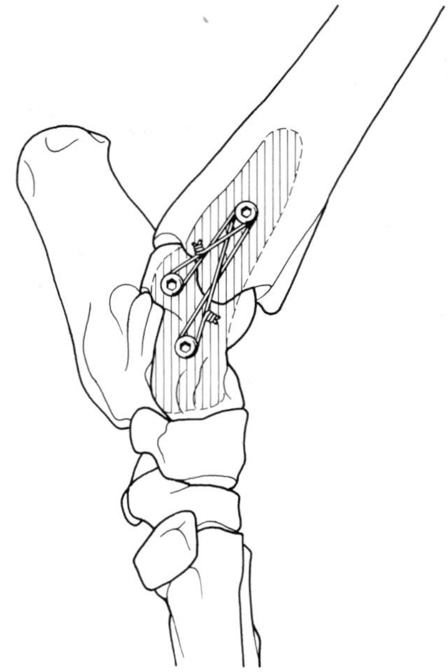

Abb. 591: Verlust der Ligg. collateralia medialia longum und breve beim Hund (Abschliffverletzung); Stabilisierung mit Schrauben und Cerclagen; Schema

Indikation: Fraktur des Malleolus medialis; Seitenbandläsion.

Instrumente: Osteosynthesebesteck.

Vorbereitung: Der Patient ist in Seitenlage auszubinden. Die zu versorgende Gliedmaße liegt unten; die oben liegende Beckengliedmaße wird nach kaudodorsal gezogen und fixiert (Abb. 589).

Vorgehen: Der leicht kaudal geschwungene Hautschnitt beginnt im distalen Viertel des Unterschenkels und endet in Höhe der Artt. tarsometatarseae. Nach Inzision der subkutanen Faszie und Spreizen der Wundränder liegen der Innenknöchel und die hier ansetzenden Seitenbänder frei. Koagula sowie abgesprengte Knorpel- und Knochenteile werden aus dem Gelenk entfernt.

● *Weiteres Vorgehen bei Malleolusfraktur:* Der Knöchel ist bei stufenloser Gelenkfläche zu reponieren und mit zwei parallel in die laterale Kompakta der Tibia eingedrillten Bohrdrähten zu adaptieren. Zur Neutralisation der Seitenbandzugkraft wird eine Drahtschlinge angebracht. Der Zuggurtungsdraht wird proximal der Fraktur durch einen Bohrkanal geführt, über dem Knochen gekreuzt, dann zwischen den Bandfasern um das distale Ende der Bohrdrähte geschlungen und kranial verdrillt (Abb. 590).

Die Bohrdrahtenden sind hakenförmig aufzubiegen, zu kürzen und durch Drehen dem Knochen so anzulegen, daß sie das Gelenk nicht irritieren.

● *Weiteres Vorgehen bei Seitenbandläsion:*
Bei einer Ruptur mit ausreichend langen Stümpfen wird das Band mit der Naht nach Bunnell (atraumatisches, nicht oder langsam resorbierbares Material) rekonstruiert.

Liegt eine Ruptur in der Nähe oder ein Abriß an der Insertionsstelle vor, wird das Band mit Zickzacknaht durchflochten und ein Fadenende vor dem Verknoten transossär durch einen quer verlaufenden Bohrkanal geführt (Abb. 576).

Beim knöchernen Ausriß dient zur Reinsertion ein Cerclagendraht, der zwischen den Bandfasern um das Ausrißfragment gelegt und nach Führung durch zwei in Zugrichtung gebohrte Knochenkanäle verdrillt wird (Abb. 577).

Der Ersatz eines nicht mehr rekonstruierbaren Bandes erfolgt mit transossär oder um Schrauben verankerten Achterschlingen aus Draht bzw. monofilen, nicht oder langsam resorbierbaren Kunststoffäden.

Die Bohrkanäle bzw. Schrauben zur Verankerung werden möglichst an den Insertionsstellen des zu ersetzenden Bandes angebracht. Bei Verwendung von Schrauben (Abb. 591) wird eine proximal durch den Malleolus medialis oder, sofern dieser fehlt (Abschliffverletzung), direkt oberhalb der Cochlea tibiae eingedreht. Die andere Schraube wird beim Hund distal in der Mitte des Talus, am Übergang seines Collum in das Caput, und bei der Katze ins Os tarsi centrale plaziert. Wenn die kurzen Bandzüge zwischen Malleolus medialis und Talus mitbetroffen sind, wird eine weitere Schraube am Corpus tali gesetzt. Der Ersatz dieses Seitenbandes erfolgt durch Verbindung der oberen und mittleren Schraube mit Draht bzw. kräftigem Kunststoffaden, der unter mäßiger Spannung bei gebeugtem Gelenk zu verdrillen bzw. zu knoten ist.

Die das lange Seitenband (Hund) bzw. die Pars tibiocentralis des Lig. collaterale mediale breve (Katze) ersetzende Draht- oder Fadenschlinge wird um die proximal und die distal gesetzte Schraube geführt und bei gestrecktem Gelenk verdrillt bzw. geknüpft. Diese Stabilisierung ist auch bei einer Abschliffverletzung mit umfangreichem Weichteildefekt indiziert.

● Wundverschluß: Die Wundränder der subkutanen Faszie werden mit Knopfheften (Katgut) adaptiert. Hautnaht.

Nachbehandlung: Schutz der Hautwunde durch sterile Gaze. Die Fäden der Hautnaht sind zwischen dem 8. und 10. Tag zu entfernen. Bei offener Verletzung ist eine parenterale Chemotherapie über mindestens sechs Tage angezeigt.

Die postoperative Ruhigstellung beschränkt sich bei stabiler Malleolarosteosynthese auf einen Polsterverband für zwei Wochen und Leinenzwang (Hund) bzw. Zimmerhaltung (Katze) bis zur röntgenologisch nachweisbaren Konsolidierung der Fraktur (sechs bis acht Wochen). Bei Bandverletzung wird für drei bis vier Wochen ein bis zum Kniegelenk reichender Schienen- oder Schalenverband angebracht. Leinenzwang bzw. Zimmerhaltung über zwei bis drei Monate. Die Implantate können nach knöcherner (Fraktur) bzw. bindegewebiger (Bandläsion) Konsolidierung entfernt werden.

Zugang zum Sprunggelenk von kraniomedial

Indikation: Fraktur und/oder Luxation des Talus; Fraktur und/oder Luxation des Os tarsi centrale.

Instrumente: Osteosynthesebesteck.

Vorbereitung: Der Patient ist in Rückenlage auszubinden. Die zu versorgende Gliedmaße wird bei leichter Außenrotation mit der Pfote an einem schwenkbaren Bügel fixiert, so daß das Gelenk intra operationem durch Bewegen des Bügels gebeugt und gestreckt werden kann (Abb. 592).

Vorgehen: Der kraniomedial in der Sprunggelenkbeuge verlaufende Hautschnitt reicht vom distalen Unterschenkel- bis zum proximalen Mittelfußbereich. Nach Durchtrennen der subkutanen Faszie und Spreizen der Wundränder wird die Endsehne des M. tibialis cranialis nach lateral verlagert und die Vorderkante des Sagittalkamms der

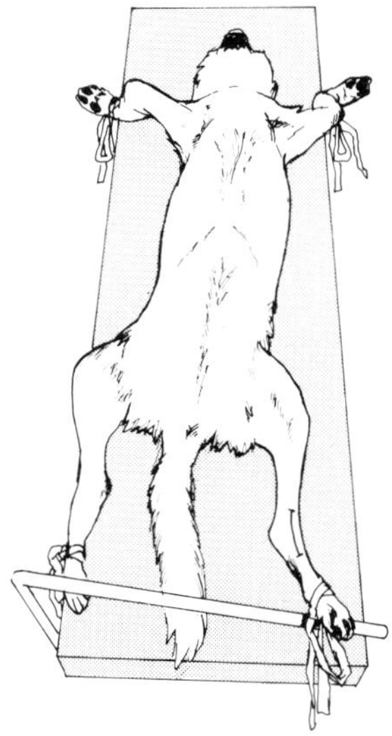

Abb. 592: Lagerung und Schnittführung durch die Haut

Cochlea tibiae aufgesucht. Die Inzision der Gelenkkapsel erfolgt parallel zum physiologischen Sehnenverlauf des M. tibialis cranialis vom proximalen bis zum distalen Kapselansatz. Wenn die Sehne des M. tibialis cranialis und das Lig. collaterale mediale longum mit den Wundrändern der Gelenkkapsel gespreizt sind, liegt der kraniale Bereich der Trochlea tali frei (Abb. 593).

Das sich nach distal anschließende Collum und Caput tali sowie das Os tarsi centrale sind weitgehend stumpf, unter Schonung der dorsalen Längsbänder, darzustellen.

● *Weiteres Vorgehen bei Fraktur und/oder Luxation des Talus:*

Trochlea tali: Kleine, nicht fixierbare Absprengungen werden entfernt. Bei größerem Fragment sollte eine stufenlose Rekonstruktion der Gelenkfläche durch Adaptation des exakt reponierten Bruchstücks mit zwei oder mehreren im Knorpel versenkten Bohrdrähten erfolgen.

Corpus oder Collum tali: Die Fragmente werden bei langer Schrägfraktur mit einer Zugschraube und bei Querbrüchen mit einer kranial bzw. medial befestigten Platte oder zwei Bohrdrähten (Abb. 594), ggf. unter Einbeziehung des Os tarsi centrale, fixiert. Die Implantate müssen so angebracht werden, daß sie das Tarsokruralgelenk nicht behindern. Ein seitlich aus dem Rollkamm ragendes Bohrdrahtende ist zu versenken, da es beim Beugen die Knöchelgelenkfläche irritieren kann.

Ist das distale Rollbeinfragment oder der ganze Knochen in der Art. talocalcaneocentralis luxiert, wird das Caput tali nach der Reposition mit einer Schraube an den Basalteil des Calcaneus fixiert (Abb. 595). Roll- und Fersenbein sind in diesem

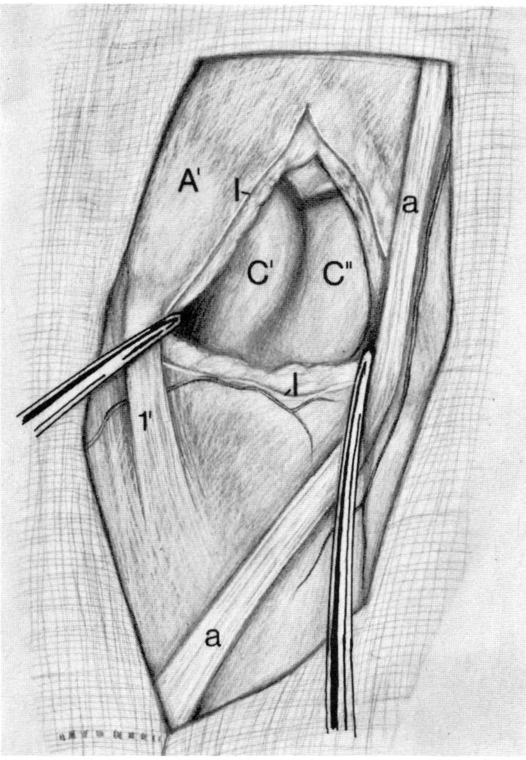

Abb. 593: Wundränder der Gelenkkapsel mit der Endsehne des M. tibialis cranialis und dem Lig. collaterale mediale longum gespreizt

A′ Malleolus tibiae; C′ Talus, medialer Rollkamm, C″ lateraler Rollkamm; I Schnittrand der Gelenkkapsel
1′ Lig. collaterale mediale longum
a Endsehne des M. tibialis cranialis

Bereich durch einen Zwischenraum getrennt. Hier ist eine Schraube mit durchgehendem Gewinde einer bruchgefährdeteren Schraube mit gewindefreiem Hals vorzuziehen. Um eine Kompression der Gelenkflächen zwischen Talus und Calcaneus zu vermeiden, ist die Schraube nicht als Zugschraube anzulegen.

● *Weiteres Vorgehen bei Fraktur und/oder Luxation des Os tarsi centrale:* Abgesehen von einem Trümmerbruch, der konservativ bzw. mit einer kranial am Talus, am Os tarsale tertium und ggf. am Os metatarsale 3 angeschraubten Abstützplatte und Transplantation autologer Spongiosa zu versorgen ist, genügen hier eine oder zwei Zugschrauben zur Fixation. Bei transversaler Fraktur werden die Bruchstücke mit einer von dorsal eingedrehten Schraube aneinandergezogen. Bei sagittalem Bruch und/oder Luxation wird die Schraube von medial, gering nach plantar gerichtet, in das Os tarsale 4 gedreht. Liegt eine Kombination dieser Verletzungsformen vor, ist die Schraube medial dicht über der Art. centrodistalis und die von dorsal zu setzende knapp unterhalb der Art. talocalcaneocentralis zu plazieren (Abb. 596).

● Wundverschluß: Die Gelenkkapsel ist mit feinen, nur das Stratum fibrosum fassenden Knopfheften (atraumatisches, langsam resorbierbares Material) zu verschließen. Die Wundränder der subkutanen Faszie werden mit Knopfheften (Katgut) adaptiert. Hautnaht.

Nachbehandlung: Schutz der Hautwunde durch sterile Gaze und ruhigstellenden Verband. Die

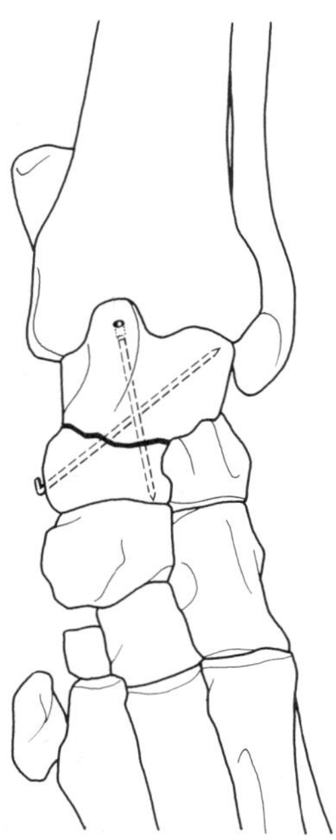

Abb. 594: Fraktur des Collum tali; Osteosynthese mit zwei Bohrdrähten; Schema

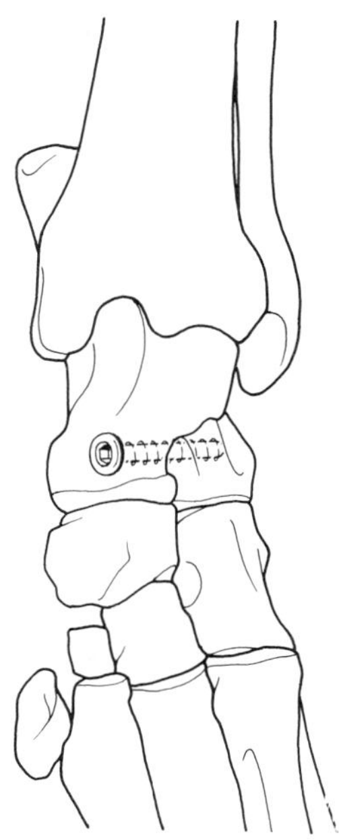

Abb. 595: Luxation des Caput tali in der Art. talocalcaneocentralis; Fixation mit einer Schraube; Schema

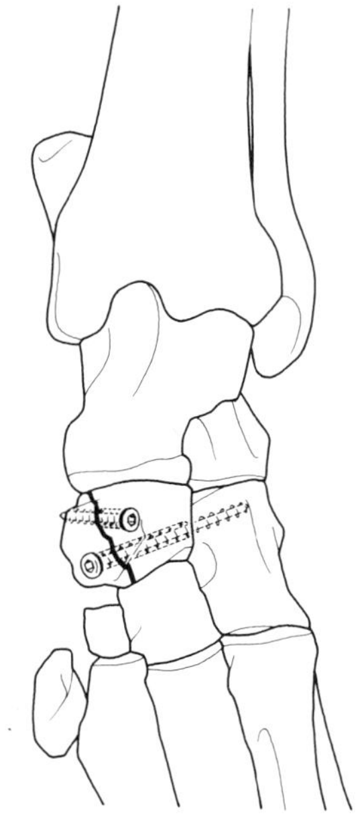

Abb. 596: Transversalfraktur und Luxation des Os tarsi centrale; Fixation mit zwei Zugschrauben; Schema

Fäden der Hautnaht werden zwischen dem 8. und 10. Tag entfernt. Der bis zum Kniegelenk reichende Schienen- oder Schalenverband kann nach drei bis vier Wochen durch einen Polsterverband ersetzt werden. Leinenzwang (Hund) bzw. Zimmerhaltung (Katze) für sechs bis acht Wochen, danach langsam aufbauende Belastung. Versenkte und eingebaute Implantate werden belassen, irritierende Implantate nach knöcherner (Fraktur) bzw. bindegewebiger (Luxation) Konsolidierung entfernt.

Zugang zum Sprunggelenk mit Osteotomie des Malleolus medialis

Indikation: Fraktur der Trochlea tali; Chondrosis dissecans; Arthrodese der Art. tarsocruralis.

Instrumente: Osteosynthesebesteck, oszillierende Säge und Goniometer.

Vorbereitung: Bei beabsichtigter Arthrodese ist der Standwinkel an der belasteten gesunden Gliedmaße mit dem Goniometer zu bestimmen.

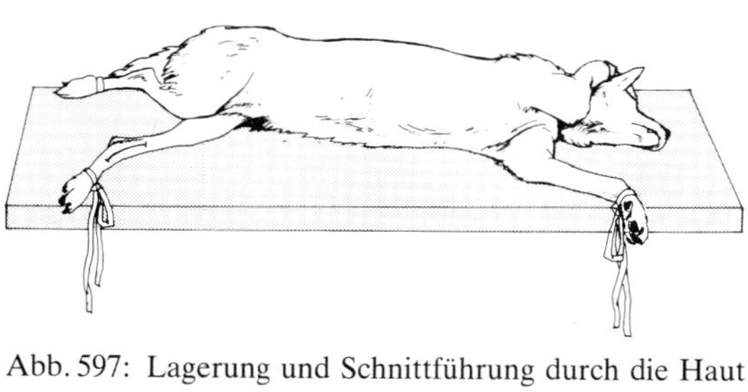

Abb. 597: Lagerung und Schnittführung durch die Haut

Der Patient ist in Seitenlage auszubinden. Die zu versorgende Gliedmaße liegt unten; die oben liegende Beckengliedmaße wird nach kaudodorsal gezogen und fixiert (Abb. 597).

Vorgehen: Der leicht kaudal geschwungene Hautschnitt reicht vom distalen Viertel des Unterschenkels bis in Höhe der Artt. tarsometatarseae. Nach Inzision der subkutanen Faszie und Spreizen der Wundränder liegt der Malleolus medialis frei. Er wird mit einem Flachmeißel, der oberhalb der Seitenbandinsertionen so angesetzt wird, daß die Schnittlinie in dem von Cochlea tibiae und Malleolus medialis gebildeten Winkel mündet, abgesetzt (Abb. 598 und 599). Wenn die Gelenkkapsel kranial und kaudal der Seitenbänder unter Schonung der Sehne des M. flexor digitalis longus eingeschnitten ist, kann der Knöchel nach distal verlagert und die Art. tarsocruralis medial weit aufgeklappt werden (Abb. 600).

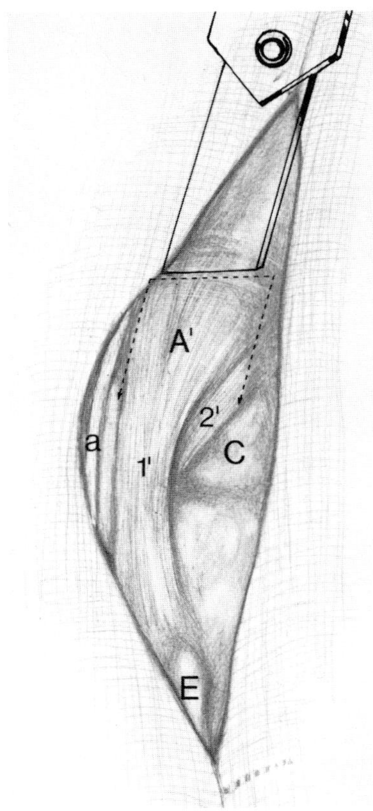

Abb. 598: Haut und subkutane Faszie gespreizt, Flachmeißel zur Osteotomie angesetzt (Legende bei Abb. 600)

● *Weiteres Vorgehen bei Fraktur der Trochlea tali:* Jedes fixierbare Fragment sollte stufenlos reponiert und mit zwei konvergierenden, dem Drehpunkt der Trochlea tali zugewandten Bohrdrähten fixiert werden. Die herausragenden Bohrdrahten-

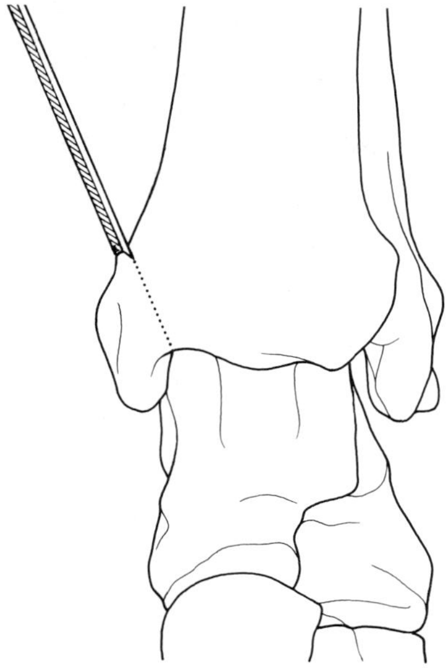

Abb. 599: Osteotomie des medialen Malleolus; Schnittführung; Schema

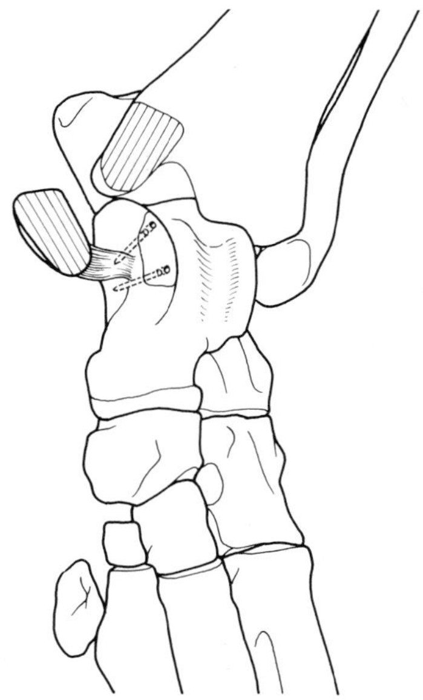

Abb. 601: Fraktur der Trochlea tali; Osteosynthese mit zwei versenkten Bohrdrähten nach Osteotomie des Malleolus medialis; Schema

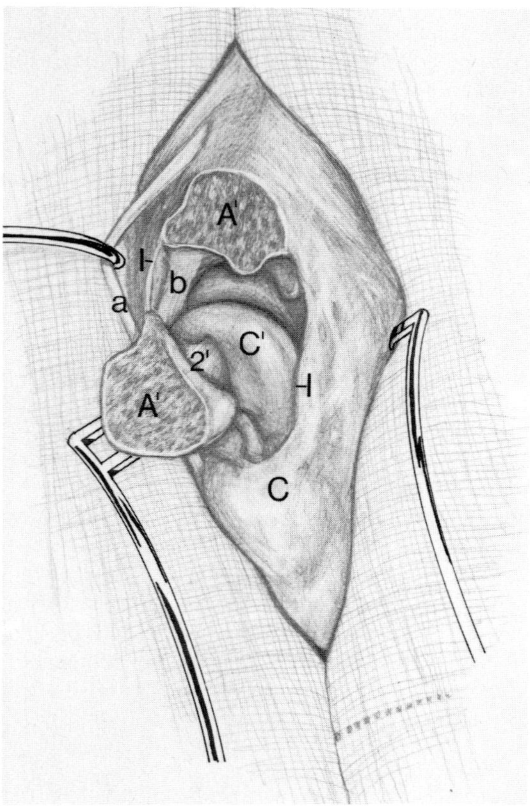

Abb. 600: Situation nach Absetzen des Malleolus medialis

A′ Malleolus medialis; C Talus, C′ Talus, medialer Rollkamm; E Os metatarsale 1
I Schnittrand der Gelenkkapsel
1′ Lig. collaterale mediale longum; 2′ Lig. collaterale mediale breve, Pars tibiocalcanea;
a M. flexor digitalis longus; b M. flexor hallucis longus

den sind kurz abzuschneiden und danach im Knorpel zu versenken (Abb. 601).

● *Weiteres Vorgehen bei Chondrosis dissecans:* Defekter Knorpel wird entfernt und der darunter liegende Knochen bis zur durchbluteten Spongiosa kürettiert.

Osteosynthese bei Fraktur oder Osteotomie des Malleolus medialis: Der Malleolus medialis wird mit zwei parallel bis in die laterale Kortikalis der Tibia eingedrillten Bohrdrähten adaptiert. Der Zuggurtungsdraht wird proximal der Osteotomiestelle durch einen Bohrkanal geführt, über dem Knochen gekreuzt, dann zwischen den Bandfasern um das distale Ende der Bohrdrähte geschlungen und kranial verdrillt (Abb. 602). Die Bohrdrahtenden sind hakenförmig aufzubiegen, zu kürzen und durch Drehen dem Knochen so anzulegen, daß sie das Gelenk nicht irritieren. Die Gelenkkapsel wird mit Knopfheften, die nur das Stratum fibrosum fassen, adaptiert (langsam resorbierbares, atraumatisches Material).

● *Weiteres Vorgehen bei Resektionsarthrodese der Art. tarsocruralis:* Der osteotomierte Innenknöchel wird gemeinsam mit den Seitenbändern entfernt. Vor der Resektion der Gelenkenden sind die Schnittlinien an Tibia und Talus zu bestimmen. Der Fusionswinkel sollte etwa um 10 % größer als der mit einem Goniometer bestimmte Standwinkel des unverletzten Sprunggelenks sein (Richtwert beim Hund 140°, bei der Katze 120°). Ist z. B. eine Versteifung bei 140° geplant, wird die Cochlea tibiae senkrecht (90°) zur Längsachse der Tibia

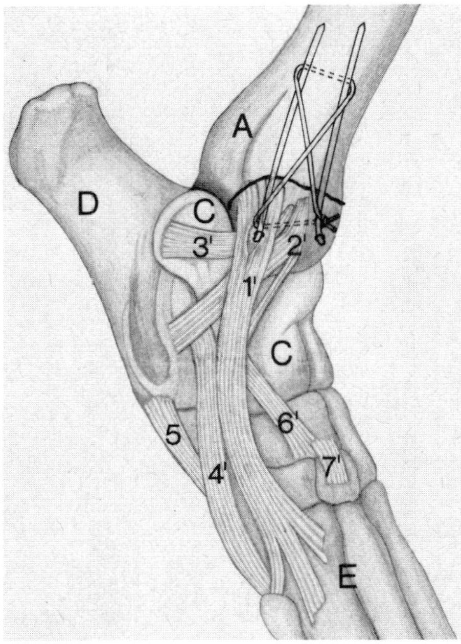

Abb. 602: Fraktur des Malleolus medialis; Osteosynthese mit zwei Bohrdrähten und Zuggurtung; Schema

A Tibia; C Talus; D Calcaneus; E Ossa metatarsalia
1′ Lig. collaterale mediale longum; 2′ Lig. collaterale mediale breve, Pars tibiocalcanea; 3′ Lig. collaterale mediale breve, Pars tibiotalaris; 4′ Lig. collaterale mediale breve, Pars calcaneometatarsea; 5 Lig. plantare longum; 6′ Längsband zwischen Talus und Os tarsi centrale; 7′ Lig. centrodistale dorsale zwischen Os tarsi centrale und Os tarsale tertium

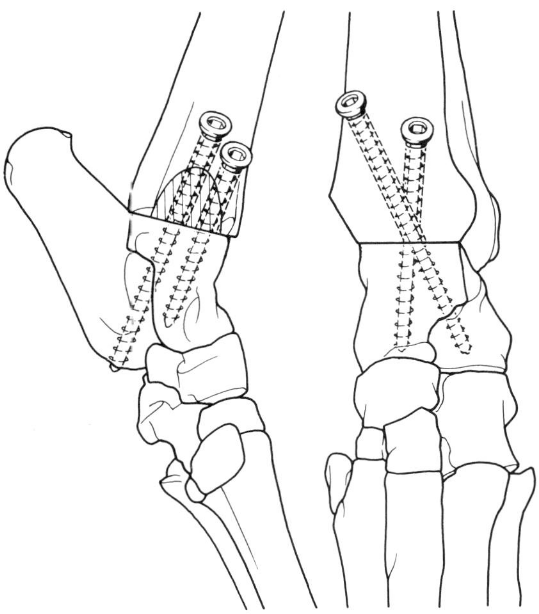

Abb. 603: Resektionsarthrodese; Kompression mit zwei Zugschrauben; a von medial, b von kranial; Schema

reseziert, während der Schnitt durch die Trochlea tali in einem Winkel von 50° zur Längsachse der Pfote verläuft. Der Malleolus lateralis stößt gelegentlich nach der Resektion am Calcaneus an und verhindert eine gute Auflage der Osteotomieflächen. Dann ist auch die Fibula supramalleolar zu osteotomieren.

Die Fixation erfolgt zunächst provisorisch mit zwei Bohrdrähten. Sie sind so zu legen, daß sie die Plazierung der Schraube(n) nicht behindern und nach der Verschraubung wieder entfernt werden können. Die erste Zugschraube wird von medial und von möglichst weit oberhalb der distalen Tibiakante bis in die plantare Kortikalis des Basalteils vom Calcaneus eingedreht. Bei einem größeren Hund sollte eine zweite, ebenso möglichst weit oberhalb der Osteotomiefläche, jedoch von kranial eingebrachte Zugschraube in den Talus gedreht werden (Abb. 603). Andernfalls ist ein die Pars proximalis calcanei mit der Tibia verbindender Bohrdraht zur Rotationsstabilisierung einzudrillen.

Schrauben mit durchgehendem Gewinde sind einer Schraube mit gewindefreiem Hals vorzuziehen. Damit die Osteotomieflächen unter Kompression adaptiert werden, muß die Bohrung in der Tibia zum Gleitloch erweitert werden.

Die Gelenkkapsel wird, soweit möglich, mit nur das Stratum fibrosum fassenden Knopfheften (atraumatisches, langsam resorbierbares Material) verschlossen.

- Wundverschluß: Die Wundränder der subkutanen Faszie sind mit Knopfheften (Katgut) zu adaptieren. Hautnaht.

Nachbehandlung: Schutz der Hautwunde durch sterile Gaze. Die Fäden der Hautnaht sind zwischen dem 8. und 10. Tag zu entfernen. Bei Chondrosis dissecans wird für zwei Wochen ein Polsterverband, bei Fraktur der Trochlea tali für ca. drei und bei Arthrodese für etwa sechs Wochen ein bis zum Kniegelenk reichender, ruhigstellender Verband angebracht.

Über mindestens sechs bis acht Wochen ist Leinenzwang (Hund) bzw. Zimmerhaltung (Katze) zu empfehlen. Nach Arthrodese werden die Implantate generell, frühestens jedoch nach röntgenologisch nachweisbarer Ankylosierung (drei bis vier Monate) entfernt.

Ossa metatarsalia

Zugang zu den Ossa metatarsalia 2–5

Indikation: Gedeckt nicht ausreichend reponierbare oder mit Verband nicht fixierbare Fraktur(en).

Instrumente: Osteosynthesebesteck.

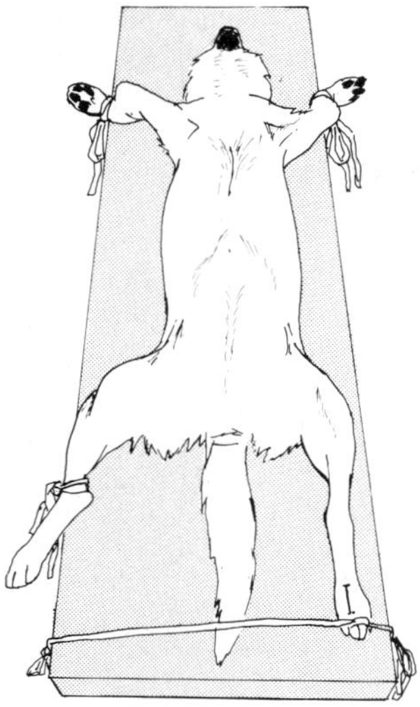

Abb. 604: Lagerung und Schnittführung durch die Haut

Vorbereitung: Der Patient ist in Rückenlage auszubinden. Die zu versorgende Gliedmaße wird mit einer an den Zehen fixierten Schlinge ausgebunden (Abb. 604).

Eine Staubinde ist unterhalb des Kniegelenks anzulegen.

Vorgehen: Der Hautschnitt wird zur Darstellung eines Metatarsalknochens über diesem und zur Darstellung von zwei benachbarten Ossa metatarsalia zwischen diesen gelegt. Sind drei oder vier Metatarsalknochen darzustellen, wird der Hautschnitt im Bogen gelegt. Er beginnt über der Basis des Os metatarsale 2, liegt in der Mitte über dem Os metatarsale 5 und endet über dem Caput des Os metatarsale 2. In Länge des Hautschnitts wird die oberflächliche Faszie durchtrennt und mit den Wundrändern der Haut gespreizt. Die tiefe Faszie wird über dem Os metatarsale 2 zur Darstellung des Os metatarsale 2 und/oder 3 sowie über dem Os metatarsale 5 zur Darstellung des Os metatarsale 4 und/oder 5 durchtrennt (Abb. 605).

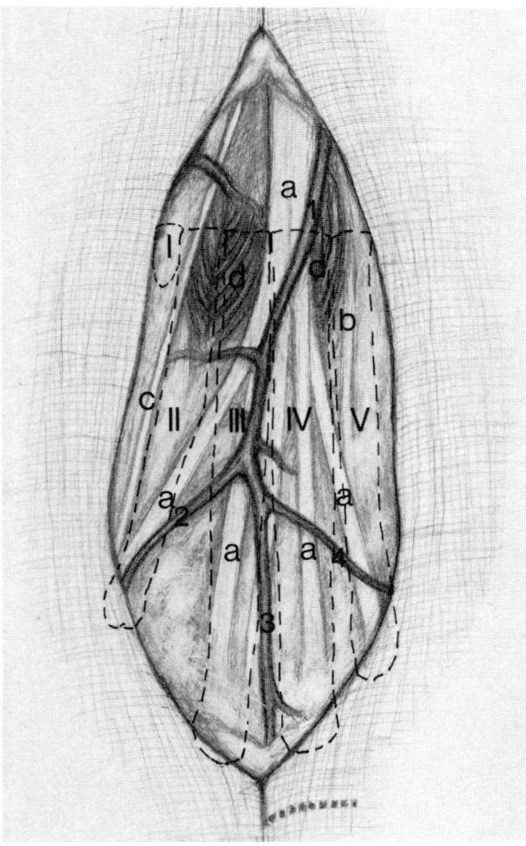

Abb. 605: Haut und Faszie durchtrennt und gespreizt

I, II, III, IV, V Ossa metatarsalia 1, 2, 3, 4, 5
a M. extensor digitalis longus; b M. extensor digitalis lateralis; c M. extensor hallucis longus; d, d' M. extensor digitalis brevis medialis bzw. lateralis
1 Ramus cranialis der V. saphena lateralis; 2, 3, 4 Vv. digitales dorsales communes II, III und IV

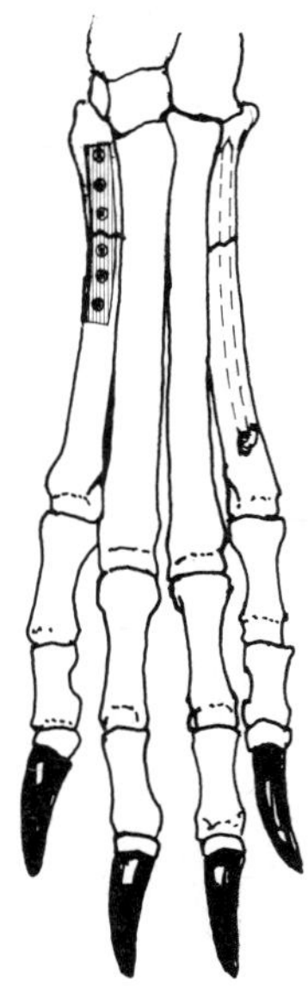

Abb. 606: Fraktur des Os metatarsale 2 und des Os metatarsale 5: Osteosynthese mit Platte (Os metatarsale 2) und intramedullärem Kraftträger (Os metatarsale 5); Schema

Bei der Inzision über dem Os metatarsale 2 werden die Sehnen des M. extensor digitalis longus und das Gefäßbündel mobilisiert und nach lateral gezogen.

Bei Inzision der tiefen Faszie über dem Os metatarsale 5 sind die Sehnen des M. extensor digitalis longus zu mobilisieren und nach medial zu spreizen.

Nach Entfernen von Koagula und Gewebsresten werden die Fragmente reponiert und mit einer Platte fixiert, wenn in beiden Hauptfrag-

menten zwei Schrauben gesetzt werden können (Abb. 606),
auf einen Bohrdraht gestülpt, wenn ein Fragment kurz und das andere lang ist, oder
mit einem intramedullärem Kraftträger (Abb. 606) stabilisiert. Hierzu wird der Bohrdraht etwa 5 mm proximal der Basis in die Markhöhle gedrillt oder nach Anbohren der Markhöhle im Winkel von ca. 20° zur Knochenlängsachse eingeführt und in das proximale Fragment vorgetrieben. Der Bohrdraht wird am Knochen aufgebogen, mit dem Seitenschneider gekürzt und das hakenförmige Ende durch Drehen dem Knochen angelegt.

Wundverschluß: Adaptation der Wundränder der tiefen Faszie mit Knopfheften (atraumatisches, langsam resorbierbares Nahtmaterial) soweit möglich. Adaptation der Wundränder der oberflächlichen Faszie mit Knopfheften (Katgut). Hautnaht.

Nachbehandlung: Ruhigstellender Verband für die Dauer von ca. 4 Wochen. Erster Verbandwechsel am Tage post operationem. Weitere Verbandwechsel abhängig von der Situation.

Die Fäden der Hautnaht sind zwischen dem 8. und 10. Tag, die Implantate (mit Ausnahme bei Aufstülpung) nach knöcherner Konsolidierung der Fraktur zu entfernen.

Abbildungsnachweis

Abb. 2, 3, 4, 43–56, 58–60, 63–71, 73, 74, 77, 321:
SCHEBITZ, H., & W. BRASS, 1975: Allgemeine Chirurgie. Berlin und Hamburg: Paul Parey.

Abb. 5, 6:
WESTHUES, M., & R. FRITSCH, 1961: Die Narkose der Tiere. Band II. Berlin und Hamburg: Paul Parey.

Abb. 7, 96, 182, 184, 185, 257–261:
BERGE, E., & M. WESTHUES, 1969: Tierärztliche Operationslehre. Berlin und Hamburg: Paul Parey.

Abb. 175, 176:
KÖSTLIN, R. G., 1979: Zur Parodontopathia beim Hund. Kleintierpraxis **24,** 159.

Abb. 177, 178, 180:
KÖSTLIN, R. G., & H. SCHEBITZ, 1980: Zur endodontischen Behandlung der Zahnfraktur beim Hund. Kleintierpraxis **25,** 185.

Abb. 191–196:
SCHEBITZ, H., R. G. KÖSTLIN, U. MATIS & L. BRUNNBERG, 1983: Zur Kieferfraktur beim Hund — Frakturen im Bereich der Pars incisiva mandibulae und des Proc. alveolaris ossis incisivi. Kleintierpraxis **28,** 285.

Abb. 208, 209:
KÖSTLIN, R. G., & H. WAIBL, 1980: Zur Dislokation des Processus coronoideus mandibulae beim Basset. Kleintierpraxis **25,** 113.

Abb. 251:
KÖNIG, H. E., R. G. KÖSTLIN & D. FRANZUSKI, 1982: Zur Torsio ventriculi beim Hund unter besonderer Berücksichtigung der Magenwandnekrose. Kleintierpraxis **27,** 19.

Abb. 267:
MÜLLER, H., & H. WILLE, 1951: Die Operation des Diverticulum recti beim Hund. Tierärztl. Umschau **6,** 386.

Abb. 281, 282, 285:
KÖSTLIN, R. G., U. MATIS, H. WAIBL & H. KNAPP, 1979: Zur perinealen Urethrostomie beim Kater. Kleintierpraxis **24,** 363.

Abb. 319, 320, 326–329, 331–336:
BRUNNBERG, L., H. WAIBL & U. WISKOTT, 1979: Zur Schulterblattfraktur des Hundes. Der prakt. Tierarzt **60,** 960.

Abb. 337, 339:
BRUNNBERG, L., R. G. KÖSTLIN & H. WAIBL, 1981: Zur Ruptur des Ligamentum transversum intertuberculare humeri beim Hund. Kleintierpraxis **26,** 257

Abb. 338, 339:
BRUNNBERG, L., R. G. KÖSTLIN & H. WAIBL, 1981: Zum Abriß des Musculus biceps brachii am Tuberculum supraglenoidale scapulae beim Hund. Kleintierpraxis **26,** 267.

Abb. 341, 343–345:
SCHEBITZ, H., L. BRUNNBERG, B. VOLLMERHAUS, U. MATIS, R. G. KÖSTLIN & H. WAIBL, 1981: Zur Verletzung des Humerus im proximalen Drittel beim Hund. Kleintierpraxis **26,** 107.

Abb. 357, 358:
BRUNNBERG, L., H. SCHEBITZ, B. VOLLMERHAUS, U. MATIS, R. G. KÖSTLIN, H. WAIBL & H. ROOS, 1981: Zur Humerusfraktur im mittleren und distalen Schaftdrittel beim Hund. Kleintierpraxis **26,** 163.

Abb. 346–348, 360–364, 371, 372, 384, 385:
STAIMER, M. S., 1980: Humerusfrakturen bei der Katze, Behandlung und Ergebnisse in den Jahren 1970–1978. Diss. München.

Abb. 369, 370, 373, 381–383, 386–390, 396:
SCHEBITZ, H., L. BRUNNBERG, B. VOLLMERHAUS, H. WAIBL & B. BECK, 1976: Zur Versorgung der Frakturen am Condylus humeri des Hundes. Berl. Münch. Tierärztl. Wschr. **89,** 382.

Abb. 376–378:
BRUNNBERG, L., H. WAIBL & B. EULER, 1981: Operativer Zugang zum Ellbogengelenk des Hundes von lateral mit Osteotomie des Epicondylus lateralis humeri. Kleintierpraxis **26,** 327.

Abb. 411–413:
BRUNNBERG, L., H. SCHEBITZ, B. VOLLMERHAUS, U. MATIS, R. G. KÖSTLIN, H. ROOS, H. WAIBL & B. ENDRES, 1983: Oleokranonfraktur beim Hund — Therapie und Ergebnis. Kleintierpraxis **28,** 17.

Abb. 486–492:
MATIS, U. & U. WAIBL, 1984: Proximale Femurfrakturen bei Katze und Hund. Tierärztliche Praxis **13,** 1.

Abb. 523:
MATIS, U., 1977: Zur Drahtzuggurtung distaler Epiphysiolysen bzw. suprakondylärer Frakturen des Femurs bei Katze und Hund. Berl. Münch. Tierärztl. Wschr. **90,** 240.

Literaturverzeichnis

Lehr- und Handbücher

AMMANN, K., E. SEIFERLE & G. PELLONI, 1978: Atlas zur chirurgisch-topographischen Anatomie des Hundes. Berlin und Hamburg: Paul Parey.

BISTNER, ST. J., G. AGUIRRE & G. BATIK, 1977: Atlas of Veterinary Ophthalmic Surgery. Philadelphia, London, Toronto: W. B. Saunders Comp.

BOJRAB, M. J., 1983: Current Techniques in Small Animal Surgery. Philadelphia: Lea and Febiger.

BRINKER, W. O., R. B. HOHN & W. D. PRIEUR, 1984: Manual of Internal Fixation in Small Animals. Berlin, Heidelberg, New York, Tokio: Julius Springer.

BRINKER, W. O., D. L. PIERMATTEI & G. FLO, 1983: Handbook of Small Animal Orthopedics and Fracture Treatment. Philadelphia, London, Toronto: W. B. Saunders Comp.

EISENMENGER, E., & K. ZETNER, 1982: Tierärztliche Zahnheilkunde. Berlin und Hamburg: Paul Parey.

GELATT, K. N., 1981: Veterinary Opthalmology. Philadelphia: Lea and Febiger.

HOFFER, R. E., & H. E. JENSEN, 1973: Stereoscopic Atlas of Small Animal Surgery – Thoracic, Abdominal and Soft Tissue. Saint Louis: C. V. Mosby Comp.

Jensen, H. E., 1971: Stereoscopic Atlas of Clinical Ophthalmology of Domestic Animals. Saint Louis: C. V. Mosby Comp.

MAGRANE, W. G., 1977: Canine Ophthalmology. 3. Aufl. Philadelphia: Lea and Febiger.

MÜLLER, M. E., M. ALLGÖWER, R. SCHNEIDER & H. WILLENEGGER, 1977: Manual der Osteosynthese. Berlin, Heidelberg, New York: Julius Springer.

PIERMATTEI, D., & L. GREELEY, 1979: An Atlas of Surgical Approaches to the Bones of the Dog and Cat. 2. Aufl. Philadelphia, London, Toronto: W. B. Sauners Comp.

SCHEBITZ, H., & W. BRASS, 1975: Allgemeine Chirurgie. Berlin und Hamburg: Paul Parey.

SLATTER, D. H., 1981: Fundamentals of Veterinary Ophthalmology. Philadelphia, London, Toronto: W. B. Saunders Comp.

THOLEN, M. A., 1983: Concepts in Veterinary Dentistry. Edwardsville: Veterinary Medicine Publ. Comp.

Spezielle Literatur

Naht

MIDGLEY, E. D., & F. M. WOOLHOUSE, 1980: Silicone rubber sheating as an adjunct to neural anastomosis. Surg. Clin. North. Amer. **48,** 1149.

Ohren

PUNZET, G., & J. WALDE, 1975: Hautplastische Korrektur von Hängeohren beim Hund. Wien. Tierärztl. Mschr. **62,** 121.

RUTKOWIAK, B., 1970: Der chirurgische Eingriff bei Mangel an kosmetischem Effekt kupierter Ohrmuscheln bei Hunden. Kleintierpraxis **14,** 110.

Zähne

KÖSTLIN, R. G., 1979: Zur Parodontopathia beim Hund. Kleintierpraxis **24,** 159.

KÖSTLIN, R. G., & H. SCHEBITZ, 1980: Zur endodontischen Behandlung der Zahnfraktur beim Hund. Kleintierpraxis **25,** 185.

Unterkiefer

Köstlin, R., & H. WAIBL, 1980: Zur Dislokation des Processus coronoideus mandibulae beim Basset. Kleintierpraxis **25,** 113.

ROBINS, G., & F. GRANDAGE, 1977: Temporomandibular joint dysplasia and open-mouth jaw-locking in the dog. J. Am. Vet. Med. Assoc. **171,** 1072.

SCHEBITZ, H., R. KÖSTLIN, U. MATIS & L. BRUNNBERG, 1983: Zur Kieferfraktur beim Hund — Frakturen im Bereich der Pars incisivi mandibulae und des Proc. alveolaris ossis incisivi. Kleintierpraxis **28,** 285.

Auge

BEDFORD, P. G., 1977: The surgical treatment of canine glaucoma. J. Small Anim. Pract. **18,** 713.

HORZINEK, I., & W. BRASS, 1968: Über die operative Verlagerung des Ductus parotideus zur Behandlung der Ceratoconjunctivitis sicca. Dtsch. Tierärztl. Wschr. **75,** 292.

LAVIGNETTE, A. M., 1966: Ceratoconjunctivitis sicca in a dog treated by transposition of the salivary duct. J. Am. Vet. Med. Ass. **148,** 778.

MARTIN, C. L., 1982: Therapy of the glaucomas. Frankfurt/M.: Proc. 28. Jahrestagung der Fachgruppe Kleintierkrankheiten, DVG/WSAVA.

SEVERIN, G. A., 1972: Nasolacrimal duct catheterisation in the dog. J. Am. Anim. Hosp. Ass. **8,** 13.

SEVERIN, G. A., 1977: Veterinary Opthalmology – Notes. Fort Collins: Colorado State University.

Walde, I., 1982: Glaukom beim Hunde. Kleintierpraxis **27,** 223, 289, 343, 387.
Walde, I., 1983: Glaukom beim Hunde. Kleintierpraxis **28,** 23.

Wirbelsäule

Popovic, N. A., G. van der Ark & L. Kempe, 1971: Ventral approach for surgical treatment of cervical disc disease in the dog. J. Am. Vet. Res. **32,** 1155.
Prata, R. G., & S. G. Stoll, 1973: Ventral decompression and fusion for the treatment of cervical disc disease in the dog. J. Amer. Anim. Hosp. Ass. **9,** 462.
Punzet, G., & J. Walde, 1981: Vergleichende Untersuchungen zur konservativen und operativen Behandlung der thorakolumbalen Enchondrosis intervertebralis (Dackellähmung) beim Hund. Kleintierpraxis **26,** 235.
Swaim, F. S., & D. Hyams, 1982: Clinical observations and client evaluation of ventral decompression for cervical intervertebral disc protrusion. J. Am. Vet. Med. Ass. **181,** 259.
Thiess, A., 1983: Frakturen, Luxationen und Luxationsfrakturen der Wirbelsäule beim Hund. Behandlung und Ergebnis in den Jahren 1970–1980. München: Diss.
Trotter, E. J., 1974: Canine intervertebral disc disease. Current Veterinary Therapy. Philadelphia: W. B. Saunders.
Trotter, E. J., T. H. Brasmer & A. de Lahunta, 1974: Modified deep dorsal laminectomy in the dog. Cornell Vet. **65,** 402.

Abdomen

Baumberger, A., 1979: Die Magendrehung des Hundes. Schweiz. Arch. Tierheilk. **121,** 179.
Baumberger, A., M. Lörtscher & L. Lakatos, 1980: Ein Beitrag zur Behandlung des Magenblähungs-Magendrehungskomplexes beim Hund. Schweiz. Arch. Tierheilk. **122,** 195.
Brass, W., & H. H. Frey, 1959: Methodischer Beitrag zur Anlegung von Gallenfisteln beim Hund. Ztschr. Ges. exp. Med. **132,** 7.
Knapp, H., 1979: Ein Beitrag zum urologischen Syndrom beim Kater. München: Diss.
König, H. E., R. G. Köstlin & D. Franczuski, 1982: Zur Torsio ventriculi beim Hund unter besonderer Berücksichtigung der Magenwandnekrose. Kleintierpraxis **27,** 19.
Köstlin, R. G., U. Matis, H. Waibl & H. Knapp, 1979: Zur perinealen Urethrostomie beim Kater. Kleintierpraxis **24,** 363.
Müller, H., & H. Wille, 1951: Die Operation des Diverticulum recti beim Hund. Tierärztl. Umschau **6,** 386.
Wilson, G. P., & J. W. Harrison, 1971: Perineal urethrostomy in cats. J. Am. Vet. Med. Ass. **159,** 1789.

Schultergliedmaße

Brass, W., & I. Rahlfs, 1981: Korrektur von Valgus- und Rotationsfehlstellung von Radius und Ulna durch Osteotomie und perkutane Transfixation. Kleintierpraxis **26,** 129.
Brunnberg, L., 1974: Humerusfrakturen mit Beteiligung des Ellbogengelenks — Behandlung und Ergebnisse in den Jahren 1970–1972. München: Diss.
Brunnberg, L., R. G. Köstlin & H. Waibl, 1981: Zur Ruptur des Ligamentum transversum intertuberculare humeri beim Hund. Kleintierpraxis **26,** 257.
Brunnberg, L., R. G. Köstlin & H. Waibl, 1981: Zum Abriß des Musculus biceps brachii am Tuberculum supraglenoidale scapulae beim Hund. Kleintierpraxis **26,** 267.
Brunnberg, L., H. Schebitz, B. Vollmerhaus, U. Matis, R. G. Köstlin, H. Roos, H. Waibl & B. Endres, 1983: Olekranonfraktur beim Hund — Therapie und Ergebnis. Kleintierpraxis **28,** 17.
Brunnberg, L., H. Schebitz, B. Vollmerhaus, U. Matis, R. G. Köstlin, H. Waibl & H. Roos, 1981: Zur Humerusfraktur im mittleren und distalen Schaftdrittel beim Hund. Kleintierpraxis **26,** 103.
Brunnberg, L., H. Waibl & B. Euler, 1981: Operativer Zugang zum Ellbogengelenk des Hundes von lateral mit Osteotomie des Epicondylus lateralis humeri. Kleintierpraxis **26,** 327.
Brunnberg, L., H. Waibl & G. Nakasala-Situma, 1981: Zur Kontraktur des Musculus infraspinatus beim Hund. Kleintierpraxis **26,** 251.
Brunnberg, L., H. Waibl & U. Wiskott, 1979: Zur Schulterblattfraktur des Hundes. Der prakt. Tierarzt **60,** 960.
Denny, H. R., 1980: Die chirurgische Behandlung der Osteochondrosis dissecans und des losen Processus coronoideus im Ellbogengelenk des Hundes. Kleintierpraxis **25,** 343.
Euler, B., 1979: Unterarmfrakturen bei der Katze, Behandlung und Ergebnisse in den Jahren 1970–1980. München: Diss.
Fowler, M. E., & S. E. McDonald, 1981: Untoward effects of onychectomy in wild felids and ursids. J. Am. Vet. Med. Ass. **181,** 1242.
Johnson, K. A., 1979: An evaluation of bone healing in the canine carpal arthrodesis following compression plating and autologous bone grafting. M. V. Sc. Thesis, University of Sydney.
Kammermeier, C., 1981: Wachstumsstörungen nach Verletzungen im Bereich der Epiphysenfugen beim Hund. München: Diss.
Lösslein, L. K., 1983: Metakarpal- und Metatarsalfrakturen bei Hund und Katze. Behandlung und Ergebnisse in den Jahren 1975–1981. München: Diss.
Meyer, J., 1977: Unterarmfrakturen des Hundes, Behandlung und Ergebnis (1970–1974). München: Diss.
Mostosky, U. V., N. R. Chalvin & W. O. Brinker, 1959: Trans-olecranon approach to the elbow joint. Vet. Med. **54,** 580.
Schebitz, H., L. Brunnberg, B. Vollmerhaus, U. Matis, R. G. Köstlin & H. Waibl, 1981: Zur Verletzung des Humerus im proximalen Drittel beim Hund. Kleintierpraxis **26,** 107.
Schebitz, H., L. Brunngerg, B. Vollmerhaus, H. Waibl & B. Beck, 1975: Zur Versorgung der Frakturen am Condylus humeri des Hundes. Berl. Münch. Tierärztl. Wschr. **89,** 826.
Schebitz, H., B. Vollmerhaus, L. Brunnberg, U. Matis, H. Roos, H. Waibl & R. G. Köstlin 1981: Zur Frakturbehandlung beim jungen Hund. Kleintierpraxis **26,** 63.
Slocum, B., & T. Devine, 1982: Partial carpal fusion in the dog. J. Am. Vet. Med. Assoc. **180,** 1204.
Snavely, D. A., & R. B. Hohn, 1976: A modified lateral surgical approach to the elbow of the dog. J. Am. Vet. Med. Assoc. **169,** 826.
Staimer, M. S., 1980: Humerusfrakturen bei der Katze, Behandlung und Ergebnisse in den Jahren 1970–1978. München: Diss.
Turner, T. M., & R. B. Hohn, 1980: Craniolateral approach to the canine elbow for repair of condylar fractures or joint exploration. J. Am. Vet. Med. Ass. **176,** 1264.
Vollmerhaus, B., H. Schebitz, H. Roos, L. Brunnberg & H. Waibl, 1983: Anatomische Grundlagen und funktionelle Betrachtungen zur Olekranonfraktur beim Hund. Kleintierpraxis **28,** 5.

Beckengliedmaße

Boone, E. G., R. B. Hohn & St. E. Weisbrode, 1982: Trochlear recession wedge technique for patellar luxation: An experimental study. J. Am. Anim. Hosp. Ass. **19,** 735.

Brunnberg, L., & O. Paar, 1982: Ein Winkelbohrgerät zum Einsatz bei Kapsel-Band-Sehnen-Läsion bei Tier und Mensch. Berl. Münch. Tierärztl. Wschr. **95,** 350.

Endres, B., 1977: Luxatio patellae congenita des Hundes — Behandlung und Ergebnisse in den Jahren 1966–1975. München: Diss.

Flo, G., & W. O. Brinker, 1970: Fascia lata overlap procedure for surgical correction of recurrent medial luxation of the patella in the dog. J. Am. Vet. Med. Ass. **156,** 595.

Fuchs, R., 1978: Femurschaftfrakturen bei der Katze. Behandlung und Ergebnisse in den Jahren 1970–1977. München: Diss.

Gössmann, M., 1983: Verletzungen der Articulatio tarsocruralis beim Hund — Behandlung und Ergebnisse in den Jahren 1970–1980. München: Diss.

Hoefle, W. D., 1974: A surgical procedure for prosthetic total hip replacement in the dog. J. Am. Anim. Hosp. Ass. **10,** 269.

Konde, L. J., M. L. Olmstead & R. B. Hohn, 1982: Radiographic evaluation of total hip replacement in the dog. Vet. Radiology **23,** 98.

Köstlin, R. G., 1973: Kniegelenk(nahe) Frakturen des Femur bei Hund und Katze — Behandlung und Ergebnis in den Jahren 1970–1972. München: Diss.

Land, B., 1981: Unterschenkelfrakturen bei der Katze — Behandlung und Ergebnisse in den Jahren 1970–1980. München: Diss.

Matis, U., 1973: Zur Frage des Kreuzbandersatzes mit lyophilisierter menschlicher Dura beim Hund. Experimentelle Untersuchungen. München: Diss.

Matis, U., 1977: Zur Drahtzuggurtung distaler Epiphysiolysen bzw. suprakondylärer Frakturen des Femurs bei Katze und Hund. Berl. Münch. Tierärztl. Wschr. **90,** 240.

Matis, U., & R. G. Köstlin, 1978: Zur Kreuzbandruptur bei der Katze. Der prakt. Tierarzt **8,** 582.

Matis, U., & H. Waibl, 1984: Proximale Femurfrakturen bei Katze und Hund. Tierärztl. Praxis **13,** 1.

Olmstead, M. L., R. B. Hohn & T. M. Turner, 1981: Technique for canine total hip replacement. Vet. Surgery **40,** 44.

Olmstead, M. L., R. B. Hohn & T. M. Turner, 1983: A five-year study of 231 total hip replacements in the dog. J. Am. Vet. Med. Assoc. **183,** 191.

Pfeiffer, C., 1977: Unterschenkelfrakturen beim Hund — Behandlung und Ergebnisse in den Jahren 1970–1974. München: Diss.

Singleton, W. B., 1960: Transplantation of tibial crest for treatment of congenital patellar luxation. Proc. 27th AAHA Ann. Meeting, 144.

Situma, J. N., 1979: Beckenfrakturen beim Hund in den Jahren 1970–1977. München: Diss.

Schürrle, G., 1979: Femurschaftfrakturen beim Hund. Behandlung und Ergebnisse in den Jahren 1970–1977. München: Diss.

Slocum, B., D. B. Slocum, T. Devine & E. G. Boone, 1982: Wedge recession for treatment of recurrent luxation of the patella. Clin. Orthop. Rel. Res. **164,** 48.

Vollmerhaus, B., H. Schebitz & H. Roos, 1981: Über die Entwicklung der Insertio ligamenti patellae. Berl. Münch. Tierärztl. Wschr. **94,** 254.

Yücel, R., 1971: Spätergebnisse der Kreuzbeinplastik mit Faszie beim Hund. München: Diss.

Sachverzeichnis

Abdecktuch 15
Acepromazin 64, 66, 69
Achalasie, krikopharyngeale 126
Äther 68
Alcuronium 71
Alloferin 71
Althesin 69
Alveole, Fraktur 115
Anästhesie, Epidural 72
–, N. alveolaris mandibularis 72
–, N. digitalis 74
–, N. infraorbitalis 71
–, N. mentalis 71
–, N. ophthalmicus 72
Analbeutel, Entzündung 155
–, Fistel 155
–, Tumor 155
Analgetika 64
Ankyloblepharon 90
Applikation, subpalpebral 84
Arthrozenthese 24
Atlantoaxiale Subluxation 177
Atropinum sulfuricum 64, 65, 66
Augenlid, Kolobom 88
–, Plastik 90
–, Districhiasis 92
–, Platte, Inzision 91
–, Tumor 87, 88
–, Verletzung 88
Aurantex 69, 70

Banti-Syndrom 159
Becken 231
–, Abriß, M. rectus abdominis 248
–, Diastase, Iliosakralgelenk 231, 232
–, Fraktur, Acetabulum 241
–, –, Os ilium 232
–, –, Os ischium 244
–, –, Sitzbeinhöcker 246
–, Osteotomie 248
Beckengliedmaße 230
–, Gangrän 230
–, Infektion 230
–, Tumor 230
–, Verletzung 230
Bindehautschürze, Anlegen 94
Blepharophimose 89
Bromchlortrifluoräthan 68
Bronchiektasie 128
Bronchus, Fremdkörper 128, 136
Bulbus, Enukleation 103
–, Tumor 103
–, Verletzung 103
Bulla tympanica, Osteotomie 83
Bursa olecrani, Entzündung 215

Cataracta complicata 100
– falsa 100
– juvenilis 100
– totalis congenita 100
Chalazion 91
Cheiloplastik 104
Cholezystduodenostomie 128, 157
Chylothorax 128, 138
Combelen 63, 64, 65, 66, 67, 69
Cornea s. Kornea
Corpus mandibulae, Fraktur 116
Cyclocryotherapie 102
Cyclodialyse 100

Dakryozystitis 85
Darm, Anastomose 150
–, Fremdkörper 149
–, Nekrose 150
–, Tumor 149, 150
–, Verwachsung 150
Dehydrobenzperidol 64, 66
Descemetocele 95
Diäthyläther 68
Diazepam 64
Dirofilaria immitis 128
Diskopathie 178, 179, 180, 181
Diskusprotrusion 182
Distichiasis 91
Dominal 63
Droperidol 64, 66
Ductus arteriosus persistens 128, 135
– choledochus, Obstruktion 157
– –, Ruptur 159
– nasolacrimalis, Spülung 85
– –, Sondierung 86
– parotideus, Verlegung 98

Ektropium 87, 88
Elektrochirurgie 15
Ellbogengelenk 205
–, Arthropathia def. 205, 209
–, Fraktur, Capitulum humeri 205
–, –, Y-, T-Humerus 209, 213
–, –, Olecranon 218
–, –, Trochlea humeri 209
–, Luxatio antebrachii 205
–, – radii 220
–, Osteochondrosis dissecans 205
–, Proc. anconaeus isolatus 205
–, Ruptur, Lig. collaterale laterale 205
–, –, Lig. collaterale mediale 209
Enchondrosis intervertebralis 128, 178, 179, 180, 181
Enibomal-Natrium 66
Entlastungsschnitt 49
Entropium 86, 89
Epiduralanästhesie 72
Epiphora 93
Eunarkon 66
Evipan 65

Faßzange, nach Allis 13
Fentanyl 64, 66, 69
Fibula, Fraktur Malleolus lateralis 270
Fistel, oronasale 107
–, Zirkumanaldrüsen 156
Fixateur externe 61
Flaxedil 71
Fluanison 66
Fluothane 68
Fortpflanzungsfähigkeit, Unterbindung 171, 172

Gallamin 71
Gaumensegel, Teilresektion 112
Gaumenspalte 106

Gefäßklemme 13
Gingivektomie 108
Gl. mandibularis, Retentionszyste 114
Gl. sublingualis monostomatica, Retentionszyste 114
Gll. tarsales, Exzision 91
Glaukom 100, 101, 102

Hakenzange 14
Halothan 68
Harnblase, Tumor 162
–, Urolithiasis 160, 161, 162, 163, 164
–, Verletzung 162
Harnröhre, Konkrement 163, 164
–, Obstruktion, Katze 164
–, Ruptur 248
–, Striktur 164
–, Verletzung 163
Hautverpflanzung, freie 52
Hexobarbital-Natrium 65
Hoden 169
- entzündung 169
- tumor 169
- verletzung 169, 170
Hodensackbruch 145
Hornhaut, Verletzung 95
Hüftgelenk 234
–, Arthropathia def. 234, 237
–, Epiphysiolysis capitis ossis femoris 234
–, Ersatz 237
–, Fraktur, Femurkopf 234
–, –, Acetabulum 241
Humerus 186
–, Epiphysiolysis proximalis 197
–, Fraktur, Capitulum humeri 205
–, –, Schaftdrittel, distales 197, 202
–, –, –, mittleres 197, 202
–, –, –, proximales 197
–, –, Trochlea humeri 209
–, –, Tuberculum majus 197
–, –, Y-, T-, suprakondyläre 209, 213
–, Luxatio humerii 187, 195
Hydronephrose 161
Hyperakusie 66
Hypnodil 66, 69
Hypnorm 66
Hypophysektomie 106

Ileus 149
Iliosakralgelenk, Diastase 231, 232
Injektion, subkonjunktival 84
Instrumente 13
Instrumentensatz 14
Iris bombata 101, 102

Kanthotomie 90
Karies 109, 111
Katarakt, s. Cataracta
Kehlkopf, Stenose 125
Keratektomie 97
Keratitis superficialis chronica pigmentosa 96
Keratoconjunktivitis sicca 98
Ketamin 64, 66, 69
Kniegelenk 252
–, Arthropathia def. 261, 264
–, Fehlstellung 264
–, Fraktur, Condylus ossis femoris 252
–, –, condylus tibiae 263
–, –, Patella 266
–, Luxatio patellae 258
–, Ruptur Lig. collaterale laterale 263
–, –, Lig. collaterale mediale 261
–, –, Lig. cruciatum craniale 254
–, –, Lig. patellae 266
–, Verletzung 264
Knochentasche 108
Knochentransplantat 131, 231
Knoten 36
–, Anfangs 37
–, chirurgischer 36
–, Einhand 38
–, Nahtende 39
–, Paket 38
–, Reff 40
–, Schlingen 38
–, Weber 40
Konjunktivaschürze, Anlegen 94
Kornea, Dermoid 96
–, Tumor 96
–, Verletzung 95
Kortikalis-Spongiosa-Span 231
Kryptorchismus 171
Kürassknorpel, Abriß 82

Lachgas 68
Läufigkeitsprolaps 175
Laparatomie, Flanke 142
–, Linea alba 141
–, parakostal 142
–, paramedian 141
Leber, Ruptur 156
–, Teilresektion 128
–, Tumor 156
–, Verletzung 156
Lefzengrube, Dermatitis 104
Leistenbruch 144, 145
Letidrone 66
Levallorphan 66
Levomethadon 64, 65, 66
Linse 99
–, Extraktion, extrakapsuläre 99
– –, intrakapsuläre 100
–, Diszission 100
Lokalanästhetika 71
Lorphan 66
Lunge, Abszeß 128, 137
–, Tumor 128, 137
–, Verletzung 128, 137
Luxatio antebrachii 205
– lentis 100
Lysthenon 70
Magen, Drehung 148, 149
–, Fremdkörper 147
–, Nekrose 147
–, Tumor 147
–, Ulcus 147
Mandibula, Fraktur 116
Mastdarm, Divertikel 154
–, Ektasie 154
–, Nekrose 154
–, Tumor 154
–, Verletzung 154
–, Vorfall 153, 154
Meliceris 114
Methitural-Natrium 66, 69
Methoxyfluran 68
Metomidat 66, 67, 69
Milchdrüse, Abszeß 175
–, Tumor 175
–, Zyste 175
Milz, Ruptur 159
–, Torsion 159
–, Tumor 159
Monteggia-Fraktur 220
Morbus Cushing 160
Morphinum hydrochloricum 64
Mundspalte, Verriegelung 119
M. biceps brachii, Ursprungssehne, Abriß 195
M. biceps brachii, Ursprungssehne, Luxation 195
M. rectus abdominis, Abriß 248
Muskelrelaxantien 70

Nabelbruch 144
Nadel 14
Nadelhalter 13
Nagel, Küntscher 59
–, Rush 59
–, Steinmann 59
Nagelung, Küntscher 59
–, Bündel 60
Naht 35
–, Darm 44
–, Faszie 46
–, Gefäß 47
–, Haut 42
–, Material 35
–, Muskel 44
–, Nerven 48
–, Schleimhaut 44
–, Sehne 46
–, Technik 50
Nalorphin 66
Naloxon 66
Narkanti 66
Narkoren 65
Narkose, Äthertropf 67
–, Allgemeines 65
–, Barbiturat 65, 69
–, –, intraperitoneal 69
–, Halothan 68
–, Hund 65
–, Inhalations 67, 70
–, Injektion, Hund 65
–, –, Katze 69

–, Katze 68
–, Maske 67
–, Metomidat 66
–, Prämedikation 63
–, Steroid 69
Nasenfalte, Resektion 104
Nasenhöhle 105
–, Empyem 105
–, Fremdkörper 105
–, Mykose 105
–, Tumor 105
Nasenloch, Erweiterung 104
–, Verengung 104
Nasenmuschel, Nekrose 105
Nebenniere, Hypertrophie 160
–, Tumor 160
Nembutal 65
Neostigmin 71
Neuroaxonale Dystrophie 125
Neuroleptanalgesie 66, 69
Neuroleptika 63, 64
Nickhaut, Eversion 92
–, Exstirpation 94
–, Inversion 92
–, Schürze, Anlegen 94
–, Tumor 94
Nickhautdrüse, Exstirpation 93
–, Hyperplasie 93
–, Neoplasie 93
–, Teilresektion 93
Niere 160
–, Anomalie 161
–, Biopsie 160
–, Dioctophyme renale 160, 161
–, linke, Zugang 142
–, Tumor 161
–, Urolithiasis 160, 161, 162, 163, 164
–, Verletzung 161
–, Zyste 161

Oesophagus, Divertikel 127, 128, 132
–, Einschnürung 128, 135
–, Fremdkörper 127, 128, 132
–, Mega 128, 133
–, Nekrose 127, 128, 132
–, Striktur 127, 128, 132
Ohr, abgeknicktes 80
–, Abriß 82
–, hängendes 78
–, Kupieren 77
–, stehendes 80
–, Verletzung 77
Orbita, Exenteration 103
–, Tumor 103
Orchitis 169
Os femoris 234
–, Epiphysiolysis distalis 252
–, – proximalis 234
–, Fraktur, Condylus 252
–, –, Femurhals 234
–, –, Femurkopf 234
–, –, Schaft 250
–, –, suprakondyläre 252
–, Luxation 234, 241
Os metacarpale, Fraktur 225
Os metatarsale, Fraktur 282
Othämatom 81
Otitis externa 81
– media 83
Ovar, Dysfunktion 172
–, Tumor 172

Pancuronium 71
Pankreas, Abszeß 159
–, Nekrose 159
–, Tumor 159
–, Verletzung 159
Panophthalmie 103
Pantolax 70
Paraphimose 167
Parodontopathia apicalis 111
Penis, Prolaps 166
–, Tumor 166
–, Verletzung 166
Penthrane 68
Pentobarbital-Natrium 65
Pentothal 66, 69
Pericarditis constrictiva 128, 134
Perikardhernie 138, 146
Perikardiozenthese 23
Perinealhermie 145
Periodontitis purulenta 111
Phimose 167
Pinzette 13
Plastik, Fern 51
–, Nahlappen 50
Platte, Abstütz 58
–, Kompressions 56
–, Neutralisations 57
–, Spann-Gleitloch 57
Plattenspanner 56
Polamivet 64, 65, 66, 67
Poliodontie 111
Proc. alveolaris, Fraktur 118
Proc. palatinus, Fraktur 118
Prolapsus bulbi 90
– iridis 95
Propionylpromazin 63, 64, 65, 66, 69
Prostata, Abszeß 167
–, Hyperplasie 167
–, Hypertrophie 169
–, Tumor 167
–, Zyste 167
Prostatektomie 248
Prostatitis 167
Prostigmin 71
Prothipendyl 63
Psyquil 64, 66
Pterygium 96
Pulpitis gangraenosa 110
– purulenta 110
Punktion, Ellbogengelenk 26
–, Gelenk 24
–, Herzbeutel 23
–, Hüftgelenk 26
–, V. cephalica 21, 22
–, V. jugularis 22
–, V. saphena lateralis 21
–, V. sublingualis 22
–, Kniegelenk 27
–, Peritonealhöhle 23
–, Pleurahöhle 23
–, Schultergelenk 25
–, Sprunggelenk 28
–, Subokzipital 24
–, Vorderfußwurzelgelenk 26
Punctum lacrimale, Atresie 85
– –, Eversio 88
Pylorusspasmus 147
Pyometra 172

Radius 215
–, Fraktur 215
–, Korrekturosteotomie 215
–, Luxation 220
Ramus mandibularis, Fraktur 119
Ranula 114
Rektum 153
– divertikel 154
– ektasie 154
– nekrose 154
– tumor 154
– verletzung 154
– vorfall 153, 154
Ringelrute 185
Rippe, Resektion 131
–, Tumor 131
Rompun 64, 66, 69
Rückenmark, Dekompression 182

Saffan 69
Sedation 63
–, Hund 63
–, Katze 64
Shunt, Links-Rechts 135
Sialadenektomie 114
Sinusitis 104
Skalpell 13
Sklerektomie, limbale 101
Splenomegalie 159
Spondylolisthesis 178, 179
Sprunggelenk 270
–, Arthrodese 270, 273, 280
–, Arthropathia def. 270, 280
–, Fraktur, Calcaneus 273
–, –, Malleolus lateralis 270
–, –, – medialis 277
–, –, Os tarsi centrale 278
–, –, Talus 278
–, –, Trochlea tali 280
–, Luxation Os taris centrale 278
–, –, Talus 278
–, Seitenbandläsion 270, 277
–, Verletzung 270
Subluxation, atlantoaxiale 177
Subluxatio mandibulae 120
– lentis 100
Succicuran 70
Surital 66, 69
Sutura intermandibularis, Fraktur 115
Suxamethonium 70

Schere 13
Schilddrüse, Tumor 122
Schrauben 54
Schulterblatt 189
–, Abriß, Ursprungssehne M. biceps brachii 195
–, Fraktur, Akromion 189
–, –, Collum scapulae 189
–, –, Scapula 189
–, –, Tub. infraglenoidale 189
–, –, Tub. supraglenoidale 189
Schultergelenk 189
–, Abriß, Ursprungssehne M. biceps brachii 195
–, Arthropathia def. 189
–, Fraktur, Tub. infraglenoidale 189
–, –, Tub. supraglenoidale 189
–, Kontraktur M. infraspinatus 189
–, Luxation, Ursprungssehne M. biceps brachii 195
–, Osteochondrosis dissecans 189
Schultergliedmaße 186, 187
–, Infektion 186, 187
–, Nekrose 186, 187
–, Paralyse 186, 187
–, Tumor 186, 187
–, Verletzung 186, 187
Schwanzspitzennekrose 184
Stickoxydul 68
Stimmtasche, Dilation 122
–, Eversion 122
Stirnhöhle, Empyem 104
–, Mykose 104
–, Sinusitis, Katze 104
Struma 122

Tarsorrhaphie 88
Thalamonal 64, 66, 67
Thiamylal-Natrium 66, 69
Thiobarbiturat 67
Thiogenal 66, 69
Thiopental „Lentia" 66
Thiopental-Natrium 66, 69
Thomas-Schiene 34
Thorakozenthese 23
Tibia 263
–, Apophysiolysis 266
–, Fraktur, Condylus lateralis 263
–, –, Diaphyse 268, 269
–, –, Malleolus medialis 277
–, Korrekturosteotomie 269
–, Ruptur Lig. Patellae 266
Tonsilla palatina, Hyperplasie 113
–, Tumor 113
–, Verletzung 113
Tonsillitis 113
Trachea, Fistel 125
–, Stenose 123, 125
–, Verletzung 123
Trachealkollaps 125
Trachealspangen, Abflachung 125
–, Fraktur 123
Tränenpunkt, Darstellung 85
Transfixation, bilaterale 60
–, unilaterale 61
Transplantation, Haut 52
Tranquilizer 64
Trapanal 66
Triflupromazin 64, 66
Tuchklemme 14
Tylom 215

Ulcus corneae 94, 95
Ulna 205
–, Apophysiolysis 218
–, Fraktur 220
–, –, distales Drittel 221
–, –, Olekranon 218
–, –, Proc. styloideus 221
–, Proc. anconaeus isolatus 205
–, Wachstumsstörung 221
Urolithiasis 160, 161, 162, 163, 164
Uterus 172
–, Einfrüchtigkeit 173
–, Fetus, infizierter 174
–, Geburtsstörung 173
–, Hyperplasie glandulärzystische 172
–, Pyometra 172
–, Übertragung 173
–, Tumor 172
–, Verletzung 174
–, Vorfall 174

Vagina, Tumor 175
Valium 64
Verband 29
–, Auge 31
–, Gliedmaße 31
–, Hals 31
–, Kopf 30
–, Ohr 30
–, Robert-Jones 32
–, Sattel 34
–, versteifter 32
Vetalar 64, 66, 69
Vetranquil 64, 66, 69
Vorbereitung, Chirurg 18
–, Hände 18
–, Instrumente 17
–, Patient 17
Vorderfußwurzelgelenk, Arthropathia def. 222
–, Instabilität 222
–, Verletzung 222
Vulva, Dermatitis intertriginöse 175

Wirbelfraktur 184
– luxation 184
– subluxation 184
– tumor 184
Wundhaken 14
– verschluß 49

Xylazin 64, 66, 69

Zahn, ausmeißeln 112
– behandlung 109
– extraktion 111
– fehlstellung 111
– fleischtasche 108
– fraktur 110
–, persistierender 111
– wurzelspitzenresektion 111
Zehe, Fraktur, Phalanx media 228
–, –, phalanx proximalis 228
–, –, Krallenbein 228, 229
–, Krallendeformation 228, 229
–, Panaritium 228, 229
–, Tumor 228, 229
–, Verletzung 229
Zehengelenk 227
–, Arthropathia def. 228
–, Fraktur 228
–, Gleichbeinfraktur 227
Ziliarkörpervereisung 102
Zirkumanaldrüsenfistel 156
Zuggurtung, Draht 58
Zwerchfell, Hernie 128, 138, 146
–, Ruptur 128, 138, 146
Zyklodialyse 100